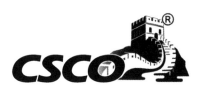

中国临床肿瘤学会（CSCO）常见恶性肿瘤诊疗指南

2021（下册）

主 编 赫 捷 李 进 马 军 秦叔逵 江泽飞

编委会 （以姓氏汉语拼音为序）

白春梅 蔡三军 程 颖 郭 军 何志嵩

黄慧强 梁后杰 林岩松 刘基巍 马 骏

马建辉 牟永告 潘宏铭 秦叔逵 沈 锋

王 洁 吴令英 夏云龙 徐建明 叶定伟

叶颖江 周彩存

人民卫生出版社
·北京·

图书在版编目（CIP）数据

中国临床肿瘤学会（CSCO）常见恶性肿瘤诊疗指南.
2021.下册／赫捷等主编.—北京：人民卫生出版社，
2021.11

ISBN 978-7-117-32364-2

Ⅰ.①中… Ⅱ.①赫… Ⅲ.①肿瘤－诊疗－指南
Ⅳ.①R73-62

中国版本图书馆 CIP 数据核字（2021）第 225697 号

人卫智网	www.ipmph.com	医学教育、学术、考试、健康，
		购书智慧智能综合服务平台
人卫官网	www.pmph.com	人卫官方资讯发布平台

中国临床肿瘤学会（CSCO）
常见恶性肿瘤诊疗指南 2021（下册）
Zhongguo Linchuang Zhongliu Xuehui（CSCO）
Changjian Exing Zhongliu Zhenliao Zhinan 2021（Xiace）

主　　编：赫　捷　李　进　马　军　秦叔逵　江泽飞
出版发行：人民卫生出版社（中继线 010-59780011）
地　　址：北京市朝阳区潘家园南里 19 号
邮　　编：100021
E - mail：pmph @ pmph.com
购书热线：010-59787592　010-59787584　010-65264830
印　　刷：北京顶佳世纪印刷有限公司
经　　销：新华书店
开　　本：889×1194　1/16　　印张：25
字　　数：978 千字
版　　次：2021 年 11 月第 1 版
印　　次：2021 年 12 月第 1 次印刷
标准书号：ISBN 978-7-117-32364-2
定　　价：139.00 元

打击盗版举报电话：010-59787491　E-mail：WQ @ pmph.com
质量问题联系电话：010-59787234　E-mail：zhiliang @ pmph.com

中国临床肿瘤学会指南工作委员会

前　言

　　基于循证医学证据、兼顾诊疗产品的可及性、吸收精准医学新进展，制定中国常见肿瘤的诊断和治疗指南，是中国临床肿瘤学会（CSCO）的基本任务之一。近年来，临床诊疗指南的制定出现新的趋向，即基于诊疗资源的可及性，这尤其适合于发展中国家，以及地区差异性显著的国家和地区。中国是幅员辽阔、地区经济和学术发展不平衡的发展中国家，CSCO 指南需要兼顾地区发展差异、药物和诊疗手段的可及性及肿瘤治疗的社会价值三个方面。因此，CSCO 指南的制定，要求每一个临床问题的诊疗意见根据循证医学证据和专家共识度形成证据类别，同时结合产品的可及性和效价比形成推荐等级。证据类别高、可及性好的方案，作为 I 级推荐；证据类别较高、专家共识度稍低，或可及性较差的方案，作为 II 级推荐；临床实用，但证据类别不高的，作为 III 级推荐。CSCO 指南主要基于国内外临床研究成果和 CSCO 专家意见，确定推荐等级，以便于大家在临床实践中参考使用。CSCO 指南工作委员会相信，基于证据、兼顾可及、结合意见的指南，更适合我国的临床实际。我们期待得到大家宝贵的反馈意见，并将在指南更新时认真考虑、积极采纳合理建议，保持 CSCO 指南的科学性、公正性和时效性。

中国临床肿瘤学会指南工作委员会

CSCO 诊疗指南证据类别

证据特征			CSCO 专家共识度
类别	水平	来源	
1A	高	严谨的 Meta 分析、大型随机对照研究	一致共识 （支持意见 ≥ 80%）
1B	高	严谨的 Meta 分析、大型随机对照研究	基本一致共识，争议小 （支持意见 60%~80%）
2A	稍低	一般质量的 Meta 分析、小型随机对照研究、设计良好的大型回顾性研究、病例 - 对照研究	一致共识 （支持意见 ≥ 80%）
2B	稍低	一般质量的 Meta 分析、小型随机对照研究、设计良好的大型回顾性研究、病例 - 对照研究	基本一致共识，争议小 （支持意见 60%~80%）
3	低	非对照的单臂临床研究、病例报告、专家观点	无共识，且争议大 （支持意见 <60%）

CSCO 诊疗指南推荐等级

推荐等级	标准
I 级推荐	**1A 类证据和部分 2A 类证据** CSCO 指南将 1A 类证据，以及部分专家共识度高且在中国可及性好的 2A 类证据，作为 I 级推荐。具体为：适应证明确、可及性好、肿瘤治疗价值稳定，纳入《国家基本医疗保险、工伤保险和生育保险药品目录》的诊治措施
II 级推荐	**1B 类证据和部分 2A 类证据** CSCO 指南将 1B 类证据，以及部分在中国可及性欠佳，但专家共识度较高的 2A 类证据，作为 II 级推荐。具体为：国内外随机对照研究，提供高类别证据，但可及性差或者效价比不高；对于临床获益明显但价格较贵的措施，考虑患者可能获益，也可作为 II 级推荐
III 级推荐	**2B 类证据和 3 类证据** 对于某些临床上习惯使用，或有探索价值的诊治措施，虽然循证医学证据相对不足，但专家组意见认为可以接受的，作为 III 级推荐

目　录

中国临床肿瘤学会（CSCO）
鼻咽癌诊疗指南 2021

组 长
马 骏

副组长（以姓氏汉语拼音为序）
陈传本　陈晓钟　胡超苏　郎锦义　申良方
孙　颖　杨坤禹　易俊林　朱小东

秘书组（以姓氏汉语拼音为序）
陈雨沛　杜晓京　刘　需　唐玲珑

专家组成员（以姓氏汉语拼音为序）（* 为执笔人）

陈传本	福建省肿瘤医院
陈明远*	中山大学肿瘤防治中心
陈念永	四川大学华西医院
陈晓钟	中国科学院大学附属肿瘤医院
陈雨沛*	中山大学肿瘤防治中心
杜晓京	中山大学肿瘤防治中心
方文峰*	中山大学肿瘤防治中心
冯　梅	四川省肿瘤医院
高　劲	中国科学技术大学附属第一医院
韩　非*	中山大学肿瘤防治中心
何　侠	江苏省肿瘤医院
胡超苏	复旦大学附属肿瘤医院
胡德胜	湖北省肿瘤医院
胡广原	华中科技大学同济医学院附属同济医院
江　浩	蚌埠医学院第一附属医院
蒋　伟*	桂林医学院附属医院
金　风	贵州医科大学附属医院
郎锦义	四川省肿瘤医院
李金高	江西省肿瘤医院
林少俊	福建省肿瘤医院
刘　需*	中山大学肿瘤防治中心
刘秋芳	陕西省肿瘤医院

马　骏*	中山大学肿瘤防治中心
马　林	中国人民解放军总医院第一医学中心
麦海强	中山大学肿瘤防治中心
秦继勇	云南省肿瘤医院
申良方	中南大学湘雅医院
孙　颖*	中山大学肿瘤防治中心
唐玲珑*	中山大学肿瘤防治中心
王佩国	天津市肿瘤医院
王仁生	广西医科大学第一附属医院
王若峥	新疆医科大学附属肿瘤医院
王孝深	复旦大学附属眼耳鼻喉科医院
王　颖	重庆大学附属肿瘤医院
吴　慧	郑州大学附属肿瘤医院
夏云飞	中山大学肿瘤防治中心
肖绍文	北京大学肿瘤医院
杨坤禹	华中科技大学同济医学院附属协和医院
易俊林*	中国医学科学院肿瘤医院
朱小东	广西医科大学附属肿瘤医院

顾问专家组成员

影像诊断：

刘立志	中山大学肿瘤防治中心
柯梁汝	中山大学肿瘤防治中心

病理学与分子诊断：

云径平	中山大学肿瘤防治中心
邵建永	中山大学肿瘤防治中心
肖德胜	中南大学湘雅医院
赖均鹏	中山大学肿瘤防治中心
张露露	中山大学肿瘤防治中心

鼻咽癌放疗：

林承光	中山大学肿瘤防治中心
祁振宇	中山大学肿瘤防治中心
林　丽	中山大学肿瘤防治中心

复发转移鼻咽癌治疗：
洪少东　中山大学肿瘤防治中心
王晓慧　中山大学肿瘤防治中心

鼻咽癌手术治疗：
游　瑞　中山大学肿瘤防治中心

鼻咽癌免疫治疗：
徐　骋　中山大学肿瘤防治中心

随访：
周冠群　中山大学肿瘤防治中心

1 鼻咽癌诊疗总则

鼻咽癌的 MDT 诊疗模式

内容	Ⅰ级推荐	Ⅱ级推荐	Ⅲ级推荐
MDT 学科构成	放疗科 肿瘤内科 放射诊断科 外科：头颈外科、耳鼻喉科	病理科 核医学科 营养科 生物治疗 / 免疫治疗科 心理科	
MDT 讨论对象	局部晚期及复发 / 转移鼻咽癌患者，出现严重放疗并发症（鼻咽坏死，放射性脑病等）鼻咽癌患者	需要评判局部根治性治疗手段利弊的鼻咽癌患者	
MDT 日常活动	固定学科 / 固定专家 固定时间 固定场所 固定设备（投影仪、信息系统）	根据具体情况设置	

【注释】

鼻咽癌的诊治应重视多学科团队（multidisciplinary team，MDT）的作用，特别是对于局部晚期及晚期鼻咽癌患者，MDT 原则应该贯穿治疗全程。

MDT 是由多学科资深专家以共同讨论的方式为患者制订个体化诊疗方案的过程。在鼻咽癌 MDT 模式中，患者在治疗前由多个学科专家组成的专家团队共同分析患者的临床表现、影像、病理和分子生物学资料，对患者的一般状况、基础疾病、病理诊断、分期 / 侵犯范围、发展趋向和预后做出全面的评估，并根据当前的国内外诊疗规范 / 指南或循证医学证据，结合现有的治疗手段，共同制订科学、合理、规范的整体治疗策略。在治疗过程中根据患者机体状况的变化、肿瘤的反应而适时调整治疗方案。

MDT 应最大限度减少患者的误诊及误治，缩短患者诊断和治疗的等待时间，增加治疗方案的可选择性，制订最佳治疗策略，改善患者预后和生活质量。

2 鼻咽癌的诊断原则

2.1 影像诊断

部位	Ⅰ级推荐	Ⅱ级推荐	Ⅲ级推荐
原发肿瘤评估	鼻咽平扫 + 增强 MRI	鼻咽平扫 + 增强 CT PET/CT	PET-MR
区域淋巴结评估	颈部平扫 + 增强 MRI	颈部平扫 + 增强 CT PET/CT	PET-MR 超声引导下穿刺活检
远处转移评估	胸部平扫 + 增强 CT、腹部 B 超或上腹部平扫 + 增强 MRI/CT、放射性核素骨显像 PET/CT	胸部 X 线片 腹部 B 超	PET-MR CT/ 超声引导下穿刺活检

【注释】

MRI 因其软组织分辨率高、多方位及多参数成像、无电离辐射等优点已取代 CT 成为鼻咽癌诊断、分期、疗效评价及随访监测的首选检查手段。与 CT 比较,MRI 能更好地识别早期鼻咽癌,且对于邻近软组织浸润、颅底骨质侵犯、脑神经浸润及咽后淋巴结受累等具有更出色的显示能力[1,2]。但 MRI 扫描时间相对较长,不适用于身体状况差不能耐受长时间检查或有 MRI 检查禁忌证(如体内具有强磁性金属植入物、高热、患幽闭综合征等)的患者,此时,平扫 + 增强 CT 检查可作为替代检查手段。此外,CT 检查层厚较薄,Z 轴分辨率高,较 MRI 而言,更易发现可疑转移的小淋巴结[3];且对于成骨型颅底骨质破坏,CT 较 MRI 有更好的显示效能,对于上述情况,可联合鼻咽部 MRI 与 CT 检查,以提高诊断及分期的准确率。

^{18}F-FDG PET/CT 在鼻咽癌的识别中具有较高的准确率和敏感性,可为原发灶不明颈部淋巴结转移瘤的诊疗决策提供方向,尤其对于隐匿性鼻咽癌的活检具有重要的指导意义。但 PET/CT 的软组织分辨率较 MRI 差,显示鼻咽原发灶的范围常小于真实情况[4],且 PET/CT 具有价格昂贵、有电离辐射等缺点,因此,不推荐作为原发灶侵犯范围评估的首选检查手段。而在淋巴结评估中,PET/CT 较 MRI 具有更高的敏感性和特异性,尤其对于小淋巴结转移的检出具有更高的准确率[5,6]。此外,得益于其代谢显像,PET/CT 在鼻咽原发灶复发 / 残留与放疗后纤维化的鉴别诊断中优于 MRI[7],但 MRI 在原发灶复发 / 残留的检出与再分期的准确率仍稍高于 PET/CT[8],因此,对于鼻咽原发灶复发 / 残留诊断困难的病例,推荐联合应用 PET/CT 与 MRI 检查[8]。另外,超过 90% 的鼻咽癌复发或转移发生于根治性治疗结束后 5 年内,且局部晚期(T3-4 或 N2-3)的患者具有更高的复发或转移的发生率,建议采用分层管理的随访策略并强调终生随访,对具有疾病进展高风险的患者在治疗结束后 5 年内密切随访[9]。

^{18}F-FDG PET-MRI 不仅可达到与 PET/CT 同等或更高的诊断敏感性,并且 MRI 多参数的特点还有利于提高诊断的特异性,从而通过单次检查实现一步到位的分期策略,且 PET-MRI 可有效减少 CT 检查的辐射剂量[10]。但目前投入临床应用的 PET-MRI 的 MRI 机器仍为低场强(1.5T),软组织分辨率低于常规应用的 3.0T MRI;且因 PET 检查具有电离辐射的特点,不利于 MRI 局部增强的对比剂给药,后者的临床应用仍十分受限,这在一定程度上降低了原发灶侵犯范围评估的准确性;此外,PET-MRI 价格昂贵这一不容忽视的缺点同样限制了其临床推广。目前,PET-MRI 是否能替代 PET/CT 与鼻咽 + 颈部 MRI 作为治疗前评估的检查手段仍处于探索阶段。

原发灶不明的颈部淋巴结肿大、非常规区域(如腮腺、枕后、颏下等)淋巴结可疑转移、可疑小淋巴结转移等情况下,需要明确原发灶、该区域淋巴结是否转移或排除第二原发肿瘤,从而进一步明确临床分期及放疗靶区勾画范围时,建议进一步行超声引导下淋巴结穿刺。

对于确诊鼻咽癌的极低转移风险(N0-1 且 EBV DNA < 4 000 拷贝 /ml)患者,建议先行腹部超声检查,如怀疑远处转移再结合腹部平扫 + 增强 MRI/CT 检查。

鼻咽癌初诊患者远处转移率达 11%~36%,远处转移的早期发现无疑对于准确分期及治疗策略的制订具有重要的意义,而 ^{18}F-FDG PET/CT 较常规的影像检查手段(胸片、超声、全身骨扫描等)对远处转移具有更高的敏感性及特异性[3,11,12],因此,对于高转移风险(如 N0-1 且 EBV DNA > 4 000 拷贝 /ml 或 N2-3 或 T3-4)[11] 的患者,建议在治疗前常规进行 PET/CT 检查。此外,对于治疗后 EBV DNA 持续或进行性升高而常规影像检查手段无阳性发现者,建议进一步结合 PET/CT 检查。

对于远处器官单发病灶或淋巴结肿大、影像学表现不典型或不伴血浆 EBV DNA 升高的可疑转移瘤患者,建议进一步在影像引导下行病灶穿刺,获取病理学转移证据,并发现 / 排除第二原发肿瘤。

2.2 病理学诊断

内容	I 级推荐	II 级推荐	III 级推荐
获取组织或细胞学技术	鼻咽镜下肿块活检:钳取或者穿刺	颈部淋巴结穿刺或活检(无法从鼻咽取得活检的患者);难以鉴别的远处转移灶(如软组织肿块)穿刺或活检	
病理学诊断	鼻咽部位肿瘤根据组织病理形态,诊断为鼻咽癌,再进一步分亚型:鼻咽角化性鳞状细胞癌、非角化性癌(分化型和未分化型)和基底样鳞状细胞癌;颈部肿块穿刺病理诊断为转移性非角化性癌或者转移性未分化癌等		

续表

内容	Ⅰ级推荐	Ⅱ级推荐	Ⅲ级推荐
分子辅助诊断	免疫组化／原位杂交检测：对于病变形态不能明确诊断为鼻咽癌的病例，需要加做免疫组化（如 pancytokeratin）或原位杂交（如 EBER）检测，协助病理诊断 外周血 EBV 抗体与 EBV DNA：血清 EBV 抗体与血浆 EBV DNA 拷贝数可协助鼻咽癌的诊断		血浆 EBV DNA 拷贝数可协助鼻咽癌初治后远处转移／复发的诊断，其诊断远处转移的准确性高于复发

【注释】

1962 年，梁伯强[1]首先在国际上提出鼻咽癌病理组织学分类，将鼻咽癌病理组织学分为未分化、低分化及高分化 3 大类，其中未分化癌即多形细胞癌，低分化癌包括大圆形细胞癌、梭形细胞癌和鳞状细胞癌Ⅲ级（相当于低分化鳞癌），高分化癌包括鳞状细胞癌Ⅱ级、基底细胞型和柱状细胞癌（腺癌）。此后，国内及世界卫生组织（WHO）多次提出及修改鼻咽癌病理分类，目前国际沿用的是 WHO 第三版分期（2003 年）：角化性鳞状细胞癌、非角化性癌、基底样鳞状细胞癌 3 大类。其中非角化性癌在中国占绝大多数，可以进一步细分为分化型及未分化型非角化性癌[2]。明确的病理分类对于分期诊断和治疗选择至关重要[3]。然而，目前的病理分类并不能有效地区分患者的预后[2]。目前各指南也尚不建议根据病理检测结果决定后续个体化的治疗策略[4]。对于鼻咽癌患者，外周血 EBV 抗体与 EBV DNA 拷贝数若为阳性[5,6]，可协助鼻咽癌的诊断。最新的一项前瞻性整群随机对照的筛查研究发现，基于 VCA/IgA 和 EBNA1/IgA 两个 EB 病毒抗体的组合可将鼻咽癌的早期诊断率提高 3 倍（21%~79%），并降低死亡风险 88%[5]；另一项前瞻性筛查研究发现，血浆 EBV DNA 拷贝数对于鼻咽癌诊断的敏感性和特异性分别高达 97.1% 及 98.6%，与历史对照相比（20%），71% 的患者诊断时仅为Ⅰ~Ⅱ期，降低了死亡风险[6]。需注意：若这些分子指标检测均为阴性，也不能排除鼻咽癌的可能[7]。目前主要使用实时荧光定量 PCR 进行血浆／血清 EBV DNA 拷贝数的定量检测，最常用的扩增目的基因是 BamHI-W 片段。需要注意的是，目前尚无国际公认的 EBV DNA 标准化检测流程，仅美国国家癌症研究所针对 EBV DNA 标准化检测给出了建议[8]。最新的一项回顾性研究发现，血浆 EBV DNA 拷贝数在诊断鼻咽癌初治后远处转移中的敏感性、特异性、准确性分别为 91.1%，80.0% 及 92.8%（需注意：对肺外转移诊断准确性高于肺转移）；在诊断区域复发中的敏感性、特异性、准确性分别为 80.2%，80.0% 及 85.9%；在诊断局部复发中的敏感性、特异性、准确性分别为 68.8%，80.0% 及 78.2%[9]。

2.3　分期

本指南采用 UICC/AJCC TNM 分期系统（第 8 版）[1]。

原发肿瘤（T）

Tx　原发肿瘤无法评价

T0　无原发肿瘤证据，但具有 EBV 阳性的颈部淋巴结累及

Tis　原位癌

T1　肿瘤局限于鼻咽、或侵犯口咽和／或鼻腔，无咽旁间隙累及

T2　肿瘤侵犯咽旁间隙和／或邻近软组织累及（翼内肌、翼外肌、椎前肌）

T3　肿瘤侵犯颅底骨质、颈椎、翼状结构和／或鼻旁窦

T4　肿瘤侵犯颅内，累及脑神经、下咽、眼眶、腮腺和／或广泛的软组织区域浸润并超过翼外肌外侧缘

区域淋巴结（N）

Nx　区域淋巴结无法评价

N0　无区域淋巴结转移

N1　单侧颈部淋巴结转移，和／或单侧或双侧咽后淋巴结转移，最大径 ≤ 6cm，环状软骨尾侧缘以上水平

N2　双侧颈部淋巴结转移，最大径 ≤ 6cm，环状软骨尾侧缘以上水平

N3　单侧或双侧颈部淋巴结转移，最大径 >6cm，和／或侵犯环状软骨尾侧缘以下水平

远处转移（M）

M0　无远处转移

M1　有远处转移

鼻咽癌

总体分期

	T	N	M
0 期	Tis	N0	M0
Ⅰ 期	T1	N0	M0
Ⅱ 期	T0-1	N1	M0
	T2	N0-1	M0
Ⅲ 期	T0-2	N2	M0
	T3	N0-2	M0
ⅣA 期	T4	N0-2	M0
	任何 T	N3	M0
ⅣB 期	任何 T	任何 N	M1

【注释】

目前鼻咽癌临床分期主要采用 UICC/AJCC TNM 分期系统。研究表明,血浆 EBV DNA 结合 TNM 分期可进一步提高对鼻咽癌患者预后的预测效能[2],有条件检测的中心可结合 UICC/AJCC TNM 分期与血浆 EBV DNA 拷贝数共同判断患者疾病严重程度。

3　鼻咽癌的放疗

3.1　放疗基本原则

内容	基本原则
放疗技术	推荐使用每日图像引导的调强放疗,序贯加量放疗或同步推量放疗均可使用
处方剂量	推荐的处方剂量为 70Gy(分割次数 33~35 次,单次剂量 2.0~2.12Gy),7 周内(每天 1 次,每周 5 次)完成。可以根据肿瘤体积及其对放(化)疗的反应来调整剂量

【注释】

与传统的二维或三维放疗相比,调强放疗可以产生高度适合肿瘤靶区形状的剂量分布,从而能够在保护邻近重要结构的同时对鼻咽癌进行高剂量照射。调强放疗在降低毒性方面的获益,如神经毒性、口干、张口困难和吞咽困难,已在三项随机对照试验[1-3]和多项 meta 分析中得以证实[4,5]。一项随机对照试验[1]和数项 meta 分析[5-7]还表明,调强放疗提高了鼻咽癌的疾病控制率和生存率。

鼻咽癌患者的生存率已明显改善。但是,鼻咽癌放疗后长期存活者常伴随较大的毒性反应[8]。放疗分割次数是影响晚期毒性的主要因素之一。Intergroup 0099[9] 和 RTOG 0225 试验[10]采用了处方剂量为 70Gy、分割 33~35 次、每周 5 次、单次剂量 2.0~2.12Gy 的放疗方案,展示出良好的疗效和可接受的毒性反应。由于有残留病灶的患者预后较差[11,12],对于在调强放疗结束时 MRI 可检出残留病灶的患者,可以考虑加用 1~2 次 2~4Gy 的放疗。对于反应良好的小原发灶,可以考虑稍微降低总剂量(例如 66~68Gy)。应避免使用更大的分割次数,特别是在与化疗联合使用时,因为化疗疗效尚未得到证实,且晚期毒性可能较大。NPC-9902[12] 和 NPC-0501[13] 试验均未能证明每周放疗 6 次的加速分割模式的临床获益优于每周放疗 5 次的传统分割模式。

鼻咽癌患者放疗过程中最常见的急性不良反应包括皮肤反应和口腔黏膜反应。皮肤反应主要表现为照射部位皮肤出现红斑、色素沉着、脱发,表皮浮起、水疱、破溃等,常用的预防和处理措施:①患者放疗期间保持局部皮肤清洁、干燥,照射野皮肤不宜用粗毛巾、肥皂擦洗,清洁面部时水温不宜过高,外出时戴帽子避免阳光直晒;②照射野有脱皮时,切勿用手撕剥,应让其自行脱落;③出现湿性反应时,照射野皮肤可外用放肤膏等促进损伤修复;④照射局部皮肤暴露,保持清洁,忌用乙醇、碘酒、胶布等;若合并感染,需及时使用抗生素。放射性口腔黏膜反应常见表现为口腔黏膜出现红、肿、疼痛、破溃等,其发生率和严重程度随着照射累积剂量不断增加。由于腮腺、唾液腺均在照射范围内,放疗后腮腺及唾液腺功能受抑制,口腔内的唾液分泌减少,常有口干等症状。常用的预防和处理措施:①随身携带饮水瓶,保持口腔湿润,可饮用金银花、麦冬茶等;②自配淡盐水漱口,可使用盐酸氨溴索(沐舒坦)、地塞米松等配成漱口水,也可使用重组人表皮生长因子外用溶液、复方维生素 B_{12} 溶液等。为预防真菌感染,可使用碳酸氢钠溶液;③早晚使用软毛牙刷及含氟牙膏刷牙,饭后及睡前多含漱,且需常做张口叩齿运动,使口腔黏膜皱襞处充分进行气体交换,破坏厌氧菌的生长环境,防止口腔继发感染;④进食清淡、易消化的流食及半流食等,同时予以高蛋白质、富含维生素的食物,避免食用辛辣食物;⑤若疼痛较为严重,可根据疼痛等级相应采用非甾体抗炎药、弱阿片类药物、强阿片类药物等对症处理。溃疡严重或感染时,可使用抗生素,若真菌感染严重,可使用氟康唑(大扶康)等抗真菌药物。建议采用咽拭子培养及细菌药敏试验明确感染菌。

3.2 放疗流程

内容	基本原则
体位固定	头颈肩热塑膜+个体化发泡胶头颈垫(推荐);头颈肩热塑膜+头颈肩真空袋;头颈肩热塑膜+水活化固定枕;头颈肩热塑膜+标准树脂头枕
CT 定位	扫描体位:仰卧位,头先进,扫描和重建层厚 3mm,扫描方式为 140kV 平扫+120kV 增强扫描,FOV 包括患者肩部最宽处
MRI 定位	扫描体位:仰卧位,头先进,扫描序列为 T1、T2、T1 增强及 T1 压脂增强,扫描层厚 3mm,层间距 0mm,扫描方式平扫+增强扫描
计划设计	鼻咽癌放疗计划推荐调强(IMRT)逆向计划设计。通常采用固定野调强(fixed-beam IMRT)方式,照射野≥5 射野,共面均匀分布;也可使用单弧或双弧容积旋转调强技术(VMAT)。通过逆向优化过程调整各子野的权重或强度,以使高剂量分布在三维方向上与肿瘤靶区的轮廓高度适形
计划验证	调强计划剂量验证内容应包括点剂量验证和剂量分布验证,鼓励开展基于患者解剖结构的三维剂量验证。计划验证建议优选实际机架角度测量,多角度合成剂量验证的方法,并采用绝对剂量模式对结果加以分析。建议使用全局归一计算 Gamma 通过率,其容差限值:3%/2mm,10%dose threshold,Gamma pass rate ≥ 95%;干预限值:3%/2mm,10%dose threshold,Gamma pass rate ≥ 90%
IGRT	治疗前必须采用至少 2D IGRT 技术对患者摆位进行验证,有条件单位可以采用 kV 或 MV 锥形束 CT(CBCT)、MRI 等多种影像技术在高精度放疗期间实施每日图像引导

【注释】

鼻咽癌推荐的放疗方式为调强放射治疗,其靶区剂量高度适形和边缘剂量陡峭的特点对体位固定的精确度要求更高[1]。目前鼻咽癌体位固定主要的方式:头颈肩热塑膜+个体化发泡胶头颈垫、头颈肩热塑膜+头颈肩真空袋、头颈肩热塑膜+水活化固定枕、头颈肩热塑膜+标准树脂头枕。其中发泡胶固定适形度和精确度更为理想,可做到高度个体化适形,对头部和颈部都有着较好的固定效果[2-4]。另外,也可以在以上固定方式基础上再加上口腔支架咬合器,口腔支架的使用可以减轻口腔反应、保护味觉,且能减少头颈部的摆位误差,更好地控制下颌的仰度。

CT-sim 是放疗中最为常用的放疗定位技术[5],定位 CT 影像是治疗计划设计的基础,通过影像 CT 值转换得到的电子密度信息可用于治疗计划精确剂量计算。定位 CT 影像还具备治疗计划三维坐标系的建立、靶区勾画、射野虚拟模拟、疗效评价和作为图像引导放疗的参考影像等功能。MR-sim 与 CT-sim 比较图像分辨率更高,对软组织如神经、淋巴结等显示更为清晰,对肿瘤的浸润也有更出色的分辨显示能力[6],因此 MR-sim 可以作为 CT-sim 的补充模拟,帮助医生更好的勾画临床靶区[7]。MR-sim 使用时应注意移除患者身上的所有金属物件,及使用 MR 专用的体位固定装置。模拟定位扫描时建议用选择≤3mm 的层厚,有利于提供给靶区和危及器官足够的解剖细节来勾画轮廓[1]。

体位固定及模拟扫描时应保持一致的体位:采用头先进仰卧位,双手自然下垂置于身体两侧,去除义齿、助听器、假发、耳环及项链等位于治疗区域的各种穿戴[1]。热塑膜固定后要观察与人体轮廓如前额、鼻梁、下巴和肩膀部位贴合情况,保证患者体位重复性[8,9]。增强扫描具体使用数据应根据患者年龄、血管情况,使用对比剂种类、对比剂浓度、机器配置等实际情况决定,增强扫描后,要求患者注射造影剂之后停留 15 分钟无感不适方可离开。

与传统 3D-CRT 相比,调强放疗(IMRT)可以优化射野内线束的权重,使高剂量分布在 3D 方向与肿瘤靶区轮廓高度适形,从而减少周围正常组织损伤,是目前鼻咽癌放疗首选治疗技术[10,11]。鼻咽癌 IMRT 计划设计多采用固定野调强技术(fixed-beam IMRT)或者容积旋转调强技术(VAMT)[12,13]。为满足临床剂量学要求,固定野调强应使用≥5 射野,共面均匀分布;VMAT 使用单弧或双弧设计。强烈推荐调强逆向计划设计,给定靶区剂量分布和危及器官的剂量限量,利用优化算法，由计算机辅助计划系统计算出各子野权重及射线强度分布[14]。

目前放疗计划设计与剂量计算主要以 CT 图像为基础。这是由于 CT 值可以反映人体不同组织的电子密度，便于对组织不均匀性进行相应的修正[15]。剂量计算范围一般应涵盖患者外轮廓、体位固定装置和治疗床板[16]。综合考虑计算精度和计算效率，推荐采用 2.5~3mm 计算网格[17-19]。应优选各向异性分析算法（anisotropic analytical algorithm）、叠加卷积算法（collapsed cone convolution）和蒙特卡罗（Monte Carlo）等精准算法计算最终剂量分布，以保证调强治疗的精度[20]。

鉴于 MR 图像软组织分辨率高且无额外 X 线暴露风险，有条件单位也可以通过 MR-CT 图像转换，生成虚拟 CT（synthetic CT），实现基于 MR 图像的独立计划设计与剂量计算[21-24]。

调强放疗计划剂量验证是放疗质量控制与保证的重要组成，不仅可以检测 TPS 剂量计算的准确性，还可以检测治疗数据传输的完整性和加速器的工作状态。剂量验证内容通常包括点剂量验证和剂量分布验证[25]，鼓励有条件的单位开展基于患者解剖结构的三维剂量验证。

调强计划验证优选实际机架角度测量，多角度合成剂量验证的方法。实际多机架角度测量更接近实际治疗情况，可以如实反映加速器机架、小机头、准直器（MLC）受重力的影响和治疗床衰减等情况[26]。测量结果与计划计算剂量分布比较时，建议使用全局归一。剂量归一点应选择在最大剂量点或高剂量坪区内的其他点（剂量高于最大剂量的 90%）。剂量分布比较应使用绝对剂量模式进行比较，不应进行相对剂量比较或在相对剂量模式下对剂量进行归一，以免遗漏引起绝对剂量偏差的因素[26]。采用伽马分析时，伽马计算的范围应排除无临床意义却会影响剂量验证分析结果的低剂量区域。根据 AAPM TG218 号报告[26]建议，伽马分析其容差限值：3%/2mm，10% dose threshold 条件下，通过率应 ≥ 95%；如果伽马通过率低于 90%，且不通过的点广泛分布在靶区或危及器官内，剂量差异有临床意义时则治疗计划不能执行。

图像引导放射治疗（IGRT）可以在患者治疗前、治疗中利用各种先进的影像设备对肿瘤及其周围正常器官的位置、形态进行追踪，最大限度地减少分次放疗间的摆位误差，实现精准照射[27-33]。常用的 IGRT 技术包括 2D 平面成像，kV/MV CBCT、MRI 等 3D 体积成像[34]。为了保证治疗的准确性，在治疗前必须采用至少 2D IGRT 技术对患者摆位进行验证，推荐采用 kV 或 MV CBCT 在高精度放疗期间实施每日图像引导。

CBCT 与计划 CT 图像配准时，配准范围应包含肿瘤靶区与周围正常组织结构。推荐使用骨性配准算法自动配准图像，并依据骨性标志（如上颈椎、颅底和 / 或下颌骨）、空腔和软组织人工调整配准结果，以确定 SI（头脚方向）、AP（前后方向）和 LR（左右方向）的偏移量并移床修正误差[35]。

鉴于 MR 图像软组织分辨率高且无额外 X 线暴露风险，有条件单位建议开展基于 MR 图像引导的放射治疗。与 kV/MV CBCT 图像相比，MRI 可以清晰地显示肿瘤靶区和周围正常组织、器官的形态和轮廓；通过 MR-CT 图像模态转换生成虚拟 CT（synthetic CT），可以进一步实现基于 MR 图像的独立计划设计与剂量计算[21-24]，为在线调整治疗条件、开展自适应放疗提供了技术保障。

3.3 靶区勾画及正常组织限量

3.3.1 靶区勾画及剂量

	基本原则
GTV：包括原发灶 GTV（GTVp）和淋巴结 GTV（GTVn）	
无诱导化疗	临床检查（体格检查 + 鼻咽镜 + 影像）显示的肿瘤范围（原发灶 + 淋巴结）
接受诱导化疗	诱导化疗后肿瘤范围（原发灶 + 淋巴结），骨质及鼻窦旁浸润按照诱导化疗前的范围
原发灶 CTV	
高危 CTVp1（70Gy）	GTVp+5mm（包括整个鼻咽腔）
	邻近重要 OAR 时，距离可缩小至 1mm
中危 CTVp2（60Gy）	GTVp+10mm
	邻近重要 OAR 时，距离可缩小至 2mm
鼻腔：后部	离后鼻孔至少 5mm
上颌窦：后部	距离后壁至少 5mm
后筛窦	包括犁骨
颅底	包括卵圆孔、圆孔、破裂孔和岩尖
海绵窦	如 T 分期为 T3-4（仅包括患侧）

鼻咽癌

续表

	基本原则
翼状窝	全部包括
咽旁间隙	全部
蝶窦	T1-2：下 1/2；T3-4：全部
斜坡	若无受侵：前 1/3；若受侵：全部
颈部淋巴结 CTV	
高危 CTVn1（70Gy）	GTVn（若有包膜外侵，则考虑为 10mm）
中危 CTVn2（60Gy）	CTVn1+10mm
咽后、Ⅱ~Ⅲ、Ⅴa 区	双侧全部包括，在同侧应比所侵犯区域低至少一区
Ⅶb 区	专家建议将Ⅱ区淋巴结的上界向上延伸，到达颅底层面，覆盖茎突后间隙，以包括茎突后淋巴结
Ⅰb	颌下腺受累，或 疾病累及以Ⅰb区为首站淋巴结引流区的解剖结构（口腔、鼻腔前半部分） Ⅱ区淋巴结受侵伴有包膜外侵犯，或 Ⅱ区淋巴结受累，最大径超过 2cm，不伴包膜外受侵
低危 CTVn3（50Gy）	
Ⅳ区和Ⅴb 区至锁骨	若同侧颈部淋巴结没有受累，可以不照射Ⅳ区和Ⅴb 区； 相应的，若有颈部淋巴结受累，同侧Ⅳ区和Ⅴb 区需要进行预防照射

【注释】

鼻咽癌 GTV 包括原发灶和颈部淋巴结，勾画主要依据体格检查、电子鼻咽镜和鼻咽、颈部的增强 MRI 检查。勾画原发灶 GTV 推荐 MRI 与计划 CT 融合，有条件的情况下，推荐使用 MRI 兼容的固定装置在治疗体位进行 MRI 扫描。PET/CT 对于未达到 MRI 诊断标准的颈部转移淋巴结的诊断有一定指导意义[1]。鼻咽癌诱导化疗后 GTV 勾画目前尚无统一标准，基于已发表的研究，推荐勾画诱导化疗后的肿瘤体积。一项纳入 233 例患者的Ⅲ期、多中心、随机对照临床研究[2]和一项纳入 112 例患者的Ⅱ期单臂临床研究[3]均提示在接受诱导化疗的患者中，按诱导化疗后肿瘤体积勾画 GTV，同时诱导前肿瘤区域至少接受中等剂量（60~64Gy）照射，不影响局部区域控制率和患者生存率；与采用诱导化疗前 GTV 治疗相比，患者生存质量（QoL）评分有显著改善[2]。

鼻咽癌 IMRT 靶区中原发灶的 CTV 的范围主要基于鼻咽癌的局部进展规律[4,5]，可分为高、中、低风险区，而目前对于 CTV 范围尚无完全统一的标准，因此以发表于 *Radiother Oncol* 的国际专家共识为参考[6]，国内各中心可根据实际情况进行调整，整体上该推荐在临床实践中具有较好的效果[7]。颈部淋巴结的 CTV 范围主要基于淋巴结的转移规律：鼻咽癌颈部淋巴结常见遵循从上到下同侧循序转移，跳跃转移少[8]。对于颈部淋巴结阴性的患者（包括 N0 及仅咽后淋巴结转移的患者），预防照射范围为咽后、Ⅱ~Ⅲ、Ⅴa 区[8-11]；对于 N1 患者，颈部淋巴结阴性侧预防照射范围为咽后、Ⅱ~Ⅲ、Ⅴa 区，阳性侧为全颈预防照射[12,13]。Ⅰa 区一般不需要预防照射，Ⅰb 区主要在如下高危人群患者预防照射：颌下腺受累，或疾病累及以Ⅰb区为首站淋巴结引流区的解剖结构（口腔、鼻腔前半部分），或Ⅱ区淋巴结受侵伴有包膜外侵犯，或Ⅱ区淋巴结最大径超过 2cm[7,14]。总体而言，鼻咽癌靶区结构较为复杂，基于深度学习算法的自动靶区勾画系统的建立可有助于提高靶区勾画的准确性、一致性和医师的效率[15]。

3.3.2 正常组织勾画及剂量限制

结构（TPS 标准命名）	勾画原则	剂量限制
脑干（brain stem）	与周围组织的边界清晰，上界为视束，勾画至小脑消失	PRV D0.03cc ≤ 54Gy，最大接受标准（maximum acceptance criteria，MAC）≤ 60Gy
脊髓（spinal cord）	勾画真实脊髓，从小脑消失开始，勾画至锁骨头下缘下 2cm	PRV D0.03cc ≤ 45Gy，MAC ≤ 50Gy
颞叶（temporal lobe）	从大脑外侧裂上界至中颅窝底，后界为颞骨岩部/小脑幕/枕前切迹，内侧界为海绵窦/蝶窦/蝶鞍/大脑外侧裂，需包括海马、海马旁回和沟，不包括基底节和岛叶	T1-T2：PRV D0.03cc ≤ 65Gy T3-T4：PRV D0.03cc ≤ 70Gy（MAC ≤ 72Gy）

鼻咽癌

结构（TPS 标准命名）	勾画原则	剂量限制
视神经（optic nerve）	包括眶内段和视神经管内段	PRV D0.03cc ≤ 54Gy，MAC ≤ 60Gy
视交叉（chiasm）	位于垂体上方，大脑中动脉内侧，呈十字交叉，在以 3mm 为层厚的 CT 扫描上可见于 1~2 层	PRV D0.03cc ≤ 54Gy，MAC ≤ 60Gy
垂体（pituitary）	位于垂体蝶鞍内确保勾画完全，在以 3mm 为层厚的 CT 扫描上可见于 1~2 层	PRV D0.03cc ≤ 60Gy，MAC ≤ 65Gy
眼球（eye）	确保视网膜被完全勾画	D_{mean} ≤ 35Gy，或 D0.3cc 的 MAC ≤ 54Gy
晶体（lens）	晶体和周围玻璃体的边界清晰	D0.03cc ≤ 6Gy，MAC ≤ 15Gy
内耳（inner ear）	耳蜗（cochlea）和内听道（IAC）分开勾画	D_{mean} ≤ 45Gy，MAC ≤ 55Gy
中耳（middle ear）	鼓室（tympanic cavity）和咽鼓管骨部（ET_bone）分开勾画	鼓室 D_{mean} ≤ 34Gy 骨性咽鼓管 D_{mean} ≤ 54Gy
腮腺（parotid）	确保勾画全部腮腺组织，包括腮腺深叶、浅叶和副腮腺	D_{mean} ≤ 26Gy，或 至少一侧腮腺 V30Gy ≤ 50%
颌下腺（submandibular）	颌下腺与周围组织的边界清晰	D_{mean} ≤ 35Gy
口腔（oral cavity）	包括舌、齿龈、唇黏膜、颊黏膜和口底	D_{mean} ≤ 40Gy，MAC ≤ 50Gy
颞颌关节（TM joint）	包括关节头和关节窝，从关节腔消失开始，勾画至下颌颈成 C 形弯曲的上一层面	D2% ≤ 70Gy，MAC ≤ 75Gy
下颌骨（mandible）	下颌骨应该作为一个 OAR，不应分为左右	D2% ≤ 70Gy，MAC ≤ 75Gy
甲状腺（thyroid）	甲状腺与周围组织的边界清晰	V50Gy ≤ 60%，或 V60Gy 的 MAC ≤ 10cm^2
咽缩肌（pharyngeal const）	上、中、下咽缩肌分开勾画，由翼板下缘勾画至环状软骨下缘，上 / 中分界为舌骨上缘，中 / 下分界为舌骨下缘	D_{mean} ≤ 45Gy，MAC ≤ 55Gy
喉（larynx）	声门上喉（larynx_supraglottic）和声门喉（larynx_glottic）分开勾画	D_{mean} ≤ 35Gy，或 D2% ≤ 50Gy
臂丛（Brachial Plexus）	影像上不易辨认，根据解剖走行勾画，由颈 5/6、6/7，颈 7/ 胸 1，胸 1/2 椎间孔发出，经斜角肌间隙走出，行于锁骨下动脉后上方	PRV D0.03cc ≤ 66Gy，MAC ≤ 70Gy

【注释】

鼻咽癌重要危及器官（OAR）的范围和剂量限制要求尚无完全统一的标准参考，因此以两篇发表于 *Radiother Oncol* 和 *Int J Radiat Oncol Biol Phys* 的国际专家共识作为参考[16,17]。为提高数据标准化程度，OAR 的命名推荐采用"驼峰体"的标准命名，双侧器官命名时采用下划线后加 L 或 R 区分左右侧[18]。中耳、内耳和颞下颌关节使用骨窗进行勾画（1 400~1 600/400~600HU 或 3 000~4 500/600~800HU），脑干、颞叶使用脑窗进行勾画（80~100/5~50HU），颞叶的外侧界及其他器官使用软组织窗进行勾画（300~400/20~120HU）。勾画原则的推荐主要基于 OAR 的解剖定义。神经组织均推荐评价 OAR 外扩 3mm 的 PRV 剂量。除中耳外[19]，其余危及器官剂量限制均基于国际专家共识。虽然靶区和 OAR 的勾画有国际专家共识供参考，不同医生之间仍存在显著差异，勾画差异对多中心临床研究的影响应引起重视[20]。为提高勾画效率和一致性，推荐采用基于图谱的自动分割（ABAS）或基于人工智能的自动分割辅助 OAR 勾画。ABAS 被证实有助于提高多中心医生勾画一致性和 OAR 剂量一致性[21]；基于人工智能的自动分割显示出更高的勾画准确性[22,23]，并且在应用于计划优化时取得不错的结果[24]。

4　早期和局部晚期鼻咽癌的化疗

化疗模式

分期	Ⅰ级推荐	Ⅱ级推荐	Ⅲ级推荐
T1N0	无需化疗[1](2A 类)		
T2N0	单纯放疗[1](2B 类)	同期放化疗[2,3](存在不良预后指标,如肿瘤体积大或 EBV DNA 拷贝数高)(2A 类)	
T1-2N1	同期放化疗[2,3](2A 类)	单纯放疗[1](2A 类)	
T3N0	同期放化疗[4,5](2A 类)	诱导化疗 + 同期放化疗(1B 类)[6-10] 同期放化疗 + 辅助化疗(1B 类)[12-14]	
Ⅲ - ⅣA 期 (除外 T3N0)	诱导化疗 + 同期放化疗[6-10](1A 类) 诱导化疗 + 同期放化疗 + 节拍辅助化疗(高复发 / 转移风险患者)[11] (1A 类)	同期放化疗 + 辅助化疗[12-14](1B 类)	

化疗模式	Ⅰ级推荐	Ⅱ级推荐	Ⅲ级推荐
诱导化疗	多西他赛 + 顺铂 +5-FU[6,7](1A 类) 吉西他滨 + 顺铂[8](1A 类) 多西他赛 + 顺铂[9](2A 类)	顺铂 +5-FU[10](1B 类) 顺铂 + 卡培他滨[15](1B 类)	Ⅰ / Ⅱ级推荐诱导化疗方案 + 西妥昔单抗 / 尼妥珠单抗[16](2B 类)
同期化疗	顺铂[4,5,11,13,14](1A 类)	奈达铂[17](1B 类) 奥沙利铂[18,19](1B 类) 卡铂[20](2A 类)	Ⅰ / Ⅱ级推荐同期化疗方案 + 西妥昔单抗 / 尼妥珠单抗[21,22](2B 类)
辅助化疗	节拍卡培他滨[11](1A 类) 顺铂 +5-FU[12-14](1A 类)	顺铂 + 卡培他滨[15](1B 类) 吉西他滨 + 顺铂[23](2A 类)	卡培他滨[24](2B 类)替加氟[24] (2B 类) 优福定[25](2B 类) 替吉奥[26](2B 类)

　　在传统二维放疗时代,Chen 等[2]报道的一项随机对照试验结果表明,对于 Ⅱ 期鼻咽癌患者,与单纯放疗相比,同期放化疗能显著提高 5 年 OS 和 PFS。与单纯放疗相比,加入同期化疗降低了远处转移率,但没有显著提高局部控制率。然而,值得注意的是,该研究使用的是中国 1992 年分期系统,根据第 7 版 UICC/AJCC TNM 分类标准,其中 13% 的患者被重新分类为 N2/ Ⅲ 期。该试验的 10 年长期结果与初始报告的结论一致,但提示同期放化疗所带来的生存获益主要体现在 T2N1 患者中[3]。在调强时代,同期化疗在 Ⅱ 期鼻咽癌中的作用尚未明确。最近,Huang 等[27]报道了一项纳入 84 例 Ⅱ 期鼻咽癌患者的 Ⅱ 期随机试验的结果。该试验中位随访时间为 75 个月,他们观察到同期放化疗组的 5 年 OS(94% vs. 100%;P=0.25)和 PFS(87% vs. 90%;P=0.72)并没有优于单纯调强放疗。Ⅱ 期鼻咽癌包括三个亚组(T2N0 和 T1-2N1),其中 N1 患者发生远处转移的风险较高,一项正在进行的评估调强放疗联合同期化疗疗效的大型随机对照试验(CinicalTrials.gov 识别号:NCT02633202)有望为该亚组的患者提供合适的治疗方法。

　　具有里程碑意义的 Intergroup 0099 随机试验发现同期放化疗和辅助化疗的生存终点优于单纯放疗,从而确立了同期放化疗作为局部晚期(Ⅲ~ ⅣA 期)鼻咽癌的标准疗法的地位[11]。随后来自流行地区的随机试验证实了在局部晚期鼻咽癌中同期放化疗加或不加辅助化疗生存获益都大于单纯放疗[4,5,13,14,19]。一项纳入了 19 项随机对照试验的个体数据(IPD)meta 分析显示,同期放化疗加或不加辅助化疗可最为显著提高 OS[28]。相比之下,辅助化疗或诱导化疗加单纯放疗并不能显著提高生存率。因此,同期放化疗被认为是局部晚期鼻咽癌治疗的核心。

　　值得注意的是,Intergroup 0099 试验是在传统放疗时代进行的。在调强放疗时代,鼻咽癌中同期放化疗加用辅助化疗

鼻咽癌

是否可给患者带来额外获益存在争议。一项Ⅲ期随机试验的初步结果[29]显示,在局部晚期鼻咽癌中单纯同期放化疗组与同期放化疗加辅助化疗组的所有结局终点均无显著差异,长期结果[30]也证实了这些发现(5 年 OS:80% vs. 83%,$P=0.35$;5 年 PFS:71% vs. 75%,$P=0.72$)。在另一项Ⅲ期试验中[23],104 例放疗后血浆 EBV DNA 阳性的高危鼻咽癌患者被随机分配至观察组或吉西他滨 + 顺铂辅助化疗组。该研究是鼻咽癌中第一个基于生物标记物驱动的随机对照试验。其结果显示,辅助化疗无法显著提高 OS 与 PFS(5 年 OS:64% vs. 68%;$P=0.79$;PFS:49% vs. 55%;$P=0.75$)。

几项 meta 分析[31-34]的结果显示,尽管同期放化疗加辅助化疗组可观察到有潜在的获益趋势,但同期放化疗加用辅助化疗后患者的生存结局并没有得到显著改善。患者对根治性放疗后辅助化疗的耐受性相对较差,通常只有 50%~76% 的患者完成了规定的辅助化疗疗程[12-14,23,29,35,36],这可能解释了辅助化疗较难带来额外的生存获益的原因。

与辅助化疗相比,诱导化疗具有许多潜在的优势,例如及早缓解患者症状、消除微小转移灶及更好的顺应性等[37]。近年来,来自广州的三项大型多中心随机对照试验陆续在国际上发表。这些研究分别使用了多西他赛、顺铂和 5- 氟尿嘧啶(TPF)[6,7]、顺铂加 5- 氟尿嘧啶(PF)[10,38]以及吉西他滨加顺铂(GP)[8]的诱导化疗方案。这些研究证实了诱导化疗联合同期放化疗在 OS、PFS 和无远处转移生存方面的优势。对来自流行地区的四项试验的 IPD 合并分析[39]证实诱导化疗加同期放化疗可以显著改善 OS(HR 0.75;95% CI 0.57~0.99;5 年绝对获益为 6%)和 PFS(HR 0.70;95% CI 0.56~0.86;5 年绝对获益为 9%),而生存获益主要来自远处转移的降低。一项来自突尼斯和法国的小型随机试验纳入了 83 例局部晚期鼻咽癌,结果表明 TPF 诱导化疗能显著提高 PFS 和 OS[40]。因此,除了同期放化疗,诱导化疗在调强放疗时代局部晚期鼻咽癌的治疗中也起着重要的作用,主要是通过提高远处转移控制率来提高生存获益。

不过,应该指出的是,大多数评估同期放化疗加诱导化疗的试验都是在流行地区进行的;诱导化疗在非流行地区鼻咽癌患者中的适用性需要进一步研究。此外,由于缺乏直接比较这两种方法的前瞻性随机试验的数据,目前尚不确定哪种化疗顺序,即诱导 - 同期或同期 - 辅助,在当下效果更好。仅对以同期放化疗为对照的临床试验进行推断性比较,诱导化疗在减少远处转移方面似乎优于辅助化疗。未来还需要进行比较诱导化疗加同期放化疗和同期放化疗加辅助化疗的头对头随机试验。

与其他局部晚期的患者相比,T3N0 鼻咽癌患者治疗失败的风险相对较低[41]。因此,一些研究在同期放化疗基础上增加辅助化疗[29]或诱导化疗的随机对照试验中,这一亚组被排除了[7,8,38]。考虑到缺乏随机试验的数据,专家组推荐对 T3N0 患者要慎重权衡在同期放化疗的基础上加用辅助化疗或诱导化疗的利弊。

根据之前比较同期放化疗加或不加辅助化疗与单纯放疗[2,5,12,13]的疗效的Ⅲ期临床试验,我们推荐在放疗的同时使用顺铂 $100mg/m^2$ 每三周一次或 $40mg/m^2$ 每周一次的化疗。这些试验证实了在局部晚期鼻咽癌中同期放化疗优于单纯放疗。值得注意的是,三项试验[12-14]使用了每三周一次的化疗方案;两项试验[5,35]使用了每周一次的化疗方案;还有由 Chen 等[2]使用了 7 疗程 $30mg/m^2$ 每周一次的方案。已有头对头的临床试验对 3 周和每周方案进行了比较。由 Lee 等[42]报道的一项Ⅱ期小型随机对照试验发现,两种方案的疗效和毒性差异无统计学意义,每周方案似乎更有利于提高患者的生活质量。一项纳入 526 例局部晚期鼻咽癌患者的大型Ⅲ期随机对照试验正在进行中(ChiCTR-TRC-12001979)。初步结果显示,两种方案的生存结局未见差异,但是与每 3 周一次($100mg/m^2×2$)的方案相比,每周一次($40mg/m^2×6$)的方案中白细胞减少(27.3% vs 16.2%)和血小板减少(4.8% vs 1.2%)的发生率更高[43]。该研究的最终结果将有助于全面评估不同的给药方案。值得注意的是,每三周一次的方案中顺铂的累积剂量($200mg/m^2$)低于每周一次的方案($240mg/m^2$)。

现有证据提示,对于疗效而言,顺铂的累积剂量的作用比给药方案更为重要。在这一方面,目前尚无 1 级证据来指导同期顺铂化疗的最佳剂量强度,尽管一些Ⅲ期临床试验的探索性分析提示,顺铂的累积剂量不应低于 $200mg/m^2$ 以保证疗效[44-46]。对于有禁忌证而无法使用顺铂化疗的患者,可选的其他同期化疗药物包括卡铂(曲线下面积[AUC]5-6)[20,47]、奥沙利铂($70mg/m^2$,每周一次)[19]和奈达铂($100mg/m^2$,每 3 周一次)[17]。

2009 年发表的一项Ⅱ期随机试验[9]首次报道在同期放化疗之前加用两个疗程多西他赛($75mg/m^2$)加顺铂($75mg/m^2$)诱导化疗可将鼻咽癌患者的 3 年 OS 从 68% 提高到 94%(HR 0.24;95% CI 0.08~0.73)。随后,两个大型Ⅲ期随机对照试验[6-8]分别评估了 TPF 方案(多西他赛 $60mg/m^2$、顺铂 $60mg/m^2$ 和 5- 氟尿嘧啶每天 $600mg/m^2$,持续静脉滴注 120 小时;每 3 周一次,共 3 疗程)和 GP 方案(吉西他滨 $1\,000mg/m^2$ d1,d8,顺铂 $80mg/m^2$;每 3 周一次,共 3 疗程)在局部晚期鼻咽癌患者(T3-4N0 除外)中的疗效。在 TPF 试验[6,7]中,与单纯同期放化疗组相比,诱导化疗加同期放化疗组的 5 年 OS(HR 0.65;95%CI 0.43~0.98)、PFS(HR 0.65;95% CI 0.43~0.98)、无远处复发生存率(HR 0.60;95% CI 0.38~0.95)和无局部复发生存率(HR 0.58;95% CI 0.34~0.99)均得到显著提高。尽管各种药物的剂量与另一项试验(多西他赛 $75mg/m^2$,顺铂 $75mg/m^2$ 和 5- 氟尿嘧啶每天 $750mg/m^2$,持续静脉滴注 120 小时)[40]相比已降低 20%,3~4 级毒性反应如中性粒细胞减少(35%)、白细胞减少(27%)和腹泻(8%)的发生率较高。在另一项使用 GP 诱导化疗方案的试验中[8],患者的 3 年 OS(HR 0.43;95% CI 0.24~0.77)、PFS(HR 0.51;95% CI 0.34~0.77)和无远处转移生存(HR 0.43;95% CI 0.25~0.73)均得到提高。患者对 GP 方案

鼻咽癌

的耐受性相对较好，3~4 级毒性反应如中性粒细胞减少、白细胞减少和腹泻的发病率分别为 21%、11% 和 0.4%。其他推荐的诱导化疗方案包括 PF 方案（顺铂 80~100mg/m² ,5- 氟尿嘧啶每天 800~1 000mg/m² ,持续静脉滴注 120 小时）和顺铂 + 卡培他滨方案（PX 方案；顺铂 100mg/m² ,卡培他滨每天 2 000mg/m² ,持续给药 14 天）[10,15,38]。

目前尚无直接比较不同诱导化疗方案的随机对照研究。因此，诱导化疗方案可以视患者的情况来选择。目前有临床试验正在评估诱导化疗中用洛铂或奈达铂等其他铂类药物替代顺铂或者用卡培他滨替代 5- 氟尿嘧啶是否可以在保证非劣效性的同时改善患者的生存质量（ChiCTR-TRC-13003285，NCT03503136）。

Intergroup 研究的结果确定了 PF 方案（顺铂 80mg/m² d1 ;5- 氟尿嘧啶每天 1 000mg/m² d1~4,持续静脉滴注 96 小时，每 4 周一次）作为辅助化疗的标准方案[11]。如果有禁忌证无法使用顺铂，可用卡铂替代顺铂。一项单中心非劣效性随机试验在 206 例鼻咽癌患者中比较了 Intergroup 方案与同期卡铂 100mg/m² 化疗后辅助卡铂（AUC 5,静脉注射）+5- 氟尿嘧啶（每天 1 000mg/m² 持续静脉滴注 96 小时）的方案。使用顺铂的患者中 42% 完成了 3 疗程的辅助化疗，而使用卡铂的患者中 73% 完成了辅助化疗。两组生存结局相似；顺铂组的肾毒性、白细胞减少和贫血发生率更高，而卡铂组血小板减少的发生率更高[20]。该小组还进行了一项多中心随机试验，在 175 例 T2N0-T4N2M0（UICC/AJCC 第七版）鼻咽癌患者中比较了卡铂同期放化疗与卡铂同期放化疗加卡铂与 5- 氟尿嘧啶辅助化疗[48]。结果表明加用卡铂和 5- 氟尿嘧啶辅助化疗可显著提高患者 2 年无瘤生存率。

如上所述，辅助化疗的主要缺点是耐受性较差。节拍化疗是一种新兴的抗肿瘤模式。与传统化疗使用最大耐受剂量治疗肿瘤不同，通过低剂量、长时间口服的"节拍式"给药氟尿嘧啶类药物等化疗药可使其长时间维持在相对较低的血药浓度，从而可在持续抗肿瘤的同时降低毒副作用，尤为适合放化疗结束后患者的辅助治疗。一项 Ⅲ 期试验证实在高危局部区域晚期（Ⅲ ~ Ⅳ A 期，剔除 T3-4N0 以及 T3N1）鼻咽癌患者中，在根治性放疗（同期放化疗 ± 诱导化疗）后使用节拍卡培他滨（650mg/m² ,每日两次）辅助治疗一年的模式可显著提高患者生存[11]。同时，该模式安全性良好，其严重毒副作用的发生率仅为 17%，患者可耐受。因此，对于高复发 / 转移风险患者，推荐在根治性放化疗结束后使用节拍化疗进行辅助治疗。

5 转移性鼻咽癌的治疗

分层	Ⅰ级推荐	Ⅱ级推荐	Ⅲ级推荐
一线治疗	顺铂 + 吉西他滨 + 卡瑞利珠单抗[1]（1A 类） 顺铂 + 吉西他滨 + 特瑞普利单抗[2]（1A 类） 顺铂 + 吉西他滨[3]（1A 类） 全身治疗 + 局部放疗 a[4]（1A 类）	顺铂 / 卡铂 + 5-FU[5,6]（2A 类） 顺铂 + 多西他赛[7]（2A 类） 卡铂 + 紫杉醇[8]（2A 类） 顺铂 + 卡培他滨[9]（2A 类） 顺铂 + 白蛋白紫杉醇[10]（2A 类）	顺铂 + 吉西他滨 + 恩度[11]（2B 类）
二线及以上治疗	单药化疗 卡培他滨[12,13]（2A 类） 或多西他赛[14]（2A 类） 或吉西他滨[15]（2A 类） （如一线未接受同一药物） 鼓励患者参加临床试验	吉西他滨 + 长春瑞滨[16,17]（2A 类） 伊立替康[18]（2A 类） （如一线未接受同一药物）	卡瑞利珠单抗[19]（2B 类） 特瑞普利单抗[20]（2B 类） 纳武利尤单抗[21]（2B 类） 帕博利珠单抗[22]（2B 类） （限 PD-L1 TPS ≥ 1%） （如一线未接受 PD-1/PD-L1 抑制剂）
三线及以上治疗	特瑞普利单抗[20]（2A 类） 卡瑞利珠单抗[19,23]（2A 类） （如既往未接受 PD-1/PD-L1 抑制剂） 卡培他滨[12,13]（2A 类） 或多西他赛[14]（2A 类） 或吉西他滨[15]（2A 类） （如前线未接受同一药物） 鼓励患者参加临床试验	吉西他滨 + 长春瑞滨[16,17]（2A 类） 伊立替康[18]（2A 类） （如前线未接受同一药物）	纳武利尤单抗[21]（2B 类） 帕博利珠单抗[22]（2B 类） （限 PD-L1 TPS ≥ 1%） （如既往未接受 PD-1/PD-L1 抑制剂）

注：该推荐仅基于正式发表的论文、高水平国际会议报道或获得国家药品监督管理局批文。
* 可手术或局部放疗的复发性鼻咽癌参照复发性鼻咽癌部分。
a 仅限于 3 程全身治疗后获得部分缓解或者完全缓解的初诊转移性鼻咽癌患者。

【注释】

复发或转移性鼻咽癌是一组具有异质性的疾病，通常分为初诊转移性（de novo metastasis）、局部区域复发（locoregional recurrence）和局部区域复发伴全身转移（locoregional recurrence with distant metastasis）三种类型[24]。因此，在决定治疗策略之前，强调全面的再次分期评估，包括鼻咽、颈部增强核磁共振，以及全身的 PET/CT 或相应部位增强 CT 扫描和 / 或全身骨扫描来明确局部复发、全身转移状态。对于局部区域复发鼻咽癌，高度选择的患者可进行挽救性外科治疗或再次放疗，其具体的患者选择和治疗参照复发性鼻咽癌的治疗。

目前，大部分复发性鼻咽癌不适合局部治疗，以往对于这部分复发性鼻咽癌及存在远处转移的鼻咽癌，主流治疗方案依然是姑息性系统化疗（下表）。由于复发转移性鼻咽癌系统治疗领域缺乏高质量的临床研究，化疗方案通常参照非鼻咽癌的头颈部鳞癌的含铂双药或三药方案[25,26]，既往最常用的是铂类联合 5-FU（PF 方案）[5,6]。对于无法耐受 5-FU 的患者，可以考虑卡培他滨替代[9]。

2016 年，一项由中山大学肿瘤防治中心牵头的Ⅲ期随机对照研究（GEM20110714）证实了在复发转移性鼻咽癌的一线治疗中，吉西他滨联合顺铂（GP 方案，吉西他滨 $1g/m^2$，d1、d8；顺铂 $80mg/m^2$；每 3 周一次，最多 6 疗程）相比氟尿嘧啶联合顺铂（PF 方案，顺铂 $80mg/m^2$；5-FU $1g/m^2$，d1~4；每 3 周一次，最多 6 疗程）具有更优的疗效[3]：在主要终点中位无进展生存期（PFS）上，GP 组中位值为 7.0 个月（4.4~9.9 个月），PF 组为 5.6 个月（3.0~7.0 个月），（HR 0.55，95% CI 0.44~0.68；$P <0.000 1$），两者具有统计学意义和临床意义上的差异。次要终点总生存期（OS）和客观缓解率（ORR）方面，GP 组同样优于 PF 组（OS 29.1 个月 vs 20.9 个月；ORR 64% vs 42%）。GP 和 PF 组的不良反应谱有所区别，但总体安全性均可控。GP 方案相比 PF 方案具有更高的效益 - 成本比[27]。该试验具有里程碑式的意义，从此确立了晚期鼻咽癌一线优选方案。后续有多个研究正在评估 GP 标准一线化疗基础上联合免疫治疗或抗血管生成治疗的疗效和安全性。其中，一项Ⅰ期研究报道了 GP 联合卡瑞利珠单抗一线治疗复发转移性鼻咽癌患者的安全性和抗肿瘤活性，ORR 达到 91%，6 个月及 12 个月 PFS 率分别为 86% 和 61%，值得进一步在Ⅲ期研究中验证[19]。此外，一项Ⅱ期研究报道了 GP 联合恩度一线治疗复发转移性鼻咽癌的安全性和抗肿瘤活性，28 例患者的 ORR 达到 85.7%，中位 PFS 达到 19.4 个月，1 年 OS 率为 90.2%[19]。

2021 年，一项由中山大学肿瘤防治中心牵头的Ⅲ期 CAPTAIN-1ST 研究（NCT03707509）证实了在局部复发或转移性鼻咽癌的一线治疗中，卡瑞利珠单抗联合吉西他滨和顺铂（卡瑞利珠单抗 200mg，d1；GP 方案，吉西他滨 $1g/m^2$，d1、d8；顺铂 $80mg/m^2$；每 3 周一次，4~6 疗程）相比安慰剂联合吉西他滨和顺铂具有更优的疗效[1]：在主要终点独立评审委员会评估的中位无进展生存期（PFS）上，卡瑞利珠单抗组中位值为 10.8 个月（8.5~13.6 个月），安慰剂组为 6.9 个月（5.9~7.9 个月），（HR 0.51，95% CI 0.37~0.69；$P<0.000 1$），两者具有统计学意义和临床意义上的差异。次要终点缓解持续时间（DoR）和客观缓解率（ORR）方面，卡瑞利珠单抗组同样优于安慰剂组（DoR 9.9 个月 vs 5.7 个月；ORR 88.1% vs 80.6%）。两组的总生存（OS）均未成熟，初步数据提示接受卡瑞利珠单抗联合化疗的患者具有生存期改善的趋势（中位 OS NR vs 22.6 月；HR 0.67（95% CI 0.41~1.11）。两组的不良反应谱有所区别，但总体安全性均可控。基于 CAPTAIN-1ST 研究的结果，国家药品监督管理局已批准卡瑞利珠单抗联合顺铂和吉西他滨用于局部复发或转移性鼻咽癌的一线治疗。

同年，一项由中山大学肿瘤防治中心牵头的Ⅲ期 JUPITER-02 研究（NCT03581786）证实了在局部复发或转移性鼻咽癌的一线治疗中，特瑞普利单抗联合吉西他滨和顺铂（特瑞普利单抗 240mg，d1；GP 方案，吉西他滨 $1g/m^2$，d1、d8；顺铂 $80mg/m^2$；每 3 周一次，最多 6 疗程）相比安慰剂联合吉西他滨和顺铂具有更优的疗效[2]：在主要终点独立评审委员会评估的中位无进展生存期（PFS）上，特瑞普利单抗组中位值为 11.7 月（11.0 个月 ~NE），安慰剂组为 8.0 个月（7.0~9.5 个月），（HR 0.52，95% CI 0.36~0.74；$P=0.000 3$），两者具有统计学意义和临床意义上的差异。次要终点缓解持续时间（DoR）和客观缓解率（ORR）方面，特瑞普利单抗组同样优于安慰剂组（DoR，10.0 个月 vs 5.7 个月；ORR 77.4% vs 66.4%）。两组的不良反应谱有所区别，但总体安全性均可控。

此外，铂类联合紫杉醇或多西紫杉醇也是一线化疗的常用选择，而含铂三药方案尽管客观有效率及短期疗效较好，但并未显示总生存获益[7,8,25,26,28]。一项Ⅰ / Ⅱ期研究表明白蛋白紫杉醇联合顺铂方案对复发、转移的鼻咽癌有较高的有效率，安全性尚可[10]。研究发现白蛋白紫杉醇单周（白蛋白紫杉醇，$100mg/m^2$，d1、d8、d15，3 周 1 疗程）、双周（白蛋白紫杉醇，$140mg/m^2$，d1、d8，3 周 1 疗程）和三周（$260mg/m^2$，d1，3 周 1 疗程）方案的安全性与疗效无统计学差异。白蛋白紫杉醇联合顺铂方案值得将来进一步开展大样本Ⅲ期研究。

2020 年，一项小样本Ⅲ期随机对照试验报道了局部放疗在初诊转移鼻咽癌患者中的安全性和疗效[4]。研究发现对于一线接受 3 个疗程 PF 方案（顺铂 $100mg/m^2$；5-FU $1g/m^2$，第 1~5 天；每 3 周一次）化疗后达到部分或者完全缓解的初诊远处转移性鼻咽癌患者，继续给予 3 个周期的 PF 方案化疗，随后继续进行局部区域放疗组相比观察等待组，OS（HR 0.42；95% CI 0.23~0.77；$P=0.004$）和 PFS（HR 0.36；95% CI 0.23~0.57）明显延长，并且化疗后联合局部区域放疗安全性可控。该研究的最终结果将有利于进一步指导局部放疗在远处转移鼻咽癌中的应用。但在吉西他滨联合顺铂的标准一线化疗时代，

鼻咽癌

局部放疗的意义还需要进一步研究。

对于一线含铂方案治疗失败的患者,目前缺乏标准的挽救治疗方案,通常选择一线未使用的药物进行单药治疗。目前多项研究表明,卡培他滨[12][13]、多西他赛[14]、吉西他滨[15]、长春瑞滨联合吉西他滨[16,17]、伊立替康[18]等对一线含铂方案化疗失败之后的挽救治疗具有一定的疗效。近年来,多个抗 PD-1 单抗在二线或多线治疗中显示出一定的挽救治疗价值,单药有效率在 20%~30% 左右[18-20,22]。2020 年 ESMO 大会上一项多中心 Ⅱ 期注册研究(CAPTAIN)报道了卡瑞利珠单抗用于治疗至少经两线化疗失败的复发或转移性鼻咽癌患者的结果(156 例)。结果显示:ORR 为 28.2%,中位 PFS 为 3.7 个月,中位 OS 为 17.1 个月[23]。基于 CAPTAIN 研究的结果,国家药品监督管理局已批准卡瑞利珠单抗用于既往接受过二线及以上化疗后疾病进展或不可耐受的晚期鼻咽癌患者的治疗。2021 年 1 月,中山大学肿瘤防治中心牵头发表了一项 Ⅱ 期注册研究(POLARIS-02)的结果:190 例经治的复发或转移性鼻咽癌患者接受单药特瑞普利单抗治疗(51.6% 为二线、48.4% 为三线或以上),ORR 为 20.5%,中位 PFS 为 1.9 个月,中位 OS 为 17.4 个月[20]。基于 POLARIS-02 研究结果,国家药品监督管理局批准特瑞普利单抗用于既往接受过二线及以上系统治疗失败的复发 / 转移性鼻咽癌患者的治疗。目前尚无抗 PD-1/PD-L1 抗体治疗鼻咽癌的 Ⅲ 期研究结果公布,因此,对于含铂方案一线化疗失败的患者,参加抗 PD-1/PD-L1 抗体的临床研究也是一种合理的选择。

常见复发转移性鼻咽癌一线治疗方案

化疗方案	剂量	用药时间	时间及周期
顺铂 + 吉西他滨 + 卡瑞利珠单抗	卡瑞利珠单抗 200mg	第 1 天	21 天为一个周期,持续维持至疾病进展或者毒性不可耐受
	顺铂 80mg/m^2	第 1 天	21 天为一个周期,4~6 个周期
	吉西他滨 1 000mg/m^2	第 1,8 天	21 天为一个周期,4~6 个周期
顺铂 + 吉西他滨 + 特瑞普利单抗	特瑞普利单抗 240mg	第 1 天	21 天为一个周期,持续维持至疾病进展或者毒性不可耐受
	顺铂 80mg/m^2	第 1 天	21 天为一个周期,最多 6 个周期
	吉西他滨 1 000mg/m^2	第 1,8 天	21 天为一个周期,最多 6 个周期
顺铂 + 吉西他滨	顺铂 80mg/m^2	第 1 天	21 天为一个周期,4~6 个周期
	吉西他滨 1 000mg/m^2	第 1,8 天	
顺铂 +5-FU	顺铂 100mg/m^2	第 1 天	21 天为一个周期,4~6 个周期
	5-FU 1 000mg/m^2	第 1~4 天	
顺铂 + 多西他赛	顺铂 75mg/m^2	第 1 天	21 天为一个周期,4~6 个周期
	多西他赛 75mg/m^2	第 1 天	
顺铂 + 多西他赛	顺铂 70mg/m^2	第 1 天	21 天为一个周期,4~6 个周期
	多西他赛 35mg/m^2	第 1,8 天	
卡铂 + 紫杉醇	卡铂 AUC 5	第 1 天	21 天为一个周期,4~6 个周期
	紫杉醇 175mg/m^2	第 1 天	
顺铂 + 白蛋白紫杉醇	顺铂 75mg/m^2	第 1 天	21 天为一个周期,4~6 个周期
	白蛋白紫杉醇 100mg/m^2	第 1,8,15 天	
顺铂 + 白蛋白紫杉醇	顺铂 75mg/m^2	第 1 天	21 天为一个周期,4~6 个周期
	白蛋白紫杉醇 140mg/m^2	第 1,8 天	
顺铂 + 白蛋白紫杉醇	顺铂 75mg/m^2	第 1 天	21 天为一个周期,4~6 个周期
	白蛋白紫杉醇 260mg/m^2	第 1 天	

鼻咽癌

续表

化疗方案	剂量	用药时间	时间及周期
顺铂 + 卡培他滨	顺铂 80~100mg/m²	第 1 天	21 天为一个周期，4~6 个周期
	卡培他滨 1 000mg/m²	第 1~14 天	持续维持至疾病进展或者毒性不可耐受
顺铂 + 吉西他滨 + 恩度	顺铂 80mg/m²	第 1 天	21 天为一个周期，最多 4 个周期
	吉西他滨 1 000mg/m²	第 1,8 天	21 天为一个周期，最多 4 个周期
	恩度 15mg	第 1~14 天	21 天为一个周期，最多 4 个周期

6 复发性鼻咽癌的治疗

分层 1	分层 2	Ⅰ级推荐	Ⅱ级推荐	Ⅲ级推荐
适宜手术者	鼻咽局部复发	手术（1A 类）[1-10]	再程放疗（2A 类）[1-5] 化疗 / 免疫治疗 / 靶向治疗 *（2A 类）	
	颈部复发	手术（2A 类）[1,2,13]	放疗（2A 类）[1,2,5]	
不适应手术者	适宜放疗者	放疗联合或不联合化疗 *[4,5,11,12]（2A 类）	化疗 / 免疫治疗 / 靶向治疗 *（2A 类）	
	不适宜放疗者	化疗 / 免疫治疗 / 靶向治疗 *（2A 类）		

注：该推荐仅基于正式发表的论文。*参考转移性鼻咽癌化疗 / 免疫治疗 / 靶向治疗方案。不适宜手术定义：患者身体条件不允许、由于各种原因拒绝手术或肿瘤负荷太大无法切除。不适宜放疗定义：预计无法从放疗中获益，综合考虑年龄、KPS、GTV 体积、复发 T 分期、是否合并区域淋巴结转移，既往放疗是否曾出现 ≥ 3 级毒性反应等因素。

【注释】

对于复发性鼻咽癌，在治疗前，强调全面的再次分期评估，包括鼻咽部病理活检、鼻咽 + 颈部的 MRI 及全身的 PET/CT 评估复发或远处转移情况。

对于仅有颈部复发的鼻咽癌患者，颈部淋巴结清扫术是重要的根治性治疗手段，部分患者可以采用选择性颈部淋巴结清扫的手术方式[1,2,13]。放疗或淋巴结清扫术后再行辅助放疗也是可选择的治疗手段[1,2]。

对于只有原发灶局部或区域复发的鼻咽癌患者，可以选择手术或再程放疗[3-5]，再程放疗是有效的挽救性治疗手段，特别是对于复发间隔超过 1 年的患者[14]。病灶复发的时间间隔、复发病灶的位置、与邻近器官的关系、先前原发灶放疗剂量以及先前放疗及化疗的敏感性均对治疗选择产生影响。对于局部复发的患者，可以选择挽救性手术治疗[3-10]。其中对于高度选择性，如 T1-2 复发鼻咽癌患者，采用挽救性外科治疗，3 年生存率可以达到 60%，而高 T 分期，手术切缘阳性，伴有淋巴结转移的患者则提示预后不良[15,16]。一项大型多中心随机对照研究（ChiCTR-TRC-11001573）头对头对比了鼻内镜手术和调强放疗治疗可手术切除的复发性鼻咽癌的疗效及安全性，结果显示手术组患者总生存率显著高于放疗组患者，且手术组患者放疗相关并发症发生率显著降低[6]。对于不可手术的复发鼻咽癌患者，综合考虑患者年龄是否 >50 岁、KPS 是否 ≤ 70 分、GTV 体积是否 >30cm³、是否为 rT3-4、是否合并区域淋巴结转移，既往放疗是否曾出现 ≥ 3 级毒性等因素，可将患者分为高危组和低危组（具体可参考既往文献[5,11]）。低危组患者可从再程放疗中取得生存获益，适宜行再程放疗，而高危组无法从放疗中获益，则不推荐再程放疗[5,11]。对于低危组的患者，接受再程放疗后，仍有机会获得长时间的生存，而是否应在放疗基础上联合化疗尚无定论[3-5,11,12]。再程放疗需要充分评估首程放疗的强度、病灶复发的时间间隔、正常组织的耐受情况、再次放疗剂量对治疗疗效的影响以及给患者带来可能的近期毒性与远期毒性问题。与调强放疗相比，质子和重离子放疗中可进一步减少对正常组织的损伤，虽然目前尚缺乏随机对照研究，但小样本的回顾性研究提示质子和重离子放疗技术在复发与转移鼻咽癌中具有重要应用前景[12]。对于无法再次接受局部根治性治疗的患者，需要和转移性患者一样需要接受姑息性系统治疗或最佳支持治疗。

鼻咽癌

7 鼻咽癌的手术治疗

基本原则

(1) 目前手术治疗复发、残留鼻咽癌,疗效确切。应用的理论依据:①手术直接切除放疗不敏感的病灶,避免了二次放射性损伤,相关后遗症较轻;②首程放疗除杀灭可见的肿瘤原发灶和转移淋巴结外,还封闭了淋巴转移通道,因此只需要对于残留、复发鼻咽癌原位或区域淋巴结进行切除,无需进行扩大的鼻咽原发灶与颈部淋巴结联合根治手术

(2) 对于可手术切除的复发、残留鼻咽癌,首选手术治疗[1];对于不可手术切除的复发、残留鼻咽癌,根据患者的情况,选择再程放疗或单纯药物治疗

(3) 局部鼻咽手术治疗的方法包括鼻外径路开放手术(下方入路、侧方入路、前方入路)和经鼻内镜手术(内镜消融术、经鼻内镜鼻咽切除术)。其中,常规鼻外径路手术创伤大,逐渐被经鼻内镜手术替代。此外,经鼻内镜手术中,经鼻内镜鼻咽切除术,其兼具外径路的根治性以及内镜手术的微创性,逐渐成为主流的治疗模式

(4) 区域淋巴结手术治疗的方法包括根治性颈淋巴结清扫术、改良型根治性颈淋巴结清扫术、择区性颈淋巴结清扫术、内镜下颈淋巴结清扫术。各术式均有严格的手术适应证

(5) 经鼻内镜鼻咽切除术可用于鼻咽坏死的治疗,多项回顾性研究结果显示其疗效优于常规内科保守治疗[2-3]

(6) 未来手术外科在鼻咽癌治疗的发展方向:第一,探索手术联合药物治疗的疗效以及具体的联合策略;第二,优化术式或运用新的手术技术合理拓宽可手术切除范围;第三,探索手术治疗应用在初诊鼻咽癌的适用范围以及初步疗效

【注释】

目前国际上并无针对复发性鼻咽癌制定专属的分期系统。临床上可借鉴来自中山大学肿瘤防治中心的复发鼻咽癌外科手术分期系统[4]以及复发鼻咽癌再程放疗评分系统[5]进行治疗方案的选择。

sⅠ-sⅡ患者:在该分期内的患者,无论鼻咽复发灶或颈部淋巴结复发灶均可采取手术治疗。对于颈部淋巴结复发患者,颈部淋巴结清扫术为目前国际国内首选的治疗方式。然而,对于可切除的鼻咽复发灶,应该选择手术还是放疗,以及手术的术式选择均不明确。前期一项大型的回顾性病例配对研究,发现针对可手术切除的复发鼻咽癌,微创外科手术相对于再程调强放疗能显著提高患者的总生存率,降低患者的放疗并发症发生率,提高患者的生存质量[1]。针对复发鼻咽癌可手术切除方式,可根据其入路分为鼻外入路开放手术和鼻内入路内镜手术。前期有荟萃分析研究表明,内镜手术相比于开放手术,可获得更好的生存获益,而且,内镜手术创伤更小、患者术后生活质量更高[6]。上述研究显示出鼻内镜微创手术治疗可手术切除期的复发鼻咽癌,其兼具根治和微创的特点。一项大型多中心随机对照研究(ChiCTR-TRC-11001573)头对头对比了鼻内镜手术和调强放疗治疗可手术切除的复发鼻咽癌的疗效及安全性,结果显示手术组患者总生存率显著高于放疗组患者,且手术组患者放疗相关并发症发生率显著降低[7]。

sⅢ期患者:无论是鼻咽复发灶或颈部淋巴结复发灶,手术治疗均无法根治性切除肿瘤,再程放疗是唯一的局部根治治疗手段,详细请参考复发性鼻咽癌的治疗。

sⅣ期患者:该期患者为局部复发合并远处转移,主要以全身系统性药物治疗为主,详细参考转移性鼻咽癌的治疗。

鼻咽坏死是鼻咽癌放疗严重的并发症,对于咽旁坏死的患者,颈内动脉破裂大出血致死的比率高达 70%。前期一项回顾性研究提示采用经鼻内镜鼻咽切除术切除坏死组织并进行修复,将坏死鼻咽癌 2 年生存率从 46.3% 提高至 85.3%[2]。此外,为了规范鼻咽坏死的治疗,该研究根据放疗疗程数和颈内动脉暴露情况,创建了坏死鼻咽癌的临床风险分层模型。此风险分层模型不仅能准确预测坏死鼻咽癌患者生存预后,同时也提供了外科治疗指导原则[2]。

对于手术治疗能否拓宽应用到极早期的初诊鼻咽癌,在一项回顾性队列研究中,10 例因怀孕、严重幽闭症等原因拒绝放疗的初治Ⅰ期鼻咽癌接受了单纯的微创手术治疗。经过中位 5 年的随访,无一例患者出现复发、转移或死亡,同时避免了口干、听力下降等常见放疗后遗症[8]。现有一项前瞻性临床试验(注册号:NCT03353467)正在进行中以进一步证实微创外科治疗初诊Ⅰ期鼻咽癌患者的有效性及安全性。

8 鼻咽癌的免疫治疗

基本原则

(1) 鼻咽癌进行免疫治疗的主要理论基础:①鼻咽癌肿瘤组织中存在大量浸润淋巴细胞;②鼻咽癌细胞表达 PD-L1 高

达 89%~95%；③包括中国在内的鼻咽癌流行病区中，鼻咽癌的发生发展与 EB 病毒感染密切相关，可表达一系列 EB 病毒相关抗原。因此，在传统放化疗基础上联合使用免疫治疗，制订适合鼻咽癌的综合治疗新模式，是进一步提升疗效的重要策略。

（2）肿瘤免疫领域的治疗方法包括肿瘤疫苗、过继性免疫细胞治疗、免疫调节剂和免疫检查点抑制剂。其中，肿瘤疫苗（如靶向 EB 病毒的鼻咽癌疫苗）仍处于基础研究阶段，过继性免疫细胞治疗（如嵌合抗原受体 T 细胞免疫治疗）治疗鼻咽癌的研究尚未充分开展。当前，在鼻咽癌临床治疗中已经应用的免疫治疗疗法是抗 PD-1 单抗的免疫检查点抑制剂。

（3）在复发或转移性鼻咽癌中已发表的抗 PD-1 单抗循证医学证据。

（4）在未来，鼻咽癌的免疫治疗联合放化疗策略仍有一系列问题有待探讨和解决，如免疫治疗前推至局部区域晚期鼻咽癌的疗效和安全性、放化疗和免疫治疗结合的最佳时机、免疫治疗的合适疗程、免疫治疗时代的去化疗治疗策略、应用免疫治疗后放疗设计（如分割次数、剂量、靶区范围）的调整、免疫治疗预后预测的分子指标等。此外，对其他类型免疫检查点抑制剂药物，如抗 PD-L1 单抗、抗 CTLA-4 单抗和抗 TIGIT 单抗的研究也将有助于扩展鼻咽癌免疫治疗的选择，未来在多靶点免疫治疗和多种类型免疫治疗联合使用方面将有更广阔的探索空间。

用法	抗 PD-1 单抗	人群
单药	纳武利尤单抗 3mg/kg（每 2 周）[1]	经过至少一线系统治疗失败或无法耐受的复发或转移性鼻咽癌患者
单药	帕博利珠单抗 10mg/kg（每 2 周）[2]	经过至少一线系统治疗失败或无法耐受的 PD-L1 表达阳性的复发或转移性鼻咽癌患者
单药	卡瑞利珠单抗 1mg/kg、3mg/kg、10mg/kg、200mg（每 2 周）[3]	经过至少一线系统治疗失败的复发或转移性鼻咽癌患者
单药	卡瑞利珠单抗 200mg（每 2 周）[3]	经过至少一线系统治疗失败的复发或转移性鼻咽癌患者
单药	特瑞普利单抗 3mg/kg（每 2 周）[4]	经过一线系统治疗失败或在辅助化疗 / 放化疗结束后 6 个月内疾病进展的复发或转移性鼻咽癌患者
联合化疗（吉西他滨 + 顺铂）	卡瑞利珠单抗 200mg（每 3 周；联合化疗 6 个疗程后单药维持治疗）[3]	复发或转移后未经系统治疗的鼻咽癌患者

【注释】

当前，在复发或转移性鼻咽癌的二线治疗中，抗 PD-1 单抗药物，如纳武利尤单抗、帕博利珠单抗和卡瑞利珠单抗均基于 2B 类证据作为Ⅲ级推荐。一项代号为 CAPTAIN 的Ⅱ期注册临床研究（NCT03558191、CTR20180865）招募了 156 例经二线及二线以上治疗后进展的复发或转移性鼻咽癌患者。该研究于 2020 年欧洲内科肿瘤学会上汇报结果显示，接受卡瑞利珠单抗单药的研究人群中位无进展生存时间及中位总生存时间分别为 3.7 个月和 17.1 个月，显示出该药物良好的抗肿瘤效能和安全性[5]。另一项代号为 POLARIS-02 的Ⅱ期注册临床研究（NCT02915432）招募了 190 例标准治疗失败的转移性鼻咽癌患者，并于 2020 年美国临床肿瘤学会上更新了最终数据，证实特瑞普立单抗单药客观缓解率达 20.5%，疾病控制率达 41.6%，中位无进展生存时间及中位总生存时间分别为 1.9 个月和 18.6 个月，并具有可控的不良反应[6]。随着更多的临床试验陆续发表并形成循证医学证据，未来抗 PD-1 单抗在复发或转移性鼻咽癌治疗中的证据等级或有进一步提升。

吉西他滨 + 顺铂方案联合卡瑞利珠单抗是目前复发或转移性鼻咽癌一线治疗中唯一推荐的免疫治疗方案。该方案的随机、对照、多中心Ⅲ期临床试验正在进行中。代号为 CAPTAIN-1st（CTR20181864、NCT03707509）和 JUPITER-02（NCT03581786）的两项试验均对比了吉西他滨 + 顺铂方案联合抗 PD-1 单抗和吉西他滨 + 顺铂标准化疗在复发或转移性鼻咽癌一线治疗中的有效性和安全性，研究的初步结果显示在标准化疗方案基础上联合使用卡瑞利珠单抗或特瑞普立单抗可显著延长患者的无进展生存期，上述两项研究的最终结果仍有待正式发表。

尽管免疫检查点抑制剂在指南推荐中尚未前推至局部区域晚期鼻咽癌患者，多项Ⅱ~Ⅲ期抗 PD-1/PD-L1 单抗临床试验目前正在开展中。抗 PD-1 单抗结合根治性放化疗的时机包括全疗程（诱导化疗、放疗及辅助治疗）、部分疗程（诱导化疗和辅助治疗）和仅辅助治疗，使用时长跨度为 9~12 个月以上。其中，一项Ⅱ期单臂临床试验（NCT03984357）首次关注免疫治疗联合单纯放疗的"减同期化疗"策略在局部区域晚期鼻咽癌中的应用，两项随机、对照、Ⅲ期临床试验（NCT03700476、

鼻咽癌

NCT03427827)着眼于与当前首选的诱导化疗联合同期放化疗相比较,有望为局部区域晚期鼻咽癌的综合治疗提供更多指导信息,帮助构建没免疫治疗时代的鼻咽癌综合治疗网络。

9　随访

时间	I 级推荐	II 级推荐	III 级推荐
第 1~3 年 （每 3~6 个月）	问诊与体格检查 鼻咽镜检查 外周血 EBV DNA 拷贝数检测 鼻咽 + 颈部 MRI 胸部 CT 腹部 B 超或上腹部 CT 全身骨扫描 甲状腺功能检查（每 6~12 个月）	鼻咽部和颈部 CT（针对有 MRI 检查禁忌证患者） 胸部 X 线片 PET/CT（针对临床怀疑远处转移患者或 EBV DNA 拷贝数升高的 T4 或 N3 患者） 口腔科检查 听力、视力、吞咽、营养和功能 康复评估	
第 4~5 年 （每 6~12 个月）	问诊与体格检查 鼻咽镜检查 外周血 EBV DNA 拷贝数检测 鼻咽 + 颈部 MRI 胸部 CT 腹部 B 超或上腹部 CT 全身骨扫描 甲状腺功能检查（每 6~12 个月）	鼻咽部和颈部 CT（针对有 MRI 检查禁忌证患者） 胸部 X 线片 PET/CT（针对临床怀疑远处转移患者或 EBV DNA 拷贝数升高的 T4 或 N3 患者） 口腔科检查 听力、视力、吞咽、营养和功能 康复评估	
5 年以上 （每 12 个月）	问诊与体格检查 鼻咽镜检查 外周血 EBV DNA 拷贝数检测 鼻咽 + 颈部 MRI 胸部 CT 腹部 B 超或上腹部 CT 全身骨扫描 甲状腺功能检查（每 6~12 个月）	鼻咽部和颈部 CT（针对有 MRI 检查禁忌证患者） 胸部 X 线片 PET/CT（针对临床怀疑远处转移患者或 EBV DNA 拷贝数升高的 T4 或 N3 患者） 口腔科检查 听力、视力、吞咽、营养和功能康复评估	

【注释】

鼻咽癌治疗后的随访非常重要,其目的在于评估治疗效果、早期发现复发和转移病灶、监测和处理治疗相关并发症、促进功能康复等[1]。鼻咽癌的首次随访主要针对局部和全身病灶进行系统完善的评估,应在完成放化疗后的 12~16 周开始[1,2]。鼻咽癌患者的随访主要包括两个方面:一方面及时地发现肿瘤失败事件,以期尽早给予挽救性治疗,改善患者的疗效;另一方面,随访还可以评估和处理患者治疗后的晚期毒性,提高患者的生活质量[1,3]。然而,随着患者的随访频率和检查项目的增加,所需的医疗资源也相应增加。因此,需要制订合理的策略,在保证及时发现肿瘤复发事件的同时,又不盲目增加随访的次数和项目,避免医疗资源的浪费。

目前,鼻咽癌的最佳随访策略尚未建立,缺乏高质量的随机对照临床研究数据,循证医学证据较少。由于随访的前瞻性数据较难获得,国内的部分学者利用鼻咽癌长期随访的大数据平台,针对鼻咽癌随访的时限,频率和随访项目等方面进行了一些探索[4-6]。

在鼻咽癌治疗后的随访时限方面,一项回顾性研究显示鼻咽癌患者治疗后 5 年内的死亡风险主要来自肿瘤的失败,非肿瘤性死亡风险相对较小[6]。因此,鼻咽癌患者治疗后 5 年内应主要针对肿瘤的复发和转移事件进行随访。目前已有多个单位报道了鼻咽癌患者调强放射治疗治疗后 10 年的生存情况[7-9],其结果提示患者治疗后的疾病风险主要集中在治疗后的前 5 年,5 年后的失败事件较少。因此,鼻咽癌患者的随访重点应该放在治疗后的前 5 年。

在鼻咽癌的随访频率方面,目前的数据较少。一项纳入 7 043 例鼻咽癌患者的真实世界大数据研究描绘了鼻咽癌治疗

鼻咽癌

后 5 年内复发风险的动态变化规律,建立了一套可平衡随访效果与时间成本的随访策略,为肿瘤个体化随访的开展提供了依据(图 1)[4]。

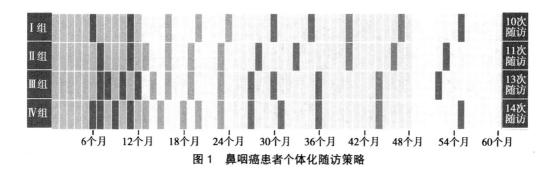

图 1 鼻咽癌患者个体化随访策略

对于 I 组患者,基于风险的监测安排为 5 年内共 10 次随访(1~5 年分别为 2 次、3 次、2 次、2 次和 1 次);II 组患者共需 11 次随访(1~5 年分别为 2 次、4 次、2 次、2 次和 1 次);III 组患者共需 13 次随访(分别为 4 次、4 次、3 次、1 次和 1 次);IV 组患者共需 14 次随访(4 次、5 次、3 次、1 次和 1 次)。

在鼻咽癌的随访手段方面,目前的循证医学证据较少。针对鼻咽癌局部复发和区域复发,目前的随访手段包括鼻咽电子内镜、鼻咽及颈部 MRI 和 EBV-DNA 等[1,3,10]。局部区域复发的患者中,同时伴有 EBV-DNA 升高的比例约为 50%[11]。鼻咽电子内镜对鼻咽黏膜表面复发较为敏感,但无法窥及咽旁、颅底和颅内的复发病灶。MRI 对黏膜表面以外的复发鼻咽癌具有较好的诊断敏感性和特异性,是目前临床常用的局部和区域复查手段[12,13]。一项回顾性研究提示治疗后无症状的局部早期患者(T1~2 期)可不常规行 MRI 随访,而局部晚期患者(T3~4 期)推荐每年行 1 次 MRI 随访[5]。

远处转移目前已成为鼻咽癌治疗失败的主要模式[14-16],因此针对远处转移的复查是鼻咽癌患者治疗后随访的重点。远处转移的复查手段主要包括 PET/CT、胸腹部 CT、全身骨显像和 EBV-DNA 等[1,3,16]。EBV-DNA 的检测简单易行且对鼻咽癌远处转移具有良好的诊断价值,是一个具有良好前景的随访手段[11,17-19]。PET/CT 对远处转移的诊断特异性和敏感性均较理想,然而目前 PET/CT 的价格较高,限制了其在鼻咽癌随访中的广泛应用。胸腹部 CT 和全身骨显像是目前鼻咽癌常规随访中常用的检查手段,然而其临床价值目前尚未明确,有待进一步研究。有研究显示在 EBV-DNA 的指导下,针对性地进行影像学检查或可改善鼻咽癌复查的经济效益比[17,20]。

鼻咽癌患者调强放疗治疗后,大约有 3% 的概率发生第二原发肿瘤,肺癌、上消化道肿瘤、肝癌、结直肠癌、甲状腺癌等较为常见[21],因此治疗后随访需要注意筛查常见的早期第二原发肿瘤。对于放疗后的鼻咽癌患者,推荐定期检查甲状腺功能以防止甲状腺功能减退,同时定期进行牙齿功能的检查[1,3]。根治性放疗有可能损害头颈部器官的重要生理功能,推荐有条件的患者定期接受听力、视力、吞咽、营养等功能评估,并积极接受康复治疗[1,3]。

鼻咽癌

中国临床肿瘤学会（CSCO）
分化型甲状腺癌诊疗指南 2021

组　长
黄慧强　林岩松

执行组长
陈立波

副组长（以姓氏汉语拼音为序）
程歆琦　郭　晔　高再荣　侯晓荣　刘志艳　武晓泓
王卓颖　张　波

编写专家委员会（以姓氏汉语拼音为序）

包建东	江苏省原子医学研究所
陈立波	上海交通大学附属第六人民医院核医学科
樊友本	上海交通大学附属第六人民医院普外科
郭　晔	同济大学附属东方医院肿瘤科
高再荣	华中科技大学同济医学院附属协和医院核医学科
黄　蕤	四川大学华西医院核医学科
黄慧强	中山大学肿瘤防治中心肿瘤内科
何霞云	复旦大学附属肿瘤医院放疗科
侯晓荣	北京协和医院放疗科
李　超	四川省肿瘤医院头颈肿瘤外科
李林法	中国科学院大学附属肿瘤医院核医学科
李乃适	北京协和医院内分泌科
李少华	南京市第一医院核医学科
李素平	川北医学院附属医院核医学科
李小毅	北京协和医院基本外科
罗渝昆	中国人民解放军总医院第一医学中心超声诊断科
林承赫	吉林大学白求恩第一医院核医学科
林岩松	北京协和医院核医学科
柳　卫	江苏省人民医院核医学科
刘志艳	上海交通大学附属第六人民医院病理科
陆克义	山西医科大学第一医院核医学科
牛丽娟	中国医学科学院肿瘤医院超声科
沈春英	复旦大学附属肿瘤医院放疗科
孙宏亮	中日友好医院放射科
孙贞魁	上海交通大学附属第六人民医院核医学科
王　军	甘肃省肿瘤医院头颈外科
王继纲	青岛大学附属医院西海岸院区病理科
王任飞	天津医科大学总医院核医学科
王学菊	吉林大学中日联谊医院病理科
王玉龙	复旦大学附属肿瘤医院头颈外科
王卓颖	上海交通大学附属仁济医院头颈外科
魏　枫	内蒙古科技大学包头医学院第一附属医院内分泌科
武晓泓	浙江省人民医院内分泌科
徐书杭	江苏省中西医结合医院内分泌科
夏　宇	北京协和医院超声医学科
杨　辉	郑州大学附属肿瘤医院核医学科
杨爱民	西安交通大学第一附属医院核医学科
张　波	中日友好医院超声医学科
张　广	吉林大学中日联谊医院甲状腺外科
张　杰	天津医科大学总医院普外科
张福泉	北京协和医院放疗科
郑向前	天津医科大学肿瘤医院甲状腺颈部肿瘤科

审核专家委员会（以姓氏汉语拼音为序）

陈路增	北京大学第一医院超声科
高　明	天津市人民医院头颈外科
关海霞	广东省人民医院内分泌科
郭朱明	中山大学肿瘤防治中心头颈外科
姜玉新	北京协和医院超声医学科
李　林	四川大学华西医院核医学科
李高峰	北京医院放射治疗科
李贵星	四川大学华西医院实验医学科
李晔雄	中国医学科学院肿瘤医院放疗科
李小秋	复旦大学附属肿瘤医院病理科
李智勇	徐州医科大学附属医院核医学科
梁智勇	北京协和医院病理科

吕　静　青岛大学附属医院肿瘤科
谭　建　天津医科大学总医院核医学科
单忠艳　中国医科大学附属医院内分泌科
王　辉　吉林大学中日联谊医院超声科
王　勇　中国医学科学院肿瘤医院超声科

学术秘书组
组长
　　黄　蕤　四川大学华西医院核医学科

成员
　　董　萍　四川大学华西医院核医学科
　　冯　莉　中国医学科学院肿瘤医院超声科
　　高璐滢　北京协和医院超声医学科
　　马姣姣　中日友好医院超声诊断科
　　钱　凯　上海交通大学附属仁济医院头颈外科
　　邱　娴　上海市第六人民医院核医学科
　　施　良　南京市第一医院核医学科
　　王莎莎　青岛大学附属医院肿瘤科
　　易贺庆　中国科学院大学附属肿瘤医院核医学科

甲状腺癌是最为常见的一种内分泌恶性肿瘤，近三十年来，甲状腺癌发病率在包括我国在内的全球多个国家和地区呈现持续快速上涨的态势[1]，2020年全球新发甲状腺癌病例数约为 58 万例，发病率在所有癌症中列第 11 位[2]，预计 2030 年前后甲状腺癌将成为发病率位列第四的常见癌症。其中，构成比高达 95% 的甲状腺癌为分化型甲状腺癌（differentiated thyroid cancer，DTC），主要包括甲状腺乳头状癌（papillary thyroid carcinoma，PTC）、甲状腺滤泡癌（follicular thyroid carcinoma，FTC）和嗜酸细胞癌（Hürthle cell carcinoma，HCC），其临床处置涉及超声医学、病理学、外科学、核医学、内分泌学、肿瘤学、放射治疗学、介入医学和检验医学等众多学科，具有鲜明的多学科诊疗特点。为推动甲状腺癌临床处置的规范化，中国临床肿瘤学会甲状腺癌专家委员会充分遵循多学科协作和规范化诊疗原则，积极参考国内外高质量文献并结合我国实际国情，在前期编写并修订的《持续/复发/转移性分化型甲状腺癌诊疗指南》基础上做了适度外延，组织撰写了本版专注于分化型甲状腺癌诊断和治疗的多学科指南。

1 实验室诊断及生化疗效评价

DTC 相关实验室诊断指标主要包括促甲状腺激素（thyroid stimulating hormone，TSH）、甲状腺球蛋白（thyroglobulin，Tg）和甲状腺球蛋白抗体（thyroglobulin antibodies，TgAb）等。Tg 是 DTC 诊断、疗效评价和预后判断的重要血清学标志物。TgAb 可干扰 Tg 的测定从而影响 Tg 的结果解读，因此必须与 Tg 同时检测。TSH 检测是 DTC 患者术后随访处置的重要血清学指标，应根据不同疾病复发风险和 TSH 抑制风险制定不同的 TSH 目标范围。

指标	Ⅰ级推荐	Ⅱ级推荐	Ⅲ级推荐
血清 TSH	评价甲状腺结节功能、指导 DTC 术前及术后甲状腺激素用量[a]（1A 类）		
血清 Tg	DTC 术后监测疾病、评估疗效[b,c,d,e,f]（1A 类）		
穿刺洗脱液 Tg		颈部淋巴结转移诊断[g]（2A 类）	
尿碘			评估体内碘池水平[h]（3 类）

【注释】

a TSH 测定应该是每一个甲状腺结节患者应做的检查，并依据结果制订下一步计划[3]。甲状腺恶性结节 TSH 水平较良性结节高，一项 Meta 分析显示甲状腺恶性与良性结节 TSH 的比值为 1.44[4]，血清 TSH 每升高 1mU/L，DTC 发生风险增加 14%，PTC 发生风险增加 22%[5]。巴西一项前瞻性研究利用 ROC 曲线预测恶性甲状腺结节的 TSH 截断值为 2.26μU/ml[6]。DTC 术后会根据复发风险和 TSH 抑制风险合理制定患者 TSH 控制范围，调整甲状腺激素用量[3]。

b Tg 是甲状腺产生的特异性蛋白，分化良好的 DTC 保留合成 Tg 的能力，甲状腺全切术后测定 Tg 有助于预测疾病持续和复发、动态风险评估分层[3]，疗效评估和预测放射性碘抵抗[7,8]；Tg 对于甲状腺结节良恶性判别无特殊意义，甲状腺的炎症、损伤会导致 Tg 浓度升高；术前血清 Tg 浓度诊断 DTC 价值有限，但术前 Tg 和 TgAb 检测，为术后 Tg 和 TgAb 评估提供基线参考[9]。Tg 的半衰期为 1~3d，因此，需在甲状腺全切术后 3~4 周，Tg 降到最低点检测[10]。由于受到残余甲状腺组织、血清 TSH 及 TgAb 水平等因素的影响，目前尚无明确的首次 [131]I 治疗前刺激 Tg（preablative stimulated tg，ps-Tg）界值点预测远处转移，部分研究划定 ps-Tg 预测成人远处转移的最佳界值为 52.75ng/ml[11]，儿童为 156ng/ml[12]，ps-Tg>26.75ng/ml 对治疗后出现结构反应不全（structural incomplete response，SIR）病灶具有较好的预测价值[13]。通过术后 [131]I 治疗前 Tg 的动态监测有助于识别远处转移与大量残余甲状腺组织[14]。在生化疗效评价上，可对比治疗前后 TSH 基线水平齐同条件下的 Tg 水平变化率

$$\left(\Delta Tg\% = \frac{治疗前 Tg - 治疗后 Tg}{治疗前 Tg} \times 100\% \right)$$

来进行生化疗效评价。建议定义：生化缓解，$\Delta Tg\% \geq 25.0\%$；生化稳定：$-25.0\% \leq \Delta Tg\% < 25.0\%$；生化进展，$\Delta Tg\% < -25.0\%$。

c 每次检测 Tg 时均应定量检测 TgAb。TgAb 的存在会降低化学发光免疫分析方法检测血清 Tg 的测定值,从而影响通过 Tg 评估病情的准确性,故须同时监测 Tg 和 TgAb 水平的变化,并动态分析。TgAb 的中位清除时间约 3 年,对治疗后 TgAb 持续不降或下降后再次升高者,应进行相关影像学检查[15]。推荐同一医院同一检测方法进行 Tg 和 TgAb 的测定[16]。如不同的实验室,使用的检测方法相同,Tg 和 TgAb 的差异也是可以接受的。

d 依据 TgAb 的使用目的,TgAb 阳性的判断标准有两个,即参考区间和检测限 / 分析灵敏度。用于诊断自身免疫性甲状腺疾病时,TgAb 阴性的判断标准为低于参考区间;而用于分析 TgAb 是否干扰 Tg 测定时,TgAb 阴性的判断标准为低于检测限 / 分析灵敏度[17,18],因为高于检测限 / 分析灵敏度说明存在 TgAb,即 TgAb 不为 0,因此,TgAb 结果在检测限 / 分析灵敏度和参考区间之间时,需要谨慎解读 Tg 结果,需结合超声、CT、^{131}I 全身显像等影像学检查结果。

e Tg 测量除受 TgAb 干扰影响外,还受下列一些因素影响:①异嗜性抗体能与多种免疫球蛋白的片段结合,从而可对 Tg 的检测产生干扰[19];②"钩状效应",即"HOOK 效应",当血清 Tg 浓度远高于测定范围上限时,过量 Tg 分别和固相抗体及标记抗体结合,而不再形成夹心复合物,表现为测定值正常或偏低,甚至出现假阴性[20];③Tg 分子表面有 40 多个抗原决定簇,当所使用的检测抗体未能识别此类肿瘤 Tg 的抗原表位或血液中的 Tg 分子缺乏常有的抗原表位时,可能导致假阳性[21];④如果 DTC 细胞分化差,不能合成 Tg 或产生的 Tg 有缺陷,也使血清 Tg 降低或无法被测出[22]。

f Tg 测定受前面各种因素影响,判断病情变化不能只依赖于 Tg,需结合影像学检查判读病情变化。动态风险评估体系中,在全甲状腺切除后,无 TgAb 干扰下,影像学阴性时 TSH 抑制状态下 Tg<0.2ng/mL 或刺激状态下 Tg<1ng/mL,属于反应良好;当无明确病灶而抑制状态下 Tg>1ng/mL 或刺激状态下 Tg>10ng/mL 或 TgAb 一直存在或者持续升高时列为生化反应不全,如果存在影像或临床证实的结构异常,则不管 Tg 和 TgAb 水平,判断为结构反应不全(附录表 3)[3]。

g 颈部淋巴结是 DTC 常见的转移部位,细针穿刺洗脱液中 Tg 值测定(needle washout after fine-needle aspiration,FNA-Tg)可辅助判断淋巴结转移。研究显示 FNA 联合 FNA-Tg 检测较单独 FNA 高,但 Tg 洗脱液检测也可能会出现少数假阳性,尤其是当甲状腺仍存在的情况下检测中央区淋巴结时[23]。欧洲[24]和法国甲状腺内分泌研究组[25]对 DTC 术后淋巴结 FNA-Tg 的建议诊断阳性值:Tg<1ng/FNA 为正常;Tg 为 1~10ng/FNA,需要同细胞学检查对比;Tg>10ng/FNA,提示淋巴结转移。也有研究将 FNA-Tg 检测与血清 Tg 检测结合,FNA-Tg 与血清 Tg 比值 >1 判断为阳性[26]。

h 进入人体内的碘主要从尿中排出,尿碘约占总排出碘的 90%[27],故正常情况下尿碘基本上反映碘的摄入量;低碘饮食(饮食碘摄入量 <50μg/d)可增加摄碘转移灶中的 ^{131}I 摄取量和半衰期[28],但远期治疗获益尚无明确证据。含碘制剂和药物中的稳定性碘可增加体内碘负荷,在 ^{131}I 治疗前应避免使用;已使用的,应停用并间隔相应时间;检测尿碘或尿碘肌酐比及血清碘可辅助判断碘负荷状态[29]。当尿碘水平 <200μg/L 时行 ^{131}I 治疗并不影响患者达到反应良好(excellent response,ER),而尿碘水平 ≥ 200μg/L 时患者需谨慎行 ^{131}I 治疗[30]。

2 病理诊断

病理检查方法主要包括手术前或复发性肿瘤 / 淋巴结超声引导下 FNA(ultrasounic guided-FNA,UG-FNA)、粗针穿刺、术中快速冰冻切片诊断和术后常规病理,以及分子病理检查。病理是诊断的金标准,在甲状腺癌术前评估、复发风险分层、指导临床诊疗过程中发挥重要作用。FNA 细胞学辅助以细胞蜡块和免疫细胞化学方法、粗针穿刺辅助以免疫组织化学染色,有助于术前明确肿瘤性质,以为后续诊疗提供判定依据(如恶性淋巴瘤不推荐手术治疗)。如有明确的 FNA 细胞病理学报告作为依据,术中快速冰冻切片诊断建议用于淋巴结转移、手术切缘、甲状旁腺的判定。术后病理检查包括大体检查、HE 切片形态学观察、电镜观察、免疫组织化学检查和分子病理检测等方面,从而明确病变性质、肿瘤组织学类型及亚型、肿瘤大小、侵及范围、腺内播散、手术切缘、脉管侵犯、神经侵犯、淋巴结转移数和总数、TNM 分期。分子检测结果有助于肿瘤良恶性鉴别、肿瘤复发风险分层,并为 DTC 靶向治疗提供分子依据。

分化型甲状腺癌

阶段	Ⅰ级推荐	Ⅱ级推荐	Ⅲ级推荐
术前	超声引导下甲状腺细针穿刺细胞学检查 [a](1A 类)	分子检测 [b,c,d](2A 类)	细胞免疫化学检查 [e](2B 类)
			分子检测 [b](3 类) 免疫组织化学检查 [e](3 类) 粗针穿刺组织学检查 [f](3 类)
术中	快速冰冻病理检查 [g](1B 类)		手术标本细胞印片细胞学检查 [h]
术后	常规病理检查 [i,j,k,l](1A 类)	免疫组织化学检查 [b] 和分子检测 [m,n,o,p](2A 类)	

【注释】

a UG-FNA 适用于首诊可疑恶性的甲状腺结节,考虑复发、转移性甲状腺癌的确诊[31,32]。

b 术前 UG-FNA 细胞学检测中的分子检测为 2A 类证据[33]。包括某些特定的基因变异(如 *BRAF* ^{V600E}、*RET/PTC*、*RAS*、*PAX8/PPARγ* 等)、多基因检测(如基因表达谱分类 GEC)或者单一的基因突变检测[34-36],建议对 FNA 的 Bethesda Ⅲ级(AUS/FLUS,意义不明确的细胞非典型病变/意义不明确的滤泡性病变)以及 Bethesda Ⅳ级(FN/SFN,滤泡性肿瘤或可疑滤泡性肿瘤)进行分子检测(2A 类)[34,37,38]。分子检测结果需要结合个体的临床、影像学以及 FNA 细胞学结果进行解读。如果分子检测未做或标本量不足,建议重复 FNA。

c 既往研究认为分子检测对 FNA 标本的 Hürthle 细胞肿瘤的诊断价值有限[39-41]。近年来研究发现 Afirma Genomic Sequencing Classifier 及 ThyroSeq v3 Genomic Classifier 两种检测方法对 HCC 的诊断敏感性分别为 88.9% 和 92.9%[42,43]。

d FNA 难以诊断 FTC 和 HCC,因其诊断标准为明确血管或包膜浸润。15%~40% "滤泡性肿瘤"或"可疑滤泡性肿瘤"的病变为恶性,其恶性风险因机构、细胞病理医师、是否除外乳头状核为特点的非侵袭性滤泡型甲状腺肿瘤(noninvasive follicular thyroid neoplasm with papillary-like nuclear features,NIFTP)而不同[44]。重复 FNA 无法解决这一诊断难题。但分子检测可能有助于滤泡腺癌的诊断[45]。

e 细胞免疫化学方法利用细胞涂片或细胞蜡块进行免疫化学染色,免疫组织化学方法及组织蜡块进行免疫化学染色。两者均可用于肿瘤组织来源、病变性质的诊断与辅助诊断。其中 TTF-1、PAX-8、TG 为甲状腺滤泡上皮细胞标志物。降钙素(calcitonin,Ctn)、神经内分泌标志物(如突触素、嗜铬素等)可用于 C 细胞起源肿瘤(如髓样癌)的鉴别诊断。CD34 为血管标记,D2-40 为淋巴管标志物,可用于肿瘤脉管浸润的辅助诊断,在滤泡性肿瘤的判定中尤为重要[33]。

f 术前粗针穿刺病理检查用于细胞学诊断为 Bethesda Ⅴ类或Ⅵ类、考虑恶性淋巴瘤、转移性癌或者不能明确分类、需免疫组织化学方法辅助诊断的病变。

g 术中快速冰冻检查推荐应用于淋巴结转移的判定、甲状旁腺的判定。术中快速冰冻在滤泡性肿瘤诊断与鉴别诊断中作用有限。

h 手术标本细胞印片细胞学检查有助于判定甲状腺乳头状癌细胞核特点,在与髓样癌、滤泡性肿瘤的鉴别诊断中具有重要意义。

i 术后常规病理检查包括大体检查、HE 切片形态学观察。其中大体检查应包括以下内容:标本类型、肿瘤部位、肿瘤大小、大体形态、肿瘤与毗邻组织结构的关系、淋巴结检出数目、大小和分组。光镜检查应包括以下内容:组织学类型(参照 2017 年新版 WHO 甲状腺肿瘤分类)、肿瘤大小、侵及范围、腺内播散、切缘、淋巴管、血管侵犯、神经侵犯、淋巴结转移数和总数、TNM 分期。

j 根据 2017 年 WHO 甲状腺肿瘤分类[46],DTC 主要包括 PTC,FTC 和 HCC,共占甲状腺癌的 94%。PTC 是指甲状腺滤泡上皮细胞起源、具有特征性 PTC 细胞核特征的恶性上皮性肿瘤。根据组织学特征,2017 版 WHO 将 PTC 分为 14 个亚型,侵袭性形态特征、甲状腺外浸润和淋巴结转移等提示肿瘤复发风险高。高细胞亚型、鞋钉(hobnail)型、柱状细胞亚型和实性型为高侵袭性 PTC,基因型相对复杂。甲状腺 FTC 定义为甲状腺滤泡上皮细胞起源、缺乏 PTC 细胞核特征的恶性肿瘤,大约占甲状腺癌 10%,5 年生存率近 88%,10 年生存率为 78%。通常具有包膜浸润性生长。诊断 FTC 须判定包膜和/或血管浸润,可分为以下三类:①微小浸润型(仅包膜浸润);②包裹性血管浸润型;③弥漫浸润型。HCC 多呈实性梁状结构,滤泡结构罕见,可见灶性小细胞,可由纤维结缔组织分割为巢团状或簇状,肿瘤含少量间质,可形成假乳头结构。不具有 PTC 细胞核特点。嗜酸细胞肿瘤良恶性诊断标准与 FTC 相同。HCC 不同于 FTC 的特异性表现是可发生颈部淋巴结转移,亦可侵犯静脉经血道转移至肝、肺和其他远处器官。

分化型甲状腺癌

因 HCC 较易出现碘抵抗，临床治疗方案较 PTC 和 FTC 局限。微小浸润性 HCC 总体生存率约 85%，弥漫浸润型约 10%，伴有低分化组织学特征者预后更差。小部分 HCC 转化成间变性癌，可发生在复发性 HCC，也可发生在具有 HCC 的背景病变中[47]。

k 对形态学为 PTC 的病例，在可能的情况下进一步报告可能提示不良预后的组织学亚型，如高细胞亚型、柱状细胞亚型、实体型及鞋钉亚型等；如所含对应肿瘤成分达不到某一亚型的诊断标准，应注明提示不良预后的组织学亚型所占比例。对形态学为 FTC 的病例，需评估血管内癌栓数量。对于淋巴结转移，应评估最大病灶大小、是否微小转移、转移淋巴结被膜外是否有侵犯。

l 儿童起源于甲状腺滤泡上皮细胞的分化型甲状腺癌组织学类型略少于成人[48]。具体组织学分型和病理学分型的镜下表现与成人甲状腺癌并无不同。最新流行病学调查显示，PTC 及其亚型约占儿童甲状腺癌 80% 以上，其次是 FTC（10%）和甲状腺髓样癌。在 PTC 中最常见的是经典型（48%）、弥漫硬化型（16%）和滤泡亚型（15%）。儿童甲状腺癌中约 37% 为高危型 PTC。低危型 PTC 包括经典型、滤泡亚型和包裹型三个亚型。高危型 PTC 包括高细胞型、弥漫硬化型、实体型三个亚型[48-51]。HCC 约占 DTC 的 5.8%。发病年龄趋向更为年幼患者，最小 7 岁。儿童型 HCC 预后与其他类型无差异[52]。

m 在 DTC 中，RAS 的突变率仅次于 BRAF。RAS 突变在 FTC 中最为常见，其次是滤泡型 PTC，在经典型 PTC 突变率则较低[53]。RAS 突变和 BRAF 突变通常是互斥的。中国人群的 PTC 中 RAS 突变率仅为 2.8%，这远低于西方国家，其中 NRAS 的突变最为常见[54]。对于 FTC，亚洲人群的 RAS 突变率略高于西方国家（34% vs 27%）；而一项国内研究发现 FTC 中 RAS 突变率约为 16%[53]。RAS 基因突变既可以发生在恶性结节中，也可以发生在良性病变中[53,55]，单独采用 RAS 用于甲状腺结节的良恶性的鉴别诊断以及评估预后存在局限性[56]。

n TERT 启动子突变与肿瘤高侵袭性密切相关[57-59]。在 FNA 标本中联合检测 BRAF、RAS、TERT 启动子等基因变异情况有助于提高确诊率[55]；同样，在手术标本中联合检测 BRAF、RAS、TERT 启动子等有助于评估和预测甲状腺癌的生物学行为[58]。

o RET 基因融合是 PTC 中最常见的重排变异[54,60]，在中国人群中发生率约 8.5%；已发现十几种 RET 基因重排类型，最常见的两种类型是 RET/PTC1（CCDC6）和 RET/PTC3（ELE1/ARA70/NCOA4）[61]。对 RET 重排好发于儿童及放射相关 PTC 的观点仍存在争议[62]。需要注意的是，RET 融合可以发生于腺瘤、桥本甲状腺炎等其他良性甲状腺病变中[63]。其他 RTKs 的基因变异有 NTRK3（2.5%）、NTRK1（0.8%）、ALK（0.3%）[54]。NTRK 和 ALK 的变异相对少见，其诊断价值以及临床相关性尚待进一步的研究[64,65]。PPARγ 基因重排主要发生于滤泡性病变，重排类型常见为 PAX8/PPARγ，其次是 CREB3L2/PPARγ；在 FTC 中发生率最高，在滤泡型 PTC 中也可检测到[66,67]；此外也会出现于滤泡性腺瘤、恶性潜能未定的滤泡性肿瘤中，既往研究发现该变异与肿瘤侵袭性及预后无关[66]。

p 对于晚期的、侵袭性的、危及生命的肿瘤（不能切除的复发性 / 持续性病变、软组织、骨以及中枢神经系统转移），推荐行基因组检测有指导意义的基因突变（ALK、NTRK、RET 基因融合）、DNA 错配修复（deficiency of Mismatch repair，dMMR）、微卫星不稳定（microsatellite instability，MSI）以及肿瘤突变负荷（tumor mutation burden，TMB）（表 2-1）。

表 2-1　术前甲状腺细针穿刺细胞学 Bethesda 诊断系统及临床处理规范[31,32]

Bethesda 分类		临床处理规范 a		
I	UD/UNS	囊性	结合超声所见，重新穿刺可疑部位	
		实性	超声引导下重新 FNA，马上评估满意样本（推荐） 如重新 FNA 仍为非诊断性 FNAs，考虑手术	
II	Benign	根据 ATA 和 / 或 TI-RADS 指南监测结节		
III	AUS/FLUS	再次 FNA 和 / 或考虑分子检测（2A 类）b 或甲状腺腺叶切除	分子诊断提示良性	积极监测
			分子诊断未做或结果未知	积极监测或考虑叶切除明确诊断 / 治疗
IV	FN/SFN	甲状腺腺叶切除或考虑分子标志物检测（2A 类）b	分子诊断结果提示恶性	考虑叶切除或全切明确诊断 / 治疗
			分子诊断未做或结果未知	
			分子诊断提示良性	积极监测或考虑叶切除明确诊断 / 治疗

分化型甲状腺癌

续表

Bethesda 分类		临床处理规范 a
V	SM	如可疑 PTC 建议甲状腺近全切或腺叶切除 c,d,考虑对可疑颈部淋巴结行 FNA e
Ⅵ	Malignant	如为 PTC,建议甲状腺全切或腺叶切除 c,d,考虑对可疑颈部淋巴结行 FNA e 甲状腺淋巴瘤(详见 B 细胞淋巴瘤 NCCN 指南)[68]

注:UD/UNS,标本无法诊断或标本不满意(nondiagnostic or unsatisfactory);Benign,良性。AUS/FLUS,意义不明确的细胞非典型病变 / 意义不明确的滤泡性病变(atypia of undetermined significance or follicular lesion of undetermined significance);FN/SFN,滤泡性肿瘤或可疑滤泡性肿瘤(follicular neoplasm/suspicious for a follicular neoplasia);SM,可疑恶性肿瘤(suspicious for malignancy);Malignant,恶性。

【注释】

a 临床处理规范需结合其他检查(如临床表现、超声特点等)

b 分子诊断对嗜酸细胞肿瘤作用有限[33]

c 有研究推荐使用分子检测辅助评估甲状腺手术类型(腺叶切除 vs. 全切)

d 如细胞学诊断为"可疑转移癌"或"恶性(转移癌)",本规范不适用

e 如细胞学为阴性,淋巴结 FNA-Tg 检查有助于诊断淋巴结转移[33]

3 影像诊断和影像学疗效评价

超声、CT、MRI、^{131}I 扫描、^{18}F-FDG PET 等影像学技术对 DTC 的诊断、治疗方式的选择、疗效评价、随访监测等具有重要作用。在不同疾病阶段宜合理选择:对于初治患者,超声是最常用的影像诊断手段,CT、MRI 等是重要的辅助手段;对于持续 / 复发 / 转移患者,多种影像学手段相互结合则可以更全面准确地评估病情。

初治及复发转移的 DTC 患者经过手术治疗、各种局部或全身治疗后,均应对其疗效进行评价,以指导进一步诊治或随访策略的制订。疗效评价应结合血清学(详见生化疗效评价)及影像学结果进行动态分析。基于测量 CT、MRI 等形态影像所示病灶大小改变的实体肿瘤疗效评价标准(response evaluation criteria in solid tumors,RECIST)已被广为接受,而基于 PET 影像的功能性肿瘤体积及其他功能参数的实体肿瘤 PET 疗效评价标准(PET response criteria in solid tumors,PERCIST)正逐渐应用到临床实践中。

3.1 影像诊断

目的		Ⅰ级推荐	Ⅱ级推荐	Ⅲ级推荐
局部病灶诊断	初发	超声 a,b,c,d,e,f,g,h(1A 类)	CT a,i,j,k(2A 类)	MRI a,k(3 类) 超声造影 l(2B 类) 弹性成像 l(2B 类)
	复发 / 转移	CT 和 MRI m,n,o(2A 类) 超声 p(2A 类)	^{131}I-WBS SPECT/CT q(2A 类) ^{18}F-FDG PET/CT r(2A 类)	MRI o(2B 类)
远处转移病灶诊断		^{131}I-WBS SPECT/CT q(2A 类) CT s(2A 类) MRI s(2A 类)	^{18}F-FDG PET/CT r(2A 类)	^{99m}Tc-MDP 骨显像 t(2B 类) 超声 u(3 类)

【注释】

a 超声是筛查甲状腺结节的首选影像学手段[69,70]。甲状腺癌发病的高危人群[71](如有童年期头颈部放射线照射史或放射性接触史、全身放射治疗史)需要尽早进行甲状腺超声筛查;具有甲状腺癌家族史的人群既不推荐也不反对;其他人群不推荐。颈部 CT、MRI 亦不推荐用于人群筛查。

b 超声是对甲状腺结节进行风险评估的首要影像学手段[3,69,70]。所有可疑或明确的甲状腺结节均需行包括甲状腺和淋巴结在内的颈部超声检查,并做出恶性风险评估。常规超声检查可确定甲状腺结节单发或多发、结节的大小、位置、和周围组织器官关系、形态特征、血供状况,通过以上特征评估结节恶性风险[3,70]。典型良性结节表现为囊性、

分化型甲状腺癌

"蜂巢"征、无回声内部或附壁的点状强回声、"白色骑士"征、亚急性炎性结节,恶性风险低于 1%~3%。典型恶性结节多表现为实性、低 / 极低回声(包括囊实性结节的实性部分)、纵横比 >1、形态不规则、微钙化、被膜外侵犯(包括存在颈部可疑转移淋巴结)、血流信号杂乱,高风险结节往往具备三个或以上特征,其恶性风险为 70%~90%。其余实性或囊实性结节不具备以上所有特征则归类为中低风险,其恶性风险为 5%~20%(图 3-1)[3,70,72]。

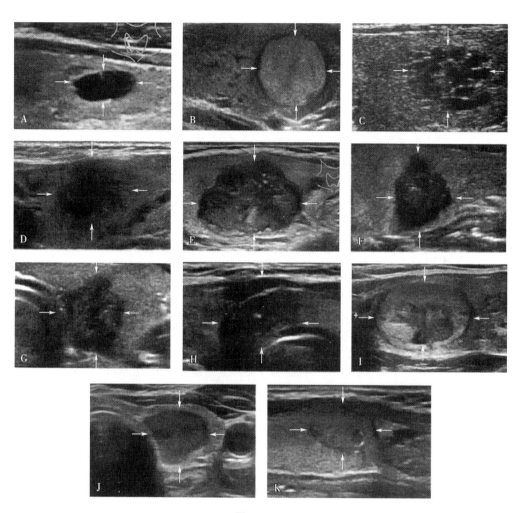

图 3-1

A~D 为典型良性结节,表现为囊性(A)、无回声内部或附壁的点状强回声(A)、"白色骑士"征(B)、蜂巢征(C)、亚急性炎性结节(D),恶性风险 <1%-3%;E~I 为典型恶性结节,表现为实性、低 / 极低回声(包括囊实性结节的实性部分)、纵横比 >1、形态不规则、微钙化、被膜外侵犯(包括存在颈部可疑转移淋巴结),其恶性风险为 70%~90%;J~K 为实性或囊实性结节不具备以上所有特征则归类为中低风险,其恶性风险为 5%~20%。

c FNA 利用细针(23~27G)对甲状腺结节进行穿刺,获取细胞成分,通过细胞学及基因手段对目标病灶性质进行判断。目前大多数中心采用 UG-FNA,诊断准确率 95%~97%[73]。UG-FNA 有利于对重要组织结构的保护及判断穿刺后有无血肿等其他并发症,推荐作为进一步确定甲状腺结节良恶性的诊断方法[3]。

d UG-FNA 的适应证[69,70,74,75]:直径 >1cm 的高风险结节;直径超过 1.5~2.0cm 的中低风险结节;直径 ≤ 1cm 的甲状腺结节,不推荐常规行穿刺活检。若存在以下情况之一,可考虑行 FNA:超声提示甲状腺结节有高危征象(可疑被膜侵犯、累及气管或喉返神经、存在淋巴结转移或远处脏器转移);童年期有颈部放射线照射史或辐射污染接触史;有甲状腺癌家族史;[18]F-FDG 显像阳性。原则上所有手术患者均需在治疗前获得 FNA 明确结果。对于结节细胞学不确定的患者,如果超声评估为高风险,建议再次 FNA,如果结果仍为不确定,则按照高风险结节处置[72]。

e DTC 可侵犯甲状腺被膜、颈部软组织及颈部其他器官,包括颈部肌肉脂肪组织、颈部血管、气管、食管等,超声需评估受侵范围及程度。甲状腺周围组织脏器受侵 / 转移表现:病灶与颈部软组织分界模糊,多为实性结节,部分血流信

分化型甲状腺癌

号增多[76];静脉瘤栓,彩超内部可见动脉血流信号(图 3-2)。

f 儿童与青少年甲状腺癌与成人甲状腺癌的超声表现类似,但也存在一些差异,主要表现:径线大,直径 >4cm 结节比例高于成人,直径 <1cm 结节比例明显低于成人;纵横比 >1 是一个罕见的特征;囊实性结节的恶性率高于成人[77];合并微钙化的比例(79.3%~86.4%)高于成人(37.9%~51.5%),特别是弥漫硬化型 PTC 所占比例远高于成人;40%~70% 儿童与青少年甲状腺癌存在颈部异常淋巴结转移[77]。

g 一旦发现可疑恶性甲状腺结节,均应评估颈部淋巴结。评估方法成人与儿童类似,包括颈部 Ⅰ～Ⅶ区(AJCC 分区,具体见外科部分),重点为 Ⅱ～Ⅳ区及Ⅵ区,Ⅶ区淋巴结由于位置深在,扫查具有一定难度,必要时可以采取低频探头扫查,并结合 CT 或 MRI 扫查结果进行分析判断。阳性表现包括微钙化、囊性改变、强回声、淋巴结变圆、门样结构消失及周边血流等。其中,门样结构消失灵敏度最高(99.5%~100%);微钙化特异度最高(93%~100%);囊性改变特异度高(91%~100%),但灵敏度低(10%~34%);周边血流的灵敏度及特异度均不高[78]。但是,任何一个单独的特征都不足以诊断淋巴结性质(图 3-2)。

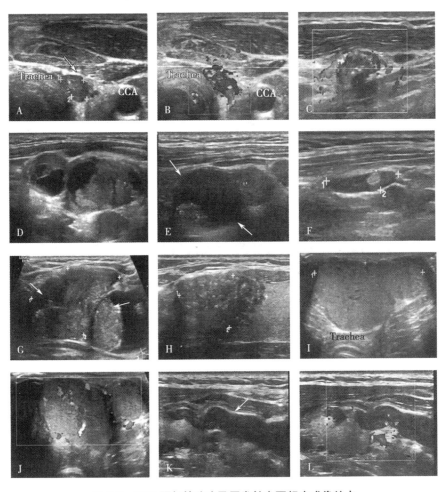

图 3-2　DTC 颈部转移瘤及原发灶主要超声成像特点

A~G. 可疑转移淋巴结:A. 淋巴结内见微钙化;B. 淋巴结内见弥漫丰富血流信号;C. 淋巴结边缘型血流信号;D. 淋巴门消失,淋巴结内可见部分囊性变;E. 淋巴结内大部分囊性变,实性成分见微钙化;F. 淋巴结内可见高回声团;G. 多个淋巴结融合,内可见微钙化。H. 甲状腺被膜受侵:原发肿物侵犯甲状腺前方被膜,导致被膜连续性中断。I~J. 甲状腺周围组织脏器转移:I. 气管前方实性为主肿物,形态不规则;J. 肿物内可见较丰富血流信号;K~L. 静脉瘤栓:K. 甲状腺下静脉管腔增宽、内见低回声充填;L. 静脉管腔低回声内可见血流信号。CCA:颈总动脉;Trachea:气管。

h 颈部淋巴结 UG-FNA 的适应证[3,69,70]:具有可疑转移征象的淋巴结,原则上,Ⅱ区淋巴结前后径 >8mm,Ⅲ区和Ⅳ区淋巴结 ≥ 5mm,具体选择需结合患者的复发风险、前序治疗、病理类型及血清 Tg 等。测定 FNA-Tg 的含量有助于明确诊断,特别是转移淋巴结完全呈囊性时,细胞学评估难以诊断。细胞学联合 FNA-Tg,可获得比单独应用更好的诊断效能。

i 颈部CT平扫（和/或增强）通常不适用于已知或可疑的甲状腺结节的初次检查,但对于FNA确诊的DTC,则应作为常规影像学检查方法[79]。

j CT鉴别甲状腺癌和良性结能能力有限[79],但颈部CT的优势在于:①有助于确定胸内甲状腺肿或咽后侵犯范围;②可明确局部晚期肿瘤的侵犯程度（如气管、消化道受累、血管受侵或喉返神经侵犯等）;③比超声更能有效地确定气管受压程度;④相比MRI检查,其呼吸运动伪影少、扫描时间短且分辨率高,能更有效地评估整个颈部的淋巴结转移情况。CT的扫描范围应从颅底延伸至主动脉弓上纵隔[75,80],以准确定义疾病下边界,并评估对手术计划有显著影响的解剖变异（如迷走右侧锁骨下动脉）。

k 没有足够的证据支持MRI能够鉴别甲状腺癌和良性结节,除非有证据表明肿瘤局部有周围组织结构侵犯（如气管、食管、肌肉、颈动脉、颈静脉、甲状软骨、喉等）。甲状腺癌在MRI上表现为形态不规则或分叶状软组织信号肿块,T1WI等低信号,T$_2$WI稍高信号,当病灶内有囊变、钙化、出血时,信号复杂不均;增强后囊壁和瘤结节不均匀强化,呈现"靶眼征"[81]。对于局部组织结构侵犯的评价,MRI增强具有良好的组织对比度,因此具有优势。食管或血管被肿块包绕180°以上时要考虑受侵,将环周包绕标准提高到270°会增加诊断的特异性;若同时发现食管和颈动脉在强化时管壁毛糙或管腔变小是受侵的可靠指征。气管移位及狭窄不是气管受侵的可靠指征,若气管壁呈锯齿状或肿块突入管腔是肯定受侵的征象。食管壁外层的局灶性T$_2$信号是食管壁受侵的可疑征象。

l 超声造影有助于甲状腺结节的良恶性鉴别:良性结节多表现为无增强、环状增强,恶性结节多表现为不均匀低增强[82,83]。超声造影对诊断"木乃伊"结节具有重要作用,"木乃伊"结节系甲状腺良性结节在自然生长过程中,其囊性成分自然吸收或经过抽吸治疗后,径线缩小,可出现类似微钙化、极低回声、纵横比>1,按照标准风险分层,可划分至高风险,超声造影如显示为无增强或仅有细线状/点条状少许增强,则诊断为良性（图3-3）。超声造影目前不适合儿童及青少年(<18岁)。弹性成像对甲状腺癌有一定辅助诊断作用。一般情况下,硬度较高的结节恶性风险高[84]。但弹性成像存在诸多局限,如操作者依赖、加压、纤维化或钙化导致组织硬度增加,并且目前尚缺乏标准化指标。

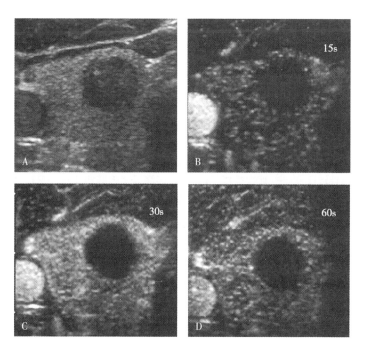

图3-3 "木乃伊"结节的超声造影表现

A.二维超声声像图风险评估为高风险结节;B~D.超声造影始终显示为无增强。

m 颈部CT可作为检测DTC淋巴结转移的主要成像方式,用于评估超声发现的可疑淋巴结。CT联合超声对颈部淋巴结转移的诊断能力优于单独超声检查[85,86]。CT增强检查能够检测到咽后间隙或上纵隔等超声容易漏诊或不可探及的区域的淋巴结[85]。CT平扫和增强检查有助于检测钙化转移性淋巴结[87],动脉期扫描和薄层重建可能有助于提高颈部CT诊断灵敏度[88]。

n 根据 CT 影像学表现，可将颈部淋巴结发生转移的风险分为可疑、不确定及良性三级[24]。可疑特征包括囊性变、钙化（微小钙化／粗大钙化）、不均匀强化、明显强化（局灶或弥漫）；不确定特征包括淋巴结门脂肪消失、淋巴结门血管未强化；良性包括淋巴结门脂肪存在、淋巴结门血管强化。对于属于不确定级别的淋巴结同时结合其大小，可能有助于区分良恶性淋巴结，但这一结论尚需进一步验证[89]。

o CT 和／或 MRI 通常不作为首次 DTC 术后的一线检查，在下述情况[3,32,75]：①病灶未完全切除的持续高危患者；②血清 Tg 或 TgAb 水平升高，特别是超声检查阴性患者，③ 131I-WBS SPECT 阴性；④怀疑咽后淋巴结、颈深组淋巴结或胸骨后淋巴结转移时[13]。其中 MRI 增强诊断 DTC 复发及转移病灶，是超声或 CT 的一种可选或补充的成像方法。MRI 对评估甲状腺癌术后有无复发有一定的价值，甲状腺癌复发 T_1WI 表现为低信号，T_2WI 表现为高信号，而术后瘢痕则在 T_1WI 和 T_2WI 均表现为低信号，术后感染和血肿可影响术后瘢痕和复发的鉴别而出现假阳性。转移性淋巴结在 T_1WI 表现为与周围肌肉信号强度相近，T_2WI 信号较肌肉明显增高，增强呈不均匀强化，由于转移性淋巴结囊变的成分中可能含有胶质、Tg 或出血成分，在 T_1 和 T_2 均表现为高信号[90]。由于甲状腺癌的转移灶可能很小，且高达 61% 的淋巴结转移灶直径 <10mm[91]，常规 MRI 技术对这种小转移灶的检测灵敏度可能低于 CT。此外，MRI 对钙化转移性淋巴结的检测可能不如 CT 敏感。

p DTC 术后颈部超声评估的内容包括甲状腺床、颈部淋巴结、皮下组织或／和肌肉、颈内静脉。甲状腺床复发灶超声特点为低回声、边缘不规则、出现微钙化和囊性变、纵横比大于 1、血流信号增加[3,24]。转移淋巴结和颈内静脉受侵的超声表现同前。软组织复发灶超声特点为实性结节、边缘不规则、血流信号增多[76]。

q 131I 全身显像（131I whole body scan, 131I-WBS）可发现具有摄碘能力的 DTC 复发或转移灶，是确定 131I 治疗指征及剂量方案的重要依据。对摄碘部位进行 SPECT/CT 显像，可进一步提高病灶定位和定性诊断的准确性，其同机 CT 还可提供其他非摄碘灶的形态影像信息[92,93]。

DTC 术后诊断剂量 131I-WBS 可显示残留甲状腺组织摄取以及甲状腺床外异常摄碘灶，辅助评估患者疾病状态，指导诊治决策[3]。与诊断剂量 131I-WBS 相比，服 131I 后的治疗剂量 131I-WBS（RX-WBS）可能会发现 6%~13% 的新病灶[94]。DTC 治疗后随访中行诊断剂量 131I-WBS 的指征：①治疗剂量 131I-WBS 见甲状腺床外有异常摄取；②残甲消融治疗后 131I-WBS 见较大量残留甲状腺组织，可能掩盖其他摄碘能力较弱的病灶，应在治疗后 6~12 个月行诊断剂量 131I-WBS；③ Tg 水平持续上升或 TgAb 持续阳性甚至逐渐升高；④颈部超声或 CT、MRI 等影像学检查提示存在复发或转移灶，拟了解病灶摄碘功能。

r 不建议 DTC 患者术前及术后常规及 131I 治疗前评估行 18F-FDG PET/CT 扫描[3]。其临床应用[3]：血清 Tg 水平持续增高（刺激性 Tg>10ng/ml），但 131I-WBS 阴性，18F-FDG PET/CT 显像可以协助寻找和定位复发／转移灶；18F-FDG PET/CT 检查对侵袭性病理表型的 DTC 患者更为敏感，包括低分化癌、高细胞亚型乳头状癌和 Hürthle 细胞癌，尤其是当其他影像学检查有阳性发现或 Tg/TgAb 上升时；作为预测性手段辅助制定手术或放疗等治疗方案。

s DTC 发生远处转移[95]，可推荐胸部、腹盆腔 CT 平扫及增强检查，一般不推荐 MRI 作为 DTC 肺转移的检查手段。对于其他远处转移如骨转移、皮肤／肌肉软组织转移、肾转移等实体脏器及软组织转移的诊断，MRI 增强或平扫可作为二线检查手段。当怀疑脑脊髓转移、脊柱转移伴脊髓压迫、颅骨转移伴颅脑侵犯时，可以考虑首选使用 MRI 增强诊断 DTC 神经系统转移或转移灶累及神经系统的情况[96]。

t 怀疑 DTC 骨转移者可行 99mTc-MDP 骨显像，但其诊断效能高低与转移灶骨代谢活跃程度有关。99mTc-MDP 骨显像诊断效能低于 131I-WBS 和 18F-FDG PET[97]。

u 超声造影和超声引导下穿刺活检对少见的 DTC 远处转移（如肝、肌肉或其他部位软组织）的诊断可提供帮助[84,98]。

3.2 影像学疗效评价

分层	I 级推荐	II 级推荐	III 级推荐
局部可切除病灶	超声 a（2A 类） 131I-WBS b（2A 类）	CT、MRI c（2A 类）	
局部不可切除病灶和／或远处转移病灶	CT、MRI c,d（2A 类） 131I-WBS+SPECT/CT e（2A 类）		超声 f（2B 类） 18F-FDG PET/CT g（2B 类）

【注释】

a 甲状腺全切除术后的患者应第 6~12 个月行颈部超声检查评估甲状腺床及颈部淋巴结，之后需结合患者复发风险分层及血清 Tg 水平周期性行颈部超声检查[3,24,99]；甲状腺部分切除术后的患者推荐术后第 6~12 个月行颈部超声检查，之后每 2~3 年定期检查[100]；复发 / 转移病灶切除的患者应在术后 2~4 周进行超声评估，同时进行了侧方淋巴结清扫的患者宜在术后 4 周进行[101]。在 ^{131}I 治疗后 6 个月进行颈部超声检查，此后定期进行随访，观察病灶的持续性以及有无新发颈部转移病灶等情况[24,100]。

b 部分 DTC 患者在接受 ^{131}I 治疗后 6~12 个月，可行诊断剂量 ^{131}I-WBS 辅助评估疾病状态[3,102]。^{131}I-WBS 未见甲状腺床区残留组织显影，且无其他摄碘功能性病灶存在，结合抑制性 Tg<0.2ng/mL 或刺激性 Tg<1.0ng/mL，其他影像学检查亦无阳性发现，则提示患者达到 ER[3]。

c 对于已切除的 DTC 病灶，根据术前病灶分布范围，大小，术后 Tg 水平等选择性进行颈部增强 CT 或 MRI（见 3.1 注释 p）评估手术疗效；但对于 DTC 不可切除局部复发 / 转移性病灶及远处转移进行相应治疗后的疗效评估，增强 CT 和 / 或 MRI 推荐一线检查手段。疗效评价标准参考实体肿瘤的疗效评价标准 1.1（RECIST Version 1.1）[103]。

d 对于 DTC 神经系统转移或转移灶累及神经系统术后的疗效评估，MRI 增强是首选推荐[104]，如，①脑脊髓转移灶治疗后；②脊柱转移伴脊髓压迫 / 侵犯治疗后；③颅骨转移伴颅脑压迫 / 侵犯治疗后。其他 DTC 远处转移如骨转移、皮肤 / 肌肉软组织转移、肾转移等实体脏器及软组织转移治疗后，MRI 增强或平扫可作为二线检查手段供选择进行疗效评价。疗效评估标准参考 RECIST Version 1.1。

e ^{131}I-WBS+ SPECT/CT 是评价 ^{131}I 治疗 DTC 复发 / 转移灶疗效、评估疾病状态的重要手段，可作为筛选复次治疗指征的重要依据。^{131}I 治疗 6 个月以上，可进行疗效评估。目前尚无统一的针对 ^{131}I 治疗结构性病灶的疗效评价标准，治疗反应的客观标准应包括病灶结构学体积、功能性体积和血清学改变[105]。如 ^{131}I-WBS 显示病灶浓集范围缩小或浓集程度减淡、病灶减少，同时血清 Tg 或 TgAb 水平持续下降，形态影像提示病灶缓解或维持稳定，则判断治疗有效，可重复进行 ^{131}I 治疗，直至病灶消失或对治疗无反应。相反，如 ^{131}I-WBS 虽显示病灶摄碘，但血清 Tg 或 TgAb 水平持续上升，形态影像提示病灶增大、增多或即使稳定，则提示患者从本次及后续 ^{131}I 治疗中获益有限[102,106]。^{131}I 治疗的疗效与病灶摄碘能力相关。一项单中心前瞻性研究显示，治疗剂量 ^{131}I-WBS 所见摄碘灶的最大靶（病灶）/ 本（底）比 ≥ 8.1，结合抑制性 Tg 下降超过 25.3%，预示着患者可从下一次 ^{131}I 治疗中得到生化获益[7]。

f 颈部外照射治疗的患者治疗后 4~6 周超声初步评估局部病灶[32]。进行热 / 化学消融治疗后应立即超声评估，彩色多普勒和超声造影可用来评估消融范围；治疗后 1、3、6、12 个月进行，观察病灶大小变化，计算结节体积缩小率，观察是否有新发肿瘤及淋巴结转移[107]。进行 ^{125}I 粒子植入治疗后 4~6 周及第 3、6 个月随访，协助判断疗效[108]。

g ^{18}F-FDG PET/CT 通常不推荐作为远处转移性 DTC 经治疗后疗效评估的一线检查手段，可考虑用于放射性碘抵抗 DTC（radioiodine refractory DTC，RAIR-DTC）患者靶向治疗和其他治疗的疗效评价，疗效评价参照 PERCIST 标准。^{18}F-FDG PET/CT 可以早期精准反映患者对 TKI 药物治疗反应，减少不必要的治疗。一项对 22 例患者 RAIR-DTC 行仑伐替尼治疗的临床研究发现，PERCIST 的治疗反应评价优于 RECIST 评估，与患者的临床转归更为相关[109]。

4 手术治疗

外科手术是大多数 DTC 患者首选的治疗方式，对疾病的预后起到至关重要的作用。一方面，肿瘤能否根治性切除是 DTC 患者预后的重要相关因素[109,110]。即便 DTC 存在远处转移，手术切除也是放射性碘治疗的前提和基础。而对于局部晚期病灶以及复发性甲状腺癌，能否完整切除原发灶也是影响肿瘤局部控制率、生存时间及生存质量的一个重要因素[111]。另一方面，外科新技术的发展逐渐改变了外科医生的手术理念，使得周围脏器的功能、结构保护以及减少、避免手术相关并发症的发生成为手术成功与否的重要判断标准之一[112-114]。因此明确分化型甲状腺癌的手术适应证、规范甲状腺癌的手术方法以及制定合理化、个性化的治疗策略，是手术治疗的关键。

4.1　甲状腺癌术前准备

评估内容	I 级推荐	II 级推荐	III 级推荐
临床资料	回顾既往颈部放疗记录；对再次手术患者，回顾既往治疗情况，包括手术记录、病理结果等		
辅助检查	甲状腺及颈部淋巴结超声[a]（1A 类） 必要时颈胸部增强 CT 或 MRI 等[a]（2A 类） 甲状腺、可疑颈淋巴结细针穿刺细胞学检查（FNA）[b]（2A 类） 必要时喉镜检查评估声带功能（2A 类） 怀疑气管受累时，行喉镜或气管镜检查 怀疑食管受累时，行食管镜、超声内镜或消化道造影	怀疑有颈血管受累时，CT 或磁共振血管成像（CTA 或 MRA）检查[a]（2A 类） 复发转移患者必要时行 ^{131}I-WBS+SPECT/CT，^{18}F-FDG PET/CT（2A 类） 必要时行基因检测（2A 类）	
实验室检查	甲状腺功能；再次手术者需检测血钙、磷及 PTH[c]		

【注释】

a　超声检查是目前评估甲状腺结节最有效、常见的检查方法，并且是决定结节是否需要 FNA 的前提。强调所有甲状腺结节患者均应进行甲状腺超声检查[3]。甲状腺影像报告与数据系统（thyroid imaging reporting and data system，TI-RADS）是超声分类甲状腺结节常用的标准[115]。增强 CT 或 MRI 作为超声检查的补充，对于较大的病灶能更好地显示病灶与周围组织解剖关系等情况，并可能发现超声检查困难部位的病灶。增强 CT 检查的具体指征：临床或超声显示原发肿瘤具有压迫、侵袭周围结构可能；原发灶较大或增长较快；肿块延伸至纵隔或超声无法理想显示的病变；需要影像学检查评估颈部或纵隔转移淋巴结的情况等。除此以外，CT 还可以显示血管走行、提示喉返神经变异，有利于指导手术的顺利实施[116]。MRI 对软组织的分辨力高于 CT，主要用于评估原发灶是否有腺外侵犯，及周围组织如喉、咽、食管是否受累及受累范围等情况（请见影像评价）。

b　术前进行细胞学穿刺检查除了可以明确甲状腺结节的良恶性、避免不必要的手术之外，还可以明确肿瘤的病理类型，以利于制定合理的手术方案。为保证穿刺的准确性，一般在超声引导下进行细针穿刺。目前甲状腺细胞学结果报告采用 2017 年更新的 Bethesda 分类系统，该分类系统有 6 个诊断类别供临床决策（详见病理诊断）。

c　虽然 DTC 很常见，但仍需与其他类型的甲状腺癌进行鉴别。当临床怀疑甲状腺髓样癌时，Ctn 和癌胚抗原（carcinoembryonic antigen，CEA）是重要的鉴别指标，其数值可以显著升高[117]。当怀疑遗传性甲状腺髓样癌存在时，应进行遗传咨询。

4.2　原发肿瘤的初始治疗

DTC 主要包括 PTC，FTC 和 HCC，它们分别约占分化型甲状腺癌的 85%、10%~20%、3%。HCC 的原发肿瘤手术治疗与 FTC 基本一致，但是其淋巴转移并不少见，因此，淋巴结清扫也需进行[1]。此节主要对 PTC、FTC 原发病灶的初次手术等治疗进行阐述。

	分层 1	分层 2	I 级推荐	II 级推荐	III 级推荐
甲状腺乳头状癌	≤ 1cm	如有任意一条： 有远处转移 临床上有明确的淋巴结转移	甲状腺全切 / 近全切除术[a]（2A 类）		
		满足全部条件： 无远处转移 无临床发现的淋巴结转移 无腺体外侵犯 无既往头颈部放射线暴露史	患侧腺叶 + 峡部切除术[b,c]（2A 类）	低危者，可主动监测[d]（2A 类）	

续表

	分层 1	分层 2	Ⅰ级推荐	Ⅱ级推荐	Ⅲ级推荐
甲状腺乳头状癌	>1cm	如有任意一条: 有远处转移 明显的腺体外侵犯 肿瘤大于 4cm 临床上有明确的淋巴结转移 分化差的病理亚型 既往头颈部放射线暴露史	甲状腺全切 / 近全切除术 a,e,f,g,h,i,j,k(2A 类)		
		满足全部条件: 无既往头颈部放射线暴露史 无远处转移 无临床发现的淋巴结转移 无腺体外侵犯 肿瘤 >1cm 且≤ 4cm	甲状腺体全切 / 近全切术或患侧腺叶 + 峡部切除术 c,f,g,h,j,k(2A 类)		
甲状腺滤泡癌	弥漫浸润型 包裹性血管浸润型(4 个或更多部位血管浸润) 有转移者 肿瘤大于 4cm		甲状腺全切 / 近全切除术 g,h,i,j(2A 类)		
	微小浸润型 包裹性血管浸润型(少于 4 个部位血管浸润)		患侧腺叶 + 峡部切除术 h,j(2A 类)		

【注释】

a 远处转移(cM1)是 PTC 生存预后最重要的影响因素[2],虽然淋巴结转移对生存是否存在影响仍有争议,但仍有不少大样本的研究显示临床淋巴结转移(cN1)是影响生存的重要因素[118,119]。淋巴结转移的患者 14 年总生存率较无淋巴结转移者明显更差(79% vs 82%,$P<0.05$),45 岁以下患者的总生存率随淋巴结转移数量(在 6 个转移淋巴结以内时)增加而下降[119];而且,当临床发现转移淋巴结时,病理证实较多淋巴结转移(≥ 6 个转移淋巴结)的比例可达 47.8%[120],此类患者疾病复发率显著增高(19% vs 4%,$P<0.05$)[121]。因此,对于 cM1、cN1 患者,采取甲状腺全切 / 近全切除术,并配合术后辅助治疗可能改善预后,而且有利于通过血清 Tg 水平的检测、131I-WBS 等手段监测病情变化。

b 甲状腺微小乳头状癌(≤ 1cm,PTMC)20 年疾病特异性生存率超过 99%[122],局部复发率为 2%~8%[123],远处转移率为 1%~2%[122],与甲状腺全切相比,腺叶切除术没有显著增加疾病的复发率、降低生存率[124]。因此,对于无风险因素的一侧腺叶内的 PTMC,患侧腺叶 + 峡部切除术即是标准术式;当对侧腺叶同时有明确腺叶切除指征的病变时,应行甲状腺全切 / 近全切术[3]。

c 甲状腺癌家族史通常被认为是治疗时需要考虑的一个风险因素,5%~10% 的 DTC 具有家族聚集性。当家族中有两个及两个以上一级亲属成员患病,则称为家族性非髓样甲状腺癌,且有研究显示此类患者较散发病例相比病情更重、预后稍差[125],而应予更积极的治疗。但是,家族聚集的 DTC 多数只有两个一级亲属成员患病,这样的 DTC 是散发性的概率达 62%;只有当患病一级亲属达三位或以上时遗传性疾病的可能性才会增加[126]。也有研究表明家族性 DTC 的预后并不比散发性患者更差[127]。因此,是否对有甲状腺癌家族史的 DTC 患者采取更积极的治疗策略,尚需探索。

d 低危 PTMC 需满足以下条件:肿瘤不靠近气管或喉返神经,无临床发现的转移病灶,若行穿刺,结果显示非侵袭性的乳头状癌亚型[128]。支持其主动监测而非立即手术的理由:一是隐匿的、可以伴随终身的 PTMC 在大样本尸检人群中发现的比例为 5.3%~8.6%[129];其次,近年来新增的、早期发现治疗的微小癌并未改善疾病的生存预后;而最直接、重要的证据是两项低危 PTMC 主动监测的研究结果,其中 Ito 等[128]的研究显示:低危 PTMC 观察过程中,5 年和

10 年时的肿瘤增大（超声发现增大 3mm）的比例仅分别为 5% 和 8%,临床证实的淋巴结转移的比例也仅有 1.7% 和 3.8%,延迟手术的患者预后仍然很好,全部观察人群中无远处转移、疾病导致的死亡。已陆续有类似研究得到了相似的结果,这些均表明主动监测低危 PTMC 是可行的。此外,相对于立即手术,主动监测患者不良事件的发生率明显较低,其可能有更好的生活质量[130]。在决定选择主动监测时,应考虑病灶、患者、医疗团队特征等多方面因素,以最终确定理想、适合观察的患者。主动监测过程中,若出现疾病进展或患者改变意愿,应行手术治疗。除了手术、主动监测外,少量热消融治疗低危 PTMC 的研究显示了其不错的近期疗效[107],但是这种肿瘤局部治疗方法的远期肿瘤学疗效、相对于主动监测的优劣均尚需验证,目前热消融尚不是低危 PTMC 原发病灶初始治疗的临床常规治疗选择。

e 肿瘤有明显的腺体外侵犯(cT4),造成周围重要结构如喉、气管、食管、颈血管侵犯时,疾病预后差[131]。R0(完全切除且镜下切缘阴性)、R1(镜下切缘阳性)切除 5 年疾病特异性生存率为 94.4%、87.6%,而 R2(肉眼可见病灶残留)切除 5 年疾病特异性生存率仅为 67.9%[131];若肿瘤仅侵犯带状肌并不影响总生存率,也不是无复发生存率的独立影响因素[132];而一些 PTC 的亚型预后较差,如高细胞型侵袭性强、生存预后差,实性 / 梁状型死亡率增高,弥漫硬化型无病生存期较短;当肿瘤大于 4cm 时,无论是总生存率还是疾病复发率都明显变差,对这些患者采取甲状腺全切、配合术后辅助治疗,可以改善预后[124]。

f 对于 PTC 患者来说,手术方式包括开放手术和腔镜手术。严格遵循腔镜手术适应证,外科医生具备开放手术基础、拥有丰富的临床经验和操作技巧,腔镜下甲状腺癌手术的安全性及肿瘤根治效果并不差于传统开放手术[114,133]。FTC 通常难以通过术前细胞学和术中冰冻予以证实,只能通过术后石蜡组织切片,找到滤泡细胞浸润包膜的证据才能确诊[134]。由于缺乏相应数据,目前腔镜下处理这部分病理类型患者还存在挑战,不应作为推荐[135]。PTC 腔镜手术原发灶适应证:患者有较强美容需求,肿瘤最大径≤3cm,腺叶最大径低于 5~6cm,无明显腺外侵犯[136]。肿瘤明显腺外侵犯,侵犯周围结构器官的患者为腔镜手术的禁忌证,由于缺乏相应数据,目前腔镜下处理这部分类型原发灶还存在挑战,不作为推荐[133,137]。腔镜手术有多种术式可供选择,包括经口腔前庭、胸前、腋乳、腋入路和经耳后发迹入路等[133]。

g 甲状旁腺功能减退,尤其是永久性甲状旁腺功能减退造成的持续低钙血症,严重影响患者健康和生活质量,也是甲状腺手术后医疗纠纷的常见投诉问题。术中甲状旁腺保护的方法:精细化被膜解剖法,即紧贴甲状腺固有被膜分离甲状旁腺,应用此策略能很大程度上减少甲状旁腺的损伤及术后甲状旁腺功能低下的发生率[138,139];甲状旁腺原位保留,是甲状腺术中保护甲状旁腺的重要措施,术中原位保留的甲状旁腺数量与术后甲状旁腺功能低下发生的风险有关[139];甲状旁腺功能性保护,即甲状旁腺的血供保护,可有效降低甲状腺术后低钙血症的发生率[138]。

h 喉返神经或喉上神经损伤是甲状腺手术中常见并发症。目前,全程显露喉返神经是预防术中神经损伤的最佳方法。甲状腺术中显露和未显露喉返神经的永久性喉返神经损伤率分别为 0.2% 及 2.3%[140]。甲状腺术中应注意避免卡压、牵拉、钳夹等操作损伤喉返神经,并注意保护喉上神经。然而解剖的完整性并不代表功能的完整性,压迫、挤压、拉伸等均可导致神经麻痹,但不会造成解剖上的中断。近年来,术中神经监测作为肉眼识别喉返神经的补充,普遍应用于甲状腺手术中。术中神经监测不仅有助于神经识别和定位,还能预测术后神经功能,有助于阐明神经损伤的机制和部位。如术中出现信号丢失,可警示术者及时解除损伤因素。但既往研究表明,在所有甲状腺手术中术中神经监测不能降低喉返神经损伤的发生率[141]。然而对于甲状腺恶性肿瘤及再次手术等高风险甲状腺手术时,术中神经监测能够减少喉返神经损伤的发生率[142]。因此对于甲状腺癌患者尤其是再次手术等高风险患者推荐术中常规使用神经监测。

i 甲状腺功能亢进(甲亢)患者,患甲状腺癌的风险增加[143]。对于甲亢合并甲状腺癌患者,目前以手术治疗为首选[144],但尚无统一的术式标准。近年来,多提倡甲状腺近全切或甲状腺全切术[145]。甲状腺全切术治疗甲亢合并甲状腺癌可减少甲亢复发及甲状腺癌复发再次手术风险,并有利于术后内分泌抑制治疗及 [131]I 治疗。甲亢合并甲状腺癌患者术前,应将甲状腺功能调控至正常或接近正常。术前应用 ATD 控制甲状腺功能,可降低甲亢危象风险[146]。服用碘剂可减少术中出血,但对于毒性结节性甲状腺肿患者不推荐常规使用碘剂。对于心动过速患者,应用 β 受体阻滞剂可缓解症状。

j 儿童及青少年 DTC:ATA 儿童甲状腺结节和分化型甲状腺癌的管理指南推荐诊断为 PTC 的大部分儿童病例应进行甲状腺全切除术[147]。Balachandar 等[49]2016 年发表在甲状腺(Thyroid)杂志上的研究提示,儿童及青少年 DTC 病灶累及双侧腺体的概率高达 40%,并且其中 23% 的病灶在术前超声检查中未能被发现。另一项近 40 年的长期随访研究亦发现与单侧腺叶切除相比,全甲状腺切除能够明显降低复发风险。因而对于儿童及青少年 PTC 患者单侧腺叶切除或甲状腺半切除术的手术指征也相对成人更为严格,包括疾病无明显侵袭性特点、病灶局限在甲状腺内并且无颈部淋巴结转移的微小癌、超声提示病灶外侵概率较低和需经治疗组讨论决定[147]。儿童 FTC 的特点稍不同于 PTC，更易出现血运转移而淋巴结转移概率较低。目前儿童及青少年 FTC 的处理与成人基本相同[147]。

k 妊娠期甲状腺癌：妊娠可能会导致甲状腺癌的进展。2016 年 Ito 等[148]报道显示妊娠女性 PTMC 进展的发生率高于非妊娠女性。而另一方面，既往多项研究提示妊娠期诊断与非妊娠期诊断的 DTC 患者的预后无明显差异。孕期诊断的 DTC，若分娩后再行手术治疗，肿瘤复发风险和死亡率也未见升高[149]。因此，针对此类情况，建议妊娠早期发现的 PTC 患者，应当进行超声监测；若在妊娠 24~26 周前肿瘤增大明显（体积增加 50%，直径增加 20%）或出现颈部淋巴结转移，应行手术治疗。甲状腺手术可在妊娠第 4~6 月进行，以减少母婴手术并发症的发生。若肿瘤直到妊娠中期仍保持稳定，或在妊娠后半期才诊断为甲状腺癌，手术应在分娩后进行[150]。

4.3 颈淋巴结清扫的初次手术

病灶部位	Ⅰ级推荐	Ⅱ级推荐	Ⅲ级推荐
中央区病灶	术前诊断或术中证实转移，手术 a（1A 类）	cN0 患者有高危因素（如 T3~T4 病变、多灶癌、幼年电离辐射接触史等），手术 b（2A 类）	
颈侧区病灶	术前诊断或术中证实转移，改良颈侧区淋巴结清扫术，并保留关键结构 c,d,e（1A 类）		

【注释】

a 临床上高度怀疑或确认淋巴结转移的患者，治疗性中央区淋巴结清扫可改善预后，应常规实施[3,151,152]。目前对中央区清扫（Ⅵ区）的解剖范围定义比较明确：上界至甲状软骨，下界达胸腺或头臂干水平，外侧界为两侧的颈动脉鞘内侧缘，该区域包括了气管前、气管食管沟和喉前（Delphian）淋巴结，术中应将其作为一个整体进行系统清扫[153]。Ⅶ区是指胸骨上缘至主动脉弓上缘的前纵隔区域，DTC 发生该区域转移的情况较少见，但如若有临床证据，则应在行中央Ⅵ区清扫的同时行Ⅶ区清扫。另外，单侧、还是双侧中央区清扫在疗效 / 风险间是否更有优势尚未明确，但至少应行病灶同侧中央区清扫[151]。

b 对临床未发现淋巴结转移（cN0）的 PTC 是否行预防性中央区淋巴结清扫（prophylactic central neck dissection，PCND）一直存在争议。有研究表明行 PCND 不能改善预后，而可能增加术后并发症的发生，因此不应常规进行 PCND。在一项纳入 11 569 例 cN0 PTC 患者的研究中，PCND 并未减低局部复发率（HR=0.874，P=0.392），而暂时性声带麻痹、甲状旁腺功能减退及永久性甲状旁腺功能减退均较未清扫组明显增高[154]。但是，由于 PTC 有较高的淋巴结转移率、PCND 能提供准确的术后分期以指导后续治疗，并可能减少中央区复发再手术的风险，因此在东亚地区国家 PCND 仍是较常采用的术式[151]；尤其对于存在高危因素的患者，PCND 可以降低局部复发率[155,156]。需要注意的是，由于 PCND 对 PTC 预后的影响尚未肯定，因此手术决策时要平衡手术获益和风险，手术时应尽量减少手术并发症的发生[89,157]。

c 侧颈淋巴结清扫通常都是治疗性清扫（即对术前检查高度怀疑及穿刺病理证实侧颈区淋巴结转移者进行），而对术前未发现颈侧区淋巴结转移者不建议行预防性清扫[3]。侧颈淋巴结分区分为Ⅰ~Ⅴ区，PTC 常见的转移部位是ⅡA、Ⅲ、Ⅳ区，转移率为 56%、66%~72%、50%~76%，ⅤB 区淋巴结转移率略低[158]。因此，建议的清扫范围包括Ⅱ、Ⅲ、Ⅳ、ⅤB 区，清扫ⅡA、Ⅲ、Ⅳ区是侧颈淋巴结清扫术的最小手术范围[159]。

d 腔镜手术在淋巴结清扫彻底性方面始终存在一定争议，不断有文献报道腔镜淋巴结的清扫数量少于开放手术[160]，但也有数据显示，经过严格筛选的患者，腔镜下淋巴结清扫数量并不少于开放手术[161]。针对 cN0 患者，腔镜手术和开放手术清扫淋巴结的阳性率可能不会存在明显差异[162]。对于有美容需求的 cN0 低危 DTC 患者可以考虑采用腔镜手术方式[133,163]。对于 cN1 患者是否建议行腔镜手术目前仍存在争议[163]，尤其是 cN1b 患者不常规推荐行腔镜手术，但具有强烈美观意愿且经过严格评估与筛选的患者，高水平中心可进行探索尝试[164]。

e 在儿童及青少年甲状腺癌中，对于病灶存在明显腺外侵犯或术前、术中发现中央区淋巴结转移的患儿，应常规行中央区淋巴结清扫。而对于淋巴结阴性、非侵袭性病灶的患儿可选择性行 PCND。如术前影像学高度怀疑、术前淋巴结穿刺证实或者术中发现提示存在侧颈部淋巴结转移，则应加行侧颈淋巴结清扫[147]。

分化型甲状腺癌

4.4 局部持续／复发及转移病灶的治疗

分期	分层 1	分层 2	Ⅰ级推荐	Ⅱ级推荐	Ⅲ级推荐
中央区和／或颈侧区病灶 a,b	适宜手术患者	中央区病灶	最小径≥ 8mm：手术 c,d（2A 类）	病灶稳定，无症状，最小径 <8mm：密切随访 c（2A 类）	
		颈侧区病灶	最小径≥ 10mm：手术 c,d（2A 类）	最小径 <10mm：密切随访 c（2A 类）	
	不适宜手术患者 e		L-T4 抑制治疗（1A 类）		[131]I 治疗 外照射治疗 热消融治疗 [125]I 粒子治疗 系统性治疗 最佳支持治疗 临床试验

注：不适宜手术定义为患者身体条件不允许或由于各种原因拒绝手术或肿瘤负荷太大无法切除。

【注释】

a 2015 年 ATA 指南将 DTC 治疗后临床和影像学检查阴性，并且在无 TgAb 干扰下血清 Tg（刺激和／或非刺激状态下）水平低于参考值，定义为无疾病状态[3]。当无疾病状态在初次手术治疗后持续 1 年后，发生了疾病相关事件则表明复发[165]。文献报道中有 5%~20% DTC 患者在初次治疗后复发[3]，复发时间从 6 个月至数十年[166,167]，复发病灶可以出现在甲状腺床，也可以通过淋巴道、血运或种植等途径出现在甲状腺床以外的部位，如颈部淋巴结区域。

b 对于原发灶、中央区或颈侧淋巴结复发的 DTC 患者，只要有手术指征，挽救性手术是首选的根治性治疗手段。外科手术治疗主要针对能够经影像学检查识别的结构性复发病灶，一般可通过 FNA 检查明确诊断后进行手术。再次手术前应了解既往手术范围、肿瘤分期、病理亚型等相关情况，仔细评估喉返神经、甲状旁腺功能。同时结合患者的年龄、身体情况、基础病以及甲状腺癌全身播散情况，权衡并告知患者再次手术的风险和获益，制定合理的手术方案。若患者有更严重威胁生命的合并症、甲状腺癌已经全身广泛播散或局部病灶无法切除时，应慎重决定是否实施针对局部复发病灶的再手术。若仅为缓解局部严重并发症的姑息性手术，应尽量缩小手术范围，控制手术并发症的发生[168]。

c 由于再次手术的难度、风险明显增加，所以应由具有丰富临床经验的专科医师进行手术，术者应对操作的安全性和可能发生的并发症有所预估，始终权衡手术风险和获益，在减少医源性损伤的同时降低肿瘤复发风险和死亡风险。手术的方式要根据复发病灶的部位进行调整：①针对前次未手术区域的复发，如对侧残留甲状腺的复发，手术治疗原则同初始治疗原则。未清扫过的区域淋巴结复发（中央区和／或侧颈区），应行治疗性颈淋巴结清扫术。如仅为患侧中央区复发，未发现双侧气管旁病灶时，只可清扫同侧中央区；如颈侧方淋巴结复发，应行治疗性颈侧方淋巴结清扫术的同时根据前次手术的情况，决定是否补充同侧或双侧预防性中央区淋巴结的清扫。②前次已手术区域内的复发往往与肿瘤残留有关，再次手术时，术者应该有足够的经验，熟知甲状旁腺、喉返神经及颈部重要组织结构的解剖定位，仔细判断主要器官如神经、气管、食管、颈部大血管的受累情况，并在术中小心操作，必要时借助手术放大镜、喉返神经监测仪等设备来提高手术的安全性和彻底性。针对已手术过的侧颈部区域再次手术时，若前次手术范围不规范，则需按手术规范再行治疗性颈部淋巴结清扫。如因术野广泛瘢痕、解剖结构不清无法行规范性切除者，可调整清扫区域使其更为局限，调整后的颈侧区淋巴结清扫范围一般包括Ⅲ、Ⅳ、Ⅴ区或其中 1~2 个区域[169]。侧颈部手术区域内的复发淋巴结往往位置深、较隐蔽（如咽旁、咽后、上纵隔），或受瘢痕、解剖紊乱的影响，再次手术时不易找到病灶，术前增强 CT、MRI 及术中超声辅助定位有利于病变的彻底切除[170]。

d 对于累及重要组织结构（气管、食管、颈总动脉、纵隔结构等）的局部晚期持续／复发及转移病灶，提倡 MDT 术前讨论，需要多学科（甲状腺外科、头颈外科、胸外科、血管外科、耳鼻喉科、整形外科、ICU 等）协作共同制定诊疗方案，以明显提高切除率，降低手术风险。在保证手术安全前提下尽可能进行 R0 或 R1 切除，能明显提高生存期，减少复发。手术决策时必须权衡手术并发症、重要结构的功能丧失和肿瘤局部控制率、病灶复发或持续存在、总生存获益方面的利弊等多种问题[171]。对于喉返神经受累者，术前评估无声带麻痹者，尽可能切除肿瘤、保留神经功能[171-173]；术前评估有声带麻痹、肿瘤完全包裹神经者，切除病灶及受累神经[171-173]，若可能，术中行神经重建。对于气道／消

分化型甲状腺癌

化道（喉气管/食管）受累者，病变未侵入管腔时，可行肿瘤剔除术[171,172]；病变侵入管腔内者，切除病灶及受累的器官，修复、重建或行造口术[171,172]；对无法切除、有窒息或有明显咯血症状时，可行局部姑息性手术，如气管切开造瘘术或胃造瘘术[171,172]。对于颈血管受累者，单侧颈内静脉明显受累、对侧颈内静脉通畅时，可切除颈内静脉、不进行血管重建；双侧颈内静脉均受累时，可切除受累血管并至少重建一侧颈内静脉，采用自体静脉移植、重建为佳[172]；颈总动脉局限性受累时，切除后需进行血管重建[172]。

e 对于不适宜手术的患者，可以考虑131I治疗（适用于摄碘的病灶），非手术的局部治疗（外照射治疗、射频或激光消融、125I粒子植入治疗），L-T4抑制治疗下的随诊观察以及参加临床试验等[3,102,174-176]。对于无法接受局部根治性手术的放射性碘难治性患者，需要和广泛转移性患者一样接受姑息性系统治疗或最佳支持治疗，从而延长生存时间，提高患者的生存质量[177]。

5 131I治疗

DTC细胞在一定程度上保留了甲状腺滤泡上皮细胞的特性，如钠/碘转运体（sodium/iodide symporter，NIS）的表达和摄碘、合成Tg、依赖于TSH生长等。这些生物学特点为包括放射性碘在内的DTC诊治奠定了坚实的基础。经过约80年的临床应用，131I治疗已成为DTC处置的重要手段之一，成为手术的必要和有益补充。

DTC的131I治疗可以根据适应证、目的和方法的不同细分为清甲、辅助治疗和清灶治疗。清甲可提升血清Tg监测疾病的可靠性，为DTC的疗效归类和动态危险度分层奠定了基础；辅助治疗可降低当前影像学检查尚未检出的亚临床疾病患者的复发风险，协助明确高甲状腺球蛋白血症的原因，提升患者无进展生存和疾病特异性生存；清灶治疗可改善具有摄碘功能残留/复发/转移性DTC病灶患者的无进展生存、疾病特异性生存和总生存。在临床实践中，根据评估结果、明确治疗目的，合理制订131I治疗剂量，避免过度治疗和治疗不足。

5.1 适应证与禁忌证

治疗目的 a	I级推荐	II级推荐	III级推荐
清甲	需要进行疾病的长期随访及肿瘤复发监测的中高危患者 b（1B类）		
			需要进行疾病的长期随访及肿瘤复发监测的低危DTC患者 c（2B类）
			需要进行疾病的长期随访及肿瘤复发监测的甲状腺大部切除术后（2B类）
辅助治疗	DTC术后复发风险高危患者 c（1B类）		
			DTC术后复发风险中危患者 d,e（2B类）
	高甲状腺球蛋白血症，影像学检查未发现病灶者 d（2A类）		131I治疗后血清Tg水平减低，可再次131I治疗 f（2B类）
清灶治疗	具有摄碘性DTC转移或复发病灶患者（1B类）		

【注释】

a DTC术后均应进行AJCC/UICC分期预测死亡风险，还需评估复发风险，根据患者术后疾病状态决定下一步治疗方案（131I、再次手术、外放疗、系统治疗等）[3]。

b 对复发风险低危的患者原则上不推荐131I治疗，因为大部分研究认为低危患者131I治疗并不会取得更好的预后[178,179]。不推荐ps-Tg ≤ 1μg/L及颈部超声无病灶存在征象的低危患者行131I治疗。大多数未行131I治疗的低危患者可维持轻度TSH抑制治疗，定期随访监测。若随访过程中发现疾病存在证据、ps-Tg可疑升高，可考虑行131I治疗。为便于随访监测Tg及发现隐匿的转移灶，及时进行临床再分期，指导后续的治疗决策可考虑行131I清甲[3,180]。

c 对复发风险高危的患者131I治疗是改善预后的重要手段之一，推荐对肉眼可见甲状腺外浸润、癌灶未完全切除或高危复发风险DTC患者行131I辅助治疗[3]。

d 对复发风险中危的患者是否均行 ^{131}I 辅助治疗尚存争议。研究显示,对于 >45 岁且肿瘤直径 >4cm 或伴有颈部、纵隔淋巴结转移的中危患者,^{131}I 治疗可降低复发,改善总体预后[181]。也有研究显示,对 <45 岁、伴有甲状腺外微小浸润但无淋巴结转移且癌灶较小的低侵袭性中危患者的复发和总体生存率(overall survival,OS)均无明显影响[182]。是否施行 ^{131}I 需评估患者年龄、肿瘤大小、淋巴结转移数目、直径及结外侵犯,以及组织病理类型、脉管侵犯。高侵袭性组织学类型的中危患者 ^{131}I 治疗的 OS 能得到明显改善。FTC 患者血管侵犯易复发,具有较高的远处转移风险,对于除无血管侵犯的微小侵袭性之外所有 FTC 均应该行 ^{131}I 治疗[183]。出现不能解释的高血清 Tg 水平也是危险因素之一,应警惕可能存在目前影像学无法探测或显示的微小癌灶或隐匿癌灶。我国的一项前瞻性研究表明高血清 ps-Tg 水平患者经过危险分层系统评估后超过 90% 为中高危,^{131}I 治疗有助于降低其复发和肿瘤相关死亡风险[180,184]。因此在综合考虑患者的意愿、权衡不良反应与获益的情况下可选择性推荐 ^{131}I 治疗[3]。

e 儿童及青少年 DTC 放射性 ^{131}I 治疗不推荐以单纯清甲为目的治疗,清灶是 RAI 治疗的主要目的,清灶治疗的指征与成人基本相同,肿瘤较大明显侵犯(分期为 T3/T4)或伴有广泛颈部淋巴结转移者(N1a/N1b),也可考虑常规行 ^{131}I 辅助治疗,减少疾病复发和转移风险[147]。

f 血清 Tg 阳性、^{131}I-WBS 阴性的经验性 ^{131}I 治疗。^{131}I 治疗后血清 Tg 阳性、^{131}I-WBS 阴性而无其他影像结构异常在动态疗效评估中属于生化反应不完全,这类患者中约 30% 的患者自然转归为无瘤生存状态,20% 经过治疗后转归为无瘤状态,但 20% 发展为结构性病变[3]。因其未发现结构病灶而进行的 ^{131}I 治疗称为经验性治疗[181]。如 Rx-WBS 发现责任病灶或 Tg 降低,则根据治疗后疗效评估决定是否继续 ^{131}I 治疗;如 Rx-WBS 阴性,则建议 TSH 抑制治疗并积极监测 Tg 动态变化,如 Tg 逐渐下降或保持稳定,仍可考虑再次 ^{131}I 治疗并继续随访;如 Tg 进行性升高,则推荐再次行影像学评估寻找责任病灶并决定后续治疗方案。^{18}F-FDG PET/CT 或 MRI 显像有助于寻找血清 Tg 阳性、^{131}I 全身显像阴性时异常病灶[185,186]。

g ^{131}I 治疗的禁忌证:①妊娠期和哺乳期妇女;②计划 6 个月内妊娠者;③手术切口未完全愈合者。

5.2 剂量决策

目的[a]	I 级推荐	II 级推荐	III 级推荐
清甲	1.11~3.70GBq[b](1A 类)		
辅助	3.7~5.55GBq[c](2A 类)		
清灶	肺转移 5.55~7.4GBq[d](2A 类)	淋巴结转移:3.7~5.55GBq[e](2A 类) 骨转移:5.55~7.4GBq[f](2A 类) 脑转移:5.55~7.4GBq[g](2A 类)	个体化剂量[h](2B 类)

【注释】

a 目前临床上多采用经验性治疗剂量法。对于高龄患者(70 岁以上)及肾功能重度受损患者应酌情减少 ^{131}I 剂量。70 岁以上患者应注意评估其血液最大耐受辐射吸收剂量(maximum tolerated radiation absorbed dose,MTRD);采用 7.4GBq ^{131}I 治疗时,分别有 8%~15% 和 22%~38% 的 70 岁以下和以上患者的血液辐射吸收剂量会超过 MTRD。如因病情需要,拟给予 5.55GBq(150mCi)以上治疗剂量时,需结合患者肾功能,慎重处理[187]。对于儿童和青少年 ^{131}I 治疗剂量可基于年龄分层进行折算:病情相似情况下,患儿 15 岁者给予成人剂量 5/6,10 岁者为成人剂量 1/2,5 岁者为成人剂量 1/3。也可根据体质量或者体表面积进行修正:[儿童体质量(kg)/70kg]× ^{131}I 成人剂量或者 [儿童体表面积 /1.73(m²/kg)]× ^{131}I 成人剂量[147]。

b ^{131}I 清甲剂量常规推荐给予 1.11~3.7GBq(30~100mCi)。中低危患者的清甲剂量目前国际上多采用 1.11GBq,个别残余甲状腺较多者可增加至 3.7GBq,清甲成功标准包括随访诊断剂量显像甲状腺床区未见残留和 / 或刺激状态下 Tg 不可测。清甲疗效 1.11GBq 不劣于 3.70GBq[188-190]。但不能简单依赖术后初始复发风险选择低剂量 ^{131}I 清甲,如全切术后可能残留较多的甲状腺组织(治疗前甲状腺超声、摄碘率测定或甲状腺显像等评估结果)或 Tg 水平高,低剂量 ^{131}I 清甲失败率增加[191,192]。也并非所有随机对照研究认为低剂量组出现的短期不良反应率少于高剂量组[189]。对具有 ^{131}I 清甲指征的一侧叶切除术后 DTC 患者,倘若前期手术已发生喉返神经损伤或甲状旁腺功能减退等并发症或患者拒绝行补充手术,可考虑选择 ^{131}I 消融,剂量可考虑在糖皮质激素辅助抗炎的前提下将 ^{131}I 用量增加到 5.55GBq(150mCi)[192,193]。

c ^{131}I 辅助治疗剂量推荐 3.7~5.55GBq(100~150mCi)。高剂量 5.55GBq(150mCi)是否较低剂量 3.7GBq(100mCi)更能减少 DTC 复发存在争议[194,195],特别是 N1b 转移的年轻人[195],需要前瞻对比并随访足够时间进行评价。

d ^{131}I 是治疗 DTC 术后颈部淋巴结转移的有效方法之一，治疗剂量推荐 3.7~5.55GBq（100~150mCi），其治疗疗效与转移淋巴结的大小及摄碘能力有关[3,196]。尊重患者意愿的情况下，外科评估有手术指征时可优先考虑手术治疗，较小的转移淋巴结亦可选择保守治疗，积极监测[197]。

e 对于具有摄碘能力的肺转移病灶，^{131}I 治疗是为一线治疗。治疗剂量 5.55~7.4GBq（150~200mCi）[3]。肺转移患者的 ^{131}I 治疗疗效同样与转移病灶的大小及摄碘能力有关[198,199]。较大肺转移结节 ^{131}I 治疗效果差于微小转移病灶，但都有部分患者完全缓解，或部分缓解，表现为病灶缩小 Tg 下降[200]。

f 对于摄碘的骨转移灶病灶，^{131}I 治疗也可作为其一线治疗方案，虽然很少能通过 ^{131}I 治疗达到治愈，但可改善骨痛、延长患者生存期及无疾病进展期[201]。推荐 5.55~7.4GBq（150~200mCi）的 ^{131}I 固定剂量法或基于患者个体进行调整或采用计算剂量[202]。骨转移应是多学科联合治疗，根据病灶具体情况选择手术、外照射、栓塞、消融、^{125}I 粒子植入或骨水泥成形术等局部治疗；以及二膦酸盐、地诺单抗抑制破骨细胞的系统治疗或靶向药物治疗[3,202]。

g 即使是对于脑转移病灶摄碘的病灶，手术和立体定向外照射治疗都应首先考虑。^{131}I 推荐剂量 5.55~7.4GBq（150~200mCi），为预防或减轻 ^{131}I 治疗引起的脑水肿，需结合外照射治疗及糖皮质激素等治疗[3,202]。

h 固定经验剂量法未能将 ^{131}I 代谢动力学、靶器官以及重要器官吸收剂量的个体化差异等因素考虑在内，导致部分患者出现治疗过量或治疗不足的情况。个体化治疗剂量有助于解决上述问题，主要包括骨髓最大耐受剂量法[203]和病灶吸收剂量法[204]，前者规定骨髓吸收剂量不超过 2Gy，旨在保证治疗的安全性，减少骨髓抑制；后者计算残留甲状腺吸收剂量 >300Gy 或转移病灶吸收达到 >80Gy 需要给予的治疗剂量，旨在达到病灶缩瘤或治愈。此外，结合临床病理等特征对传统经验活度进行修正的方案，也在经验剂量法的基础上，提供了相对个体化的剂量选择方案[7]。个体化剂量治疗虽提高 ^{131}I 疗效，但并不能达到所有病灶完全治愈，因为病灶吸收剂量并不是均匀一致的，同一个患者体内病灶吸收剂量范围波动很大，可从 1.2Gy 到 540Gy[205]。一项回顾性研究比较两个中心 DTC 转移患者分别接受固定剂量和最大耐受剂量治疗疗效，中位累积剂量分别为 14.8GBq 和 24.2GBq，但最大耐受剂量并没有更好地改善患者预后[206]。除此之外，个体治疗剂量明显高于固定剂量，为此增加的短期和长期不良反应应得到治疗者重视、客观谨慎，权衡利弊。

5.3 ^{131}I 治疗前准备

准备内容	I 级推荐	II 级推荐	III 级推荐
升高 TSH 水平（> 30mU/L）	清甲和辅助治疗甲状腺激素撤退或重组 TSH 注射 a（1A 类） 清灶治疗采用甲状腺激素撤退 a（1A 类）		清灶治疗在特殊情况下采用重组 TSH a（2B 类）
降低体内碘负荷	低碘 b（2A 类）		
实验室检查	甲状腺激素及 TSH Tg、TgAb 血 / 尿常规 肝、肾功能，孕龄期 β-hCG（2A 类）		尿碘、尿碘 / 肌酐比值测定和血碘测定 c（3 类）
影像学检查	颈部超声 平扫 CT 诊断性 ^{131}I 全身显像（2A 类）	MRI、^{18}F-FDG PET/CT（2A 类）	全身骨显像（2B 类）

【注释】

a 升高 TSH 水平。DTC 细胞保留依赖 TSH 的生长方式，因此升高 TSH 后可增加残余甲状腺滤泡上皮细胞或 DTC 细胞 NIS、Tg 和 TPO 等碘代谢相关蛋白对 ^{131}I 的摄取和有机化。推荐血清 TSH 水平升高至 30mU/L 以上，但可能存在功能性转移病灶能合成和分泌甲状腺激素，停用甲状腺激素后 TSH 上升达不到 30mU/L 以上或直接呈亚临床甚至临床甲亢状态，此时应避免长时间停药延误 ^{131}I 治疗。升高 TSH 主要有两种方法：一是提高内源性 TSH 的分泌，即停服 L-T$_4$ 2~4 周；二是注射外源性重组人促甲状腺激素（recombinant human TSH，rhTSH），0.9mg/d，肌内注射，连续 2d；美国食品药品监督管理局（FDA）和欧洲药监局已批准 rhTSH 用于 ^{131}I 清甲和辅助治疗，但尚未批准用于清灶治疗，对于合并严重的基础性疾病不能耐受甲状腺功能减退和停用 L-T$_4$ 后 TSH 升高无法达标者可考虑 rhTSH 或联合使用[207]。

b 降低体内碘负荷。^{131}I 的疗效取决于进入残留甲状腺组织和 DTC 细胞内的 ^{131}I 剂量和停留时间。为了减少体内稳

定碘与 ^{131}I 的竞争，提高 ^{131}I 治疗效果，在 ^{131}I 治疗前 2~4 周应保持低碘状态(碘每日摄入量 <50μg[28])。低碘措施：①服用无碘盐、禁食高碘食物(海产品等含碘丰富的食物或保健品)；②禁用聚维酮碘、碘酒等含碘外用药物 4 周以上；③增强 CT 检查或冠脉造影检查后 1~2 个月[208]；④禁服胺碘酮等影响碘摄取或代谢的含碘药物 6 个月以上。因服用食物及药物差异、个人体质及代谢等不同，具体还可结合患者的尿碘、尿碘/肌酐比值或血碘测定(参见实验室诊断部分)，合理选择 ^{131}I 治疗时机。

c 治疗前检查。^{131}I 治疗前应完善相关检查，发现局部或远处转移、评估复发及死亡风险、排除治疗禁忌，制定合理的治疗方案，并应向患者介绍治疗目的、实施过程、治疗后可能出现的不良反应及应对措施等，签署 ^{131}I 治疗的知情同意书。

d 根据我国现行的法规，滞留于患者体内的 ^{131}I 低于 400MBq 时，患者可出院[209]。实测研究显示，服用 3.7~7.4GBq ^{131}I 后的第 2~4 天，DTC 患者体内 ^{131}I 滞留量将低于 400MBq；为了确保患者家庭成员的照射剂量不超过 1mSv，DTC 患者在服用 3.7~7.4GBq ^{131}I 后的第 2~3 周内应避免密切接触家庭成员，主要是与其不同床时间。

5.4 不良反应处理

^{131}I 治疗后出现部分患者可能出现胃肠道反应，放射性甲状腺炎、涎腺炎、味觉改变、一过性骨髓抑制等不良反应，发生率与累积治疗剂量呈正相关，治疗前和治疗后根据患者情况可给予糖皮质激素等药物改善症状[210]。^{131}I 治疗后 24 小时含服酸性食物，促进唾液分泌。

^{131}I 治疗具有摄碘能力的肺转移，可造成周围正常组织出现放射性肺炎和肺纤维化。研究证实 ^{131}I 治疗后 48h 体内滞留量小于 2.96GBq(80mCi)时该不良反应率低于 6%[203]。因此单次使用 ^{131}I 剂量推荐 5.5~7.4GBq(150~200mCi)[3,211]。

^{131}I 治疗时生殖腺受到来自血液、膀胱尿液和结直肠粪便里的 ^{131}I 间接照射。25% 的女性患者 ^{131}I 治疗后出现一过性停经、经量减少或月经不规则，可持续 4~10 个月，大剂量多次治疗可使患者提前一年或更早绝经，但 ^{131}I 并不会造成女性患者不孕、流产和胎儿畸形[212,213]。建议 ^{131}I 治疗 6~12 个月避孕；治疗时，充分饮水、勤排尿，避免便秘，减少 ^{131}I 对生殖腺的辐射。放射性碘可以浓聚在泌乳的乳腺组织，哺乳期妇女不宜接受 ^{131}I 治疗。男性患者 ^{131}I 治疗后可出现一过性睾丸功能紊乱、暂时性精子数量减少及血浆卵泡刺激激素(follicle-stimulating hormone, FSH)水平升高；建议 ^{131}I 治疗 3 个月内避免受孕，当 ^{131}I 累积剂量超过 400mCi 时可考虑储存精子[214]。

^{131}I 治疗是否增加第二种原发肿瘤(secondary primary malignancies, SPM)如急性和慢性髓系白血病、结直肠肿瘤、涎腺肿瘤等的发生存在争议[215,216]，医生制订治疗策略时应平衡 ^{131}I 治疗可能的获益和 SPM 发生的潜在风险。

6 内分泌治疗

分化型甲状腺癌术后内分泌治疗主要包括 TSH 抑制治疗和甲状旁腺功能减退治疗。垂体分泌的 TSH 可以促进甲状腺细胞的生长。DTC 细胞尚存分化功能，仍可表达 TSH 受体。因此术后抑制 TSH 水平可有效抑制残存 DTC 细胞的生长，防止肿瘤进展、复发和转移，已成为临床常规推荐。在方案制订中要根据 DTC 复发风险及 TSH 抑制治疗副作用风险，结合动态风险评估，设定个体化 TSH 控制目标，平衡获益和潜在风险。此外，DTC 术后甲状旁腺功能减退严重影响患者的生活质量，相应的治疗亦需制定规范化流程和用药指导。

6.1 TSH 抑制治疗

治疗期分类	I 级推荐	II 级推荐	III 级推荐
全程	应基于 DTC 复发风险、治疗反应和 TSH 抑制的副作用风险，设定和调整 DTC 患者术后 TSH 的个体化控制目标[a](1A 类) 用药首选左甲状腺素(L-T₄)口服制剂空腹顿服[b](1A 类) L-T₄ 起始剂量因患者年龄和伴发疾病情况而异，最终剂量根据 TSH 目标和监测结果调整[c](1A 类)	L-T₄ 剂量调整阶段每 4~6 周复查 TSH(2A 类) TSH 达标后复查间隔可放宽至 3~6 个月(2A 类)	
初治期[d]	基于 DTC 复发风险设定个体化 TSH 目标[e,f](1A 类)		
随访期	结合患者对治疗反应的动态评估[g]和 TSH 抑制治疗副作用风险，调整 TSH 目标[h,i](1A 类)		

【注释】

a 对于正常甲状腺滤泡细胞和 DTC 细胞，TSH 可通过与其表达的 TSH 受体结合刺激其生长。抑制 TSH 水平有助于抑制 DTC 细胞生长、控制疾病进展[217]。因此，在 DTC 术后，进行甲状腺激素治疗，补充术后甲状腺激素不足的同时，并降低 TSH 水平以减少 DTC 复发，已得到多个国际、国内专业学会指南的明确推荐[3,151]。

b TSH 抑制治疗用药首选 L-T$_4$ 口服制剂，早餐前 60min 空腹顿服 L-T$_4$ 利于维持稳定的 TSH 水平[218,219]。干甲状腺片中甲状腺激素的剂量和 T3/T4 的比例不稳定，可能带来 TSH 波动，因此不建议在长期抑制治疗中作为首选。

c L-T$_4$ 起始剂量需结合患者年龄和伴发疾病情况。年轻患者可足量起始；老年或伴有冠心病或其他高危因素的患者，初始剂量为 12.5~25μg/d，甚至更少，增量更缓、调整间更长，并严密监测心脏状况。根据术前 TSH 浓度和合并的自身免疫性甲状腺炎，对初始剂量进行个体调整[219]。L-T$_4$ 终剂量的确定有赖于血清 TSH 的目标和监测结果[3,151,220]。

d 初治期通常指 DTC 接受手术、放射性碘等治疗手段后的 1 年内。

e 研究已表明，ATA 推荐的 DTC 术后复发风险分层系统[3]，在预测 DTC 复发风险方面具有良好的临床应用价值，尤其是术后 1 年内[221]。因此，推荐采用 ATA 推荐的复发风险分层来制订术后 TSH 初始控制目标，然后在随访期间结合患者治疗反应调整 TSH 抑制目标。

f 总体认为，复发低危 DTC 患者术后的 TSH 水平应控制低于 2.0mU/L。近期研究提示，低危 DTC 患者的 TSH 抑制治疗获益可能有限[222-224]。对于复发风险较低的患者，TSH 控制目标可能更加宽松。但目前仍缺乏中国人群的相关证据。

g 通过动态监测评估患者对治疗的反应：对于结构反应不全的患者，无特殊禁忌证时血清 TSH 水平应该长时间保持在 0.1mU/L 以下；对于生化反应不全的患者，将最初的危险度分级、Tg 水平及 Tg 随时间的变化趋势及 TSH 抑制治疗的危险考虑在内，血清 TSH 水平应保持在 0.1~0.5mU/L；对于反应良好（临床及生化均未发现疾病）或反应不确定但存在高风险疾病的患者，应当考虑将血清 TSH 水平保持在 0.1~0.5mU/L，5 年以上，之后若病变不复发 TSH 抑制治疗可以降低；对于反应良好或反应不确定的患者，尤其是复发风险低的患者，血清 TSH 水平可以保持在低参考范围内（0.5~2mU/L）。由于甲状腺癌患者的生存期往往较长，动态监测评估往往需要持续终生，而 TSH 抑制治疗目标也应当随着患者对治疗的反应情况及时做以调整[3]。

h 妊娠前已确诊 DTC 者，建议 TSH 抑制治疗达标后再妊娠，妊娠期间 DTC 患者 TSH 抑制治疗的首选用药为左甲状腺素（L-T$_4$），妊娠期间和产后哺乳期根据抑制治疗目标合理使用 L-T$_4$ 是安全的，妊娠期间和产后 L-T$_4$ 的服药方法与普通成人一致。DTC 术后怀孕患者 TSH 抑制目标与妊娠前设定的目标一致，在妊娠前半期（1~20 周）根据 TSH 水平、以及药物调整情况，每 2~4 周监测 1 次甲状腺功能；血清 TSH 稳定后，可每 4 周检测 1 次甲状腺功能直到妊娠 20 周；26~32 周至少检测 1 次[225]。妊娠期未手术的 DTC 通过降低血清 TSH 水平能否改善预后尚无证据，但结合妊娠期低危 PTMC 积极观察的研究结果[219]，妊娠期间新诊断且暂不行手术治疗的 DTC 患者，TSH 抑制治疗目标可设定为 0.3~2.0mIU/L。产后 DTC 患者 TSH 抑制治疗目标与妊娠前设定的目标一致。孕前 TSH 抑制治疗已达标，妊娠期间增加 L-T$_4$ 者，分娩后可将 L-T$_4$ 减量至孕前用量；妊娠期间未增量 L-T$_4$ 者，分娩后可继续维持原剂量。

i 儿童 DTC 术后需接受甲状腺激素治疗。ATA 将儿童 DTC 分为 3 个复发风险等级，该分层系统主要依据淋巴结转移及病灶局部侵犯程度，更侧重于识别患者持续存在的淋巴结病变风险而非死亡风险[147]。低危：病变局限于甲状腺内，N0/Nx 或偶发 N1a 转移（少量中央区颈部淋巴结的镜下转移）；中危：广泛的 N1a 转移或小范围的 N1b 转移；高危：区域淋巴结广泛转移（广泛的 N1b）或局部侵袭性病灶（T4 期），伴或不伴远处转移。初治期，应结合儿童甲状腺癌复发风险，设定个体化 TSH 目标：低危，0.5~1.0mIU/L；中危，0.1~0.5mIU/L；高危，<0.1mIU/L。发现或怀疑疾病持续存在，可继续维持该目标，否则可在治疗一段时期后将 TSH 恢复到正常低值。对中、高危患者随访 3~5 年后无疾病证据时，TSH 可控制于正常低值（表 6-1）。

表 6-1 成人 DTC 术后初治期 TSH 抑制治疗目标

复发风险分层		TSH 抑制治疗目标（mIU/L）*
高危		<0.1
中危		0.1~0.5
低危	全切 / 近全切，无论是否清甲，血清 Tg 可测 #	0.1~0.5
	全切 / 近全切，无论是否清甲，血清 Tg 测不到	0.5~2.0*
	腺叶切除	0.5~2.0*

注：*对 TSH 抑制治疗副作用风险评估为高危的患者，TSH 治疗目标或可放宽。# 是指 TgAb 阴性情况下所测定血清 Tg 水平。Tg，甲状腺球蛋白。TgAb，抗甲状腺球蛋白抗体。

6.2 TSH 抑制治疗不良反应及处置

不良反应	Ⅰ级推荐	Ⅱ级推荐	Ⅲ级推荐
分类及处置	长期 TSH 抑制治疗，会造成亚临床甲亢，有诱发心律失常、骨质疏松、病理性骨折等不良反应的风险，应在启动 TSH 抑制前评估基础心血管、骨健康[a]（1A 类）	存在心动过速、房颤等，抑制治疗之前需接受 β 受体阻滞剂治疗，并在心血管科接受专科随诊和处置[b]（2A 类）骨质疏松症（OP）患者需接受抗 OP 治疗[c]（2A 类）	如存在神经精神系统不良反应，根据患者情况调整治疗方案[d]（3 类）
根据不良反应分层的 TSH 抑制目标	结合患者对治疗反应的动态评估[e]和 TSH 抑制治疗副作用风险，调整 TSH 目标（1A 类）		

【注释】

a TSH 抑制治疗可预防复发、提高 DTC 患者生存。长期超生理剂量的 TSH 抑制治疗，会造成亚临床甲状腺毒症，有诱发心律失常、骨质疏松、病理性骨折等不良反应的风险。当 TSH 需长期维持在很低水平（<0.1mU/L）时，可能影响 DTC 患者的生活质量，加重心脏负荷和心肌缺血（老年者尤甚），引发或加重心律失常（特别是心房颤动），引起静息心动过速、心肌重量增加、平均动脉压增大、舒张和 / 或收缩功能失调等，甚至导致患者心血管相关事件住院和死亡风险增高。减少甲状腺素剂量后则上述诸多受损情况可逆转。TSH 长期抑制还可增加绝经后妇女骨质疏松症（osteoporosis，OP）的发生率，并可能导致其骨折风险增加[217]。另有多项研究提示亚临床甲状腺毒症存在轻度增加一系列情绪障碍与认知功能障碍风险的可能性。

b 当 TSH 控制到很低水平时（<0.02mU/L 时）则影响心功能较明显，增加心血管事件的发生率[226]。另外高龄者进行 TSH 抑制治疗则较易影响心功能，尤其是老年患者心房颤动发生率高，需注意老年患者心血管风险[3,227]。长期 TSH 抑制治疗患者舒张功能受损的风险更高，增加冠心病、心力衰竭等严重心血管疾病的风险[228]。因此，对需要将 TSH 抑制到低于 TSH 正常参考范围下限的 DTC 患者，评估治疗前基础心脏情况；定期监测心电图，必要时行动态心电图和超声心动图检查；定期进行血压、血糖和血脂水平监测，必要时可测定颈动脉内膜中层厚度以协助评估动脉粥样硬化的危险性。使用 β 受体阻滞剂 3~4 个月后，外源性亚临床甲亢带来的心脏舒张功能和运动耐力受损可以得到显著改善，并能控制心血管事件（尤其是心房颤动）的相关死亡率[229]。对年龄 ≥ 65 岁或年龄 <65 岁合并心脏病、心血管疾病等危险因素，并要求 TSH<0.1mU/L 的 DTC 患者，如无 β 受体阻滞剂禁忌证，应考虑给予该类药物预防心血管系统副作用。TSH 抑制前或治疗期间发生心房颤动者，应给予规范化治疗。有心脏基础疾病或心血管事件高危因素者，应针对性地给予地高辛、血管紧张素转换酶抑制剂或其他心血管药物治疗，并适当放宽 TSH 抑制治疗的目标[217]。

c 目前多项研究表明，TSH 抑制治疗对男性和绝经前妇女的骨骼无影响，一些研究提示 TSH 抑制治疗可影响绝经后女性的骨密度，可明显增加老年患者骨质疏松症发生率[230]，降低 50 岁以上患者的骨密度[231]，骨形成指标骨碱性磷酸酶显著升高[232]，并随着年龄的增长这种影响会扩大[233]，且与 L-T$_4$ 使用剂量呈正相关[234]。TSH 抑制治疗期间需重点关注绝经后女性，给予 OP 预防，其他人群则需积极监测。对需要将 TSH 抑制到低于 TSH 正常参考范围下限的 DTC 患者（特别是绝经后妇女），评估治疗前基础骨矿化状态并定期监测骨质情况。绝经后 DTC 患者在 TSH 抑制治疗期间，应接受 OP 初级预防：确保钙摄入 1 000mg/d，补充维生素 D 400~800U/d。对未使用雌激素或双膦酸盐治疗的绝经后妇女，TSH 抑制治疗前或治疗期间达到 OP 诊断标准者，维生素 D 应增至 800~1 200U/d，并酌情联合其他干预治疗药物（如双膦酸盐类、降钙素类、雌激素类、甲状旁腺激素、选择性雌激素受体调节剂类等）[235]。

d 过量的甲状腺激素可以增加成年人神经兴奋性，甲状腺毒症可造成多种情绪障碍、神经系统症状。长期亚临床甲状腺毒症人群抑郁症状评分升高。当 TSH<0.1mU/L 时，痴呆的风险较正常 TSH 水平人群增加。长期使用 TSH 抑制治疗可能与抑郁有相关性[236,237]。目前多项研究提示亚临床甲状腺毒症存在轻度增加一系列情绪障碍与认知功能障碍风险的可能性。在临床实践中应注意接受 TSH 抑制治疗的患者在神经、精神系统的症状改变，必要时调整治疗方案。

e 人群前瞻性研究和 Meta 分析均发现，TSH<0.1mU/L 时心房颤动、心律失常、心力衰竭、主要心血管不良事件、心血管死亡以及全因死亡风险均显著升高[238,239]。因此，应该把房颤视为 TSH 抑制副作用的高度风险，>60 岁、骨质疏松为中度风险。考虑到绝经后女性在 TSH 抑制时骨量显著降低，可把绝经、心动过速、骨量降低等视为 TSH 抑制副

分化型甲状腺癌

作用低度风险。对存在中高危因素的 DTC 患者,不宜一味强行追求将 TSH 控制在 <0.1mU/L,而应兼顾副作用风险,将 TSH 控制至接近达标的最大可耐受程度(表 6-2、表 6-3)。

表 6-2　成人 DTC 随访期长期 TSH 抑制治疗目标(mIU/L)

TSH 抑制目标		DTC 治疗反应评估(动态风险)			
		反应良好	反应不确定	生化反应不全	结构反应不全
TSH 抑制治疗副作用风险	极低危	0.5~2.0*	0.1~0.5	<0.1	<0.1
	低危	0.5~2.0*	0.1~0.5	0.1~0.5	<0.1
	中危	0.5~2.0*	0.5~2.0	0.1~0.5	<0.1
	高危	0.5~2.0*	0.5~2.0	0.5~2.0	0.1~0.5

注:* 对 TSH 抑制治疗副作用风险评估为高危的患者,TSH 治疗目标或可放宽。

表 6-3　成人 DTC 术后 TSH 抑制治疗的副作用风险分层

TSH 抑制治疗的副作用风险分层	适用人群
极低危	无或未知 TSH 抑制副作用相关危险因素
低危	心动过速;绝经后女性;骨量减少
中危	≥60 岁;骨质疏松
高危	临床心脏病,如心房颤动、冠状动脉性心脏病、心力衰竭等;伴发其他严重疾病

6.3　甲状旁腺功能减退治疗

治疗期分类	I 级推荐	II 级推荐	III 级推荐
预防性治疗	术前留取血钙、PTH 和 25- 羟维生素 D3 的基线水平 b(1A 类) 术后监测血钙和血镁水平 c(1A 类)		术后立即测量血清 PTH 水平 d(2B 类)
长期治疗	口服钙剂、活性维生素 D3 或其类似物、普通维生素 D3 e(1A 类)	PTH 替代治疗 f(1B 类)	应用噻嗪类利尿药 g(3 类) 定期查肾脏超声和 24h 尿钙 h(3 类)
急性期治疗	静脉补钙后过渡至口服钙剂,联合口服活性维生素 D3 i(2A 类)	静脉或口服补镁 j(2A)	

【注释】

a　颈前手术是甲状旁腺功能减退(hypoparathyroidism,HP)最常见病因,约占 75%,术后低钙血症者中 3%~30% 的患者发展为慢性 HP,其中甲状腺全切术可以造成多达 7% 的患者出现术后 HP。目前认为,术后血钙 <2.0mmol/L(8.0mg/dL)而甲状旁腺激素(PTH)显著降低或者全段 PTH(intact PTH,iPTH)<15ng/L,即可考虑术后 HP。原位保留的甲状旁腺数目是发生 HP 风险的主要决定性因素[240]。

b　根据患者白蛋白校正后的血钙结果进行评估;如果基线钙水平低于正常水平或在正常低线,则 HP 风险增加,需要术前预防性口服补充钙;如果基线钙水平偏高,则应监测 PTH 水平;术前 PTH 水平升高通常是由于维生素 D 缺乏引起的继发性甲状旁腺功能亢进;术前维生素 D 缺乏是 HP 的危险因素,推荐术前纠正维生素 D 缺乏[241]。

c　如果术后血钙低于正常水平,口服补充钙剂和活性维生素 D;低镁血症常与低钙血症并存,低镁血症时 PTH 分泌和生理效应均减低,使低钙血症不易纠正,对于病程长、低钙血症难以纠正者,予补镁治疗[139,240]。

d　由于监测钙趋势通常需要 12~24h 或更长时间,且术后钙水平可能与预防性钙和骨化三醇的使用或术前低维生素 D 水平相互干扰,因此术后 24h 内的 PTH 水平较血钙浓度能更准确地预测 HP 的发生;术后 PTH 水平 <15pg/mL 表明急性

HP 风险增加,建议口服补充钙剂和活性维生素 D[242]。

e 口服碳酸钙是最常用的钙剂,剂量通常为单次 500~625mg 或 1 000~1 250mg,每日 2~3 次;骨化三醇是维生素 D_3 最重要的活性代谢产物之一,通常剂量为单次 0.25~0.5μg,每日 2 次,可增加口服钙的有效性[139,243]。

f 使用大剂量钙剂和活性维生素 D,血钙仍不能升至目标水平时,可考虑 PTH 替代治疗[244,245]。

g 高钙尿(即 24h 尿钙 >150mg)者,可使用氢氯噻嗪每日 12.5~50mg;需联合补钾,或与保钾保镁利尿药如阿米洛利联用[246]。

h 即使治疗后血钙水平正常,也可能出现肾结石、肾钙质沉着症、基底核钙化症、白内障等并发症,定期进行肾脏超声和 24h 尿钙测量可以减小出现并发症的风险[247]。

i 血清校正钙水平 ≤ 7.0mg/dL,需静脉补钙:1~2g 葡萄糖酸钙加入 50mL 的 5% 葡萄糖溶液滴注超过 20min;当血钙可稳定在较低的正常范围内时,过渡为口服钙剂,联合活性维生素 D[237,248]。

j 可选择的补镁治疗方案包括 10% 硫酸镁缓慢静脉注射、10~14mmol/L 氯化镁静脉滴注、口服氯化镁或氧化镁,根据血清镁和肾功能调整剂量[240,249]。

7 系统治疗

在无外源性碘负荷干扰的情况下,TSH 刺激状态(>30mIU/L)时,经过规范的 [131]I 治疗后的 DTC 患者,出现下列情形之一即可界定为 RAIR-DTC[3,250]:①病灶在 [131]I 治疗后全身显像上表现为不摄碘,且无法从后续的 [131]I 治疗中获益(如残留甲状腺太多,可能会影响转移灶摄碘,可清甲后再次治疗时进行评估);②原本摄碘的病灶经 [131]I 治疗后逐渐丧失摄碘能力;③同一患者体内部分病灶摄碘,而部分病灶不摄碘,且生化无缓解;④病灶摄碘,但在 1 年内出现疾病进展;⑤ [131]I 累积用量超过 600mCi,但疾病无缓解。

判断为 RAIR-DTC 的患者,倘若出现疾病相关症状或影像学进展则需要考虑以分子靶向药物为主的系统治疗。相关药物推荐如下:

分期	分层 1	分层 2	I 级专家推荐	II 级专家推荐	III 级专家推荐
复发转移性	无症状、疾病稳定或缓慢进展		定期随访[a](2A 类)		
	有症状、疾病快速进展	RET 融合基因阴性或未知	仑伐替尼[b](1A 类) 索拉非尼[b](1A 类)	阿帕替尼[c](1B 类) 安罗替尼[c](1B 类)	阿霉素[a](2B 类)
		RET 融合基因阳性		普拉替尼[d](2A 类)	

【注释】

a 对于复发转移性 RAIR-DTC,如果患者无症状且疾病稳定或缓慢进展,每 3~6 个月的定期随访是合理的选择,目前没有证据表明提前开始进行系统性治疗有助于改善总生存[152,251]。对于有症状或疾病快速进展的患者,抗血管小分子多靶点激酶抑制剂是目前的标准治疗;只有在少数情况可以考虑化疗,阿霉素是唯一推荐的药物。

b 索拉非尼是全球首个获批用于治疗碘难治性复发转移性分化型甲状腺癌的靶向药物,并于 2017 年 3 月在中国获得该适应证。在一项名为 DECISION 的 III 期随机对照临床研究中,针对入组前 14 个月内疾病进展的患者,索拉非尼较安慰剂显著改善了客观缓解率(12% vs 0.5%)和无进展生存期(10.8 个月 vs 5.8 个月,HR=0.59),但总生存期没有差别[252]。2020 年 11 月,仑伐替尼同样在中国获批用于治疗碘难治性复发转移性分化型甲状腺癌。在一项名为 SELECT 的 III 期随机对照临床研究中,针对入组前 13 个月内疾病进展的患者,仑伐替尼较安慰剂显著改善了客观缓解率(64.8% vs 1.5%)和无进展生存期(18.3 个月 vs 3.6 个月,HR=0.21),总生存期和 DECISION 研究一样没有获益,可能由于安慰剂组的患者在疾病进展后接受了试验组的交叉治疗[253]。为了验证仑伐替尼在中国患者中的疗效和安全性,在一项与 SELECT 研究设计类似 III 期随机对照临床研究中,针对入组前 12 个月内疾病进展的中国患者,仑伐替尼获得了 70% 的客观缓解率,中位无进展生存期(23.9 个月)显著优于安慰剂组(3.7 个月)[254]。目前缺乏索拉非尼和仑伐替尼的随机对照研究,但鉴于仑伐替尼较高的肿瘤缓解率和降低疾病进展的风险率,ESMO 和 NCCN 指南均优先推荐仑伐替尼[152,255]。

c 阿帕替尼作为国内首个原研的抗血管小分子多靶点激酶抑制剂,在 2020 年的 ESMO 会议上报道了其治疗碘难治

分化型甲状腺癌

性复发转移性分化型甲状腺癌的 Ⅲ 期随机对照临床研究结果[256]。这项名为 REALITY 的研究针对入组前 12 个月疾病进展的患者,阿帕替尼获得了 54.3% 的客观缓解率,并且在中位无进展生存期和总生存期均显著优于安慰剂组。同样,安罗替尼在 2020 年的 ESMO ASIA 会议上报道了类似的临床研究结果。这项 Ⅱ 期随机对照临床研究针对碘难治性复发转移性分化型甲状腺癌(其中 80.5% 的患者在入组前 12 个月内疾病进展),安罗替尼获得了 59.2% 的客观缓解率,在无进展生存上显著优于安慰剂组,并且在调整了交叉治疗的影响后获得了总生存的获益[257]。目前,阿帕替尼和安罗替尼均尚未获得国内治疗 RAIR-DTC 的适应证,但无论是疗效和安全性似乎并不逊色于海外原研的靶向药物。

d DTC 特别是 PTC 中约有不到 10% 的患者具有 RET 融合基因,最常见的伙伴基因是 *CCDC6* 和 *NCOA4*。在一项名为 ARROW 的篮式临床研究中,所有 *RET* 融合基因的实体瘤患者接受了普拉替尼这一特异性 RET 抑制剂的治疗,其中碘难治性甲状腺癌患者获得了 89% 的肿瘤缓解率,并且缓解时间均超过 6 个月[258]。基于这项研究,美国 FDA 于 2020 年 12 月批准了普拉替尼治疗具有 RET 融合基因的碘难治性甲状腺癌,但国内尚未批准这一适应证。

e 在 DECISION 和 SELECT 临床研究中,最常见(≥ 50%)的不良事件是高血压、腹泻、体重下降和疲劳。仑伐替尼治疗的患者中高血压和蛋白尿更多见,而皮肤毒性包括掌跖红斑感觉不良综合征、皮疹和脱发主要发生于索拉非尼治疗的患者。不良事件主要发生于治疗的早期阶段(3~12 周),随着治疗继续会呈现出自限性的特点。对于不可耐受性毒性,通常需要暂停给药或降低剂量,少数患者需要终止治疗。在仑伐替尼针对中国患者的注册研究中,常见的 3/4 级不良事件是高血压和蛋白尿,其中 80.8% 的患者需要降低剂量,67% 的患者需要暂停给药,但只有 8.7% 的患者因为不良事件而终止治疗。更多针对这一类靶向治疗药物毒性管理的内容可以参考相关综述或共识[259,260](表 7-1)。

表 7-1 放射性碘难治性复发转移性分化型甲状腺癌的靶向药物

药物名称	用法用量
索拉非尼	400mg,口服,每日 2 次,连续用
仑伐替尼	24mg,口服,每日 1 次,连续用
阿帕替尼	500mg,口服,每日 1 次,连续用
安罗替尼	12mg,口服,每日 1 次,连续用 2 周,停药 1 周
普拉替尼	400mg,口服,每日 1 次,连续用

8 其他局部治疗

8.1 外照射治疗

对于术后高危、持续/复发及转移性 DTC 患者,外照射有利于局部区域控制。对整体治疗可以起到积极的辅助和补充作用。当有肉眼可见、无法手术的局部残留或复发肿瘤,或位于关键部位无法手术的远处转移,均可考虑外照射治疗,尤其在肿瘤不摄碘或碘治疗效果差出现碘难治性状态时。

病灶部位		Ⅰ级推荐	Ⅱ级推荐	Ⅲ级推荐
局部残留/复发病灶			外照射(不可切除或碘难治病灶)[a,b,c] (2A 类)	
转移性病灶	肺转移		外照射(寡转移)[d](2A 类)	外照射(多发转移,局部转移病灶危及生命或伴有严重压迫等症状者) (2B 类)
	骨转移		外照射(有症状或承重骨)[e](2A 类)	
	脑转移	外照射(寡转移)[f] (2A 类)	外照射(多发转移)(2A 类)	
	其他转移			外照射(不摄碘、姑息减症)[g](2B 类)

【注释】

a DTC术后外照射一直存有争议，目前多推荐术后具有高危复发风险的患者可考虑接受外照射，外照射可改善无局部复发生存，但对总生存无显著影响[3,261]。临床常用的外照射适应证：①肿瘤肉眼残存且不能手术切除，单纯依靠放射性碘（RAI）无法控制者；②术后残存或复发病灶不摄碘者。

b 局部残存/复发病灶主要包括甲状腺床残存/复发和颈部淋巴结转移。若病灶无法手术切除且摄碘，则 ^{131}I 治疗和外照射均为有效的治疗手段。若病灶不摄碘或在 ^{131}I 治疗后仍有残留、或其他治疗手段无效时，外照射治疗是重要的局部治疗选择之一[174,262]。

c 最优的外照射范围和剂量仍有争议。关于照射范围主要有两方面意见：①小野照射，主要包括甲状腺床复发灶或残存肿瘤区；②大野照射，包括甲状腺床复发灶和区域淋巴引流区[263]。常规分割参考剂量：①大体肿瘤区（gross target volume,GTV,主要包括复发或残存肿瘤区、转移淋巴结区）:60~70Gy,建议在保证安全的前提下，外照射给予足够高的剂量；②临床靶区（clinical target volume,CTV,主要包括亚临床灶）:50~60Gy[264]。在制定放疗计划时，不但要考虑靶区剂量的覆盖，同时考虑正常组织的耐受量以避免严重的并发症。调强放疗技术具有安全、有效、副作用小等优势，可作为放疗技术首选[265-267]。

d DTC肺转移时，外照射主要适用于：①寡转移[268]（寡转移的定义现尚无统一标准，通常认为转移灶数量在 1~5 个以内）；②多发转移灶或大结节病灶，经过系统治疗或 ^{131}I 治疗后仍有残留病灶；③不摄碘的肺转移灶；④局部转移病灶危及生命或伴有严重压迫等症状者。对于寡转移病灶，立体定向放射治疗在保证充足生物剂量的前提下，可获得不错的临床疗效[269,270]，但对于弥漫性多发肺转移灶，外照射只作为备选治疗手段。

e 对于骨转移患者，外照射主要适用于有局部疼痛症状或严重骨质破坏的承重骨转移病灶。外照射可以有效缓解疼痛症状、减少及延缓病理性骨折等事件的发生，提高生活质量[271]。对于孤立、有症状的转移灶，外照射还可以作为外科手术切除后的补充治疗，特别是一些位于关键部位、手术无法完全切除的病灶。

f 脑转移的情况有些特殊，由于 ^{131}I 治疗可引起肿瘤周围组织的水肿，因此，外照射和外科手术是脑转移的主要治疗手段。且不论转移灶的数量、大小及是否摄碘，外照射均可应用。脑转移的专病死亡率高达 67%,但文献报道手术完全切除后其中位生存期可达12.4个月。随着放疗技术的发展，尤其是立体定向放射治疗也可获得与手术近似的疗效[272,273]。但对于多发颅内转移或肿瘤体积大脑水肿症状明显时，应同时加强脱水降颅压等辅助治疗，必要时先行手术辅助降颅压。

g 其他部位远处转移，外照射主要适用于肿瘤不摄碘或 ^{131}I 治疗效果差出现碘难治性状态时的姑息治疗。可以减轻局部压迫或疼痛等症状，提高患者生存质量。

h 远处转移的外放射剂量、分割无统一意见。可以采用大分割短疗程，也可以采用常规分割[274,275]。外照射的剂量，有研究报道显示 >50Gy,有利于提高远转病灶的控制率，提高治疗疗效[276]。大分割治疗有明显的生物学和经济学优势，与新型治疗手段联合可能有潜在临床获益，尚需进一步研究证实[277]。

i 外照射相关不良反应主要包括急性期反应和晚期损伤，常见的有急性黏膜、皮肤反应、喉水肿、吞咽困难、颈部纤维化、放射性脊髓炎、放射性肺炎和骨髓抑制等。在给予较高剂量的外照射治疗时，可通过积极的护理支持治疗、合理缩小照射范围、使用三维或调强外照射等技术有利于提高转移灶的局部控制和降低治疗不良反应的发生率。

8.2 消融治疗

消融治疗是在超声引导下经皮穿刺利用物理或化学的方法对肿瘤细胞进行原位灭活，病灶组织发生凝固性坏死，最后坏死组织自然溶解被机体吸收，从而达到原位根除或毁损肿瘤的目的。超声引导下经皮穿刺消融治疗包括热消融、冷冻消融、化学消融和放射性消融[278-280]。热消融治疗包括射频消融、微波消融、激光和聚焦超声消融。常用的化学消融为无水乙醇消融。

消融治疗技术操作简便，定位精确，安全有效，具有损伤小、恢复快、并发症少、不影响美观等特点，避免手术的过度创伤，减轻患者的焦虑，可以作为DTC的一种补充治疗选择[151,281-285]。

8.2.1 分化型甲状腺癌消融治疗适应证

适应证	Ⅰ级推荐	Ⅱ级推荐	Ⅲ级推荐
原发性低危甲状腺微小乳头状癌 a			患者有保留腺体功能和美观需求，拒绝手术或观察，可考虑消融治疗 b（2B 类）
原位复发灶 c		手术风险高或放射性碘难治或患者拒绝手术治疗，可考虑消融治疗（2A 类）	
持续 / 复发侧颈淋巴结转移病灶 c		手术风险高或放射性碘难治或患者拒绝手术治疗，可考虑消融治疗（2A 类）	

【注释】

a PTC 占 DTC 的 85%，生长缓慢，恶性度较低，其中 PTMC 是 PTC 人群中最多的一种类型，占 PTC 发患者群的 50%~60%，尽管近年来发病率逐年上升，但死亡率并无显著变化，预后良好[286]。原发性低危 PTMC 的特征：单发结节，最大径 ≤ 1cm，非病理学高危亚型（如高细胞、岛状细胞、柱状细胞癌等），肿瘤未侵犯甲状腺周围组织，无淋巴结或远处转移证据。近年来超声引导下热消融（射频、微波、激光）技术在部分低危 PTMC 微创治疗中逐渐开展应用，安全有效，并发症少[107,287-293]。

b 甲状腺与颈部重要结构如颈总动脉、气管、食管、喉返神经等关系密切，液体隔离法是提高消融治疗安全性的重要措施[294]。根据结节大小采用固定消融或移动消融法，消融术后即刻行超声造影检查[295]，消融治疗区域呈无增强表现，超过结节边缘 3mm 以上，确保病灶消融完全[296]。

c 2001 年射频消融首次应用于 DTC 复发灶的治疗并取得良好效果[175]。外科手术、^{131}I 治疗和甲状腺激素治疗是复发及转移性分化型甲状腺癌的常规治疗方法，但手术瘢痕可能会导致再次手术的并发症提高。此外，高龄患者二次手术的风险及患者拒绝手术也是临床治疗中可能遇到的问题。因此，消融治疗可作为存在手术高风险或拒绝手术治疗的甲状腺癌原位复发病灶或侧颈淋巴结转移病灶的替代治疗方法或姑息治疗方法[290,297]。

附录

分化型甲状腺癌 TNM 分期系统、初始复发风险和动态风险分层

目前多采用美国癌症联合委员会（American Joint Committee on Cancer, AJCC）制定的甲状腺癌 TNM 分期系统（第 8 版，2017）[298]。

附表 1　分化型甲状腺癌 TNM 分期系统

原发病灶（T）

T 分层	分层标准
TX	原发肿瘤无法评估
T0	无原发肿瘤证据
T1	肿瘤最大直径≤ 2cm，并局限于甲状腺内
T1a	肿瘤最大直径≤ 1cm，并局限于甲状腺内
T1b	肿瘤最大直径 >1cm 但≤ 2cm，并局限于甲状腺内
T2	肿瘤最大直径 >2cm 但≤ 4cm，并局限于甲状腺内
T3	肿瘤最大直径 >4cm，并局限于甲状腺内，或任意大小肿瘤出现肉眼可见的甲状腺外侵犯且只侵犯带状肌群
T3a	肿瘤最大直径 >4cm，并局限于甲状腺内
T3b	任意大小肿瘤出现肉眼可见的甲状腺外侵犯且只侵犯带状肌群（胸骨舌骨肌、胸骨甲状肌、甲状舌骨肌或肩胛舌骨肌）
T4	包括肉眼可见的腺体外侵犯
T4a	任意大小的肿瘤，明显甲状腺外侵犯包括扩散超出甲状腺被膜侵入皮下软组织，喉、气管、食管或者喉返神经
T4b	任意大小的肿瘤，明显甲状腺外侵犯包括肿瘤侵入椎前筋膜或者包绕颈动脉或纵隔的脉管

分化型甲状腺癌

区域淋巴结（N）

N 分层	分层标准
NX	不能评估局部淋巴结
N0	无局部淋巴结转移
N0a	组织细胞病理下无淋巴结转移
N0b	影像学上无淋巴结转移证据
N1	局部淋巴结转移
N1a	Ⅵ区或者Ⅶ区淋巴结转移（气管前、气管旁和喉前/Delphian 或上纵隔），这些转移可以是单侧的也可以是双侧的
N1b	转移至单侧、双侧或者对侧的侧颈部淋巴结（Ⅰ、Ⅱ、Ⅲ、Ⅳ或者Ⅴ区）或者咽后淋巴结

远处转移（M）

M 分层	分层标准
M0	无远处转移
M1	远处转移

预后分期

诊断时年龄	T	N	M	TNM 分期
<55 岁	任何 T	任何 N	M0	Ⅰ
	任何 T	任何 N	M1	Ⅱ
≥ 55 岁	T1	N0/NX	M0	Ⅰ
	T1	N1	M0	Ⅱ
	T2	N0/NX	M0	Ⅰ
	T2	N1	M0	Ⅱ
	T3a/T3b	任何 N	M0	Ⅱ
	T4a	任何 N	M0	Ⅲ
	T4b	任何 N	M0	ⅣA
	任何 T	任何 N	M1	ⅣB

附表 2　分化型甲状腺癌复发危险度分层

复发危险度分层 （复发风险度）	符合条件
低危	PTC（符合以下全部条件者）： 　无局部或远处转移 　所有肉眼可见的肿瘤均被彻底清除 　无肿瘤侵及腺外组织 　原发灶非侵袭性病理亚型（如高细胞型、鞋钉型或柱状细胞型等） 　如果给予 [131]I 治疗，治疗后 ^{131}I-WBS 无甲状腺外碘摄取 　无血管侵袭 　cN0 或 ≤ 5 个微小转移淋巴结（<2mm）pN1 滤泡型（FV）-PTC：腺内型、包裹性 FV-PTC FTC： 　腺内型、分化良好的侵及包膜的 FTC，无或仅有少量（<4 处）血管侵袭 PTMC： 　腺内型、单灶或多灶，无论 BRAF 是否突变

复发危险度分层 （复发风险度）	符合条件
中危（所有 DTC）	符合以下任何条件之一者： 显微镜下原发灶向甲状腺外侵袭 首次 RAI 治疗后显像提示颈部摄碘灶 侵袭性病理亚型 伴血管侵袭的 PTC cN1 或 >5 个微小淋巴结（最大径均 <3cm）pN1 伴有腺外侵袭和 $BRAF^{V600E}$ 突变（如果检测 BRAF）的多灶性 PTMC
高危（所有 DTC）	符合以下任何条件之一者： 肉眼可见原发灶向甲状腺外侵袭 原发灶未能完整切除 有远处转移 术后血清 Tg 提示有远处转移 pN1 中任何一个转移淋巴结最大径 ≥ 3cm 伴广泛血管侵袭（>4 处）的 FTC

注：BRAF 为 B-RaF 原癌基因丝 / 苏氨酸蛋白激酶，cN 为临床 N 分期，FTC 为甲状腺滤泡状癌，pN 为病理 N 分期，PTC 为甲状腺乳头状癌，PTMC 为甲状腺乳头状微小癌，Tg 为甲状腺球蛋白。

附表 3　分化型甲状腺癌动态风险评估及预后和管理

疗效反应	定义	临床转归	管理措施
反应良好 （excellent response，ER）	血清学：抑制性 Tg<0.2μg/L 或刺激性 Tg<1μg/L（TgAb 阴性）；影像学：阴性	1%~4% 复发；小于 1% 发生疾病特异性死亡	降低随诊频率和 TSH 抑制程度
反应不确定 （indeterminate response，IDR）	血清学：0.2μg/L ≤抑制性 Tg<1μg/L 或 1μg/L ≤刺激性 Tg<10μg/L，TgAb 稳定或下降；影像学：无影像学证实的结构或功能性疾病存在证据；治疗后 Dx-WBS 示甲状腺床区微弱显影	15%~20% 随访期间可转变为 SIR；其他病情稳定或好转；小于 1% 发生疾病特异性死亡	持续动态监测影像学与血清学指标
生化反应不全 （biochemical incomplete response，BIR）	血清学：抑制性 Tg ≥ 1μg/L 或刺激性 Tg ≥ 10μg/L 或 TgAb 呈上升趋势；影像学：阴性	30% 及以上自发缓解；20% 经干预后缓解；20% 转变为 SIR；小于 1% 发生疾病特异性死亡	Tg 水平稳定或下降，应在 TSH 抑制状态下长期随访；若 Tg/TgAb 呈上升趋势，必要时采用 ^{18}F-FDG PET/CT 等影像学检查寻找潜在病灶
结构反应不全 （structural incomplete response，SIR）	血清学：Tg 或 TgAb 呈任何水平；影像学：可证实的结构或功能性疾病存在证据	50%~85% 经后期干预病情仍持续；局部转移患者的疾病特异性死亡率高达 11%，远处转移高达 50%	根据病灶大小、位置、生长速度、摄碘性等决策下一步治疗或随诊方案

注：Dx-WBS 为诊断性 ^{131}I 全身显像，FDG 为脱氧葡萄糖，Tg 为甲状腺球蛋白，TgAb 为 Tg 抗体，TSH 为促甲状腺激素。

中国临床肿瘤学会（CSCO）
非小细胞肺癌诊疗指南 2021

组　长
周彩存　王　洁　程　颖

副组长
王绿化　王长利　韩宝惠　张　力　卢　铀　王哲海

执笔专家组成员（以姓氏汉语拼音为序）

常建华　复旦大学附属肿瘤医院肿瘤内科
陈　明　中山大学肿瘤防治中心放疗科
陈克能　北京大学肿瘤医院胸外科
程　颖　吉林省肿瘤医院肿瘤内科
范　云　浙江省肿瘤医院胸内科
傅小龙　上海交通大学附属胸科医院放疗科
高树庚　中国医学科学院肿瘤医院胸外科
韩宝惠　上海交通大学附属胸科医院呼吸科
黄云超　云南省肿瘤医院胸外科
焦顺昌　中国人民解放军总医院第一医学中心肿瘤内科
林冬梅　北京大学肿瘤医院胸内科
卢　铀　四川大学华西医院胸部肿瘤科
陆　舜　上海交通大学附属胸科医院肺部肿瘤临床医学中心
马智勇　河南省肿瘤医院呼吸内科
潘跃银　中国科学技术大学附属第一医院肿瘤科
束永前　江苏省人民医院肿瘤科
宋　勇　中国人民解放军东部战区总医院呼吸内科
宋启斌　武汉大学人民医院肿瘤中心
陶　敏　苏州大学附属第一医院肿瘤科
王　洁　中国医学科学院肿瘤医院肿瘤内科
王长利　天津医科大学肿瘤医院外科
王绿化　中国医学科学院肿瘤医院深圳医院放射治疗科
王哲海　山东省肿瘤医院内科
王子平　北京大学肿瘤医院胸内一科
吴一龙　广东省人民医院肺癌研究所
伍　钢　华中科技大学同济医学院附属协和医院肿瘤中心胸部肿瘤科

谢丛华　武汉大学中南医院肿瘤放化疗科
许亚萍　同济大学附属上海市肺科医院放疗科
杨　帆　北京大学人民医院胸外科
杨衿记　广东省人民医院肿瘤中心肺一科
袁双虎　山东省肿瘤医院放疗科
张　力　中山大学肿瘤防治中心内科
张兰军　中山大学肿瘤防治中心胸外科
赵路军　天津医科大学肿瘤医院放疗科
支修益　首都医科大学肺癌诊疗中心胸外科
周彩存　同济大学附属上海市肺科医院肿瘤科
周清华　四川大学华西医院 / 天津医科大学总医院肺癌中心
朱　波　中国人民解放军陆军军医大学新桥医院肿瘤科
朱广迎　中日友好医院放射肿瘤科

执笔人（以姓氏汉语拼音为序）

任胜祥　同济大学附属上海市肺科医院肿瘤科
王志杰　中国医学科学院肿瘤医院肿瘤内科

秘　书（以姓氏汉语拼音为序）

段建春　中国医学科学院肿瘤医院肿瘤内科
何雅億　同济大学附属上海市肺科医院肿瘤科

顾问专家组成员（以姓氏汉语拼音为序）

毕　楠　中国医学科学院肿瘤医院放疗科
仓顺东　河南省人民医院肿瘤内科
褚　倩　华中科技大学同济医学院附属同济医院胸部肿瘤科
陈大卫　山东省肿瘤医院肿瘤中心
陈东芹　上海交通大学医学院附属仁济医院宝山分院肿瘤科
崔久嵬　吉林大学白求恩第一医院肿瘤中心肿瘤科
董丽华　吉林大学白求恩第一医院放疗科
董晓荣　华中科技大学同济医学院附属协和医院肿瘤中心

段建春	中国医学科学院肿瘤医院肿瘤科	沈毅弘	浙江大学医学院附属第一医院呼吸内科
方　健	北京大学肿瘤医院胸部肿瘤内二科	盛立军	山东省医学科学院附属医院肿瘤内科
方文峰	中山大学肿瘤防治中心内科	石　琴	福州肺科医院肿瘤科
付振明	武汉大学人民医院肿瘤中心	史美祺	江苏省肿瘤医院肿瘤内科
郭　珺	山东省肿瘤医院内科	宋　霞	山西省肿瘤医院呼吸内科
郭人花	江苏省人民医院肿瘤科	苏春霞	同济大学附属上海市肺科医院肿瘤科
郭忠良	同济大学附属东方医院呼吸科	孙大强	天津市胸科医院胸外科
何志勇	福建省肿瘤医院胸部肿瘤内科	谭锋维	中国医学科学院肿瘤医院胸外科
胡　坚	浙江大学医学院附属第一医院胸外科	谭群友	中国人民解放军陆军军医大学大坪医院胸外科
胡　洁	复旦大学附属中山医院呼吸内科	汤传昊	北京大学国际医院肿瘤科
胡　毅	中国人民解放军总医院第一医学中心肿瘤内科	汪步海	苏北人民医院肿瘤研究所
胡晓桦	广西医科大学第一附属医院肿瘤内科	王　晖	湖南省肿瘤医院胸部放疗科
黄鼎智	天津医科大学肿瘤医院肿瘤内科	王佳蕾	复旦大学附属肿瘤医院肿瘤内科
黄媚娟	四川大学华西医院胸部肿瘤科	王　俊	山东第一医科大学第一附属医院肿瘤科
惠周光	中国医学科学院肿瘤医院放疗科 / 特需医疗部	王　颖	重庆大学附属肿瘤医院肿瘤放射治疗中心
姜　达	河北医科大学第四医院肿瘤内科	王立峰	南京鼓楼医院肿瘤科
姜　军	青海大学附属医院肿瘤内科	王启鸣	河南省肿瘤医院肿瘤内科
姜　威	中国医学科学院肿瘤医院深圳医院放射治疗科	魏　立	河南省人民医院胸外科
李鹤成	上海交通大学医学院附属瑞金医院胸外科	邬　麟	湖南省肿瘤医院胸部内科
李　琳	北京医院肿瘤内科	吴　荻	吉林大学第一医院肿瘤中心
李文辉	云南省肿瘤医院放疗科	吴　芳	中南大学湘雅二医院肿瘤科
李晓玲	辽宁省肿瘤医院胸内科	吴　楠	北京大学肿瘤医院胸外科
梁　莉	北京大学第三医院肿瘤科	谢聪颖	温州医科大学附属第二医院放化疗科
梁　军	北京大学国际医院肿瘤内科	熊　飞	湖北省肿瘤医院胸外科
梁世雄	广西医科大学附属肿瘤医院放疗科	徐　燃	如东县人民医院肿瘤科
梁文华	广州医科大学附属第一医院胸部肿瘤科	徐世东	哈尔滨医科大学附属肿瘤医院胸外科
廖　峰	中国人民解放军东部战区总医院秦淮医疗区肿瘤内科	姚　煜	西安交通大学第一附属医院肿瘤内科
林冬梅	北京大学肿瘤医院病理科	于起涛	广西医科大附属肿瘤医院肿瘤内科
林　根	福建省肿瘤医院肿瘤内科	袁智勇	天津医科大学肿瘤医院放疗科
林　劼	云南省肿瘤医院肿瘤科	岳东升	天津医科大学肿瘤医院肺部肿瘤外科
刘安文	南昌大学第二附属医院肿瘤科	臧远胜	上海长征医院肿瘤科
刘　慧	中山大学肿瘤防治中心放疗科	张　莉	华中科技大学同济医学院附属同济医院肿瘤科
刘俊峰	河北省肿瘤医院胸心外科	张红梅	中国人民解放军空军军医大学西京医院肿瘤科
刘士新	吉林省肿瘤医院放疗科	张玲玲	北京大学国际医院肿瘤内科
刘晓晴	中国人民解放军总医院第五医学中心肺部肿瘤科	张树才	首都医科大学附属北京胸科医院肿瘤科
刘　喆	首都医科大学附属北京胸科医院肿瘤内科	张新伟	天津医科大学肿瘤医院生物治疗科
柳　江	新疆维吾尔自治区人民医院肿瘤科	张　毅	首都医科大学宣武医院胸外科
柳菁菁	吉林省肿瘤医院肿瘤内科	赵　军	北京大学肿瘤医院胸部肿瘤内科
柳　影	吉林省肿瘤医院胸部肿瘤内科	赵明芳	中国医科大学附属第一医院肿瘤内科
马海涛	苏州大学附属独墅湖医院胸外科	赵　琼	浙江树人大学树兰国际医学院附属树兰医院胸部肿瘤科
马　虎	遵义医科大学第二附属医院胸部肿瘤科	赵　仁	宁夏医科大学总医院肿瘤医院放疗科
闵　婕	空军军医大学唐都医院肿瘤科	钟　华	上海交通大学附属胸科医院呼吸内科
牟巨伟	中国医学科学院肿瘤医院深圳医院胸外科	周建娅	浙江大学医学院附属第一医院呼吸内科
聂　蔚	上海市胸科医院呼吸内科	周　清	广东省人民医院肺三科
彭　玲	浙江省人民医院肿瘤内科	周建英	浙江大学医学院附属第一医院呼吸内科
单建贞	浙江大学医学院附属第一医院肿瘤内科	朱余明	同济大学附属上海市肺科医院胸外科
沈　波	江苏省肿瘤医院肿瘤内科	朱正飞	复旦大学附属肿瘤医院放疗科

1 概要

影像和分期诊断

目的	I 级推荐	II 级推荐	III 级推荐
筛查	高危人群低剂量螺旋 CT[1-4]		
诊断	胸部增强 CT(2A 类)	PET/CT[5](2A 类)	
影像分期	胸部增强 CT(2A 类) 头部增强 MRI 或增强 CT(2A 类) 颈部 / 锁骨上淋巴结 B 超或 CT 上腹部增强 CT 或 B 超(2A 类) 全身骨扫描(2A 类)	PET/CT[5](2A 类)	
获取组织或细胞学技术	纤维支气管镜,EBUS/EUS,经皮穿刺,淋巴结或浅表肿物活检,体腔积液细胞学检查	电磁导航支气管镜、胸腔镜、纵隔镜(2A 类)	痰细胞学(2A 类)

病理学诊断

诊断手段	I 级推荐	II 级推荐	III 级推荐
形态学 (常规 HE 染色)	组织形态学明确小细胞肺癌和非小细胞肺癌;非小细胞肺癌需进一步明确鳞癌和腺癌[1]	细胞学检查制作细胞蜡块;依据 2021 版 WHO 肺癌组织学分类[1]	
免疫组化 (染色)	形态学不明确的 NSCLC,手术标本使用一组抗体鉴别腺癌、鳞癌[1,2],手术标本应给出明确亚型,如 AIS,MIA,附壁型为主的腺癌、肉瘤样癌、腺鳞癌、大细胞癌,以及神经内分泌癌中的类癌、不典型类癌等类型,需要充分观察标本病理改变或评估肿瘤类型所占比例;晚期活检病例,尽可能使用 TTF-1、P40 两个免疫组化指标鉴别腺癌或鳞癌[2,3]	小细胞癌标志物:CD56,Syno,CgA,TTF-1,CK,Ki-67;腺癌、鳞癌鉴别标志物:TTF-1,NapsinA,P40,CK5/6(P63)	

分子分型

分子分型	I 级推荐	II 级推荐	III 级推荐
可手术 I ~ III 期 NSCLC	术后 II / III 期非鳞癌进行 *EGFR* 突变检测,指导辅助靶向治疗[1-4]		
不可手术III 期及IV期 NSCLC	病理学诊断后保留足够组织标本进行分子检测,根据分子分型指导治疗[5-9](1 类);对于非鳞癌组织标本进行:*EGFR* 突变,*ALK* 融合,*ROS1* 及 *RET* 融合检测(3 类)	*BRAF V600E* 突变、*KRAS* 突变、*ERBB2*(*HER-2*)扩增 / 突变,*MET* 扩增和 *MET14* 外显子跳跃突变以及 *NTRK* 融合等基因变异可通过单基因检测技术或二代测序技术(NGS)在肿瘤组织中进行,若组织标本不可及,可考虑利用 cf/ctDNA 进行检测(2B 类)	采用 NGS 技术检测肿瘤突变负荷(TMB)(2B 类)[20]

非小细胞肺癌

分子分型	Ⅰ级推荐	Ⅱ级推荐	Ⅲ级推荐
不可手术Ⅲ期及Ⅳ期 NSCLC	肿瘤标本无法获取或量少不能行基因检测时，可通过外周血游离 / 肿瘤 DNA（cf/ctDNA）进行 *EGFR* 突变检测[10-19]； EGFR-TKIs 耐药患者，建议再次活检进行 *EGFR* T790M 检测[14]。不能获取肿瘤标本的患者，建议行 cf/ctDNA *EGFR* T790M 检测[13,16] 组织标本采用免疫组化法检测 PD-L1 表达（1 类）	不吸烟、经小标本活检诊断鳞癌或混合腺癌成分的患者建议 *EGFR* 突变、*ALK* 融合及 *ROS1* 融合等检测（2A 类）	

非小细胞肺癌的治疗

1 ⅠA、ⅠB 期非小细胞肺癌的治疗

分期	分层	Ⅰ级推荐	Ⅱ级推荐	Ⅲ级推荐
ⅠA、ⅠB 期 NSCLC	适宜手术患者	解剖性肺叶切除 + 肺门及纵隔淋巴结清扫术（2A 类） 微创技术下（胸腔镜）的解剖性肺叶切除 + 肺门及纵隔淋巴结清扫术（2A 类）	微创技术下（机器人辅助）的解剖性肺叶切除 + 肺门及纵隔淋巴结清扫术（2A 类）	
	不适宜手术患者	立体定向放射治疗（SBRT/SABR）[1-6]（2A 类）	采用各种先进放疗技术实施立体定向放疗[1-6]（2A 类）	

2 ⅡA、ⅡB 期非小细胞肺癌的治疗

分期	分层	Ⅰ级推荐	Ⅱ级推荐	Ⅲ级推荐
ⅡA、ⅡB 期 NSCLC	适宜手术患者	解剖性肺切除 + 肺门及纵隔淋巴结清扫（1 类） 微创技术下（胸腔镜）的解剖性肺切除 + 肺门及纵隔淋巴结清扫术 ⅡB 期：含铂双药方案辅助化疗[9,10] 根治性手术且术后检测为 *EGFR* 敏感突变阳性患者，术后奥希替尼（辅助化疗后）或埃克替尼辅助治疗[11,12]	微创技术下（机器人辅助）的解剖性肺切除 + 肺门及纵隔淋巴结清扫术	ⅡA 期：含铂双药方案辅助化疗（2B 类）[8]
	不适宜手术患者	放射治疗[13-16]； 同步放化疗（三维适形放疗 / 适形调强放疗 + 化疗）[13-16]	放疗后含铂双药方案化疗（2A 类证据；如无淋巴结转移，2B 类）[13-16]	

可手术ⅢA 或ⅢB（T3N2M0）期非小细胞肺癌的治疗

分期	分层	Ⅰ级推荐	Ⅱ级推荐	Ⅲ级推荐
临床ⅢA 和ⅢB 期（T3N2M0）NSCLC（经 PET/CT、EBUS/EUS 或纵隔镜进行淋巴结分期）	T3-4N1、或 T4N0 非肺上沟瘤（侵犯胸壁、主支气管或纵隔）	手术（2A 类）+ 辅助化疗（1 类） 根治性放化疗[1-3]	新辅助化疗 ± 放疗 + 手术（2B 类）	
	T3-4N1 肺上沟瘤	新辅助放化疗 + 手术 + 辅助化疗[4-5]	根治性放化疗[1-3]	
	同一肺叶内 T3 或同侧肺不同肺叶内 T4	手术（2A 类）+ 辅助化疗[6,7]（1 类）		

分期	分层	Ⅰ级推荐	Ⅱ级推荐	Ⅲ级推荐
	临床 N2 单站纵隔淋巴结非巨块型转移（淋巴结短径＜2cm）、预期可完全切除	手术切除(2A 类)+辅助化疗 ± 术后放疗 b(2B 类) 根治性同步放化疗[1-3]（1 类）	新辅助化疗 ± 放疗+ 手术 ± 辅助化疗 ± 术 后放疗 a,b(2B 类)	
	临床 N2 多站纵隔淋巴结转移、预期可能完全切除	根治性同步放化疗[1-3]（1 类）	新辅助化疗 ± 放疗+ 手术 ± 辅助化疗 ± 术 后放疗 a,b(2B 类)	
	临床 N2 预期无法行根治性切除 c	根治性同步放化疗[1-3]（1 类） 度伐利尤单抗作为同步放化疗后的巩固治疗[14,15]		
	术后病理检测为 EGFR 敏感突变型	根治性手术患者，术后奥希替尼(辅助化疗后)或埃克替尼辅助治疗[11,12]	根治性手术患者，术后吉非替尼或厄罗替尼辅助治疗[8,10]（1B 类）	

【注释】

a　若术前未行新辅助放疗，术后可考虑辅助放疗。

b　术后病理 N2 可以考虑术后放疗(2B 类)，但近期研究未发现术后放疗生存获益。

c　参考"不可手术ⅢA、ⅢB、ⅢC 期非小细胞肺癌的治疗"部分。

不可手术ⅢA、ⅢB、ⅢC 期非小细胞肺癌的治疗

分期	分层	Ⅰ级推荐	Ⅱ级推荐	Ⅲ级推荐
不可切除 ⅢA 期、 ⅢB 期、 ⅢC 期 NSCLC	PS=0~1	1. 多学科团队讨论 2. 根治性同步放化疗[1,2] 放疗：三维适形调强 / 图像引导适形调强放疗；累及野淋巴结区域放疗[3-5] 化疗： 顺铂 + 依托泊苷(足叶乙苷)[6] 顺铂 / 卡铂 + 紫杉醇[6] 顺铂 + 多西他赛[7] 顺铂或卡铂 + 培美曲塞(非鳞癌)[8,9] 3. 度伐利尤单抗作为同步放化疗后的巩固治疗[10,11]	1. 序贯化疗 + 放疗[12-14](2A 类) 化疗： 顺铂 + 紫杉醇 顺铂 + 长春瑞滨放疗：三维适形放疗[15] 2. MDT 讨论评价诱导治疗后降期手术的可行性，如能做到完全性切除，诱导治疗后手术治疗	
	PS=2	1. 单纯放疗：三维适形放疗[15] 2. 序贯放疗 + 化疗[12-14] 放疗：三维适形调强 / 图像引导适形调强放疗；累及野淋巴结区域放疗[3-5] 化疗： 卡铂 + 紫杉醇 顺铂或卡铂 + 培美曲塞(非鳞癌)[8,9]	单纯化疗：化疗方案参考Ⅳ期无驱动基因突变 NSCLC 方案； 靶向治疗：靶向治疗方案参考Ⅳ期驱动基因阳性 NSCLC 方案(限驱动基因阳性患者)	

Ⅳ期驱动基因阳性非小细胞肺癌

EGFR 突变非小细胞肺癌的治疗

分期	分层	Ⅰ级推荐	Ⅱ级推荐	Ⅲ级推荐
Ⅳ期 *EGFR* 敏感突变 NSCLC 一线治疗 a,b,c		吉非替尼 厄洛替尼 埃克替尼 阿法替尼 达可替尼 奥希替尼[1-6]	吉非替尼或厄洛替尼 + 化疗（PS=0~1）[8]（2A 类） 厄洛替尼 + 贝伐珠单抗[14]（2A 类） 阿美替尼[7] 含铂双药化疗 ± 贝伐珠单抗（非鳞癌）d（2A 类）	
Ⅳ期 *EGFR* 20 外显子插入突变NSCLC 一线治疗		参考Ⅳ期无驱动基因 NSCLC 的一线治疗		
Ⅳ期 *EGFR* 敏感突变 NSCLC 后线治疗 e	寡进展或 CNS 进展	继续原 EGFR-TKI 治疗 + 局部治疗[9]（2A 类）	再次活检明确耐药机制	
	广泛进展	一 / 二代 TKI 一线治疗失败再次活检： T790M 阳性者：奥希替尼[10]或阿美替尼[11]（3 类）； 再次活检 T790M 阴性者或者三代 TKI 治疗失败：含铂双药化疗 ± 贝伐珠单抗（非鳞癌）（2A 类）	再次活检评估其他耐药机制；再次检测 T790M 阳性者：含铂双药化疗 ± 贝伐珠单抗（非鳞癌）（2A 类） 或伏美替尼[12]（3 类）	
Ⅳ期 *EGFR* 敏感突变 NSCLC 靶向及含铂双药失败后治疗	PS=0~2	单药化疗	单药化疗 + 贝伐珠单抗（非鳞癌）（2A 类） 安罗替尼（2A 类）	
Ⅳ期 *EGFR* 20 外显子插入突变后线治疗		参考Ⅳ期无驱动基因 NSCLC 的后线治疗		Amivantamab[20]（3 类）

【注释】

a 本部分主要涉及多发转移患者,寡转移参考本指南其他相应内容。

b 确诊 *EGFR* 突变前由于各种原因接受了化疗的患者,在确诊 *EGFR* 突变后,除推荐参考本指南选择 EGFR-TKI 外,也可在疾病进展或不能耐受当前治疗时参考本指南一线治疗。

c 部分患者确诊晚期 NSCLC 后因为各种原因未能明确基因类型,一线接受化疗的患者进展后活检明确诊断为 *EGFR* 突变,治疗参考本指南一线治疗。

d 具体药物可参考本指南驱动基因阴性Ⅳ期 NSCLC 治疗部分。

e 耐药后进展模式根据进展部位和是否寡进展划分为以下两种类型。

寡进展或 CNS 进展:局部孤立病灶进展或者中枢神经系统病灶进展。

广泛进展:全身或多部位病灶显著进展。

ALK 融合阳性非小细胞肺癌

分期	分层	Ⅰ级推荐	Ⅱ级推荐	Ⅲ级推荐
Ⅳ期 *ALK* 融合 NSCLC 一 线 治疗 a,b,c		阿来替尼（优先推荐）[1]； 克唑替尼[2] 塞瑞替尼[3]	含铂双药化疗 ± 贝伐珠单抗（非鳞癌）[4]d（2A 类）	Brigatinib[5] Lorlatinib[6]

续表

分期	分层	Ⅰ级推荐	Ⅱ级推荐	Ⅲ级推荐
Ⅳ期 *ALK* 融合 NSCLC 靶向后线治疗	寡进展或 CNS 进展	原 TKI 治疗+局部治疗(2A 类)[7]；阿来替尼或塞瑞替尼(限一线克唑替尼)[8,9](2A 类)	恩沙替尼(限一线克唑替尼)[11](3 类)	
	广泛进展	一代 TKI 一线治疗失败：阿来替尼或塞瑞替尼[8,9](1 类)；二代 TKI 一线治疗或一代/二代 TKI 治疗均失败：含铂双药化疗 ± 贝伐珠单抗(非鳞癌)(1 类)[4]	一代 TKI 一线治疗失败：恩沙替尼(3 类)[11]含铂双药化疗 ± 贝伐珠单抗(非鳞癌)(1 类)[4]活检评估耐药机制[10]	一代 TKI 一线治疗失败：Brigatinib(3 类)[12]；二代 TKI 一线治疗或一/二代 TKI 治疗均失败：Lorlatinib(3 类)[13]
Ⅳ期 *ALK* 融合 NSCLC 靶向及含铂双药失败后治疗	PS=0~2	单药化疗(2A 类)	单药化疗 + 贝伐珠单抗(非鳞癌)[14](2A 类)	安罗替尼[15](2A 类)

【注释】
a 本部分主要涉及多发转移患者，寡转移参考本指南其他相应内容。
b 确诊 *ALK* 融合前接受了化疗，可在确诊 *ALK* 融合后中断化疗或化疗完成后接受 ALK 抑制剂治疗。
c 确诊晚期 NSCLC 后未行 *ALK* 融合相关检测，一线治疗后活检为 *ALK* 融合，治疗参考本指南一线治疗。
d 具体药物可参考本指南驱动基因阴性Ⅳ期 NSCLC 治疗部分。

ROS1 融合阳性非小细胞肺癌

分期	分层	Ⅰ级推荐	Ⅱ级推荐	Ⅲ级推荐
Ⅳ期 *ROS1* 融合 NSCLC 一线治疗 a,b,c		克唑替尼(3 类)[1]	含铂双药化疗 ± 贝伐珠单抗(非鳞癌)[2]d(2A 类)	Entrectinib(3 类)[3]
Ⅳ期 *ROS1* 融合 NSCLC 二线治疗	寡进展或 CNS 进展	原 TKI 治疗 + 局部治疗[4,5](2A 类)		
	广泛进展	含铂双药化疗 ± 贝伐珠单抗(非鳞癌)[2,6](2A 类)	参加 ROS1 抑制剂临床研究[7-11](3 类)	
Ⅳ期 *ROS1* 融合 NSCLC 三线治疗	PS=0~2	单药化疗(2A 类)	单药化疗 + 贝伐珠单抗(非鳞癌)[12](2A 类)参加 ROS1 抑制剂临床研究[7-11](3 类)	

【注释】
a 本部分主要涉及多发转移患者，寡转移参考本指南其他相应内容。
b 患者确诊 ROS1 融合前接受了化疗，可在确诊 ROS1 融合后中断化疗或化疗完成后接受 ROS1 抑制剂治疗。
c 确诊晚期 NSCLC 后未行 ROS1 融合相关检测，一线治疗后活检为 ROS1 融合，治疗参考本指南一线治疗。
d 具体药物可参考本指南驱动基因阴性Ⅳ期 NSCLC 治疗部分。

BRAF V600E/NTRK/MET 14 外显子 /RET/KRAS G12C/HER-2 突变非小细胞肺癌的治疗

分期	分层	Ⅰ级推荐	Ⅱ级推荐	Ⅲ级推荐
Ⅳ期 *BRAF V600E* 突变 NSCLC 的一线治疗		参考Ⅳ期无驱动基因 NSCLC 一线治疗的Ⅰ级推荐部分	达拉非尼+曲美替尼(3 类)[1]	参考Ⅳ期无驱动基因 NSCLC 一线治疗的Ⅲ级推荐部分

非小细胞肺癌

分期	分层	I 级推荐	II 级推荐	III 级推荐
IV 期 *NTRK* 融合 NSCLC 的一线治疗		参考 IV 期无驱动基因 NSCLC 一线治疗的 I / II 级推荐部分		Entrectinib[2] 或 Larotrectinib（3 类）[3]
IV 期 *MET* 14 外显子跳跃突变 NSCLC 的一线治疗		参考 IV 期无驱动基因 NSCLC 一线治疗的 I / II 级推荐部分		Capmatinib[4] 或 Tepotinib[5]（3 类）
IV 期 *RET* 融合 NSCLC 的一线治疗		参考 IV 期无驱动基因 NSCLC 的一线治疗的 I / II 级推荐部分		Selpercatinib[8,9]（3 类）
IV 期 *KRAS G12C*/*HER-2* 突变 NSCLC 的一线治疗		参考 IV 期无驱动基因 NSCLC 一线治疗		
IV 期 *BRAF V600E* 突变 /*NTRK* 融合 NSCLC 的后线治疗		靶向治疗或参考 IV 期无驱动基因 NSCLC 后线策略（一线未用靶向治疗） 参考 IV 期驱动基因阳性 NSCLC 后线治疗策略（一线靶向治疗）		
IV 期 *MET* 14 外显子跳跃突变 NSCLC 的后线治疗		根据一线是 / 否靶向治疗，参考 IV 期驱动基因阳性 / 阴性 NSCLC 后线治疗的 I 级推荐部分	赛沃替尼[6]（3 类）（一线未用靶向治疗）	Capmatinib[4] 或 Tepotinib[5]（3 类）（一线未用靶向治疗）
IV 期 *RET* 融合 NSCLC 的后线治疗		根据一线是 / 否靶向治疗，参考 IV 期驱动基因阳性 / 阴性 NSCLC 后线治疗的 I 级推荐部分	普拉替尼[7]（3 类）（一线未用靶向治疗）	Selpercatinib[8,9]（3 类）（一线未用靶向治疗）
IV 期 *KRAS G12C* 突变 NSCLC 的后线治疗		参考 IV 期无驱动基因 NSCLC 后线治疗的 I / II 级推荐部分		Sotorasib[10]（3 类）
IV 期 *HER-2* 突变 NSCLC 的后线治疗		参考 IV 期无驱动基因 NSCLC 后线治疗的 I / II 级推荐部分		吡咯替尼[11,12]（3 类）

IV 期无驱动基因非鳞癌非小细胞肺癌

分期	分层	I 级推荐	II 级推荐	III 级推荐
IV 期无驱动基因、非鳞癌 NSCLC 一线治疗[a]	PS=0~1	1. 培美曲塞联合铂类 + 培美曲塞单药维持治疗 2. 贝伐珠单抗[b]联合含铂双药化疗[1,2] + 贝伐珠单抗维持治疗 3. 含顺铂或卡铂双药方案：顺铂 / 卡铂联合吉西他滨或多西他赛或紫杉醇或紫杉醇脂质体（2A 类）或长春瑞滨或培美曲塞 4. 阿替利珠单抗［限 PD-L1 TC ≥ 50% 或 IC ≥ 10%］[3] 5. 帕博利珠单抗单药（限 PD-L1 TPS ≥ 50%，PD-L1 TPS 1%~49%（2A 类））[4,5]； 6. 培美曲塞 + 铂类联合帕博利珠或卡瑞利珠或信迪利或替雷利珠单抗[6-9]	1. 紫杉醇 + 卡铂 + 贝伐珠单抗联合阿替利珠单抗[10] 2. 白蛋白紫杉醇 + 卡铂联合阿替利珠单抗[11] 3. 重组人血管内皮抑制素联合长春瑞滨和顺铂 + 重组人血管内皮抑制素维持治疗（2B 类）	纳武利尤单抗和伊匹木单抗联合两周期培美曲塞 + 铂类[12]

非小细胞肺癌

分期	分层	Ⅰ级推荐	Ⅱ级推荐	Ⅲ级推荐
Ⅳ期无驱动基因、非鳞癌 NSCLC 一线治疗[a]	PS=2	单药化疗： 吉西他滨 紫杉醇 长春瑞滨 多西他赛 培美曲塞(2A 类)	培美曲塞 + 卡铂(2A 类)；每周方案紫杉醇 + 卡铂(2A 类)	
二线治疗[c]	PS=0~2	纳武利尤单抗[14]或多西他赛或培美曲塞(如一线未使用同一药物)	帕博利珠单抗 (限 PD-L1 TPS ≥ 1%)[15] 阿替利珠单抗[16] 替雷利珠单抗[17]	
	PS=3~4	最佳支持治疗		
三线治疗	PS=0~2	纳武利尤单抗[14]或多西他赛或培美曲塞(如既往未使用同一药物)； 安罗替尼(限 2 个化疗方案失败后)	鼓励患者参加临床研究	

【注释】

a 抗肿瘤治疗同时应给予最佳支持治疗。

b 包括原研贝伐珠单抗和经 NMPA 批准的贝伐珠单抗生物类似物。

c 如果疾病得到控制且毒性可耐受，化疗直至疾病进展。

Ⅳ期无驱动基因鳞癌的治疗

分期	分层	Ⅰ级推荐	Ⅱ级推荐	Ⅲ级推荐
Ⅳ期无驱动基因、鳞癌一线治疗[a]	PS=0~1	1. 含顺铂或卡铂双药方案： 顺铂 / 卡铂联合 吉西他滨或多西他赛或紫杉醇或脂质体紫杉醇 2. 含奈达铂双药方案： 奈达铂 + 多西他赛(1B 类)[1] 3. 阿替利珠单抗[限 PD-L1 TC ≥ 50% 或 IC ≥ 10%][2] 4. 帕博利珠单抗单药(限 PD-L1 TPS ≥ 50%，PD-L1 TPS 1%~49%(2A 类))[3,4]； 5. 紫杉醇 / 白蛋白紫杉醇 + 铂类联合帕博利珠或替雷利珠单抗[5,6] 6. 吉西他滨 + 铂类联合信迪利单抗[7]	紫杉醇 + 铂类联合卡瑞利珠单抗[8]	1. 白蛋白紫杉醇 + 卡铂(2B 类)[9] 2. 纳武利尤单抗和伊匹木单抗联合两周期紫杉醇 + 铂类[10]
	PS=2	单药化疗： 吉西他滨 或紫杉醇 或长春瑞滨 或多西他赛(2A 类)	最佳支持治疗	

分期	分层	Ⅰ级推荐	Ⅱ级推荐	Ⅲ级推荐
二线治疗 b	PS=0~2	纳武利尤单抗[12] 或多西他赛 （如一线未使用同一药物）	帕博利珠单抗(限 PD-L1 TPS ≥ 1%)[13]； 阿替利珠单抗[14] 替雷利珠单抗[15] 信迪利单抗[16] 单药吉西他滨(2A 类)或长春瑞滨(2A 类) （如一线未使用同一药物）； 阿法替尼（如不适合化疗及免疫治疗） (1B 类)[17]	
	PS=3~4	最佳支持治疗		
三线治疗	PS=0~2	纳武利尤单抗[12] 或多西他赛 （如既往未使用同一药物）	安罗替尼(1B 类) （限外周型鳞癌）	

【注释】

a 抗肿瘤治疗同时应给予最佳支持治疗。

b 如果疾病得到控制且毒性可耐受，化疗直至疾病进展。

Ⅳ期孤立性转移非小细胞肺癌

孤立脑或肾上腺转移非小细胞肺癌的治疗

分期	分层	Ⅰ级推荐	Ⅱ级推荐	Ⅲ级推荐
孤立性脑或孤立性肾上腺转移	PS=0~1、肺部病变为非 N2 且可完全性切除	脑或肾上腺转移灶切除＋肺原发病变完全性手术切除＋系统性全身化疗(1 类)[1-8] 脑 SRS(SRT)＋肺原发病变完全性手术切除＋系统性全身化疗[9,10]	脑或肾上腺转移灶 SRS/SRT/SBRT＋肺原发病变 SBRT＋系统性全身化疗(1 类)[11-15]	
	PS=0~1、肺部病灶为 T4 或 N2	脑或肾上腺转移灶 SRS/SRT/SBRT＋肺部病变同步或序贯放化疗＋系统性全身化疗(2B 类)[3,4,15-18]		
	PS ≥ 2	按Ⅳ期处理		

注：TNM 分期参照 IASLC/UICC 第 8 版；SRS(stereotactic radiosurgery)，立体定向放射外科；WBRT(whole brain radiotherapy)，全脑放射治疗；SRT(stereotactic radiation therapy)，立体定向放疗；SBRT(stereotactic body radiation therapy)，体部立体定向放疗。

孤立性骨转移的处理

分期	分层	Ⅰ级推荐	Ⅱ级推荐	Ⅲ级推荐
孤立性骨转移	PS=0~1、肺部病变为非 N2 且可完全性切除	肺原发病变完全性手术切除＋骨转移病变放射治疗＋系统性全身化疗＋双膦酸盐/地舒单抗治疗(2B 类)[1-7,14]	肺原发病变放射治疗＋骨转移病变放射治疗＋系统性全身化疗＋双膦酸盐/地舒单抗治疗(2B 类)[8,9,14]	
	PS=0~1、肺部病变为 N2 或 T4	肺原发病变序贯或同步放化疗＋骨转移病变放射治疗＋双膦酸盐/地舒单抗治疗＋系统性全身化疗(2B 类)[9-11,14]		

非小细胞肺癌

随访

		I 级推荐	II 级推荐	III 级推荐
I ～ II 期和可手术切除 III A 期 NSCLC R0 切除术后或 SBRT 治疗后				
无临床症状或症状稳定患者	前 2 年 （每 6 个月随访一次）	病史 体格检查 胸部平扫 CT，腹部 CT 或 B 超 （每 6 个月一次） 吸烟情况评估（鼓励患者戒烟）（2B 类）	可考虑选择胸部增强 CT	
	3~5 年 （每年随访一次）	病史 体格检查 胸部平扫 CT，腹部 CT 或 B 超 （每年一次） 吸烟情况评估（鼓励患者戒烟）（2B 类）		
	5 年以上 （每年随访一次）	病史 体格检查 鼓励患者继续胸部平扫 CT，腹部 CT 或 B 超 （每年一次） 吸烟情况评估（鼓励患者戒烟）（2B 类）		
不可手术切除 III A 期、III B 期和 III C 期 NSCLC 放化疗结束后				
无临床症状或症状稳定患者	前 3 年 （每 3~6 个月随访一次）	病史 体格检查 胸腹部（包括肾上腺）增强 CT （每 3~6 个月一次） 吸烟情况评估（鼓励患者戒烟）（2B 类）		
	4~5 年 （每 6 个月一次）	病史 体格检查 胸腹部（包括肾上腺）增强 CT （每 6 个月 1 次） 吸烟情况评估（鼓励患者戒烟）（2B 类）		
	5 年后 （每年一次）	病史 体格检查 胸腹部（包括肾上腺）增强 CT （每年一次） 吸烟情况评估（鼓励患者戒烟）（2B 类）		
IV 期 NSCLC 全身治疗结束后				
无临床症状或症状稳定患者	每 6~8 周随访一次	病史 体格检查 影像学复查建议每 6~8 周一次，常规胸腹部（包括肾上腺）增强 CT；合并有脑、骨等转移者，可定期复查脑 MRI 和 / 或骨扫描或症状提示性检查（2B 类）	临床试验者随访密度和复查手段遵循临床试验研究方案	
症状恶化或新发症状者		即时随访		

注：I ～ IIIA 期 NSCLC 局部治疗后随访，常规不进行头颅 CT 或 MRI、骨扫描或全身 PET/CT 检查，仅当患者出现相应部位症状时才进行；IIIB~ IV 期 NSCLC 不建议患者采用 PET/CT 检查作为常规复查手段。

非小细胞肺癌

2 影像和分期诊断

目的	Ⅰ级推荐	Ⅱ级推荐	Ⅲ级推荐
筛查	高危人群低剂量螺旋 CT[1-4](1 类)		
诊断	胸部增强 CT(2A 类)	PET/CT[5](2A 类)	
影像分期	胸部增强 CT(2A 类) 头部增强 MRI 或增强 CT(2A 类) 颈部 / 锁骨上淋巴结 B 超或 CT 上腹部增强 CT 或 B 超(2A 类) 全身骨扫描(2A 类)	PET/CT[5](2A 类)	
获取组织或 细胞学技术	纤维支气管镜,EBUS/EUS,经皮穿刺,淋巴结或浅表肿物活检,体腔积液细胞学检查	电磁导航支气管镜、胸腔镜、纵隔镜(2A 类)	痰细胞学(2A 类)

【注释】

肺癌是中国和世界范围内发病率和病死率最高的恶性肿瘤,确诊时多数患者分期较晚是影响肺癌预后的重要原因[6,7],而早期肺癌可以通过多学科综合治疗实现较好的预后,甚至达到治愈的目的。

因此,对高危人群进行肺癌筛查的研究一直在进行中。美国国家肺筛查试验(national lung screening trial,NLST)纳入53 454 例重度吸烟患者进行随机对照研究,评估采用胸部低剂量螺旋 CT 筛查肺癌的获益和风险[1],结果显示,与 X 线胸片相比,经低剂量螺旋 CT 筛查的、具有高危因素的人群肺癌相关病死率降低了 20%(95% CI 6.8~26.7;P=0.004)[2]。此处高危人群指年龄在 55~74 岁,吸烟 ≥ 30 包 / 年,仍在吸烟或者戒烟 <15 年(1 类);年龄 ≥ 50 岁,吸烟 ≥ 20 包 / 年,另需附加一项危险因素(2A 类),危险因素包括氡气暴露史、职业暴露史、恶性肿瘤病史、一级亲属肺癌家族史、慢性阻塞性肺气肿或肺纤维化病史[4]。推荐对高危人群进行低剂量螺旋 CT 筛查,不建议通过胸部 X 线片进行筛查。

胸部增强 CT、上腹部增强 CT(或 B 超)、头部增强 MRI(或增强 CT)以及全身骨扫描是肺癌诊断和分期的主要方法。一项 Meta 分析汇集了 56 个临床研究共 8 699 例患者[6]。结果提示,[18]F-FDG PET/CT 对于淋巴结转移和胸腔外转移(脑转移除外)有更好的诊断效能。由于 PET/CT 价格昂贵,故本指南将 PET/CT 作为诊断和分期的 Ⅱ级推荐。当纵隔淋巴结是否转移影响治疗决策,而其他分期手段难以确定时,推荐采用纵隔镜或超声支气管镜检查(EBUS/EUS)等有创分期手段明确纵隔淋巴结状态。痰细胞学是可行的病理细胞学诊断方法,但由于容易产生诊断错误,在组织活检或体腔积液(如胸腔积液)等可行的情况下,应尽可能减少痰细胞学的诊断。

3 病理学诊断

诊断手段	Ⅰ级推荐	Ⅱ级推荐	Ⅲ级推荐
形态学 (常规 HE 染色)	组织形态学明确小细胞肺癌和非小细胞肺癌 非小细胞肺癌需进一步明确鳞癌和腺癌[1]	细胞学检查制作细胞蜡块; 依据 2021 版 WHO 肺癌组织学分类[1]	
免疫组化 (染色)	形态学不明确的 NSCLC,手术标本使用一组抗体鉴别腺癌、鳞癌[1,2],手术标本应给出明确亚型,如 AIS,MIA,附壁型为主的腺癌、肉瘤样癌、腺鳞癌、大细胞癌,以及神经内分泌癌中的类癌、不典型类癌等类型,需要充分观察标本病理改变或评估肿瘤类型所占比例; 晚期活检病例,尽可能使用 TTF-1、P40 两个免疫组化指标鉴别腺癌或鳞癌[2,3]	小细胞癌标记物:CD56,Syno,CgA,TTF-1,CK,Ki-67 腺癌、鳞癌鉴别标志物:TTF-1,NapsinA,P40,CK5/6(P63)	

【注释】

（1）细胞学标本诊断原则

　　1）对找到的肿瘤细胞或可疑肿瘤细胞标本均应尽可能制作与活检组织固定程序规范要求一致的福尔马林（10% 甲醛溶液）石蜡包埋（formalin-fixed paraffin-embedded，FFPE）细胞学蜡块。

　　2）根据细胞学标本形态特点及免疫细胞化学（immunocytochemistry，ICC）染色结果可以对细胞学标本进行准确诊断、分型及细胞来源判断[4-6]，与组织标本诊断原则类似，此类标本应尽量减少使用非小细胞肺癌 - 非特指型（non-small cell lung cancer，not otherwise specified，NSCLC-NOS）的诊断。细胞学标本分型及来源判断所采用的 ICC 染色指标及结果判读同组织学标本。

　　3）细胞学标本准确分型需结合免疫细胞化学染色，建议非小细胞肺癌细胞学标本病理分型不宜过于细化，仅作腺癌、鳞癌、神经内分泌癌或 NSCLC-NOS 等诊断，目前无需在此基础上进一步分型及进行分化判断。在细胞学标本不进行大细胞癌诊断[1]。

　　4）细胞学标本可以接受"可见异型细胞"病理诊断，并建议再次获取标本以明确诊断，但应尽量减少此类诊断。

　　5）各种细胞学制片及 FFPE 细胞学蜡块标本经病理质控后，均可进行相关驱动基因改变检测[7,8]。

（2）组织标本诊断原则

　　1）手术标本及活检小标本诊断术语依据 2021 版 WHO 肺癌分类标准（见附录，病理诊断）；手术切除标本诊断报告应满足临床分期及诊治需要。

　　2）临床医生应用"非鳞癌"界定数种组织学类型及治疗相似的一组患者，在病理诊断报告中应将 NSCLC 分型为腺癌、鳞癌、NSCLC-NOS 及其他类型，不能应用"非鳞癌"这一术语。

　　3）如果同时有细胞学标本及活检标本时，应结合两者观察，综合做出更恰当的诊断。

　　4）原位腺癌（AIS）及微小浸润癌（MIA）的诊断不能在小标本及细胞学标本完成，术中冰冻诊断也有可能不准确。如果在小标本中没有看到浸润，应归为肿瘤的贴壁生长方式，可诊断为腺癌，并备注不除外 AIS、MIA 或贴壁生长方式的浸润性腺癌[1]。<3cm 临床表现为毛玻璃影成分的肺结节手术切除标本应全部取材，方可诊断 AIS 或 MIA。

　　5）手术标本腺癌需确定具体病理亚型及比例（以 5% 含量递增比例）。按照各亚型所占比例从高至低依次列出。微乳头型腺癌及实体型腺癌未达 5% 亦应列出。

　　6）腺鳞癌诊断标准为具有鳞癌及腺癌形态学表现或免疫组化标记显示有两种肿瘤类型成分，每种类型至少占 10% 以上。小标本及细胞学标本不能做出此诊断。

　　7）神经内分泌免疫组化检测只应用于肿瘤细胞形态学表现出神经内分泌特点的病例。

　　8）手术标本病理诊断应给出明确亚型，其中 AIS，MIA，附壁型为主的腺癌、肉瘤样癌、腺鳞癌、大细胞癌，以及神经内分泌癌中的类癌、不典型类癌等类型，因需要充分观察标本病理改变或评估肿瘤类型所占比例，只有在手术切除标本中才可以明确诊断。

　　9）同一患者治疗后不同时间小标本活检病理诊断尽量避免使用组织类型之间转化的诊断[9]，如小细胞癌，治疗后转化为非小细胞癌。此种情况不能除外小活检标本取材受限，未能全面反映原肿瘤组织学类型，有可能原肿瘤是复合性小细胞癌，化疗后其中非小细胞癌成分残留所致。

　　10）神经内分泌肿瘤标志物包括 CD56、Syn、CgA，在具有神经内分泌形态学特征基础上至少有一种神经内分泌标志物明确阳性，神经内分泌标记阳性的细胞数应大于 10% 肿瘤细胞量才可诊断神经内分泌肿瘤。在少量 SCLC 中可以不表达神经内分泌标志物，结合形态及 TTF-1 弥漫阳性与 CK 核旁点状阳性颗粒特点也有助于 SCLC 的诊断[9]。

　　11）怀疑累及肺膜时，应进行弹性纤维特殊染色辅助判断[10,11]；特染 AB/PAS 染色、黏液卡红染色用于判断黏液分泌；腺癌鉴别指标：TTF-1，Napsin-A；鳞癌：P40，P63，CK5/6，注意 P63 也可表达于部分肺腺癌中，相对来讲，P40、CK5/6 对鳞状细胞癌更特异[1-3]。

　　12）对于晚期 NSCLC 患者小标本，尽可能少地使用免疫组化指标（TTF-1，P40）以节省标本用于后续分子检测[1,3,12]。

4　分子分型

分子分型	Ⅰ级推荐	Ⅱ级推荐	Ⅲ级推荐
可手术Ⅰ~Ⅲ期 NSCLC	术后Ⅱ/Ⅲ期非鳞癌进行 *EGFR* 突变检测,指导辅助靶向治疗[1-4]		
不可手术Ⅲ期及Ⅳ期 NSCLC	病理学诊断后保留足够组织标本进行分子检测,根据分子分型指导治疗[5-9]（1类） 对于非鳞癌组织标本进行：*EGFR* 突变,*ALK* 融合,*ROS1* 及 *RET* 融合检测（3类）	*BRAF V600E* 突变、*KRAS* 突变、*ERBB2*（HER2）扩增/突变、*MET* 扩增和 *MET14* 外显子跳跃突变以及 *NTRK* 融合等基因变异可通过单基因检测技术或二代测序技术（NGS）在肿瘤组织中进行,若组织标本不可及,可考虑利用 cf/ctDNA 进行检测（2B类）	采用 NGS 技术检测肿瘤突变负荷（TMB）（2B类）[20]
	肿瘤标本无法获取或量少不能行基因检测时,可通过外周血游离/肿瘤 DNA（cf/ctDNA）进行 *EGFR* 突变检测[10-19]； EGFR-TKIs 耐药患者,建议再次活检进行 *EGFR* T790M 检测[14]。不能获取肿瘤标本的患者,建议行 cf/ctDNA *EGFR* T790M 检测[13,16] 组织标本采用免疫组化法检测 PD-L1 表达（1类）	不吸烟、经小标本活检诊断鳞癌或混合腺癌成分的患者建议 *EGFR* 突变、*ALK* 融合及 *ROS1* 融合等检测（2A类）	

【注释】

(1) 随着肺癌系列致癌驱动基因的相继确定,我国及国际上多项研究表明靶向治疗药物大大改善携带相应驱动基因的非小细胞肺癌（non-small cell lung cancer,NSCLC）患者的预后,延长生存期[3-7]。肺癌的分型也由过去单纯的病理组织学分类,进一步细分为基于驱动基因的分子亚型。携带表皮生长因子受体（epidermal growth factor receptor,*EGFR*）基因敏感突变、间变性淋巴瘤激酶（anaplasticlymphoma kinase,*ALK*）融合或 c-ros 癌基因 1（c-ros oncogene 1,*ROS1*）融合的晚期 NSCLC 靶向治疗的疗效与分子分型的关系已经在临床实践中得到充分证实。四项针对 *EGFR* 突变型 NSCLC 患者术后给予 EGFR-TKI 治疗的研究（ADJUVANT、EVAN、EVIDENCE 和 ADAURA 研究）证实了靶向治疗作为辅助治疗的可行性。

ADJUVANT 研究（CTONG1104）是首个在 *EGFR* 突变阳性、完全切除的病理Ⅱ~ⅢA期（N1-N2）的 NSCLC 患者中,比较了吉非替尼对比长春瑞滨+顺铂方案的前瞻性随机、对照Ⅲ期临床试验,共入组 222 例患者。与化疗相比,吉非替尼显著延长了中位 DFS（18.0 个月 vs. 28.7 个月,HR=0.60,$P=0.005\,4$）,但未显著延长中位 OS；亚组分析显示,N2 患者的 DFS 获益更多[1]。另有一项厄洛替尼对比含铂两药化疗作为完全切除术后、伴有 *EGFR* 突变的ⅢA期 NSCLC 患者的辅助治疗的疗效与安全性的Ⅱ期临床研究（EVAN 研究）。结果显示,与化疗相比,厄洛替尼显著提高 2 年 DFS 率（44.6% vs. 81.4%,$P<0.001$）,显著延长中位 DFS（21.0 个月 vs. 42.4 个月,HR=0.268,$P<0.001$）[2]及中位 OS（61.1 个月 vs. 51.1 个月,HR=0.318,$P=0.001\,5$）。EVIDENCE 研究是首个国产原研 EGFR-TKI 开展的多中心、随机、开放标签的Ⅲ期临床研究,对比埃克替尼与标准辅助化疗在Ⅱ~ⅢA期伴 *EGFR* 突变 NSCLC 完全切除术后辅助治疗的疗效与安全性,共入组 322 例患者与标准化疗相比,埃克替尼显著提高 3 年 DFS 率（32.47% vs. 63.88%,$P<0.001$）及显著延长中位 DFS（22.1 个月 vs. 47.0 个月,HR=0.36,$P<0.000\,1$）[3]。ADAURA 研究是探索奥希替尼作为辅助治疗用于ⅠB~ⅢA期 EGFR 阳性、接受完全切除术后 NSCLC 患者的疗效和安全性的随机、双盲、安慰剂对照的Ⅲ期临床研究,共纳入 682 例患者。结果显示,在Ⅱ~ⅢA期患者中,与安慰剂组相比,奥希替尼显著延长了Ⅱ~ⅢA期患者的中位 DFS（19.6 个月 vs. 未达到,$P<0.001$）,使疾病复发或死亡风险降低 83%（*HR*=0.17,$P<0.000\,1$）,3 年 DFS 率显著提高（28% vs 80%,$P<0.001$）。在总人群（ⅠB-ⅢA期）中,奥希替尼组的中位 DFS 同样显著优于安慰剂组（HR=0.20,$P<0.001$）[4]。

(2) 所有含腺癌成分的 NSCLC,无论其临床特征（如吸烟史、性别、种族或其他等）,应常规进行 *EGFR* 突变、*ALK* 融合

及 *ROS1* 融合检测,*EGFR* 突变检测应涵盖 *EGFR* 18、19、20、21 外显子。尤其在标本量有限的情况下,可采用经过验证的检测方法同时检测多个驱动基因的技术,如多基因同时检测的 PCR 技术或二代测序技术（next generation sequencing,NGS）等。

(3) *EGFR* 突变、*ALK* 融合及 *ROS1* 融合的检测应在患者诊断为晚期 NSCLC 时即进行。由于 NMPA 已批准 RET 抑制剂普拉替尼用于晚期 NSCLC 的治疗,因此推荐对 RET 融合的常规检测。

(4) 原发肿瘤和转移灶都适于进行分子检测。

(5) 为了避免样本浪费和节约检测时间,对于晚期 NSCLC 活检样本,应根据所选用的技术特点,一次性切取需要诊断组织学类型和进行分子检测的样本量,避免重复切片浪费样本;如果样本不足以进行分子检测,建议进行再次取材,确保分子检测有足够样本。

(6) 亚裔人群和我国的肺腺癌患者 *EGFR* 基因敏感突变阳性率为 40%~50%。*EGFR* 突变主要包括 4 种类型:外显子 19 缺失突变、外显子 21 点突变、外显子 18 点突变和外显子 20 插入突变。最常见的 *EGFR* 突变为外显子 19 缺失突变（19DEL）和外显子 21 点突变（21L858R）,均为 EGFR-TKI 的敏感性突变,18 外显子 G719X、20 外显子 S768I 和 21 外显子 L861Q 突变亦均为敏感性突变,20 外显子的 T790M 突变与第一、二代 EGFR-TKI 获得性耐药有关,还有许多类型的突变临床意义尚不明确。利用组织标本进行 *EGFR* 突变检测是首选的策略。*EGFR* 突变的检测方法包括 ARMS 法、Super ARMS 法、cobas、微滴式数字 PCR（ddPCR）和 NGS 法等。

(7) *ALK* 融合阳性 NSCLC 的发生率为 3%~7%,东、西方人群发生率没有显著差异。中国人群腺癌 *ALK* 融合阳性率为 5.1%。而我国 *EGFR* 和 *KRAS* 均为野生型的腺癌患者中 *ALK* 融合基因的阳性率高达 30%~42%。有研究表明,年龄是 *ALK* 阳性 NSCLC 一项显著的独立预测因子,基于我国人群的研究发现,在年龄小于 51 岁的年轻患者中,*ALK* 融合阳性的发生率高达 18.5%;也有研究发现,在年龄小于 40 岁的年轻患者中,*ALK* 融合的发生率近 20%。

(8) 判断 *ALK* 融合阳性的检测方法包括 FISH 法、RT-PCR 法、IHC 法（Ventana 法）及 NGS 法。该类阳性的肺癌患者通常可从 ALK 抑制剂治疗中获益。

(9) *ROS1* 融合是 NSCLC 的另一种特定分子亚型。已有多个研究表明晚期 *ROS1* 融合的 NSCLC 克唑替尼治疗有效。检测方法包括 FISH 法、RT-PCR 法、IHC 法及 NGS 法。

(10) *RET* 重排是 NSCLC 新兴的可靶向融合驱动基因。NMPA 已批准 RET 抑制剂普拉替尼用于 NSCLC 临床治疗。检测方法包括 FISH 法、RT-PCR 法、IHC 法及 NGS 法。

(11) 对于恶性胸腔积液或心包积液等细胞学样本在细胞数量充足条件下可制备细胞学样本蜡块,进行基因变异检测。考虑到细胞学样本的细胞数量少等特点,细胞学标本的检测结果解释需格外谨慎。检测实验室应根据组织标本类型选择合适的检测技术。当怀疑一种技术的可靠性时（如 FISH 法的肿瘤细胞融合率接近 15%）,可以考虑采用另一种技术加以验证。

(12) 难以获取肿瘤组织样本时,多项回顾性大样本研究显示,外周血游离肿瘤 DNA（cell-free/circulating tumor DNA,cf/ctDNA）*EGFR* 基因变异检测较肿瘤组织检测,具有高度特异性（97.2%~100%）及对 EGFR-TKIs 疗效预测的准确性,但敏感度各家报道不一（50.0%~81.8%）[10-13]。欧洲药品管理局 2014 年 9 月已批准当难以获取肿瘤组织样本时,可采用外周血 ctDNA 作为补充标本评估 *EGFR* 基因突变状态,以明确最可能从吉非替尼治疗中受益的 NSCLC 患者。NMPA 在 2015 年 2 月亦已批准对吉非替尼说明书进行更新,补充了如果肿瘤标本不可评估,则可使用从血液（血浆）标本中获得的 ctDNA 进行检测,但特别强调 ctDNA *EGFR* 突变的检测方法必须是已经论证的稳定、可靠且灵敏的方法,以避免出现假阴性和假阳性的结果。2018 年初厦门艾德的 Super-ARMS 试剂盒已经获得 NMPA 的批准,可用于 ctDNA 的基因检测;其他 ctDNA 的基因检测方法还包括 cobas、ddPCR 和 NGS。因此,当肿瘤组织难以获取时,血液是 *EGFR* 基因突变检测合适的替代生物标本,也是对可疑组织检测结果的补充。T790M 突变是一代 EGFR-TKI 主要耐药机制之一,约占 50%,三代 EGFR-TKI 奥希替尼作用于该靶点,AURA3[15] 已证实可有效治疗一代 / 二代 EGFR-TKI 治疗进展伴 T790M 突变患者,奥希替尼在中国已获 CFDA 批准用于 T790M 阳性的一代 / 二代 EGFR-TKI 耐药患者。研究报道血浆 ctDNA 可用来检测 T790M 突变[14],可作为二次活检组织标本不可获取的替代标本,同时也是对可以组织检测结果的补充。BENEFIT 研究、AURA3 研究以及 FLAURA 研究的 ctDNA 分析结果再次证明了外周血基础上 *EGFR* 敏感突变和 T790M 耐药突变检测的可行性[15,17,19]。采用脑脊液、胸腔积液上清等标本进行基因检测目前尚在探索中。

目前对于 *ALK* 融合及 *ROS1* 融合基因的血液检测,技术尚不成熟,因此对于 *ALK/ROS1* 融合基因检测,仍应尽最大可能获取组织或细胞学样本进行检测。

(13) 近年,多项研究采用 NGS 针对晚期 NSCLC 进行多基因检测,如目前可作为治疗靶点的基因变异:*EGFR* 突变（包括 T790M 突变)、*KRAS* 突变、*ERBB2*(*HER2*)扩增／突变、*ALK* 融合、*ROS1* 融合、*BRAF V600E* 突变、*RET* 重排、*MET* 扩增、*MET*-14 外显子跳跃突变及 *NTRK* 融合等。NGS 的标本可为组织或外周血游离 DNA。但目前，由于成本高、检测市场缺乏统一规范、中国市场尚无针对部分靶点的靶向治疗药物等因素限制了 NGS 的常规临床应用。

(14) 与西方国家相比，中国 NSCLC 患者具有更高的 *EGFR* 突变率，尤其在不吸烟肺癌患者中。*EGFR* 突变、*ALK* 融合和 *ROS1* 融合可能发生在腺鳞癌患者中，经活检小标本诊断的鳞癌可能由于肿瘤异质性而未检测到混合的腺癌成分。因此，对于不吸烟的经活检小标本诊断的鳞癌，或混合腺癌成分的患者，建议进行 *EGFR* 突变、*ALK* 融合和 *ROS1* 融合。纯鳞癌 *EGFR* 突变的发生率非常低(<4%)。对于纯鳞癌患者，除非他们从不吸烟，或者标本很小(即非手术标本)，或者组织学显示为混合性，通常不建议进行 *EGFR* 突变检测。

(15) 免疫检查点抑制剂(PD-1 单抗或 PD-L1 单抗)已经证实可用于治疗局部晚期或转移性 NSCLC。多项研究结果显示，PD-L1 表达与免疫检查点抑制剂疗效呈正相关。免疫检查点抑制剂作为后线治疗或与含铂两药方案联合作为一线治疗时，PD-L1 表达的检测并非强制性的，但该检测可能会提供有用的信息。基于 KEYNOTE 024 及 KEYNOTE 042 研究的结果，帕博利珠单抗单药作为一线治疗时，需检测 PD-L1 表达。免疫检查点抑制剂对于驱动基因阳性(*EGFR* 突变、*ALK* 融合和 *ROS1* 融合等)患者的疗效欠佳，通常不进行 PD-L1 检测。PD-L1 表达采用免疫组化法检测，不同的免疫检查点抑制剂对应不同的 PD-L1 免疫组化抗体。使用不同的检测抗体和平台，PD-L1 阳性的定义存在差异，临床判读需谨慎。

(16) 肿瘤突变负荷(tumor mutational burden，TMB)可能预测免疫检查点抑制剂疗效。利用 NGS 多基因组合估测 TMB 是临床可行的方法。在组织标本不足时，利用 ctDNA 进行 TMB 估测是潜在可行的技术手段[20]。

5 基于病理类型、分期和分子分型的综合治疗

非小细胞肺癌的治疗

5.1 ⅠA、ⅠB 期非小细胞肺癌的治疗

分期	分层	Ⅰ级推荐	Ⅱ级推荐	Ⅲ级推荐
ⅠA、ⅠB 期 NSCLC	适宜手术患者	解剖性肺叶切除＋肺门及纵隔淋巴结清扫术(2A 类) 微创技术下(胸腔镜)的解剖性肺叶切除＋肺门及纵隔淋巴结清扫术(2A 类)	微创技术下(机器人辅助)的解剖性肺叶切除＋肺门及纵隔淋巴结清扫术(2A 类)	
	不适宜手术患者	立体定向放射治疗(SBRT/SABR)[1-6] (2A 类)	采用各种先进放疗技术实施立体定向放疗[1-6](2A 类)	

【注释】

(1) 肺癌外科手术标准：肺癌手术应做到完全性切除。

　　1) 完全性切除

　　①切缘阴性，包括支气管、动脉、静脉、支气管周围、肿瘤附近组织。

　　②淋巴结至少 6 组，其中肺内 3 组；纵隔 3 组(必须包括 7 区)。

　　③切除的最高淋巴结镜下阴性。

　　④淋巴结无结外侵犯。

　　2) 不完全性切除

　　①切缘肿瘤残留。

　　②胸腔积液或心包积液癌细胞阳性。

　　③淋巴结结外侵犯。

　　④淋巴结阳性但不能切除。

　　3) 不确定切除：切缘镜下阴性，但出现下列情况之一者

　　①淋巴结清扫未达要求。

②切除的最高纵隔淋巴结阳性。

③支气管切缘为原位癌。

④胸腔冲洗液细胞学阳性。

(2)辅助化疗

ⅠA 期非小细胞肺癌不建议辅助化疗,ⅠB 期非小细胞肺癌(包括有高危因素的肺癌),由于缺乏高级别证据的支持,一般不推荐辅助化疗[9,10]。

(3)先进放疗技术[1-6]

包括 4D-CT 和 / 或 PET/CT 定位系统、VMAT(容积旋转调强放射治疗技术)、IGRT(影像引导放射治疗)、呼吸运动控制、质子治疗等。

(4)不完全切除患者

二次手术 ± 化疗(2A 类)或术后三维适形放疗 ± 化疗[ⅠB 期(2A 类),ⅠA(2B 类)]。

(5)肺部病灶切除范围

日本Ⅱ期临床研究 JCOG0804/WJOG4507L 显示,肿瘤实性成分比值(CTR)≤ 0.25 且病灶数目≤ 3 个、长径 ≤ 2cm 的周围型 N0 肺癌,足够切缘的亚肺叶切除可提供很好的局部控制和 RFS,期待该研究更详细的数据。

5.2 ⅡA、ⅡB 期非小细胞肺癌的治疗

分期	分层	Ⅰ级推荐	Ⅱ级推荐	Ⅲ级推荐
ⅡA、ⅡB 期 NSCLC	适宜手术患者	解剖性肺切除 + 肺门及纵隔淋巴结清扫(1 类) 微创技术下(胸腔镜)的解剖性肺切除 + 肺门及纵隔淋巴结清扫术 ⅡB 期:含铂双药方案辅助化疗[9,10] 根治性手术且术后检测为 EGFR 敏感突变阳性患者,术后奥希替尼(辅助化疗后)或埃克替尼辅助治疗[11,12]	微创技术下(机器人辅助)的解剖性肺切除 + 肺门及纵隔淋巴结清扫术	ⅡA 期:含铂双药方案辅助化疗(2B 类)[8]
	不适宜手术患者	放疗[13-16]; 同步放化疗(三维适形放疗 / 适形调强放疗 + 化疗)[13-16]	放疗后含铂双药方案化疗(2A 类证据;如无淋巴结转移,2B 类)[13-16]	

【注释】

(1)可选辅助化疗方案包括:长春瑞滨 / 紫杉醇 / 多西他赛 / 培美曲塞(非鳞癌)/ 吉西他滨 + 顺铂 / 卡铂。

(2)对于 EGFR 突变阳性患者,NMPA 已批准奥希替尼或埃克替尼用于术后辅助治疗,故本指南将其更新为Ⅰ级推荐。

(3)对于ⅡA 期患者,完全性切除后,可考虑给予辅助化疗[7,8]。

(4)不完全切除患者,行二次手术 + 含铂双药方案化疗或术后放疗 + 含铂双药方案化疗。

(5)对于不适宜手术患者,可考虑采用同步放化疗,化疗方案一般参考Ⅲ期患者的方案。

5.3 可手术ⅢA 或ⅢB(T3N2M0)期非小细胞肺癌的治疗

分期	分层	Ⅰ级推荐	Ⅱ级推荐	Ⅲ级推荐
临床ⅢA 和ⅢB 期(T3N2M0)NSCLC(经 PET/CT、EBUS/EUS 或纵隔镜进行淋巴结分期)	T3-4N1、或 T4N0 非肺上沟瘤(侵犯胸壁、主支气管或纵隔)	手术(2A 类)+ 辅助化疗(1 类) 根治性放化疗[1-3]	新辅助化疗 ± 放疗 + 手术(2B 类)	
	T3-4N1 肺上沟瘤	新辅助放化疗 + 手术 + 辅助化疗[4,5]	根治性放化疗[1-3]	
	同一肺叶内 T3 或同侧肺不同肺叶内 T4	手术(2A 类)+ 辅助化疗[6,7](1 类)		
	临床 N2 单站纵隔淋巴结非巨块型转移(淋巴结短径 <2cm)、预期可完全切除	手术切除(2A 类)+ 辅助化疗 ± 术后放疗 b(2B 类) 根治性同步放化疗[1-3](1 类)	新辅助化疗 ± 放疗 + 手术 ± 辅助化疗 ± 术后放疗 a,b(2B 类)	

续表

分期	分层	Ⅰ级推荐	Ⅱ级推荐	Ⅲ级推荐
	临床 N2 多站纵隔淋巴结转移、预期可能完全切除	根治性同步放化疗[1-3]（1 类）	新辅助化疗 ± 放疗 + 手术 ± 辅助化疗 ± 术后放疗 a,b（2B 类）	
	临床 N2 预期无法行根治性切除 c	根治性同步放化疗[1-3]（1 类） 度伐利尤单抗作为同步放化疗后的巩固治疗[14,15]		
	术后病理检测为 EGFR 敏感突变型	根治性手术患者，术后奥希替尼（辅助化疗后）或埃克替尼辅助治疗[11,12]	根治性手术患者，术后吉非替尼或厄罗替尼辅助治疗[8,10]（1B 类）	

a 若术前未行新辅助放疗，术后可考虑辅助放疗。

b 术后病理 N2 可以考虑术后放疗（2B 类），但近期研究未发现术后放疗生存获益。

c 参考"不可手术ⅢA、ⅢB、ⅢC 期非小细胞肺癌的治疗"部分。

【注释】

ⅢA 期 NSCLC 是高度异质性的一组疾病。根据 IASLC/UICC 第 8 版分期，ⅢA 期包括：T3N1、T4N0-1 和 T1-2bN2。在治疗前完整分期检查的基础上，根据治疗前初评是否可行完全性切除，可将ⅢA 期 NSCLC 分为 3 组：①可完全性手术切除，即 R0 切除；②可能完全性手术切除；③无法完全性切除。根据术后病理 N 分期，可将患者分为 pN0-1 和 pN2 两个亚组。对于 T3N2M0，在 IASLC/UICC 第 8 版分期中划为ⅢB 期，对于非侵袭性 T3，可考虑新辅助化疗 + 手术 ± 辅助化疗 ± 术后放疗，或同步放化疗；对于侵袭性 T3，建议同步放化疗。

（1）临床判断可完全性手术切除的ⅢA 期 NSCLC

包括 T3N1、部分 T4N1（如肿瘤直接侵犯胸壁、主支气管或纵隔）伴或不伴有单站纵隔淋巴结转移的病变。对于该组患者，推荐首先进行手术切除，术后辅助含铂双药方案化疗；若术后病理 N 分期为 N0-1，不需进行术后放疗；若病理分期为 N2，是否需进行术后放疗尚存争议，详见病理 N2 期 NSCLC 的术后放疗。另一基本策略为根治性同步放化疗，详见ⅢB 期 NSCLC 的治疗[1-3]。可选策略为新辅助治疗后再行根治性切除（详见ⅢA 期 NSCLC 的新辅助治疗）。

（2）局部侵犯胸壁但无纵隔淋巴结转移（T3N1）的肺上沟瘤

目前推荐的治疗为新辅助同步放化疗后进行完全性手术切除[4,5]，2 年生存率为 50%~70%，5 年生存率为 40%。对于不能直接进行 R0 切除的ⅢA 期 NSCLC，基本策略为根治性同步放化疗（详见ⅢB 期 NSCLC 的治疗）[1-5]。可选策略为新辅助治疗后（详见ⅢA 期 NSCLC 的新辅助治疗），再评估，决定给予完全性切除或是继续放化疗至根治剂量。目前尚无高类别证据显示新辅助化疗后联合手术能够优于根治性放化疗，也无证据表明新辅助放化疗 + 手术的三联疗法能够优于化疗 + 手术或根治性放化疗的二联疗法。

对于同一肺叶内多个病灶的 T3 病变和同侧肺不同肺叶内多个病灶的 T4 病变，推荐治疗为肺叶切除或全肺切除术后辅助化疗[6,7]。对于术后病理分期 N0-1 的患者，不推荐术后放疗；对于术后 N2 患者，除辅助化疗外（2A 类），是否需进行术后放疗尚存争议（详见病理 N2 期 NSCLC 的术后放疗）。

（3）无法进行完全性切除的病变

如肿瘤局部侵犯很广、预计新辅助治疗后仍无法达到 R0 切除、多站纵隔淋巴结转移，首选治疗方式为根治性放化疗（1 类）[1-3]，目前尚无证据支持后续巩固治疗，详见ⅢB 期 NSCLC 的治疗。同步化疗方案主要包括顺铂 + 依托泊苷；卡铂 + 紫杉醇或顺铂 / 卡铂 + 培美曲塞。同步化疗首选推荐方案为顺铂 + 依托泊苷[13]；放疗推荐剂量为 60~70Gy，目前尚无证据表明提高局部放疗剂量能够改善疗效。PACIFIC 研究是一项针对不可手术切除的局部晚期 NSCLC 根治性同步放化疗后，予以 PD-L1 抑制剂度伐利尤单抗巩固治疗对比安慰剂的Ⅲ期随机对照研究。结果显示同步放化疗后度伐利尤单抗巩固治疗组的 PFS 显著优于安慰剂组（中位 PFS 16.8 个月 vs. 5.6 个月，HR=0.52，P<0.001）。且度伐利尤单抗巩固治疗组的疾病缓解率、疾病缓解维持时间、发生远处转移或死亡的时间均显著优于对照组[14]。基于 PACIFIC 研究的结果，2018 年 2 月 FDA 批准其用于局部晚期 NSCLC 同步放化疗后的巩固治疗。2018 年公布的生存数据显示，和安慰剂对照组相比，度伐利尤单抗治疗组具有更优的 2 年生存率（66.3% vs. 55.6%，

P=0.002 5),发生远处转移或死亡的时间(中位 28.3 个月 vs. 16.2 个月);在不良反应方面,度伐利尤单抗组 3 或 4 度不良反应发生率,因不良反应导致治疗中断率要高于对照组[15]。2019 年公布的 3 年生存随访数据显示,两组 3 年 OS 率分别为 57% 和 43.5%。2019 年 12 月 9 日,NMPA 批准度伐利尤单抗在国内上市,用于同步放化疗后未进展的不可切除的Ⅲ期 NSCLC 患者的巩固治疗。2021 年 ASCO 会议公布了度伐利尤单抗巩固治疗组的 5 年 OS 率(42.9%),显著高于对照组(33.4%)。鉴于 PACIFIC 研究的结果,对于符合条件的患者,亦鼓励参加同步放化疗后 PD-1/PD-L1 单抗巩固治疗相关临床研究。

(4)ⅢA 期 NSCLC 的新辅助治疗

对于部分ⅢA/N2 期非小细胞肺癌(NSCLC),已有多项探讨各种新辅助治疗联合手术模式对比传统根治性放化疗的随机对照研究。迄今为止,前期发表的联合治疗模式包括诱导化疗后手术对比放疗(EORTC 08941 :Ⅲ A/N2 新辅助化疗 3 周期后随机接受手术 vs. 根治性放疗)、诱导放化疗后手术对比根治性放化疗(INT0139 :pN2 患者,新辅助同步放化疗后接受手术 vs. 根治性同步放化疗,并都辅以 2 个周期巩固化疗)、新辅助化疗后手术对比新辅助序贯放疗后手术(SAKK :ⅢA/N2 新辅助化疗 3 个周期后根治性手术 vs. 新辅助诱导化疗序贯放疗 44Gy/22 次后根治性手术)、新辅助化疗 + 序贯同步放化疗后根治性手术对比新辅助放化疗后序贯根治性放疗(ESPATUE :ⅢA/N2 期和部分选择性ⅢB,3 个周期的 PC 方案新辅助化疗后同步放化疗,45Gy/1.5Gy,每日 2 次 ×3 周,同步 1 个周期顺铂 + 长春瑞滨,可切除病变接受推量至根治性放化疗 vs. 根治性手术)、新辅助靶向治疗后手术对比新辅助含铂双药化疗后手术(CTONG1103 :ⅢA/N2 新辅助厄洛替尼治疗 42d 后接受手术 vs. 吉西他滨 + 顺铂新辅助治疗 2 个周期后手术)[17]以及免疫检查点抑制剂(PD-1 单抗或 PD-L1 单抗)为基础的新辅助治疗后手术等。

EORTC08941 研究入组了 579 例Ⅲ A 期 NSCLC 患者,在接受了 3 个周期诱导化疗后达到 CR/PR 的 322 例患者被随机分配进入手术切除或放射治疗。结果显示,两组的 OS(16.4 个月 vs. 17.5 个月,*P*=0.596)和 PFS(9.0 个月 vs. 11.3 个月,*P*=0.605),差异无统计学意义。INT 0139 研究入组了 429 例Ⅲ A 期 NSCLC,所有患者接受了 EP 方案的同步放化疗(45Gy/25 次)后,随机分配进入手术组或根治性放疗组,两组患者后续都进行 2 个周期的巩固化疗。结果显示,两组的 OS 相仿(23.6 个月 vs. 22.2 个月,*P*=0.24);手术组具有一定的 PFS 优势(12.8 个月 vs. 10.5 个月,*P*=0.017);亚组分析显示新辅助同步放化疗后接受肺叶切除的患者可能具有一定的 OS 优势(33.6 个月 vs. 21.7 个月,*P*=0.002)。SAKK 研究纳入了 2001—2012 年 23 个中心的 232 例 T1-3N2 的Ⅲ A/N2 期非小细胞肺癌患者,随机分为诱导化疗组和诱导序贯放化疗组,并以研究中心、体重减轻(>5%)和纵隔大肿块(直径 ≥ 5cm)进行分层随机。全组中位随访时间 52.4 个月,诱导放化疗组和诱导化疗组接受手术切除的患者比例分别为 85% 和 82%,诱导治疗有效率分别为 61% 和 44%,手术完全切除率分别为 91% 和 81%(*P*=0.06);但两组的病理完全缓解率和淋巴结降期率相似,术后并发症亦无差别。诱导放化疗或诱导化疗的两组患者的无病生存期(12.8 个月 vs. 11.6 个月,*P*=0.67)及总生存期(37.1 个月 vs. 26.2 个月)差异无明显统计学意义,两组整体失败模式无区别。ESPATUE 研究包括Ⅲ A/N2 期和部分选择性Ⅲ B 期 NSCLC 患者。所有患者接受 3 个周期的 PC 方案新辅助化疗后给予同步放化疗(45Gy/1.5Gy,B.i.d./3 周,同步 1 个周期顺铂 + 长春瑞滨化疗)后经多学科讨论评估病变手术切除性,可手术切除的患者被随机分组到同步放化疗组(放疗加量 20~26Gy 组)和手术组。研究拟入组 500 例患者,但因入组缓慢而提前关闭,关闭时共入组 246 例患者,最终 80 例患者进入放疗加量组,81 例患者进入手术组。研究结果显示,放疗组和手术组的 5 年 OS 率分别为 40% 和 44%(*P*=0.34),PFS 率分别为 35% 和 32%(*P*=0.75),其中手术组术后 pCR 率为 33%。GLCCG 研究入组了 558 例Ⅲ A 和Ⅲ B 期(Ⅲ B 其中超过 40% 的患者为 T4N1 病变,实际为目前的Ⅲ A 期)NSCLC,患者被随机分配到新辅助化疗 + 手术 + 放疗 vs. 新辅助化疗 + 同步放化疗 + 手术两个治疗组。结果显示,两组的 PFS(9.5 个月 vs. 10.0 个月,*P*=0.87)和 OS(15.7 个月 vs. 17.6 个月,*P*=0.97)都没有区别。

CTONG1103 研究是一项来自中国 17 个中心的开放标签、随机对照Ⅱ期研究,针对 *EGFR* 敏感突变Ⅲ A 期(N2)NSCLC 患者,比较厄洛替尼对比吉西他滨 + 顺铂(GC)方案作为新辅助治疗的疗效和安全性,共 72 例患者接受治疗,32 例(91.4%)完成了两个周期的新辅助 GC 化疗。研究未达到主要终点,厄洛替尼和 GC 新辅助治疗的 ORR 分别为 54.1% 和 34.3%(*P*=0.092)。R0 切除和淋巴结降期的患者比例分别为 73% 和 10.8% vs. 63% 和 2.9%。厄洛替尼组对比 GC 化疗组的 PFS 分别为 21.5 个月和 11.4 个月(*P*<0.001)[17]。2021 年 ASCO 公布了该研究的 OS 数据,两组的中位 OS 未见统计学差异。

目前多项以免疫检查点抑制剂(PD-1 单抗或 PD-L1 单抗)为基础的方案作为早中期 NSCLC 新辅助治疗的研究已经完成入组并公布了初步结果。CheckMate-159 研究针对Ⅰ ~ Ⅲ A 期可手术的 NSCLC 患者,以纳武利尤单抗作为新辅助治疗,MPR 为 42.9%,尚未达到中位无复发生存期(RFS)和总生存期。LCMC3 研究旨在评估阿替利珠单抗用于ⅠB~ⅢA期NSCLC患者新辅助治疗的疗效与安全性。MPR率为18%,4例达到pCR,12个月DFS率为89%。NADIM研究针对可切除的ⅢA(N2)期NSCLC患者,给予化疗联合纳武利尤单抗新辅助治疗,术后纳武利尤单抗辅助治疗1年。pCR率为71.4%,MPR率为85.36%,降期率为93%,18个月PFS和OS分别达到了81%和91%。NEOSTAR研究针对Ⅰ~ⅢA(单站N2)期的可切除NSCLC患者,随机接受纳武利尤单抗或纳武利尤单抗+伊匹木单抗作为新辅助治疗,MPR率为24%,pCR率为15%。JCSE01.10研究针对可切除的ⅠA~ⅢB NSCLC患者,给予信迪利单抗作为新辅助治疗,pCR率为16.2%,MPR率为40.5%[16]。CheckMate-816研究旨在评估纳武利尤单抗+化疗作为新辅助治疗用于ⅠB期~ⅢA期可切除NSCLC的疗效与安全性。pCR率达24.0%,MPR率为36.9%,显著高于新辅助化疗组的2.2%和8.9%[18]。这些研究结果显示PD-1单抗或PD-L1单抗为基础的新辅助治疗具有较好的应用前景,但尚需总生存数据的支持。

综上所述,根治性同步放化疗作为主要治疗模式的地位仍未动摇,对于可手术患者,新辅助治疗联合手术可作为治疗选择之一,但新辅助治疗模式(单纯化疗、序贯化放疗、同步放化疗、化疗后同步放化疗、靶向治疗以及免疫检查点抑制剂为基础的治疗)仍待进一步研究,鼓励患者参与相关的临床试验。

(5)病理N2期NSCLC的术后放疗

以三维适形和调强放疗为代表的精确放疗技术广泛应用于肺癌的治疗,进一步降低了心脏毒性等放射损伤等导致的非肿瘤病死率。迄今为止,已有多项多中心大样本回顾性研究评估了3DCRT/IMRT技术条件下Ⅲ-N2非小细胞肺癌术后放射治疗(PORT)的价值,未显示术后放疗获益[19]。

Corso等对美国国家癌症数据库(NCDB)1998—2006年对Ⅱ~Ⅲ期R0切除的NSCLC进行回顾性病例对照研究,其中pN2期患者6 979例,结果显示PORT组和对照组5年总生存率分别为34.1%和27.8%(P<0.001),PORT使生存率绝对值提高了6.3%。Urban等对SEER数据库1998—2009年手术切除的4 773例pN2患者的分析显示,PORT组的死亡风险显著降低(HR=0.9,P=0.026),结论与上述研究一致。在辅助化疗已经成为淋巴结转移NSCLC完全性切除术后标准治疗的前提下,Mikell等针对NCDB数据库2004—2006年接受化疗的2 115例pN2患者进行PORT的作用分析,结果PORT显著改善了患者的总生存,两组中位生存期分别为42个月和38个月,5年OS分别为39.8%和34.7%(P=0.048),多因素分析也显示PORT是显著改善生存的独立预后因素(HR=0.87,P=0.026)。Robinson等对NCDB数据库2006—2010年接受化疗的4 483例pN2期NSCLC进行分析,结果同样显示PORT显著提高了中位生存(45.2个月 vs. 40.7个月)和5年OS(39.3% vs. 34.8%,P=0.014),而且多因素分析显示PORT是独立的预后因素(HR=0.888,P=0.029)。

上述研究结果均显示PORT可能改善Ⅲ-N2期NSCLC患者的总生存。但是老年患者因为合并症多、对放疗耐受性差,接受PORT是否也能同样获益还需要进一步的研究。Wisnivesky等对1992—2005年SEER数据库中≥65岁、接受根治性切除的pN2期NSCLC患者进行分析,其中术后放疗组710例,对照组597例,PORT与对照组相比年龄更小、经济情况更好,其他临床特性两组具有可比性。结果PORT未能改善老年患者的总生存,HR=1.11(P=0.30),作者建议对N2期NSCLC开展PORT的随机分组研究。

目前国内外针对完全切除术加辅助化疗后的ⅢA-N2患者采用3DCRT/IMRT的随机分组研究主要有三组。美国1998—2000年开展了CALGB 9734随机分组研究,入组条件为完全性切除的pⅢA-N2非小细胞肺癌,术后接受2~4周期PC方案辅助化疗后,随机分入PORT组和观察组,放疗采用3DCRT技术,50Gy/25次。预期入组480例患者,但是实际上仅完成37例,放疗组和对照组患者1年的生存率(74% vs. 72%)和无复发生存率均差异无统计学意义,研究因入组缓慢而失败。欧洲自2007年启动了随机对照Ⅲ期临床研究(Lung ART),研究采用三维精确放疗技术,共入组501例接受完整根治性手术的ⅢA-N2期NSCLC患者,经过中位4.8年的随访,初步结果显示:虽然PORT使纵隔复发率降低超过20%(46.1% vs. 25.0%),但并没有显著改善术后复发率和总生存(PORT组和对照组3年DFS 47.1% vs 43.8%;3年OS 66.5% vs 68.5%)。国家癌症中心/中国医学科学院肿瘤医院放疗科牵头启动的"N2(ⅢA期)非小细胞肺癌术后化疗后三维精确放射治疗多中心随机对照Ⅲ期临床研究"(PORT-C),针对完全性切除ⅢA-N2非小细胞肺癌患者,术后进行4个周期的含铂方案化疗,辅助化疗结束后进行全面复查,未出现肿瘤复发者随机进入PORT组和观察组。共纳入394例患者,中位随访时间46个月时,PORT有降低DFS的趋势但未达到统计学差异(3年DFS 40.5% vs. 32.7%,P=0.20),并且未能改善OS(3年OS 78.3% vs. 82.8%,P=0.93),安全性方面未观察到4或5级放疗相关不良事件。在以上两项3期临床研究数据的共同支持下,总体而言,术后放疗不能改善DFS和OS,未来需要进一步研究PORT可能获益的患者、以及复发后局部放疗挽救的时机与方式。

目前术后放疗推荐采用三维适形或调强技术,靶区主要包括同侧肺门(残端)、同侧纵隔和隆突下等局部区域复发的高危区域,总剂量50~54Gy。

（6）*EGFR* 突变阳性患者术后辅助治疗

EGFR-TKI 辅助治疗一直都在探索过程中。BR.19 以及 RADIANT 研究均探索了 TKI 在 ⅠB～ⅢA 期、EGFR 非选择 NSCLC 人群中的术后辅助治疗价值，但均以失败告终，显示与安慰剂相比，辅助 TKI 并未能进一步改善 DFS。然而在 RADIANT 研究中 161 例（16.5%）*EGFR* 突变阳性患者亚组分析显示，厄洛替尼组 DFS 更长（46.4 个月 vs. 28.5 个月，HR=0.61），但差异无统计学意义。ADJUVANT 研究是首个在 *EGFR* 突变阳性、完全切除的病理Ⅱ～ⅢA 期（N1-N2）的 NSCLC 患者中，比较了吉非替尼对比长春瑞滨 + 顺铂方案的前瞻性随机、对照Ⅲ期临床试验，共入组 222 例患者。与化疗相比，吉非替尼显著延长了中位 DFS（18.0 个月 vs. 28.7 个月，HR=0.60，P=0.005 4），但未显著延长中位 OS；亚组分析显示，N2 患者的 DFS 获益更多[8]。来自日本的 IMPACT 研究[9]结果显示，*EGFR* 突变阳性患者术后接受吉非替尼辅助与标准含铂双药治疗相比，无论 DFS 或 OS 均未得到统计学阳性结果。另有一项厄洛替尼对比含铂两药化疗作为完全切除术后、伴有 *EGFR* 突变的ⅢA 期 NSCLC 患者的辅助治疗的疗效与安全性的Ⅱ期临床研究（EVAN 研究）。结果显示，与化疗相比，厄洛替尼显著提高 2 年 DFS 率（44.6% vs. 81.4%，P<0.001），显著延长中位 DFS（21.0 个月 vs. 42.4 个月，HR=0.268，P<0.001）及中位 OS（61.1 个月 vs. 51.1 个月，HR=0.318，P=0.001 5）[10]。EVIDENCE 研究是首个国产原研 EGFR-TKI 开展的多中心、随机、开放标签的Ⅲ期临床研究，对比埃克替尼与标准辅助化疗在Ⅱ-ⅢA 期伴 EGFR 突变 NSCLC 完全切除术后辅助治疗的疗效与安全性，共入组 322 例患者与标准化疗相比，埃克替尼显著提高 3 年 DFS 率（32.47% vs 63.88%，P<0.001）及显著延长中位 DFS（22.1 个月 vs. 47.0 个月，HR=0.36，P<0.000 1）[11]。ADAURA 研究是探索奥希替尼作为辅助治疗用于ⅠB～ⅢA 期 EGFR 阳性、接受完全切除术后 NSCLC 患者的疗效和安全性的随机、双盲、安慰剂对照的Ⅲ期临床研究，共纳入 682 例患者。结果显示，在Ⅱ～ⅢA 期患者中，与安慰剂组相比，奥希替尼显著延长了Ⅱ～ⅢA 期患者的中位 DFS（19.6 个月 vs. 未达到，P<0.001），使疾病复发或死亡风险降低 83%（HR= 0.17，P<0.001），3 年 DFS 率显著提高（28% vs. 80%，P<0.001）。在总人群（ⅠB～ⅢA 期）中，奥希替尼组的中位 DFS 同样显著优于安慰剂组（HR=0.20，P<0.001）[12]。值得注意的是，ADAURA 研究纳入了ⅠB 期患者，但由于其属于亚组分析，且研究采用的分期为第 7 版分期，故本指南暂不将奥希替尼加入ⅠB 期 NSCLC 患者术后辅助治疗的Ⅰ级推荐。关于 *EGFR* 突变阳性患者术后 TKI 的最佳用药时长尚不明确，现有研究多采用 2 年或 3 年治疗[11,12,14]，有研究显示术后辅助 2 年的 DFS 优于 1 年。对于 *EGFR* 突变阳性且接受 TKI 辅助治疗的ⅢA 期 NSCLC，术后辅助放疗的作用和时机尚不明确。

（7）NSCLC 患者术后辅助免疫治疗

IMpower010 研究针对接受完全性切除手术和最多 4 个周期顺铂化疗后的ⅠB～ⅢA 期 NSCLC 患者，给予阿替利珠单抗新辅助治疗，结果显示，对于 PD-L1 TC ≥ 1% Ⅱ～ⅢA 期人群，阿替利珠单抗辅助治疗显著延长了中位 DFS（未达到 vs. 35.3 个月，HR=0.66，P=0.004），24 个月 DFS 率为 74.6%[20]。

5.4 不可手术ⅢA、ⅢB、ⅢC 期非小细胞肺癌的治疗

分期	分层	Ⅰ级推荐	Ⅱ级推荐	Ⅲ级推荐
不可切除ⅢA 期、ⅢB 期、ⅢC 期 NSCLC	PS=0～1	1. 多学科团队讨论 2. 根治性同步放化疗[1,2] 放疗：三维适形调强 / 图像引导适形调强放疗；累及野淋巴结区域放疗[3-5] 化疗： 顺铂 + 依托泊苷（足叶乙苷）[6] 顺铂 / 卡铂 + 紫杉醇[6] 顺铂 + 多西他赛[7] 顺铂或卡铂 + 培美曲塞（非鳞癌）[8,9] 3. 度伐利尤单抗作为同步放化疗后的巩固治疗[10,11]	1. 序贯化疗 + 放疗[12-14]（2A 类）化疗： 顺铂 + 紫杉醇 顺铂 + 长春瑞滨放疗：三维适形放疗[15] 2. MDT 讨论评价诱导治疗后降期手术的可行性，如能做到完全性切除，诱导治疗后手术治疗	

续表

分期	分层	Ⅰ级推荐	Ⅱ级推荐	Ⅲ级推荐
不可切除ⅢA期、ⅢB期、ⅢC期 NSCLC	PS=2	1. 单纯放疗：三维适形放疗[15] 2. 序贯放疗 + 化疗[12-14] 放疗：三维适形调强 / 图像引导适形调强放疗；累及野淋巴结区域放疗[3-5] 化疗： 卡铂 + 紫杉醇 顺铂或卡铂 + 培美曲塞（非鳞癌）[8,9]	单纯化疗：化疗方案参考Ⅳ期无驱动基因突变 NSCLC 方案；靶向治疗：靶向治疗方案参考Ⅳ期驱动基因阳性 NSCLC 方案（限驱动基因阳性患者）	

不可切除ⅢA期、ⅢB、ⅢC期主要指有如下影像或淋巴结病理性证据：

1. 同侧纵隔淋巴结多枚转移成巨大肿块或多站转移（ⅢA：T1-2N2 或ⅢB：T3-4N2）。

2. 对侧肺门、纵隔淋巴结，或同、对侧斜角肌或锁骨上淋巴结转移（ⅢB：T1-2N3；ⅢC：T3-4N3）。

3. 病灶侵犯心脏、主动脉和食管（ⅢA：T4N0-1）。

同步放化疗方案：

EP：顺铂 50mg/m^2，d1，8，29，36；依托泊苷 50mg/m^2，d1~5，d29~33；

PC：卡铂 AUC 2，紫杉醇 45~50mg/m^2，每周；

AP：顺铂 75mg/m^2，d1；培美曲塞 500mg/m^2，d1，每 3 周重复（非鳞癌）；

AC：卡铂 AUC 5，d1；培美曲塞 500mg/m^2，d1，每 3 周重复（非鳞癌）；

DP：顺铂 20mg/m^2，多西他赛 20mg/m^2，每周。

放疗方案：60~66Gy/30~33 次 /6~7 周。

【注释】

第 8 版 IASLC/UICC 肺癌分期指南已广泛应用，因此本指南中添加了关于Ⅲ C 期的相关治疗推荐，同时对推荐表格下方的备注部分进行了相应的修改。

本节指南中，有根治性治疗可能（意愿）且 PS 评分良好的患者，如放疗设备、放疗计划的剂量参数符合剂量学要求，则推荐同步放化疗[1,2]。对于放射治疗，至少应予以患者基于 CT 定位的三维适形放疗（3D-CRT）[15]。推荐采用常规剂量分割方式，靶区剂量 60~66Gy/30~33 次 /6~7 周。RTOG 0617 研究[16]表明，进一步增加放疗总剂量至 74Gy 并不能提高疗效。非计划性放疗中断导致的放疗总治疗时间延长，不利于放疗疗效的提高。超分割或加速超分割放疗的相关临床研究表明，缩短总治疗时间能显著改善长期生存[17-19]，但这类放疗技术引起放疗并发症的可能性更高，其临床实用性受到一定限制，目前只能在一些选择性患者中开展。关于纵隔淋巴结预防放疗，同步放化疗或序贯化放疗，均推荐基于 PET/CT 检查和 IMRT 现代放射治疗技术进行累及野的选择性淋巴结区域照射[3-5]。

部分因各种原因不能耐受同步放化疗的患者，可以采用序贯化疗—根治性放疗，研究证实该治疗策略较单纯放疗可改善生存获益[12-14]。目前证据表明，诱导化疗后行同步放化疗不是理想的治疗模式，同样，Ⅲ期临床研究没有显示出放化疗后加巩固化疗对患者有长期生存获益[20]。

对于 PS=2，难以耐受同步放化疗的患者，单纯放疗或序贯放疗 + 化疗为推荐的治疗模式，序贯放疗 + 化疗能够进一步提高患者生存获益。单纯根治性放疗可用于因 PS=2 或严重合并症而不适合放化综合治疗策略的患者，通过提高患者治疗耐受性而获得潜在的生存获益。对于难以耐受或不愿接受放疗的患者，可予以化疗，化疗方案参照Ⅳ期驱动基因阴性患者 NSCLC 中的化疗方案推荐，根据患者的不同病理类型，选择适宜的化疗方案。

不可切除患者经诱导治疗后可否手术目前存在较多争议，尚无一个明确的推荐指南。提示对这类患者在治疗开始时应该进行有效的个体化多学科会诊，其重要性可能远胜于一个设计好的精确治疗路径或协议。新近研究（ESPATUE）显示，部分不可切除的Ⅲ期患者经诱导化疗或放化疗后获益，T、N 分期明显降期，转变为可手术切除。手术切除和根治性放化疗比较，尽管术后 PFS 和 OS 没有增加，但亚组分析显示选择性患者（T3N2，T4N0-1）（AJCC 第 7 版分期指南）有明显的长期生存获益，尤以Ⅲ B（T4N0-1）显著。总之，目前没有 1 级证据推荐常规新辅助放疗或放化疗加手术的治疗模式。目前除临床研究外，新辅助放疗没有适应证。新辅助治疗后可切除的Ⅲ期患者，如切缘（+），患者临床条件许可，可术后同步放化疗，如切缘（−），可行序贯术后化疗—放疗，术后放疗可提高患者的局部控制率。

非随机研究显示，一些先进放疗技术如 4D-CT 或 PET/CT 模拟技术，结合 IGRT、VMAT、TOMO 和质子放疗对比常规

非小细胞肺癌

3D-CRT 和 IMRT 放疗，可减少放疗毒性，改善疗效。但实施这类新技术应参考 ACR-ASTRO 放疗实践指南，进行临床研究。目前尚无同步放疗 + TKI 治疗不可切除ⅢA 期、ⅢB 期、ⅢC 期非小细胞肺癌生存获益的临床证据。

PACIFIC 研究是一项针对不可手术切除的局部晚期 NSCLC 根治性同步放化疗后，予以 PD-L1 抑制剂度伐利尤单抗巩固治疗对比安慰剂的Ⅲ期随机对照研究。结果显示同步放化疗后度伐利尤单抗巩固治疗组的 PFS 显著优于安慰剂组（中位 PFS，16.8 个月 vs. 5.6 个月，P<0.001），且度伐利尤单抗巩固治疗组的疾病缓解率、疾病缓解维持时间、发生远处转移或死亡的时间均显著优于对照组[10]。基于 PACIFIC 研究的结果，2018 年 2 月 FDA 批准其用于局部晚期 NSCLC 同步放化疗后的巩固治疗。在不良反应方面，度伐利尤单抗组 3 或 4 度不良反应发生率，因不良反应导致治疗中断率要高于对照组[11]。度伐利尤单抗已由 NMPA 于 2019 年 12 月 9 日批准上市，本次指南更新将度伐利尤单抗的治疗方案作为Ⅰ级推荐，用于治疗同步放化疗后未进展的不可切除的Ⅲ期非小细胞肺癌患者。

5.5 Ⅳ期驱动基因阳性非小细胞肺癌的治疗

5.5.1 *EGFR* 突变非小细胞肺癌的治疗

分期	分层	Ⅰ级推荐	Ⅱ级推荐	Ⅲ级推荐
Ⅳ期 *EGFR* 敏感突变 NSCLC 一线治疗 a,b,c		吉非替尼 厄洛替尼 埃克替尼 阿法替尼 达可替尼 奥希替尼[1-6]	吉非替尼或厄洛替尼 + 化疗（PS=0~1）[8]（2A 类） 厄洛替尼 + 贝伐珠单抗[14]（2A 类） 阿美替尼[7] 含铂双药化疗 ± 贝伐珠单抗（非鳞癌）d（2A 类）	
Ⅳ期 *EGFR*20 外显子插入突变 NSCLC 一线治疗		参考Ⅳ期无驱动基因 NSCLC 的一线治疗		
Ⅳ期 *EGFR* 敏感突变 NSCLC 耐药后治疗 e	寡进展或 CNS 进展	继续原 EGFR-TKI 治疗 + 局部治疗[9]（2A 类）	再次活检明确耐药机制	
	广泛进展	一 / 二代 TKI 一线治疗失败再次活检： T790M 阳性者：奥希替尼[10] 或阿美替尼[11]（3 类）； 再次活检 T790M 阴性者或者三代 TKI 治疗失败：含铂双药化疗 ± 贝伐珠单抗（非鳞癌）（2A 类）	再次活检评估其他耐药机制； 再次检测 T790M 阳性者：含铂双药化疗 ± 贝伐珠单抗（非鳞癌）（2A 类） 或伏美替尼[12]（3 类）	
Ⅳ期 *EGFR* 敏感突变 NSCLC 靶向及含铂双药失败后治疗	PS=0~2	单药化疗	单药化疗+贝伐珠单抗（非鳞癌）（2A 类）； 安罗替尼（2A 类）	
Ⅳ期 *EGFR*20 外显子插入突变后线治疗		参考Ⅳ期无驱动基因 NSCLC 的后线治疗		Amivantamab[20]（3 类）

a. 驱动基因阳性鳞癌参照非鳞癌，本部门主要涉及多发转移患者，寡转移参考本指南其他相应内容。

b. 确诊 *EGFR* 突变前由于各种原因接受了化疗的患者，在确诊 *EGFR* 突变后除推荐参考本指南选择 EGFR-TKI 外，也可在疾病进展或不能耐受当前治疗时参考本指南一线治疗。

c. 部分患者确诊晚期 NSCLC 后因为各种原因未能明确基因类型，一线接受化疗的患者进展后活检确诊断为 *EGFR* 突变，治疗参考本指南一线治疗。

d. 具体药物可参考本指南驱动基因阴性Ⅳ期 NSCLC 治疗部分。

e. 耐药后进展模式根据进展部位和是否寡进展划分为以下两种类型。

寡进展或 CNS 进展：局部孤立病灶进展或者中枢神经系统病灶进展。

广泛进展：全身或多部位病灶显著进展。

【注释】

EGFR 突变阳性晚期 NSCLC 患者一线治疗的多个随机对照研究显示,吉非替尼、厄洛替尼、埃克替尼、阿法替尼对比化疗均可显著改善患者的 PFS,且 3 级及以上不良反应显著低于化疗[1-4]。LUX-Lung7、ARCHER 1050 研究[5]、FLAURA 研究[6]和 AENEAS 研究[7]分别显示阿法替尼、达可替尼、奥希替尼和阿美替尼疗效优于一代 TKI,奠定了第一代 EGFR-TKI 吉非替尼、厄洛替尼、埃克替尼,第二代 TKI 阿法替尼、达可替尼以及第三代 TKI 奥希替尼和阿美替尼在 *EGFR* 突变晚期 NSCLC 一线治疗的地位,但目前阿美替尼尚未获批 NSCLC 一线适应证。

基于 LUX-Lung 2、3、6 合并分析阿法替尼治疗少见突变的研究[16],阿法替尼还被 FDA 批准用于 18~21 外显子少见位点突变(Leu861Gln、Gly719Ser、Gly719Ala、Gly719Cys、Ser768Ile)患者的治疗。二代 EGFR-TKI 较一代 EGFR-TKI 具有更优的疗效,但不良反应也显著增加,ARCHER 1050 研究中接受达可替尼治疗的患者,近 2/3 因不良反应需要进行剂量调整。FLAURA 研究显示三代 EGFR-TKI 奥希替尼较一代 EGFR-TKI 显著延长 PFS(中位 18.9 个月 vs. 10.2 个月,$P<0.001$)和 OS(中位 38.6 个月 vs. 31.8 个月,$P=0.046\,2$)[6]。但亚裔亚组分析 OS 无明显差异。

联合治疗模式,包括 EGFR-TKI 联合化疗或抗血管生成治疗,也为 *EGFR* 突变阳性患者一线治疗的选择。Ⅱ期随机对照 JMIT 研究中[8],吉非替尼联合培美曲塞组 PFS 优于吉非替尼单药(中位 15.8 个月 vs. 10.9 个月,$P=0.029$)。Ⅲ期研究 NEJ009 以及印度开展的 Ⅲ期研究探讨 TKI 联合含铂双药化疗,结果均显示吉非替尼联合培美曲塞 + 卡铂组较吉非替尼单药组显著延长 PFS,并且 OS 也显著延长。

日本的 JO25567 Ⅱ期研究显示,贝伐珠单抗联合厄洛替尼相比厄洛替尼单药一线治疗晚期 *EGFR* 敏感突变型非鳞 NSCLC,可显著延长患者的 PFS(中位 16.0 个月 vs. 9.7 个月,$P=0.001\,5$)。基于该研究,EMA 于 2016 年批准了贝伐珠单抗联合厄洛替尼用于 *EGFR* 敏感突变型晚期非鳞 NSCLC 的一线治疗。Ⅲ期随机对照研究 CTONG1509[13]再次验证贝伐珠单抗与厄洛替尼联合方案在中国人群的疗效和安全性,贝伐珠单抗联合厄洛替尼相比厄洛替尼单药显著延长患者的 PFS(中位 18.0 个月 vs. 11.3 个月,$P<0.001$)。也有研究提示贝伐珠单抗联合厄洛替尼对伴有脑转移 *EGFR* 突变患者具有更优的疗效[14]。此外,联合小分子抗血管抑制剂阿帕替尼的 ACTIVE 研究也显示出阳性结果,共 313 例患者入组研究,阿帕替尼与吉非替尼联合组的中位 PFS(IRCC)为 13.7 个月(HR=0.71,95% CI 0.54~0.95,P=0.018 9),较单纯吉非替尼治疗组延长了 3.5 个月[18]。

由于靶向治疗耐药后治疗手段增多,虽有研究显示部分 EGFR-TKI 耐药的患者继续接受靶向治疗仍有短暂获益,EGFR-TKI 耐药后缓慢进展的患者也应该尽快接受后续有效的抗肿瘤治疗。本次指南修订委员会决定根据进展部位和是否寡进展划分为两种类型:寡进展 /CNS 进展型和广泛进展型。对于寡进展 /CNS 进展患者,多个回顾性分析显示继续原 EGFR-TKI 治疗联合局部治疗可获益[9]。同时,由于三代 EGFR-TKI 奥希替尼对于中枢神经转移病灶有效率高,寡进展 / CNS 进展的患者也以Ⅱ级推荐行驱动基因突变检测,决定后续治疗方案。

EGFR-TKI 耐药后再活检耐药机制分析显示 T790M 突变为 50% 左右。对比奥希替尼和铂类双药化疗治疗 TKI 耐药后 T790M 阳性的 NSCLC 的随机Ⅲ期 AURA3 临床研究[10]显示,奥希替尼显著延长 PFS 时间(中位 10.1 个月 vs. 4.4 个月,$P<0.001$)。AURA17 研究进一步在亚裔人群中评估了奥希替尼治疗 TKI 耐药后 T790M 阳性患者的疗效,BIRC 评估的 ORR 为 62%,中位 PFS 9.7 个月,中位 OS 23.2 个月。此外,国产数个三代 EGFR-TKI 在 TKI 耐药后 T790M 阳性 NSCLC 治疗中也显示出良好的疗效。2019WCLC 公布了阿美替尼治疗一代 EGFR-TKI 进展的 T790M 阳性的 NSCLC 的多中心、单臂Ⅱ期临床研究[11]显示 ORR 为 68.4%,且耐受性好。目前阿美替尼已获 NMPA 批准二线适应证并纳入医保,故本指南上调阿美替尼二线治疗至Ⅰ级推荐。2020 年 ASCO 大会公布了国产原研第三代 EGFR-TKI 伏美替尼治疗 *EGFR* T790M 突变晚期 NSCLC 受试者的ⅡB 期临床研究(NCT03452592)[12]结果显示 ORR 为 74%,DCR 为 94%,PFS 为 9.6 个月。2021 年伏美替尼已获 NMPA 批准二线适应证,本指南新增伏美替尼Ⅱ级推荐用于存在 T790M 突变的经一代或者二代 EGFR-TKI 治疗失败的晚期 NSCLC 二线治疗。

若耐药后不存在 T790M 突变,化疗目前仍为经典的治疗选择,但不建议继续使用 EGFR-TKI。IMPRESS 研究在一线吉非替尼耐药后的患者中对比了化疗和化疗联合吉非替尼的疗效,联合用药的患者的 PFS 并没有延长,OS 数据显示,吉非替尼联合化疗组 OS 反而低于单纯化疗组(中位 13.4 个月 vs. 19.5 个月,HR=1.44,$P=0.016$)。2019WCLC 会议上发表的一项特瑞普利单抗联合化疗用于 EGFR-TKI 治疗失败的 *EGFR* 突变阳性 T790M 阴性晚期 NSCLC 患者的Ⅱ临床研究结果[17]显示 ORR 达 50%,DCR 达 87.5%,中位 DoR 为 7.0 个月,整体人群 PFS 达 7.0 个月,PD-L1 表达阳性患者 PFS 可达 8.3 个月,且 3 级以上免疫相关不良事件发生率仅为 7.5%,多个Ⅲ期临床研究正在探讨化疗联合免疫治疗在 EGFR-TKI 耐药患者中的地位。

EGFR 外显子 20 插入突变占所有 EGFR 突变的 4%~12%,EGFR 外显子 20 插入突变的 NSCLC 患者通常对 EGFR-TKIs 治疗不敏感,目前尚无公认的靶向治疗方法,预后较差。2020 年 ASCO 公布了日本武田 Mobocertinib(TAK-788)治含铂化疗期间或之后进展的 EGFR ex20ins 突变 NSCLC 患者的 Ⅰ/Ⅱ期临床研究[19]，结果显示中位 PFS 为 7.3 个月，ORR 为 43%，且安全可控。2020 年 WCLC 公布的另一项 CHRYSALIS 研究[20] 显示 EGFR/MET 双特异性抗体 Amivantamab 用于治疗 EGFR 20ins 局部晚期或转移性 NSCLC，ORR 为 40%，PFS 为 8.3 个月，OS 为 22.8 个月。基于此，2021 年 FDA 正式批准 Amivantamab 上市，用于含铂化疗进展后的 20ins 非小细胞肺癌治疗，但国内尚未获批上市，因此本指南纳入Ⅲ级推荐。

其他 EGFR-TKI 耐药的原因还包括 EGFR 扩增、MET 扩增、HER-2 扩增、PIK3CA 突变、BRAF 突变以及 SCLC 转换等原因，目前针对 BRAF、HER-2、MET 等多个靶点都有相应的临床试验在进行中，EGFR-TKI 耐药后可进行再活检明确耐药原因以指导下一步治疗。

安罗替尼的Ⅲ期临床研究（ALTER0303）结果显示，对比安慰剂，安罗替尼能够显著延长患者中位 OS 和 PFS，OS 延长 3.3 个月（中位 9.6 个月 vs. 6.3 个月，$P=0.001\ 8$），死亡风险下降 32%；PFS 延长 4.0 个月（中位 5.4 个月 vs. 1.4 个月，$P<0.000\ 1$）。2018 年 5 月，安罗替尼获 NMPA 批准用于既往至少接受过 2 种系统化疗后出现进展或复发的局部晚期或转移性非小细胞肺癌患者的治疗，对于存在 EGFR 突变或 ALK 融合阳性的患者，在开始安罗替尼治疗前应接受相应的标准靶向药物治疗后进展，且至少接受过 2 种系统化疗后出现进展或复发。

另外，抗 PD-1/PD-L1 免疫单药治疗在 EGFR/ALK 驱动基因阳性患者中疗效有限[18]。EGFR/ALK 阳性的患者，尽管 PD-L1 表达水平可能较高，但单药免疫治疗疗效不佳。对于免疫联合治疗，IMpower150 研究入组了 EGFR 及 ALK 阳性的患者，2018 年的 ESMO-ASIA 会议进一步公布了该研究中 EGFR 突变患者的探索性分析结果，提示阿替利珠单抗 + 化疗 + 贝伐珠单抗的疗效相比阿替利珠单抗 + 化疗或化疗 + 贝伐珠单抗都有显著提高，客观缓解率达 71%，中位 PFS 达 10.2 个月，中位 OS 超过 25 个月；既往接受过 EGFR-TKI 靶向治疗的患者仍能从四药联合治疗中获益。FDA 于 2018 年 12 月批准阿替利珠单抗联合贝伐珠单抗及紫杉醇 + 卡铂用于无 EGFR 及 ALK 变异的晚期 NSCLC 一线治疗，但未批准用于 EGFR-TKI 耐药后患者的后线治疗；欧盟 2019 年 3 月也批准了这一四药联合方案，包括作为 EGFR-TKI 耐药后患者的后线治疗，但这一方案在 EGFR 突变患者中的应用前景，期待 Impower151 临床研究结果的公布。

5.5.2　ALK 融合阳性非小细胞肺癌的治疗

分期	分层	Ⅰ级推荐	Ⅱ级推荐	Ⅲ级推荐
Ⅳ期 ALK 融合 NSCLC 一线治疗[a,b,c]		阿来替尼（优先推荐）[1] 克唑替尼[2] 塞瑞替尼[3]	含铂双药化疗 ± 贝伐珠单抗（非鳞癌）[4]d（2A 类）	Brigatinib[5] Lorlatinib[6]
Ⅳ期 ALK 融合 NSCLC 靶向后线治疗	寡进展或 CNS 进展	原 TKI 治疗 + 局部治疗（2A 类）[7] 阿来替尼或塞瑞替尼（限一线克唑替尼）[8,9]（2A 类）	恩沙替尼（限一线克唑替尼）[11]（3 类）	
	广泛进展	一代 TKI 一线治疗失败：阿来替尼或塞瑞替尼[8,9]（1 类）； 二代 TKI 一线治疗或一代 / 二代 TKI 治疗均失败：含铂双药化疗 ± 贝伐珠单抗（非鳞癌）（1 类）[4]	一代 TKI 一线治疗失败：恩沙替尼（3 类）[11] 含铂双药化疗 ± 贝伐珠单抗（非鳞癌）（1 类）[4] 活检评估耐药机制[10]	一代 TKI 一线治疗失败：Brigatinib（3 类）[12]； 二代 TKI 一线治疗或一 / 二代 TKI 治疗均失败：Lorlatinib（3 类）[13]
Ⅳ期 ALK 融合 NSCLC 靶向及含铂双药失败后治疗	PS=0~2	单药化疗（2A 类）	单药化疗 + 贝伐珠单抗（非鳞癌）[14]（2A 类）	安罗替尼[15]（2A 类）

a. 本部分主要涉及多发转移患者，寡转移参考本指南其他相应内容。

b. 确诊 ALK 融合前接受了化疗，可在确诊 ALK 融合后中断化疗或化疗完成后接受 ALK 抑制剂治疗。

c. 确诊晚期 NSCLC 后未行 ALK 融合相关检测，一线治疗后活检为 ALK 融合，治疗参考本指南一线治疗。

d. 具体药物可参考本指南驱动基因阴性Ⅳ期 NSCLC 治疗部分。

【注释】

ALK 融合阳性晚期 NSCLC 目前国内获批的药物有克唑替尼、阿来替尼和塞瑞替尼，PROFILE 1014 研究证实一线

非小细胞肺癌

克唑替尼疗效优于含铂双药化疗,PFS 显著延长(中位 10.9 个月 vs. 7.0 个月,$P<0.001$),ORR 显著提高(74% vs. 45%,$P<0.001$)[15]。针对 *ALK* 阳性亚裔人群的研究——PROFILE 1029 研究也达到了主要研究终点[3]。

在亚洲人群中进行的阿来替尼与克唑替尼头对头比较的Ⅲ期临床研究 ALESIA[2]的结果与 ALEX[1]一致,阿来替尼组 PFS 显著延长(中位 PFS 未达到 vs. 11.1 个月,HR=0.22,$P<0.001$);颅内客观缓解率阿来替尼组达 94.1%,显著优于克唑替尼组的 28.6%,降低脑转移发生风险 86%(HR=0.14,$P<0.000\ 1$)。基于该研究结果,我国 NMPA 于 2018 年批准阿来替尼用于 *ALK* 阳性的局部晚期或转移性 NSCLC,包括一线及克唑替尼治疗进展后的二线用药。由于阿来替尼一线治疗中位 PFS 时间 34.8 个月,本指南将其作为 ALK 阳性患者一线治疗的Ⅰ级优先推荐。

Ⅲ期临床研究 ASCEND-4[3]研究证实了塞瑞替尼在未经治疗的 *ALK* 阳性 NSCLC 患者中的疗效。研究显示,塞瑞替尼组中位 PFS 16.6 个月,化疗组 8.1 个月。由于塞瑞替尼耐受性不佳,另一项多中心随机临床研究 ASCEND-8 研究[17]比较了塞瑞替尼 450mg 日剂量随餐服用及 750mg 空腹服用的疗效及安全性,450mg 随餐服用同 750mg 空腹服用患者的血药浓度相似,但胃肠毒性显著降低。450mg 组患者的依从性更好,其 15 个月无进展生存预期值较 750mg 空腹给药组更高(66.4% 及 41%)。基于此,塞瑞替尼已获 NMPA 批准在 *ALK* 融合阳性 NSCLC 的一线及克唑替尼治疗进展后的适应证,本指南将其更新为 ALK 阳性患者一线治疗的Ⅰ级推荐,但临床上需要密切监测不良反应。

ALTA-1L 研究[5]结果显示,在亚洲和非亚洲人群中,与克唑替尼相比,Brigatinib 均有显著改善 PFS 趋势,使用 Brigatinib 亚洲人群疾病进展风险下降 59%(中位 PFS 未达到 vs. 11.1 个月,HR=0.41,$P=0.026\ 1$),基线伴脑转移患者的颅内 PFS 在亚洲人群(HR=0.15,$P=0.003\ 7$)较克唑替尼也均有显著改善。Ⅲ期 CROWN 研究[6]结果表明,与克唑替尼相比,第三代 ALK 抑制剂 Lorlatinib 显著改善了 PFS(中位未达到 vs 9.3 个月,HR=0.28),1 年 PFS 率为 78% vs 39%,可使疾病进展或死亡风险降低 72%(HR=0.28,$P<0.001$)。基于此,FDA 2021 年批准 Lorlatinib 一线治疗 ALK 阳性 NSCLC 患者,但我国尚未上市,因此本指南更新 Lorlatinib 一线治疗予以Ⅲ级推荐。

ALK 抑制剂耐药后,可根据患者有无症状、转移部位及数目来综合选择后续治疗方案。研究发现,克唑替尼耐药后 30%~45% 的耐药机制依赖于 ALK 通路,包括 ALK 激酶域二次突变(包括 C1156Y、L1196M 等)和 *ALK* 拷贝数增加[10,18],而二代 ALK-TKI(阿来替尼和塞瑞替尼)更容易发生 Solvent-front 区域突变,占 50%~70%,针对不同 ALK-TKIs 耐药突变,治疗策略不同。例如 lorlatinib 可以克服 G1202R 耐药,塞瑞替尼、brigatinib、lorlatinib 均对 V1180L 和 L1196M 突变有效。但目前该方面的数据有限[10,18],仅有临床前数据和小样本病例报道,因此本次指南更新暂未推荐按照耐药机制选择后续治疗。

一线应用 ALK 抑制剂进展后,根据进展部位和是否寡进展划分为两种类型:寡进展 /CNS 进展型和广泛进展型。对于寡进展 /CNS 进展患者,可继续服用原 ALK-TKI,并针对局部病灶进行治疗。若一线应用克唑替尼治疗,可更换为阿来替尼、塞瑞替尼或恩沙替尼。

若一线使用一代 ALK 抑制剂克唑替尼出现广泛进展,推荐使用二代 ALK 抑制剂。阿来替尼治疗克唑替尼失败后的 *ALK* 阳性晚期 NSCLC 的全球Ⅱ期研究 NP28673 中,IRC 评估 ORR 50%,中位 PFS 8.9 个月,在可评估的有 CNS 病灶的患者,ORR 57%,中位 DoR 11.2 个月[19]。欧洲和亚洲人群的Ⅲ期随机对照研究 ALUR 显示,在克唑替尼及至少一次化疗治疗失败的患者中,与培美曲塞或多西他赛相比,阿来替尼显著降低疾病进展风险达 85%(HR=0.15,$P<0.001$),中位 PFS 分别为阿来替尼组 9.6 个月,化疗组 1.4 个月。塞瑞替尼 ASCEND-1 研究入组了部分经克唑替尼治疗失败的患者,其 ORR 和 PFS 分别为 56% 和 7.0 个月[9]。塞瑞替尼治疗克唑替尼耐药后的 *ALK* 阳性 NSCLC 的 ASCEND-2 研究的结果 ORR 38.6%,IRC 评估的中位 PFS 7.2 个月[20]。基于上述证据和 NMPA 批准的适应证,对于 *ALK* 阳性晚期 NSCLC 一线克唑替尼进展后的治疗,阿来替尼及塞瑞替尼可作为Ⅰ级推荐。恩沙替尼治疗 ALK 阳性晚期 NSCLC 克唑替尼耐药单臂多中心Ⅱ期临床研究[11]结果显示,ORR 达 52%,颅内 ORR 70%,中位 PFS 达 9.6 个月。2020 年 NMPA 已批准恩沙替尼国内上市,用于接受过克唑替尼治疗后进展的或者对克唑替尼不耐受的 ALK 阳性的局部晚期或转移性 NSCLC。由于恩沙替尼为Ⅱ期单臂研究(3 类),因此指南将其更新为 ALK 融合非小细胞肺癌后线治疗的Ⅱ级推荐。一二代药物一线治疗或一代和二代药物治疗均失败的患者,则选用含铂双药化疗 ± 贝伐珠单抗。

其他 ALK 抑制剂如 Brigatinib、Lorlatinib 也可作为 ALK 阳性晚期 NSCLC 一线 TKI 耐药后的治疗选择。Brigatinib 的Ⅱ期临床研究(NCT02094573)[12]将克唑替尼耐药后患者分为 A、B 两组:A 组 Brigatinib 90mg,1 次 /d;B 组连续 7 天 Brigatinib 90mg 后增至 180mg,1 次 /d。研究者评估的 ORR 为 A 组达 45%,B 组 54%;独立评审委员会评估的中位 PFS 为 A 组 9.2 个月,B 组 15.6 个月;基线伴脑转移的颅内 ORR 为 A 组 42%,B 组 67%。基于此研究,2017 年 FDA 批准 Brigatinib 用于 *ALK* 阳性晚期 NSCLC 克唑替尼耐药后的治疗。Lorlatinib 的Ⅱ期临床研究(NCT01970865)在 2017 年 WCLC 大会上公布的数据显示[13],一线治疗 ORR 为 90%;二线或三线治疗使用过克唑替尼或克唑替尼加化疗的患者,ORR 达 69%;后线治疗使用过 2~3 种 ALK-TKI 加化疗的患者,ORR 依然高达 39%。2018 年 11 月 FDA 已批准 Lorlatinib

非小细胞肺癌

用于治疗克唑替尼治疗进展后或至少一种 ALK 抑制剂治疗进展后；阿来替尼/塞瑞替尼作为首个 ALK 抑制剂治疗进展后的 *ALK* 阳性转移性非小细胞肺癌患者。由于 Brigatinib、Lorlatinib 均未在国内上市，本指南仅将其予以Ⅲ级推荐。

ALK 阳性 NSCLC 在 TKI 及含铂双药均进展后的治疗，PS 评分为 0~2 分的患者，可以考虑单药化疗。ALTER0303 研究[15]入组了 7 例 *ALK* 融合基因阳性的患者，安罗替尼治疗也显示出了一定的获益，在安罗替尼治疗前，应接受相应的标准靶向药物治疗后进展、且至少接受过 2 种系统化疗后出现进展或复发，本指南仍将其作为Ⅲ级推荐。另外，抗 PD-1/PD-L1 免疫单药治疗在 *ALK* 融合阳性患者中疗效有限（具体内容详见 *EGFR* 突变阳性Ⅳ期 NSCLC 患者的治疗的注释部分）。

5.5.3　*ROS1* 融合阳性非小细胞肺癌的治疗

分期	分层	Ⅰ级推荐	Ⅱ级推荐	Ⅲ级推荐
Ⅳ期 *ROS1* 融合 NSCLC 一线治疗 a,b,c		克唑替尼（3 类）[1]	含铂双药化疗 ± 贝伐珠单抗（非鳞癌）[2]d（2A 类）	Entrectinib（3 类）[3]
Ⅳ期 *ROS1* 融合 NSCLC 二线治疗	寡进展或 CNS 进展	原 TKI 治疗 + 局部治疗[4,5]（2A 类）		
	广泛进展	含铂双药化疗 ± 贝伐珠单抗（非鳞癌）[2,6]（2A 类）	参加 ROS1 抑制剂临床研究[7-11]（3 类）	
Ⅳ期 *ROS1* 融合 NSCLC 三线治疗	PS=0~2	单药化疗（2A 类）	单药化疗 + 贝伐珠单抗（非鳞癌）[12]（2A 类） 参加 ROS1 抑制剂临床研究[7-11]（3 类）	

a. 本部分主要涉及多发转移患者，寡转移参考本指南其他相应内容。

b. 患者确诊 *ROS1* 融合前接受了化疗，可在确诊 *ROS1* 融合后中断化疗或化疗完成后接受 ROS1 抑制剂治疗。

c. 确诊晚期 NSCLC 后未行 *ROS1* 融合相关检测，一线治疗后活检为 *ROS1* 融合，治疗参考本指南一线治疗。

d. 具体药物可参考本指南驱动基因阴性Ⅳ期 NSCLC 治疗部分。

【注释】

目前 *ROS1* 融合基因阳性Ⅳ期 NSCLC 一线治疗Ⅰ级推荐应用克唑替尼，主要基于 OO1201[1]，克唑替尼治疗 *ROS1* 融合基因阳性晚期 NSCLC 的 PFS 15.9 个月，ORR71.7%，安全性数据与既往 ALK 融合患者的数据相一致，NMPA 已于 2017 年 9 月批准克唑替尼用于 *ROS1* 融合基因阳性晚期非小细胞肺癌患者的治疗。

其中，恩曲替尼在 *ROS1* 阳性患者的治疗中取得了突破性进展。STARTRK-2、STARTRK-1 和 ALKA-372-001 三项临床研究的汇总结果[3]显示，在 53 例局部晚期或转移性 *ROS1* 阳性 NSCLC 患者中，BICR 评估的恩曲替尼治疗后 ORR 77.0%，中位 PFS 19.0 个月，中位 DoR 24.6 个月；颅内客观反应率 55.0%。2019 年 FDA 已批准恩曲替尼用于 *ROS1* 融合基因阳性晚期非小细胞肺癌的治疗，但国内尚未上市。因此本指南仅更新为Ⅲ级推荐。

治疗 ROS1 阳性肺癌的小分子酪氨酸激酶抑制剂还包括塞瑞替尼[7]、AB-106[8,9]、lorlatinib[10]、repotrectinib[11]等，在Ⅰ期或Ⅱ期临床研究中显示出了令人鼓舞的疗效，但在国内外均未获批。

AB-106 为新型 ROS1/NTRK 靶向药，Ⅰ期研究结果[8]显示 AB-106 治疗未经克唑替尼治疗的患者（9 例）的 ORR 为 66.7%，中位 PFS 为 24.9 个月，而治疗克唑替尼耐药患者（9 例）的 ORR33.3%，中位 PFS 为 7.6 个月。今年 ASCO 会议公布了Ⅱ期临床研究[9]结果显示，截至 2021 年 1 月 15 日，共有 15 例未经过克唑替尼治疗和 5 例接受过克唑替尼治疗的 ROS1 融合阳性非小细胞肺癌患者入组治疗。在未经过克唑替尼治疗的患者中（n=15），ORR 为 93%，DCR 为 93%；在曾接受过克唑替尼治疗的患者（n=5）中，ORR 为 60%；DCR 为 100%。

Lorlatinib 为第三代 ALK/ROS1 靶向药，Lorlatinib 治疗 ROS1 阳性 NSCLC 的单臂Ⅰ/Ⅱ期临床研究[10]结果显示，纳入了 ROS1 阳性 69 例患者中，21 例 TKI 初治患者 ORR 为 62%，中位 PFS 为 21.0 个月。0 例之前仅使用过克唑替尼治疗的患者中 ORR 为 35%，中位 PFS 为 8.5 个月。目前 Lorlatinib 针对 ROS1 阳性肺癌的研究正在国内展开。

TPX0005（Repotrectinib）是新一代 ROS1/NTRK1-3 靶向药，2020 年 WCLC 公布了 TRIDENT-1 的Ⅰ/Ⅱ期[11]研究结果，Ⅰ/Ⅱ期共入组了 22 例患者，经 IRC 确认的 ORR 为 91%，Ⅱ期部分纳入 15 例患者，经 IRC 确认的 ORR 为 93%。

关于免疫治疗，虽然 *ROS1* 与 *ALK* 同源性较高，但 PD-1/PD-L1 治疗的疗效与 *ALK* 阳性患者存在差异，ImmunoTarget 研究入组了 7 例 *ROS1* 阳性 NSCLC 患者，缓解率 17%[13]，目前关于 ROS1 免疫治疗的数据较少，需要更多的研究验证，本指南尚未推荐相关药物。

目前关于 *ROS1* 阳性患者克唑替尼进展后治疗方案的选择并无太多数据，但鉴于 *ROS1* 与 *ALK* 的同源性及克唑替尼同样适用于 *ALK* 阳性患者，本指南推荐采用与 *ALK* 阳性患者靶向治疗进展后类似的处理模式。对于克唑替尼及化疗进展后的患者，推荐参加其他 ROS1 抑制剂的临床试验。

5.5.4　*BRAF V600E/NTRK/MET 14 外显子 /RET/KRAS G12C/HER-2* 突变非小细胞肺癌的治疗

分期	分层	Ⅰ级推荐	Ⅱ级推荐	Ⅲ级推荐
Ⅳ期 *BRAF V600E* 突变 NSCLC 的一线治疗		参考Ⅳ期无驱动基因 NSCLC 一线治疗的Ⅰ级推荐部分	达拉非尼 + 曲美替尼（3 类）[1]	参考Ⅳ期无驱动基因 NSCLC 一线治疗的Ⅲ级推荐部分
Ⅳ期 *NTRK* 融合 NSCLC 的一线治疗		参考Ⅳ期无驱动基因 NSCLC 一线治疗的Ⅰ/Ⅱ级推荐部分		Entrectinib[2] 或 Larotrectinib（3 类）[3]
Ⅳ期 *MET*14 外显子跳跃突变 NSCLC 的一线治疗		参考Ⅳ期无驱动基因 NSCLC 一线治疗的Ⅰ/Ⅱ级推荐部分		Capmatinib[4] 或 Tepotinib[5]（3 类）
Ⅳ期 *RET* 融合 NSCLC 的一线治疗		参考Ⅳ期无驱动基因 NSCLC 的一线治疗的Ⅰ/Ⅱ级推荐部分		Selpercatinib[8,9]（3 类）
Ⅳ期 *KRAS G12C/HER-2* 突变 NSCLC 的一线治疗		参考Ⅳ期无驱动基因 NSCLC 一线治疗		
Ⅳ期 *BRAFV 600E* 突变 / *NTRK* 融合 NSCLC 的后线治疗		靶向治疗或参考Ⅳ期无驱动基因 NSCLC 后线策略（一线未用靶向治疗）参考Ⅳ期驱动基因阳性 NSCLC 后线治疗策略（一线靶向治疗）		
Ⅳ期 *MET*14 外显子跳跃突变 NSCLC 的后线治疗		根据一线是 / 否靶向治疗，参考Ⅳ期驱动基因阳性 / 阴性 NSCLC 后线治疗的Ⅰ级推荐部分	赛沃替尼[6]（3 类）（一线未用靶向治疗）	Capmatinib[4] 或 Tepotinib[5]（3 类）（一线未用靶向治疗）
Ⅳ期 *RET* 融合 NSCLC 的后线治疗		根据一线是 / 否靶向治疗，参考Ⅳ期驱动基因阳性 / 阴性 NSCLC 后线治疗的Ⅰ级推荐部分	普拉替尼[7]（3 类）（一线未用靶向治疗）	Selpercatinib[8,9]（3 类）（一线未用靶向治疗）
Ⅳ期 *KRASG 12C* 突变 NSCLC 的后线治疗		参考Ⅳ期无驱动基因 NSCLC 后线治疗的Ⅰ/Ⅱ级推荐部分		Sotorasib[10]（3 类）
Ⅳ期 *HER-2* 突变 NSCLC 的后线治疗		参考Ⅳ期无驱动基因 NSCLC 后线治疗的Ⅰ/Ⅱ级推荐部分		吡咯替尼[11,12]（3 类）

【注释】

近年来，国内外针对少见驱动基因靶点的临床研究产生重大突破，除 *EGFR/ALK/ROS1* 突变外，*BRAF V600E/NTRK/MET 14 外显子 /RET/KRAS G12C* 均已获得 FDA 或 NMPA 批准上市药物，此外，*HER-2* 突变 NSCLC 的靶向治疗也迎来曙光。

针对 *BRAF V600E* 突变的晚期 NSCLC，一项达拉非尼联合曲美替尼一线治疗 *BRAF V600E* 突变晚期 NSCLC 的Ⅱ期临床研究[1]（NCT01336634）结果显示 ORR 64%，中位 PFS 10.9 个月，中位 DoR 10.4 个月。FDA 已批准达拉非尼联合曲美替尼用于 *BRAF V600E* 突变转移性 NSCLC 的一线治疗。若联合治疗不耐受，可单用达拉非尼。2020 年 NMPA 批准拉非尼联合曲美替尼治疗 *BRAF V600E* 突变的黑色素瘤，但未批 NSCLC 一线适应证，因此本指南将其从Ⅲ级推荐更新至Ⅱ级推荐。

针对 *NTRK* 突变的晚期 NSCLC，STARTRK-2、STARTRK-1 和 ALKA-372-001 三项临床研究的汇总结果[2]显示，BICR 评估的恩曲替尼治疗后 *NTRK* 融合实体瘤患者的 ORR 57.0%，中位 PFS 11.2 个月，DoR 10.4 个月，颅内客观反应率 50.0%。2019 年 FDA 已批准恩曲替尼用于 *NTRK* 融合基因阳性实体瘤的治疗。一项发表在新英格兰杂志上总共纳入 55 例 *NTRK* 融合实体瘤患者的研究[3]显示拉罗替尼治疗 ORR 75%，在 1 年时研究者评估，71% 的患者应答持续，55% 的患者保持无进展。因此 FDA 批准拉罗替尼用于无已知获得性耐药突变的 *NTRK* 融合肿瘤患者。由于恩曲替尼和拉罗替尼在国内均未上市，因此本指南仅更新其为Ⅲ级推荐。

针对 *MET 14 外显子跳跃突变*的晚期 NSCLC，Ⅱ期临床研究 GEOMETRY mono-1[4]针对 Capmatinib 治疗 *MET* 外显子

14 跳跃的 NSCLC 患者,结果显示 Capmatinib 对初治患者 ORR 为 68%,DOR 超过 12 个月的患者比例为 47%;经治患者的 ORR 为 41%,DoR 超过 12 个月的患者比例为 32%。此外另一项 VISION 研究[5]揭示了 Tepotinib 治疗含 MET 外显子 14 跳跃突变的晚期 NSCLC 的有效性和安全性。根据液体活检或组织活检确定是否检测到 MET 外显子 14 跳跃突变,结果显示 tepotinib 在血液 + 组织联合活检组的有效率为 46%,mDoR 达 11.1 个月,液体活检组 66 例,有效率 48%,组织活检组 60 例,有效率 50%。基于此,FDA 已批准 Capmatinib 和 Tepotinib 用于一线和后线治疗局部晚期或转移性 MET 14 跳跃突变的 NSCLC 患者,但国内未获批上市,因此本指南仅将两者更新为Ⅲ级推荐。此外,赛沃替尼作为国内自主研发的 *MET* 抑制剂,Ⅱ期临床研究[6]数据显示,独立评审委员会(IRC)评估的 ORR 为 49.2%,DCR 为 93.4%,DOR 达 6 个月。亚组分析显示,赛沃替尼治疗其他类型 NSCLC 患者的 DCR 达到 95.1%,中位 PFS 达到 9.7 个月。基于此,NMPA 已批准赛沃替尼用于治疗 *MET* 14 号外显子跳跃突变的后线治疗,故本指南将其更新为Ⅱ级推荐。

针对 *RET* 融合的晚期 NSCLC,ARROW 研究[7]结果显示,RET 抑制剂普拉替尼(BLU-667)在接受或未接受治疗的 RET 融合阳性 NSCLC 患者中均显示出临床获益,经治患者 ORR 为 62%,PFS 16.5 个月;初治患者 ORR 为 79%,PFS 13.0 个月。基于 ARROW 研究阳性结果,普拉替尼于 2021 年被 NMPA 获批上市,用于既往接受过含铂化疗的 RET 融合阳性晚期 NSCLC 患者,但由于该研究为单臂Ⅱ期临床研究,因此本指南将其更新至Ⅱ级推荐。LIBRETTO-001 研究[8,9]探索了 Selpercatinib(LOXO-292)在 RET 融合患者中的疗效及安全性,结果显示 ORR 为 64%,DOR 达 17.5 个月,DOR 超过 6 个月的患者比例为 81%。FDA 已批准 Selpercatinib 用于 *RET* 融合阳性一线及后线治疗,但国内未获批上市,因此本指南将其更新为Ⅲ级推荐。

针对 *KRAS G12C* 突变的晚期 NSCLC,CodeBreak 100[10]Ⅱ期临床研究结果显示,Sotorasib(AMG 510)治疗 KRAS 突变 NSCLC 患者的 ORR 为 37.1%,DCR 为 80.6%,中位 PFS 为 6.8 个月。FDA 已批准 AMG 510 上市,用于携带 *KRAS G12C* 突变的 NSCLC 患者的后线治疗,但国内尚未上市,因此本指南将其更新为Ⅲ级推荐。此外,MRTX849 在 *KRAS G12C* 突变的晚期 NSCLC 中也显示出了良好的抗肿瘤活性。

针对 *HER2* 突变的晚期 NSCLC,吡咯替尼作为一种泛 ErbB 受体酪氨酸激酶抑制剂,显示出良好的疗效[11]。国内关于吡咯替尼治疗 *HER2* 突变型铂类化疗后的晚期肺腺癌的Ⅱ期临床研究[12](NCT02834936)结果显示,经 IRC 评估的 ORR 为 30.0%,DoR 为 6.9 个月,中位 PFS 为 6.9 个月,中位 OS 为 14.4 个月,且安全性良好。NMPA 已批准吡咯替尼联合卡培他滨应用于 HER2 阳性晚期乳腺癌,但尚未批准用于 NSCLC 适应证。因此本指南将其更新为 HER2 突变 NSCLC 后线治疗的Ⅲ级推荐。此外,DS-8201a[13]在 *HER2* 突变的晚期 NSCLC 也显示出了良好的抗肿瘤活性。

5.5.5 靶向治疗药物新增适应证(截至 2021 年 6 月)

名称	FDA	EMA	NMPA
奥希替尼 (Osimertinib)	用于根治性手术且术后检测为 *EGFR* 19del 或 L858R 阳性的转移 NSCLC 辅助治疗; 用于存在 *EGFR* 敏感突变(19del 及 L858R)的转移性 NSCLC 一线治疗; 存在 T790M 突变的经 EGFR-TKI 治疗失败的晚期 NSCLC	用于根治性手术且术后检测为 *EGFR* 19del 或 L858R 阳性的转移性 NSCLC 辅助治疗; 用于存在 *EGFR* 敏感突变(19del 及 L858R)的转移性 NSCLC 一线治疗; 存在 *EGFR* T790M 突变的局部晚期或转移性 NSCLC	用于存在 *EGFR* 敏感突变(19del 及 L858R)的转移性 NSCLC 一线治疗; 存在 T790M 突变的经 EGFR-TKI 治疗失败的晚期 NSCLC 二线治疗
达可替尼 (Dacomitinib)	用于存在 *EGFR* 敏感突变(19del 及 L858R)的转移性 NSCLC 一线治疗	用于存在 *EGFR* 敏感突变(19del 及 L858R)的转移性 NSCLC 一线治疗	用于存在 *EGFR* 敏感突变(19del 及 L858R)的转移性 NSCLC 一线治疗
阿法替尼 (Afatinib)	扩大原有适应证至无 *EGFR* 耐药突变的转移性 NSCLC 一线治疗;含铂化疗失败后的肺鳞癌患者;存在 19del 或 L858R *EGFR* 突变的转移性 NSCLC	存在 *EGFR* 敏感突变的,既往未经 EGFR-TKI 治疗过的局部晚期或转移性 NSCLC;含铂化疗失败后的局部晚期或转移性肺鳞癌	既往未经 EGFR-TKI 治疗过的,存在 *EGFR* 突变的局部晚期或转移性 NSCLC;含铂化疗治疗失败后的局部晚期或转移性肺鳞状细胞癌

续表

名称	FDA	EMA	NMPA
阿美替尼 （Almonertinib）			存在 T790M 突变的经一代或者二代 EGFR-TKI 治疗失败的晚期 NSCLC 二线治疗
伏美替尼 （Furmonertinib）			存在 T790M 突变的经一代或者二代 EGFR-TKI 治疗失败的晚期 NSCLC 二线治疗
Amivantamab	EGFR 20 号外显子插入突变二线治疗		
阿来替尼 （Alectinib）	*ALK* 阳性的晚期 NSCLC 一线治疗；*ALK* 阳性的，克唑替尼治疗失败后的晚期 NSCLC 二线治疗	*ALK* 阳性的晚期 NSCLC 一线治疗 *ALK* 阳性的，克唑替尼治疗失败后的晚期 NSCLC 二线治疗	*ALK* 基因融合阳性的局部晚期或转移性 NSCLC
Brigatinib	用于既往克唑替尼治疗失败或不能耐受的 *ALK* 阳性晚期 NSCLC 二线治疗	用于既往克唑替尼治疗失败的 *ALK* 阳性晚期 NSCLC 二线治疗	
塞瑞替尼 （Ceritinib）	*ALK* 阳性的晚期 NSCLC 一线治疗 *ALK* 阳性的，克唑替尼治疗失败后的晚期 NSCLC 二线治疗	*ALK* 阳性的晚期 NSCLC 一线治疗 *ALK* 阳性的，克唑替尼治疗失败后的晚期 NSCLC 二线治疗	*ALK* 阳性的晚期 NSCLC 一线治疗 *ALK* 阳性的，克唑替尼治疗失败后的晚期 NSCLC 二线治疗
克唑替尼	*ALK/ROS1* 阳性的晚期 NSCLC 一线治疗	*ALK/ROS1* 阳性的晚期 NSCLC 一线治疗	*ALK/ROS1* 阳性的晚期 NSCLC 一线治疗
Entrectinib	*ROS1/NTRK* 融合阳性的晚期 NSCLC 一线治疗	*ROS1/NTRK* 融合阳性的晚期 NSCLC 一线治疗	
Ensarinib			ALK 阳性的，克唑替尼治疗失败后的晚期 NSCLC 二线治疗
达拉非尼 + 曲美替尼	*BRAF V600E* 突变转移性 NSCLC 的一线治疗		
Lorlatinib	用于治疗克唑替尼治疗进展后或至少一种 ALK 抑制剂治疗进展后；阿来替尼 / 塞瑞替尼作为首个 ALK 抑制剂治疗进展后的 ALK 阳性转移性 NSCLC 二线治疗	用于克唑替尼、阿来替尼或塞瑞替尼进展后的 ALK 阳性转移性 NSCLC 二线治疗	
Larotrectinib	NTRK 融合阳性的成人和儿童晚期实体瘤	NTRK 融合阳性的成人和儿童晚期实体瘤	
Capmatinib	MET 外显子 14 跳跃变异的转移性 NSCLC 一线及后线治疗		
Tepotinib	MET 外显子 14 跳跃变异的转移性 NSCLC 一线及后线治疗		
赛沃替尼 （Savolitinib）			MET 外显子 14 跳跃变异的转移性 NSCLC 的二线治疗

非小细胞肺癌

续表

名称	FDA	EMA	NMPA
Selpercatinib	RET 融合阳性的转移性 NSCLC	用于既往接受过免疫或 / 和含铂双药的晚期 RET 融合阳性的 NSCLC 和 RET 融合阳性甲状腺癌的二线治疗	
普拉替尼（Pralsetinib）	RET 融合阳性的转移性 NSCLC		RET 融合阳性的 NSCLC 后线治疗
AMG 510	KRAS G12C 突变 NSCLC 的后线治疗		
拉罗替尼	NTRK 融合阳性的成人和儿童晚期实体瘤	NTRK 融合阳性的成人和儿童晚期实体瘤	

5.6 Ⅳ期无驱动基因非鳞癌非小细胞肺癌的治疗

分期	分层	Ⅰ级推荐	Ⅱ级推荐	Ⅲ级推荐
Ⅳ期无驱动基因、非鳞癌 NSCLC 一线治疗 [a]	PS=0~1	1. 培美曲塞联合铂类 + 培美曲塞单药维持治疗 2. 贝伐珠单抗 [b] 联合含铂双药化疗 [1,2] + 贝伐珠单抗维持治疗 3. 含顺铂或卡铂双药方案：顺铂 / 卡铂联合吉西他滨或多西他赛或紫杉醇或紫杉醇脂质体(2A 类)或长春瑞滨或培美曲塞 4. 阿替利珠单抗［限 PD-L1 TC ≥ 50% 或 IC ≥ 10%］[3] 5. 帕博利珠单抗单药(限 PD-L1 TPS ≥ 50%，PD-L1 TPS 1%~49%(2A 类)) [4,5]； 6. 培美曲塞 + 铂类联合帕博利珠或卡瑞利珠或信迪利或替雷利珠单抗 [6-9]	1. 紫杉醇 + 卡铂 + 贝伐珠单抗联合阿替利珠单抗 [10] 2. 白蛋白紫杉醇 + 卡铂联合阿替利珠单抗 [11] 3. 重组人血管内皮抑制素联合长春瑞滨和顺铂 + 重组人血管内皮抑制素维持治疗(2B 类)	纳武利尤单抗和伊匹木单抗联合两周期培美曲塞 + 铂类 [12]
Ⅳ期无驱动基因、非鳞癌 NSCLC 一线治疗 [a]	PS=2	单药化疗： 吉西他滨 紫杉醇 长春瑞滨 多西他赛 培美曲塞(2A 类)	培美曲塞 + 卡铂(2A 类)；每周方案紫杉醇 + 卡铂(2A 类)	
二线治疗 [c]	PS=0~2	纳武利尤单抗 [14] 或多西他赛或培美曲塞(如一线未使用同一药物)	帕博利珠单抗(限 PD-L1 TPS ≥ 1%) [15] 阿替利珠单抗 [16] 替雷利珠单抗 [17]	
	PS=3~4	最佳支持治疗		
三线治疗	PS=0~2	纳武利尤单抗 [14] 或多西他赛或培美曲塞(如既往未使用同一药物)；安罗替尼(限 2 个化疗方案失败后)	鼓励患者参加临床研究	

a. 抗肿瘤治疗同时应给予最佳支持治疗。

b. 包括原研贝伐珠单抗和经 NMPA 批准的贝伐珠单抗生物类似物。

c. 如果疾病得到控制且毒性可耐受，化疗直至疾病进展。

非小细胞肺癌

【注释】

无驱动基因,PS=0~1 分的非鳞非小细胞肺癌患者一线经典方案为含铂双药化疗,ECOG1594 研究提示第三代新药联合铂类(顺铂 / 卡铂)疗效达到瓶颈,具体药物用法、用量及周期数,见常用非小细胞肺癌一线化疗方案。PARAMOUNT 研究证实,培美曲塞联合顺铂 4 个周期后,无进展患者继续接受培美曲塞维持治疗直到疾病进展或不可耐受,与安慰剂相比能显著延长 PS 评分为 0~1 患者的 PFS(中位 4.1 个月 vs. 2.8 个月)及 OS(中位 13.9 个月 vs. 11.0 个月)。

在中国人群开展的 BEYOND 研究显示,贝伐珠单抗联合组较单纯化疗组显著延长中位 PFS,疾病进展风险下降,中位 OS 显著延长至 24.3 个月,并显著提高了客观缓解率(ORR)和疾病控制率(DCR),不良反应可以接受[1]。基于国内真实世界研究的结果,2018 年 NMPA 已经批准含铂双药化疗联合贝伐珠单抗一线治疗方案。一项随机、双盲、多中心、头对头Ⅲ期临床研究 QL1101-002 研究结果[2]显示,贝伐珠单抗生物类似物(安可达)与原研药贝伐珠单抗相比,ORR 达到主要研究终点(52.8% vs. 56.8%,HR=0.93),且安全性相似,随后国内多个贝伐单抗生物类似物已经获得 NMPA 批准上市。长春瑞滨联合顺铂方案一线化疗的基础上联合重组人血管内皮抑素治疗晚期 NSCLC 患者,能显著提高 ORR 并延长疾病进展时间,不良反应无显著差异。

随着免疫治疗在临床应用中的突破,PD-1/PD-L1 抑制剂成为Ⅳ期无驱动基因突变非鳞非小细胞肺癌一线标准治疗方案。KEYNOTE-024 研究纳入了 305 例 PD-L1 TPS 均 ≥ 50% 且 *EGFR/ALK* 野生型晚期 NSCLC(包括腺癌和鳞癌)患者,帕博利珠单抗较化疗显著延长 PFS(中位 10.3 个月 vs. 6.0 个月,HR=0.50)和 OS(中位 30.0 个月 vs. 14.2 个月,HR=0.63),显著提高客观有效率(44.8% vs. 27.8%),且不良反应发生率低于化疗组。KEYNOTE-042 研究[4]进一步将入组标准扩大至 PD-L1 TPS ≥ 1%,结果提示与化疗相比,帕博利珠单抗显著降低死亡风险 19%,但亚组分析提示主要获益人群为 PD-L1 TPS ≥ 50% 的患者。2019 年 WCLC 会议上公布 KEYNOTE-042 研究 262 例中国患者亚组结果显示,PD-L1 TPS 为 1%~49% 的患者 OS(中位 19.9 个月 vs. 10.7 个月,HR=0.69)显著延长[5]。NMPA 已于 2019 年批准其一线适应证,适用于 PD-L1 TPS ≥ 1% 患者。本指南将帕博利珠单抗一线治疗作为Ⅰ级推荐,其中 PD-L1 TPS ≥ 50% 为 1A 类证据,PD-L1 TPS ≥ 1% 为 2A 类证据。Ⅲ期临床研究 IMpower110[3]结果显示,对比化疗,阿替利珠单抗显著改善 PD-L1 高表达(TC ≥ 50% 或 IC ≥ 10%)的野生型Ⅳ期非鳞或鳞状 NSCLC 患者的 PFS(中位 8.1 个月 vs. 5.0 个月,HR=0.63)和 OS(中位 20.2 个月 vs. 13.1 个月,HR=0.59)。2021 年 NMPA 批准阿替利珠单抗用于经 NMPA 批准的检测方法评估为 PD-L1 TC ≥ 50% 或 IC ≥ 10% 的 *EGFR/ALK* 阴性的转移性 NSCLC 一线单药治疗,因此本指南新增其一线治疗Ⅰ级推荐。基于 Cemiplimab 对比化疗治疗 PD-L1 TPS ≥ 50% 晚期 NSCLC 的Ⅲ期临床研究 EMPOWER-Lung 1[13]达到主要终点 PFS 和 OS,2021 年 FDA 批准 PD-1 抑制剂 Cemiplimab 单药一线治疗 PD-L1 高表达的转移性 NSCLC 患者,但其在国内尚未上市且国内存在其他多个免疫治疗选择,专家组一致同意暂不列入推荐。

免疫联合治疗方面,KEYNOTE 189 研究[6]显示帕博利珠单抗联合培美曲塞和铂类较单纯化疗治疗晚期 *EGFR/ALK* 野生型非鳞 NSCLC 患者,联合治疗组 ORR(47.6% vs. 18.9%,*P*<0.000 1)、PFS(中位 8.8 个月 vs. 4.9 个月,HR=0.52,*P*<0.000 01)均有显著获益,且在各个 PD-L1 表达亚组均能获益,NMPA 已批准帕博利珠单抗联合培美曲塞和铂类作为驱动基因阴性晚期非鳞 NSCLC 一线治疗。除此之外,我国自主研发的 PD-1 单抗卡瑞利珠单抗联合化疗(培美曲塞 + 卡铂)对比化疗一线治疗晚期 / 转移性非小细胞肺癌的 CAMEL Ⅲ期临床研究[7]显示,卡瑞利珠单抗 + 化疗组相比化疗组显著延长 PFS(中位 11.3 个月 vs. 8.3 个月,HR=0.60,*P*=0.000 1)和 OS(中位 27.9 个月 vs. 20.5 个月,*P*=0.011 7)。另一个我国自主研发的 PD-1 单抗信迪利单抗的Ⅲ期 ORIENT-11 研究[8]显示,信迪利单抗联合化疗组相比化疗组显著延长 PFS(中位 8.9 个月 vs. 5.0 个月,*P*<0.000 01),显著提高 ORR(51.9% vs. 29.8%,*P*=0.000 03)。此外,RATIONALE 304 研究[9]结果显示,相较于单纯标准化疗,替雷利珠单抗联合铂类 + 培美曲塞的主要终点中位 PFS 和次要终点 ORR 均显著更优(9.7 个月 vs. 7.6 个月;57.4% vs. 36.9%),降低疾病进展风险达 36%。卡瑞利珠 / 信迪利 / 替雷利珠单抗联合培美曲塞和卡铂均已被 NMPA 批准适用于 *EGFR/ALK* 阴性的晚期非鳞癌 NSCLC 的一线治疗,因此本指南更新卡瑞利珠联合培美曲塞和铂类Ⅱ级推荐升至Ⅰ级推荐,新增信迪利 / 替雷利珠单抗联合培美曲塞和铂类Ⅰ级推荐。GEMSTONE-302 研究显示国产 PD-L1 单抗舒格利单抗联合化疗相比化疗,不论 PD-L1 表达水平均显著获益,基于该方案的良好疗效已经向 NMPA 提出上市申请但尚未审批,因此写入文字注释部分。

IMpower150 研究[10]总计纳入 1 202 例患者(含 *EGFR* 或 *ALK* 突变患者),随机分至阿替利珠单抗 + 卡铂 + 紫杉醇组(402 例,arm A)、阿替利珠单抗 + 贝伐珠单抗 + 卡铂 + 紫杉醇(400 例,arm B)及贝伐珠单抗 + 卡铂 + 紫杉醇(400 例,arm C)。与 arm C 相比,arm B 中阿替利珠单抗的加入显著延长 PFS 1.5 个月(中位 8.3 个月 vs. 6.8 个月,HR=0.62,*P*<0.001);延长 OS 4.5 个月(中位 19.2 个月 vs. 14.7 个月,HR=0.78,*P*=0.02);ORR 提升至 63.5%(63.5% vs. 48.0%),亚组分析显示,*EGFR/ALK* 突变及肝转移人群中更具优势。FDA 和 EMA 批准阿替利珠单抗联合贝伐珠单抗及紫杉醇 + 卡铂一线治疗的适应证。此外,IMpower130 研究[11]显示,阿替利珠单抗联合化疗一线治疗无 *EGFR* 及 *ALK* 突变的晚期 NSCLC 患者,

非小细胞肺癌

相比于单纯化疗可显著延长患者的 PFS（中位 7.0 个月 vs. 5.5 个月，HR=0.64，P<0.000 1）和 OS（中位 18.6 个月 vs. 13.9 个月，HR=0.79，P=0.033），FDA 也批准白蛋白紫杉醇 + 卡铂联合阿替利珠单抗用于无 EGFR 及 ALK 突变的转移性 NSCLC 一线治疗。

双免疫联合治疗（PD-1 抑制剂联合 CTLA-4 抑制剂）一线治疗也报道了阳性结果。CheckMate-9LA 研究[12]是探索纳武利尤单抗 + 伊匹木单抗 +2 个周期的化疗对比单纯化疗治疗未曾接受系统治疗的晚期 NSCLC 的疗效和安全性的Ⅲ期临床研究，结果显示中位随访 13.2 个月时，双免疫联合化疗治疗组较化疗组显著延长 PFS（中位 6.7 个月 vs. 5.0 个月，HR=0.68）和 OS（中位 15.6 个月 vs. 10.9 个月，HR=0.66），无论 PD-L1 表达水平和肿瘤组织学类型（鳞癌或非鳞癌）如何，双免疫 +2 周期化疗组均显示出临床获益。2020 年 FDA 据此研究批准纳武利尤单抗 + 伊匹木单抗 + 化疗（2 周期）一线用于晚期或者复发的 NSCLC，但中国暂未批准其适应证，因此本指南新增其一线治疗Ⅲ级推荐。CheckMate-227 研究[20]Part1 结果显示，与化疗相比，纳武利尤单抗联合伊匹木单抗治疗在 PD-L1TPS ≥ 1% 的患者中 OS 获益显著（中位 17.1 个月 vs. 14.9 个月，HR=0.79，P=0.007），CR 率显著提高至 5.8%，中位 DoR 长达 23.2 个月。在 PD-L1 TPS<1% 的患者中 OS 也获益显著（中位 17.2 个月 vs. 12.2 个月，HR=0.62）。但该研究主要研究终点为 PD-L1 TPS ≥ 1% 人群的 OS，因此 2020 年 FDA 仅批准纳武利尤单抗联合伊匹木单抗用于 PD-L1 TPS ≥ 1% 的 EGFR/ALK 阴性的转移性 NSCLC 一线治疗。但 2020 年 WCLC 上公布的 KEYNOTE-598 研究结果显示在 PD-L1 TPS ≥ 50% 的转移性 NSCLC 人群，帕博利珠单抗联合伊匹木单抗相比帕博利珠单抗单药治疗不仅不能提高疗效而且毒性更大。且纳武利尤单抗联合伊匹木单抗方案尚未经 NMPA 批准，而 CheckMate-9LA 研究本次已经列入Ⅲ级推荐，未来需要更多证据支持 CheckMate-227 研究方案的疗效，因此本指南暂时将其写入文字注释部分。

对 PS 评分 2 分的患者，多项临床研究证实，单药化疗较最佳支持治疗（BSC）能延长生存期并提高生活质量。可选的单药化疗方案包括吉西他滨、长春瑞滨、紫杉醇、多西他赛或培美曲塞。

PS 评分 ≥ 3 分的患者不建议化疗，建议最佳支持治疗。免疫治疗在该人群中目前缺乏级别证据等级高的循证医学证据，本次指南更新暂不推荐 PS 评分 2 分患者使用免疫治疗。

PD-1/PD-L1 抑制剂免疫治疗已成为 NSCLC（包括鳞癌和非鳞癌）二线治疗新标准。中国人群开展的纳武利尤单抗二线治疗 CheckMate-078 研究[14]显示，纳武利尤单抗较多西他赛显著延长 OS（中位 12.0 个月 vs. 9.6 个月，P=0.000 6），提高 ORR（16.6% vs. 4.2%，P<0.000 1），在不良反应方面更优，NMPA 已于 2018 年批准纳武利尤单抗二线适应证。此外，KEYNOTE-010 研究[15]显示，在 PD-L1 表达阳性（PD-L1 TPS ≥ 1%）晚期 NSCLC 中，帕博利珠单抗较多西他赛具有更好的 OS 生存获益；OAK 研究亚组分析[16]显示，阿替利珠单抗二线治疗晚期 NSCLC 患者较多西他赛可以显著地延长 OS。基于该两项研究结果，FDA 批准了帕博利珠单抗用于 PD-L1 表达阳性（PD-L1 TPS ≥ 1%）的晚期 NSCLC 的二线治疗；也批准阿替利珠单抗用于转移性 NSCLC 含铂方案化疗后 / 敏感突变患者 EGFR/ALK-TKI 治疗后的二线治疗。我国自主研发的 PD-1 单抗替雷利珠单抗对比多西他赛二线 / 三线治疗局部晚期或者转移性 NSCLC（包括鳞癌和非鳞癌）的 RATIONALE 303 Ⅲ期临床研究[17]结果显示替雷利珠单抗组相比化疗组显著延长 OS（中位 17.2 个月 vs. 11.9 个月，HR=0.64，P<0.000 1）。以上 3 个药物国内尚未批准肺癌二线治疗适应证，因此，本版指南将其均作为Ⅱ级推荐二线治疗晚期非鳞癌患者。此外，卡瑞利珠单抗二线治疗晚期 / 转移性 NSCLC 的Ⅱ期研究结果[18]显示，整体的 ORR 达 18.5%，中位 PFS 为 3.2 个月，中位 OS 为 19.4 个月，治疗疗效与 PD-L1 表达具有一定的相关性。卡瑞利珠单抗联合阿帕替尼在Ⅱ期研究中显示出肿瘤活性，ORR 30.9%，中位 PFS 5.7 月，中位 OS 15.5 月[19]。

PS 评分为 0~2 分患者给予二线化疗。在二线治疗中，两药方案化疗较单药化疗未显示出生存获益。单药化疗可以改善疾病相关症状及 OS。二线治疗可选方案包括多西他赛及培美曲塞，具体药物用法用量见常用非小细胞肺癌二线化疗方案。

盐酸安罗替尼三线治疗的Ⅲ期临床研究（ALTER0303）纳入 437 例至少经两线治疗的ⅢB/ Ⅳ期 NSCLC 患者，分别给予安罗替尼（n=296）或安慰剂（n=143），结果显示，安罗替尼能够显著延长 PFS（中位 5.4 个月 vs. 1.4 个月，P<0.000 1）和 OS（中位 9.6 个月 vs. 6.3 个月，P=0.001 8）。NMPA 已于 2018 年 5 月批准安罗替尼的三线适应证，用于既往至少接受过 2 种系统化疗后出现进展或复发的局部晚期或转移性非小细胞肺癌患者的治疗。对于 PS=0~2 分的患者，积极的三线治疗或可带来获益，但需综合评估潜在的治疗风险与获益。推荐三线治疗可给予其二线未用的治疗方案，如纳武利尤单抗单药治疗或多西他赛或培美曲塞单药治疗。

5.7 Ⅳ期无驱动基因鳞癌的治疗

分期	分层	Ⅰ级推荐	Ⅱ级推荐	Ⅲ级推荐
Ⅳ期无驱动基因、鳞癌一线治疗 a	PS=0~1	1. 含顺铂或卡铂双药方案： 顺铂/卡铂联合 吉西他滨或多西他赛或紫杉醇或脂质体紫杉醇 2. 含奈达铂双药方案： 奈达铂+多西他赛(1B 类)[1] 3. 阿替利珠单抗[限 PD-L1 TC ≥ 50% 或 IC ≥ 10%][2] 4. 帕博利珠单抗单药(限 PD-L1 TPS ≥ 50%,PD-L1 TPS 1%~49%(2A 类))[3,4] 5. 紫杉醇/白蛋白紫杉醇+铂类联合帕博利珠或替雷利珠单抗[5,6] 6. 吉西他滨+铂类联合信迪利单抗[7]	紫杉醇+铂类联合卡瑞利珠单抗[8]	1. 白蛋白紫杉醇+卡铂(2B 类)[9] 2. 纳武利尤单抗和伊匹木单抗联合两周期紫杉醇+铂类[10]
	PS=2	单药化疗： 吉西他滨 或紫杉醇 或长春瑞滨 或多西他赛(2A 类)	最佳支持治疗	
二线治疗 b	PS=0~2	纳武利尤单抗[12] 或多西他赛 (如一线未使用同一药物)	帕博利珠单抗(限 PD-L1 TPS ≥ 1%)[13] 阿替利珠单抗[14] 替雷利珠单抗[15] 信迪利单抗[16] 单药吉西他滨(2A 类) 或长春瑞滨(2A 类) (如一线未使用同一药物) 阿法替尼(如不适合化疗及免疫治疗)(1B 类)[17]	
	PS=3~4	最佳支持治疗		
三线治疗	PS=0~2	纳武利尤单抗[12] 或多西他赛 (如既往未使用同一药物)	安罗替尼(1B 类) (限外周型鳞癌)	

a. 抗肿瘤治疗同时应给予最佳支持治疗。

b. 如果疾病得到控制且毒性可耐受,化疗直至疾病进展。

【注释】

驱动基因阴性、PS 评分 0~1 分的Ⅳ期肺鳞癌的一线经典治疗方案是含铂双药化疗,顺铂/卡铂联合吉西他滨或多西他赛或紫杉醇/紫杉醇脂质体均为一线可选择方案。除顺铂、卡铂外,我国开展的一项Ⅲ期随机对照研究探讨了奈达铂联合多西他赛对比顺铂联合多西他赛治疗晚期肺鳞癌的疗效和安全性:结果显示,奈达铂治疗组 PFS 更长,存在边缘统计学差异(4.63 个月 vs. 4.23 个月,HR=0.778,P=0.056),与顺铂相比,奈达铂客观缓解率(51.5% vs. 38.1%,P=0.033)显著增高,血小板减少更多见于顺铂组(P=0.049),3~4 度不良反应更多发生于顺铂组(P<0.05)[1],提示奈达铂联合多西他赛方案是晚期肺鳞癌的一种治疗选择。C-TONG1002 这项Ⅱ期研究探讨了白蛋白紫杉醇联合卡铂对比吉西他滨联合卡铂一线治疗晚期肺

非小细胞肺癌

鳞癌的疗效[9]，结果显示白蛋白紫杉醇联合卡铂组在 ORR（42% vs. 27%，*P*>0.05），PFS（中位 6.7 个月 vs. 5.8 个月，HR=0.75，*P*=0.143）及 OS（中位 11.6 个月 vs. 14.4 个月，HR=0.92，*P*=0.846）方面均与对照组相当，但具有更好的安全性和生活质量数据，目前 NMPA 并未批准 NSCLC 适应证，因此本指南将其列为Ⅲ级推荐。

除了化疗外，PD-1/PD-L1 抑制剂免疫治疗已经成为Ⅳ期肺鳞癌的一线标准治疗方案。KEYNOTE-024 研究纳入了 305 例 PD-L1 TPS 均 ≥ 50% 且 *EGFR/ALK* 野生型晚期 NSCLC 患者，帕博利珠单抗较化疗显著延长 PFS（中位 10.3 个月 vs. 6.0 个月，HR=0.50）和 OS（中位 30.0 个月 vs. 14.2 个月，HR=0.63），显著提高客观有效率（44.8% vs. 27.8%），且不良反应发生率低于化疗组。KEYNOTE-042 研究[3]进一步将入组标准扩大至 PD-L1 TPS ≥ 1%，结果提示与化疗相比，帕博利珠单抗显著降低死亡风险 19%，但亚组分析提示主要获益人群为 PD-L1 TPS ≥ 50% 的患者。2019 年 WCLC 会议上公布 KEYNOTE-042 研究 262 例中国患者亚组结果[4]显示，在 PD-L1 TPS ≥ 50% 人群中，帕博利珠单抗较化疗组显著延长 OS（中位 20.0 个月 vs. 14.0 个月，HR=0.62），TPS 为 1%~49% 的患者 OS（中位 19.9 个月 vs. 10.7 个月，HR=0.69）也显著延长。NMPA 已于 2019 年批准其一线适应证，适用于 PD-L1 TPS ≥ 1% 患者。因此本指南将帕博利珠单抗作为一线治疗Ⅰ级推荐，其中 PD-L1 TPS ≥ 50% 为 1A 类证据，PD-L1 TPS ≥ 1% 为 2A 类证据。Ⅲ期临床研究 IMpower110[2]结果显示，对比化疗，阿替利珠单抗显著改善 PD-L1 高表达（TC ≥ 50% 或 IC ≥ 10%）的野生型Ⅳ期非鳞或鳞状 NSCLC 患者的 PFS（中位 8.1 个月 vs 5.0 个月，HR=0.63）和 OS（中位 20.2 个月 vs.13.1 个月，HR=0.59）。2021 年 NMPA 批准阿替利珠单抗用于经 NMPA 批准的检测方法评估为 PD-L1 TC ≥ 50% 或 IC ≥ 10% 的 EGFR/ALK 阴性的转移性 NSCLC 一线单药治疗，因此本指南增加其一线治疗Ⅰ级推荐。基于 Cemiplimab 对比化疗治疗 PD-L1 TPS ≥ 50% 晚期 NSCLC 的Ⅲ期临床研究 EMPOWER-Lung 1[11]达到主要终点 PFS 和 OS，2021 年 FDA 批准 PD-1 抑制剂 Cemiplimab 单药一线治疗 PD-L1 TPS ≥ 50%、无 *EGFR*、*ALK* 或 *ROS1* 突变的转移性 NSCLC 患者。

KEYNOTE-407 研究[5]入组 559 例初治转移性肺鳞癌患者，1∶1 随机接受帕博利珠单抗联合卡铂 + 紫杉醇 / 白蛋白结合型紫杉醇或卡铂 + 紫杉醇 / 白蛋白结合型紫杉醇。结果显示，帕博利珠单抗联合化疗显著延长 PFS（中位 6.4 个月 vs. 4.8 个月，HR=0.56，*P*<0.001）和 OS（中位 15.9 个月 vs. 11.3 个月，HR=0.64，*P*<0.001），不良反应未显著增加。亚组分析提示，不同 PD-L1 表达亚组均能从联合化疗治疗中获益。基于该结果，NMPA 已批准帕博利珠单抗联合卡铂及紫杉醇（或白蛋白结合型紫杉醇）用于转移性肺鳞癌的一线治疗。RATIONALE 307 研究[6]显示在晚期鳞状 NSCLC 患者一线治疗中，相较于单纯化疗组，替雷利珠单抗联合紫杉醇组与联合白蛋白结合型紫杉醇在主要终点 PFS 上均显著延长（中位 7.6 个月 vs. 5.5 个月，*P*<0.001；中位 7.6 个月 vs. 5.5 个月，*P*<0.001），分别显著降低患者疾病进展风险 48% 和 52%。NMPA 已批准替雷利珠单抗联合卡铂及紫杉醇（或白蛋白结合型紫杉醇）用于晚期肺鳞癌的一线治疗，故新增其一线治疗Ⅰ级推荐。我国自主研发的 PD-1 单抗信迪利单抗联合吉西他滨和铂类对比化疗一线治疗晚期鳞状 NSCLC 的 ORIENT-12 研究[7]显示信迪利单抗联合吉西他滨和铂类显著延长 PFS（中位 5.5 个月 vs. 4.9 个月，*P*<0.000 01），且具有 OS 的获益趋势（HR=0.567，*P*=0.017 01）。2021 年 6 月 NMPA 已批准该方案用于一线治疗驱动基因阴性局部晚期或转移性鳞状 NSCLC，因此本指南新增其一线治疗Ⅰ级推荐。2021 ELCC 会议上公布的 CameL-sq 研究结果[8]显示，卡瑞利珠单抗联合紫杉醇和卡铂相比于紫杉醇和卡铂组 PFS 显著获益（中位 8.5 个月 vs. 4.9 个月，*P*<0.000 1）。卡瑞利珠单抗联合化疗的方案目前由 NMPA 批准用于非鳞癌 NSCLC 一线治疗，鳞癌适应证尚未获批。因此新增该方案为Ⅱ级推荐。

双免疫联合治疗（PD-1 抑制剂联合 CTLA-4 抑制剂）一线治疗也报道了阳性结果。CheckMate-9LA 研究[10]是探索纳武利尤单抗 + 伊匹木单抗 +2 个周期的化疗对比单纯化疗治疗未曾接受系统治疗的晚期 NSCLC 的疗效和安全性的Ⅲ期临床研究，结果显示中位随访 13.2 个月时，双免疫联合化疗治疗组较化疗组显著延长 PFS（中位 6.7 个月 vs 5.0 个月，HR=0.68）和 OS（中位 15.6 个月 vs 10.9 个月，HR=0.66），无论 PD-L1 表达水平和肿瘤组织学类型（鳞癌或非鳞癌）如何，双免疫 +2 周期化疗组均显示出临床获益。2020 年 FDA 据此研究批准纳武利尤单抗 + 伊匹木单抗 + 化疗（2 周期）一线用于晚期或者复发的 NSCLC，但中国暂未批准其适应证，因此本指南新增其一线治疗Ⅲ级推荐。CheckMate-227 研究[19]Part1 结果显示，与化疗相比，纳武利尤单抗联合伊匹木单抗治疗在 PD-L1TPS ≥ 1% 的患者中 OS 获益显著（中位 17.1 个月 vs. 14.9 个月，HR=0.79，*P*=0.007）。在 PD-L1 TPS <1% 的患者中 OS 也获益显著（中位 17.2 个月 vs. 12.2 个月，HR=0.62）。但该研究主要研究终点为 PD-L1 TPS ≥ 1% 人群的 OS，因此 2020 年 FDA 仅批准纳武利尤单抗联合伊匹木单抗用于 PD-L1 TPS ≥ 1% 的 EGFR/ALK 阴性的转移性 NSCLC 一线治疗。但 2020 年 WCLC 上公布的 KEYNOTE-598 研究结果显示在 PD-L1 TPS ≥ 50% 的转移性 NSCLC 人群，帕博利珠单抗联合伊匹木单抗相比帕博利珠单抗单药治疗不仅不能提高疗效而且毒性更大。且纳武利尤单抗联合伊匹木单抗方案尚未经 NMPA 批准，而 CheckMate-9LA 研究本次已经列入Ⅲ级推荐，未来需要更多证据支持 CheckMate-227 研究方案的疗效，因此本指南暂时将其写入文字注释部分。

PS 评分 2 分患者的一线治疗，一项入组 391 例患者的Ⅲ期随机临床研究探讨了卡铂 / 紫杉醇联合方案对比吉西他滨或长春瑞滨单药治疗 PS 评分 2 分的患者，联合化疗组较单药组具有更优 TTP（中位 4.6 个月 vs. 3.5 个月，*P*<0.001），但 OS

差异无统计学意义（中位 8.0 个月 vs. 6.6 个月，*P*=0.184），联合化疗组 3~4 度毒性发生率高于单药组（40% vs. 22%），因此，PS 评分 2 分的患者需要慎重考虑含铂双药联合化疗。免疫治疗在该人群中目前缺乏级别证据等级高的循证医学证据，本次指南更新暂不推荐 PS 评分 2 分患者使用免疫治疗。

对于一线或维持治疗后进展的患者，二线建议多西他赛或吉西他滨单药化疗。一项入组了 373 例患者的 III 期临床研究对比了多西他赛 100mg/m²（D100）和 75mg/m²（D75）两个剂量组和长春瑞滨或异环磷酰胺（V/I）二线治疗含铂化疗后的患者[18]，虽然多西他赛组的有效率高于长春瑞滨或异环磷酰胺（10.8% vs. 6.7% vs. 0.8%，D100 vs. V/I，*P*=0.001，D75 vs. V/I，*P*=0.036，D vs. V/I，*P*=0.002），但三组的总生存差异无统计学意义。因此，在不适合多西他赛或吉西他滨化疗的情况下，也可选择长春瑞滨进行化疗。在既往接受过一线化疗的非选择性的鳞癌患者中，阿法替尼与厄洛替尼头对头二线治疗的 LUX-Lung 8 研究[17]结果显示，阿法替尼组的中位 PFS（中位 2.6 个月 vs. 1.9 个月，*P*=0.010 3）和 OS（中位 7.9 个月 vs. 6.8 个月，*P*=0.007 7）均较厄洛替尼组有显著提高，且差异有统计学意义，NMPA 于 2017 年 2 月批准阿法替尼二线治疗晚期肺鳞癌。

PD-1/PD-L1 抑制剂免疫治疗已成为二线治疗新标准。中国人群开展的纳武利尤单抗二线治疗 CheckMate-078 研究[12]显示，纳武利尤单抗较多西他赛显著延长 OS（中位 12.0 个月 vs. 9.6 个月，*P*=0.000 6），提高 ORR（16.6% vs. 4.2%，*P*<0.000 1），在不良反应方面更优，NMPA 已于 2018 年批准纳武利尤单抗二线适应证。此外，KEYNOTE-010 研究[13]显示，在 PD-L1 表达阳性（PD-L1 TPS ≥ 1%）晚期 NSCLC 中，帕博利珠单抗较多西他赛具有更好的 OS 生存获益；OAK 研究亚组分析[14]显示，阿替利珠单抗二线治疗晚期 NSCLC 鳞癌患者较多西他赛可以显著地延长 OS。基于该两项研究结果，FDA 批准了帕博利珠单抗用于 PD-L1 表达阳性（PD-L1 TPS ≥ 1%）的肺鳞癌的二线治疗；也批准阿替利珠单抗用于转移性 NSCLC 含铂方案化疗后 / 敏感突变患者 EGFR/ALK-TKI 治疗后的二线治疗。我国自主研发的 PD-1 单抗替雷利珠单抗对比多西他赛二线 / 三线治疗局部晚期或者转移性 NSCLC（包括鳞癌和非鳞癌）的 RATIONALE 303 III 期临床研究[15]结果显示替雷利珠单抗组相比化疗组显著延长 OS（中位 17.2 个月 vs. 11.9 个月，HR=0.64，*P*<0.000 1）。一项评估信迪利单抗对比多西他赛用于晚期或转移性鳞状 NSCLC 二线治疗有效性和安全性的 III 期临床研究 ORIENT-3 提示信迪利单抗也可作为肺鳞癌二线治疗可选方案[16]。但帕博利珠单抗、阿替利珠单抗、替雷利珠单抗和信迪利单抗在国内均未获批肺癌二线治疗适应证，因此，本版指南将其均作为 II 级推荐二线治疗晚期肺鳞癌患者。

在三线治疗中，ALTER 0303 研究入组 439 例晚期 NSCLC 患者（含 86 例周围型肺鳞癌），结果提示安罗替尼显著延长 PFS（中位 5.4 个月 vs. 1.4 个月，*P*<0.001）和 OS（中位 9.6 个月 vs. 6.3 个月，*P*=0.002），显著提高客观缓解率（9.2% vs. 0.7%，*P*<0.001），但安罗替尼 3 度及以上不良反应显著增加（61.9% vs. 37.1%）。亚组分析提示，肺鳞癌患者接受安罗替尼治疗 PFS（HR=0.37）和 OS（HR=0.73）也显著获益。因此安罗替尼可作为晚期 NSCLC 的三线治疗的可选方案，限定为外周型鳞癌患者。

此外，对于 PS=0~2 分的患者，积极的三线治疗或可带来获益。可选择的患者在三线治疗给予其二线未用的治疗方案，如纳武利尤单抗单药治疗或多西他赛单药治疗。

常用非小细胞肺癌一线化疗方案

	化疗方案	剂量	用药时间	时间及周期
NP 方案	长春瑞滨	25mg/m²	d1,8	21d 为 1 个周期 4~6 个周期
	顺铂	75mg/m²	d1	
PP 方案	紫杉醇	135~175mg/m²	d1	
	顺铂或卡铂			
	顺铂	75mg/m²	d1	
	卡铂	AUC=5~6	d1	
nab-PP 方案	白蛋白紫杉醇	100mg/m²	d1,8,15	
	顺铂或卡铂			
	顺铂	75mg/m²	d1	
	卡铂	AUC=5~6	d1	

续表

	化疗方案	剂量	用药时间	时间及周期
LP 方案	紫杉醇脂质体	135~175mg/m²	d1	
	顺铂或卡铂			
	顺铂	75mg/m²	d1	
	卡铂	AUC=5~6	d1	
GP 方案	吉西他滨	1 000~1 250mg/m²	d1,8	
	顺铂或卡铂			
	顺铂	75mg/m²	d1	
	卡铂	AUC=5~6	d1	
DP 方案	多西他赛	60~75mg/m²	d1	
	顺铂或卡铂			
	顺铂	75mg/m²	d1	
	卡铂	AUC=5~6	d1	
AP 方案	培美曲塞	500mg/m²	d1	
	顺铂或卡铂			
	顺铂	75mg/m²	d1	
	卡铂	AUC=5~6	d1	

常用非小细胞肺癌二线化疗方案

化疗方案	剂量	用药时间	时间及周期
多西他赛	60~75mg/m²	d1	21d 为 1 个周期
培美曲塞	500mg/m²	d1	

常用免疫治疗用药方案

治疗方案	剂量	用药时间	周期
纳武利尤单抗单药	3mg/kg	d1	14d 为一个周期
帕博利珠单抗单药	200mg	d1	21d 为一个周期
阿替利珠单抗单药	1 200mg	d1	21d 为一个周期
替雷利珠单抗单药	200mg	d1	21d 为一个周期
信迪利单抗单药	200mg	d1	21d 为一个周期
帕博利珠单抗 + 化疗（非鳞）			
帕博利珠单抗	200mg	d1	21d 为一个周期
卡铂	AUC5	d1	
培美曲塞	500mg/m²	d1	

治疗方案	剂量	用药时间	周期
帕博利珠单抗 + 化疗（鳞癌）			
帕博利珠单抗	200mg	d1	21d 为一个周期
卡铂	AUC6	d1	
紫杉醇 / 白蛋白紫杉醇	200/100mg/m²	d1/d1,8,15	
卡瑞利珠单抗 + 化疗（非鳞）			
卡瑞利珠单抗	200mg	d1	21d 为一个周期
卡铂	AUC 5	d1	
培美曲塞	500mg/m²	d1	
卡瑞利珠单抗 + 化疗（鳞癌）			
卡瑞利珠单抗	200mg		21d 为一个周期
卡铂	AUC 5		
紫杉醇	175mg/m²		
信迪利单抗 + 化疗（非鳞）			
信迪利单抗	200mg	d1	21d 为一个周期
顺铂 / 卡铂	75mg/m²/AUC 5	d1	
培美曲塞	500mg/m²	d1	
信迪利单抗 + 化疗（鳞癌）			
信迪利单抗	200mg	d1	21d 为一个周期
顺铂 / 卡铂	75mg/m²/AUC 5	d1	
吉他西滨	1 000mg/m²	d1,d8	
替雷利珠单抗 + 化疗（非鳞）			
替雷利珠单抗	200mg	d1	21d 为一个周期
顺铂 / 卡铂	75mg/m²/AUC 5	d1	
培美曲塞	500mg/m²	d1	
替雷利珠单抗 + 化疗（鳞癌）			
替雷利珠单抗	200mg	d1	21d 为一个周期
卡铂	AUC 5	d1	
紫杉醇 / 白蛋白紫杉醇	175/100mg/m²	d1/d1,d8,d15	
阿替利珠单抗四药联合方案			
阿替利珠单抗	1 200mg	d1	21d 为一个周期
贝伐珠单抗	15mg/kg	d1	
卡铂	AUC 6	d1	
紫杉醇	175mg/m²	d1	

非小细胞肺癌

免疫治疗和抗血管药物新增适应证（截至 2021 年 6 月）

名称	FDA	EMA	NMPA
帕博利珠单抗	用于 PD-L1 TPS ≥ 1%，*EGFR/ALK* 阴性的转移性 NSCLC 一线治疗； 联合卡铂及紫杉醇（或白蛋白结合型紫杉醇）用于转移性肺鳞状细胞癌的一线治疗； 联合培美曲塞 + 铂类化疗用于转移性非鳞 NSCLC 的一线治疗； 含铂化疗失败的、PD-L1 TPS ≥ 1% 的晚期或转移性 NSCLC	用于 PD-L1 TPS ≥ 50%，*EGFR/ALK* 阴性的转移性 NSCLC 的一线治疗； 联合培美曲塞 + 铂类化疗用于 *EGFR/ALK* 阴性的转移性非鳞 NSCLC 的一线治疗； 联合卡铂及紫杉醇（或白蛋白结合型紫杉醇）用于转移性肺鳞状细胞癌的一线治疗； 用于 PD-L1 TPS ≥ 1%，既往至少一线化疗失败的局部晚期或转移性 NSCLC	用于 PD-L1 TPS ≥ 1%，*EGFR/ALK* 阴性的局部晚期或转移性 NSCLC 一线治疗； 联合卡铂及紫杉醇（或白蛋白结合型紫杉醇）用于转移性肺鳞状细胞癌的一线治疗； 联合培美曲塞 + 铂类化疗用于转移性非鳞 NSCLC 的一线治疗
纳武利尤单抗	联合伊匹木单抗 +2 周期化疗用于晚期或者复发的 NSCLC 的一线治疗； 联合伊匹木单抗用于 PD-L1 TPS ≥ 1% 的 *EGFR/ALK* 阴性的转移性 NSCLC 一线治疗； 用于含铂化疗失败且经过其他治疗失败后的转移性 NSCLC	联合伊匹木单抗 +2 周期化疗用于 *EGFR/ALK* 阴性的转移性 NSCLC 的一线治疗； 化疗失败后的局部晚期或转移性 NSCLC	用于 *EGFR/ALK* 阴性的，既往含铂化疗失败的局部晚期或转移性 NSCLC 二线及后线治疗
阿替利珠单抗	用于 *EGFR/ALK* 阴性的 PD-L1 高表达（TC ≥ 50% 或 IC ≥ 10%）的晚期 NSCLC 的一线治疗； 联合白蛋白结合型紫杉醇和卡铂用于 *EGFR/ALK* 阴性的转移性非鳞状 NSCLC 的一线治疗； 联合贝伐单抗及紫杉醇 + 卡铂用于 *EGFR/ALK* 阴性的晚期非鳞状 NSCLC 一线治疗； 含铂化疗失败后的转移性 NSCLC	联合白蛋白结合型紫杉醇和卡铂用于 *EGFR/ALK* 阴性的转移性非鳞状 NSCLC 的一线治疗； 联合贝伐单抗及紫杉醇 + 卡铂用于转移性非鳞状 NSCLC 的一线治疗； 化疗失败后的局部晚期或转移性 NSCLC	用于经 NMPA 批准的检测方法评估为 PD-L1 TC ≥ 50% 或 IC ≥ 10% 的 *EGFR/ALK* 阴性的转移性 NSCLC 一线单药治疗
度伐利尤单抗	用于不可切除的 III 期 NSCLC 经同步含铂化疗及放疗后无进展患者的巩固治疗	局部晚期不可切除伴 PD-L1 TPS ≥ 1% 的既往含铂化疗及放疗后无进展的 NSCLC 患者的巩固治疗	用于不可切除的 III 期 NSCLC 经同步含铂化疗及放疗后无进展患者的巩固治疗
卡瑞利珠单抗			联合培美曲塞和卡铂用于 *EGFR/ALK* 阴性的晚期非鳞癌 NSCLC 的一线治疗
信迪利单抗			联合培美曲塞和卡铂用于 *EGFR/ALK* 阴性的晚期非鳞癌 NSCLC 的一线治疗； 联合吉西他滨 + 铂类化疗用于一线治疗驱动基因阴性局部晚期或转移性鳞状 NSCLC；

非小细胞肺癌

续表

名称	FDA	EMA	NMPA
替雷利珠单抗			联合培美曲塞和铂类用于 *EGFR/ALK* 阴性的不可手术切除的局部晚期或者转移性非鳞癌 NSCLC 的一线治疗；联合卡铂及紫杉醇（或白蛋白结合型紫杉醇）用于晚期肺鳞癌的一线治疗
安维汀	联合含铂双药化疗用于不可切除的晚期，转移性或复发性非鳞 NSCLC 的一线治疗	联合含铂双药化疗用于不可切除的晚期，转移性或复发性非鳞 NSCLC 的一线治疗	联合含铂双药化疗用于不可切除的晚期，转移性或复发性非鳞 NSCLC 的一线治疗
安可达 攸同博优 诺艾瑞妥			联合含铂双药化疗用于不可切除的晚期，转移性或复发性非鳞 NSCLC 的一线治疗
安罗替尼			晚期 NSCLC 三线治疗

5.8 Ⅳ期孤立性转移非小细胞肺癌的治疗

5.8.1 孤立脑或肾上腺转移非小细胞肺癌的治疗

分期	分层	Ⅰ级推荐	Ⅱ级推荐	Ⅲ级推荐
孤立性脑或孤立性肾上腺转移	PS=0~1、肺部病变为非 N2 且可完全性切除	脑或肾上腺转移灶切除 + 肺原发病变完全性手术切除 + 系统性全身化疗（1 类）[1-8] 脑 SRS（SRT）+ 肺原发病变完全性手术切除 + 系统性全身化疗[9,10]	脑或肾上腺转移灶 SRS/SRT/SBRT+ 肺原发病变 SBRT+ 系统性全身化疗（1 类）[11-15]	
	PS=0~1、肺部病灶为 T4 或 N2	脑或肾上腺转移灶 SRS/SRT/SBRT+ 肺部病变同步或序贯放化疗 + 系统性全身化疗（2B 类）[3,4,15-18]		
	PS ≥ 2	按Ⅳ期处理		

注：TNM 分期参照 IASLC/UICC 第 8 版；SRS（stereotactic radiosurgery），立体定向放射外科；WBRT（whole brain radiotherapy），全脑放射治疗；SRT（stereotactic radiation therapy），立体定向放疗；SBRT（stereotactic body radiation therapy），体部立体定向放疗。

【注释】

关于非小细胞肺癌孤立性脑或肾上腺转移的治疗目前尚缺乏大样本的前瞻性随机对照临床研究数据，多为小样本回顾性研究，证据级别不高。

关于脑部病灶的处理参照脑单发或寡转移（包括其他实体瘤，其中绝大部分为非小细胞肺癌）的前瞻性随机对照临床研究的结果。对于 PS=0~1 患者，两项前瞻性随机对照临床研究比较了脑部手术 +WBR 与单 WBRT 的疗效[1,2]，结果显示手术可显著提高患者生存率及局部控制率。

对于不能或不愿手术的患者，基于 4 项前瞻性随机对照临床研究的结果（包括 2015 年 ASCO 摘要 LBA4）：PS=0~1，脑部 SRS 联合 WBRT 较单纯 SRS 仅提高局部控制率，并无生存获益，且增加神经系统并发症，降低学习和记忆能力[12-14]。

关于脑部手术或 SRS/SRT 后是否加 WBRT 存在争议：目前缺乏前瞻性随机对照比较脑部手术 +WBRT 与单独手术的临床研究数据，既往研究样本量小、年代久远且对照组为单独 WBRT 而非单独手术。EORTC 22952-26001 研究[12]比较了手术或 SRS 后根据是否行 WBRT 将患者随机分为两组，结果显示加用 WBRT 对总生存期无影响。对于脑部 SRS/SRT 后是否加用 WBRT，多数研究显示加用 WBRT 仅可以提高颅内局部控制率，但不延长总生存期[12-14]；RTOG 9508 和 JROSG

99-1，两项研究的二次分析显示：对于分级预后评估（graded prognostic assessment，GPA）高者 SRS 联合 WBRT 有生存获益[19,20]。

WBRT 标准剂量包括 30Gy/10 次，也可以 37.5Gy/15 次，然而在 PS 状态差的患者也可以 20Gy/5 次[11]；SRS 单次最大边缘剂量根据肿瘤体积（最大径 ≤ 2.0cm、2.1~3.0cm、3.1~4.0cm）可以为 24、18、15Gy（RTOG 90-05）[20]。

关于肺部病灶的处理，多篇回顾性研究分析显示，PS=0~1，肺部病变为非 N2 且可完全切除患者，手术治疗较非手术治疗效果好[3,4]。部分研究显示 T1 患者手术的疗效优于 T2、T3[3,4]；N0 者手术疗效优于 N1、N2[4]，对于 N2 患者，鉴于疗效差，不主张手术治疗[4]。

对于不能或不愿意手术切除的肺部病灶，可考虑 SBRT 或放化疗[4,16-18]。其放射治疗参照非转移非小细胞肺癌的放射治疗。

关于孤立肾上腺转移Ⅳ期 NSCLC 的治疗，多个回顾性研究提示[5-8]，PS=0~1，肺部病变为非 N2 且可完全切除患者，给予肺部原发病灶完全性手术切除及根治性肾上腺切除术联合系统全身化疗，患者可获益，中位生存可达 11~31 个月。研究同时提示，对于原发病灶分期较晚，特别是有 N2 淋巴结转移患者行手术治疗效果差，不建议手术治疗[5-7]。对于不愿意或肺部病灶不能手术切除的患者，针对肺原发病灶 SBRT 或放化疗联合肾上腺转移灶行放疗，患者有生存获益，中位生存达 10.2~23 个月[15-18]。

孤立脑或肾上腺转移 NSCLC 患者的系统性全身治疗方案见指南其他章节中的Ⅳ期患者系统性全身治疗。

5.8.2 孤立性骨转移的处理

分期	分层	Ⅰ级推荐	Ⅱ级推荐	Ⅲ级推荐
孤立性骨转移	PS=0~1、肺部病变为非 N2 且可完全性切除	肺原发病变完全性手术切除 + 骨转移病变放射治疗 + 系统性全身化疗 + 双膦酸盐/地舒单抗治疗（2B 类）[1-7,14]	肺原发病变放射治疗 + 骨转移病变放射治疗 + 系统性全身化疗 + 双膦酸盐/地舒单抗治疗（2B 类）[8,9,14]	
	PS=0~1、肺部病变为 N2 或 T4	肺原发病变序贯或同步放化疗 + 骨转移病变放射治疗 + 双膦酸盐/地舒单抗治疗 + 系统性全身化疗（2B 类）[9-11,14]		

【注释】

关于非小细胞肺癌孤立性骨转移的治疗，目前尚缺乏大样本的前瞻性随机对照临床研究数据。对于 PS=0~1、肺部病变为非 N2 且可完全性切除的患者，多项回顾性研究显示，肺原发病变手术治疗加骨转移病变放射治疗或手术，联合系统全身化疗和双膦酸盐治疗，患者可获益，中位生存可达 8~35 个月[1-4,6,7]。对于原发病变分期为Ⅰ~Ⅱ期的患者，手术的生存获益明显优于Ⅲ期患者[4]。对于承重骨骨转移患者，推荐转移灶手术加放疗，可显著降低神经功能损伤，提高 KPS 评分及患者生存质量[5]。

对于原发病变能完全切除但由于某些原因无法手术或不愿手术的患者，可考虑原发病变放射治疗和骨转移病变放射治疗，联合系统性全身化疗 + 双膦酸盐治疗[8,9]，中位 OS 达到 13.5~23 个月。

对于 PS=0~1、肺部病变为 N2 或 T4 的患者，回顾性研究结果显示原发病变行序贯或同步放化疗，骨转移病变放射治疗，联合系统性全身化疗 + 双膦酸盐治疗，患者可获益，中位生存期为 13.5~14 个月，1、2、3 年的总生存率分别为 58.1%、24.8%、15.8%[9-11]。

两项前瞻性随机对照Ⅲ期临床研究结果显示，与安慰剂对比，双膦酸盐能明显降低肺癌骨转移患者的骨相关不良事件发生率，可以和常规抗肿瘤治疗联合使用[12,13]。

此外，一项比较地舒单抗和唑来膦酸在预防合并骨转移的晚期肿瘤的随机双盲Ⅲ期研究[14]结果显示，相比唑来膦酸，地舒单抗能够显著延缓首次出现骨相关事件的时间长达 6 个月（21.4 个月 vs. 15.4 个月；HR=0.81；95% CI 0.68-0.96；P=0.017），首次出现骨相关事件的风险降低 19%。一项研究对 NSCLC 骨转移患者的亚组分析结果[15]显示，与唑来膦酸相比，地舒单抗的中位 OS 具有显著优势（9.5 个月 vs. 8.0 个月），死亡风险降低 22%。2020 年 NMPA 已批准地舒单抗用于预防实体瘤骨转移及多发性骨髓瘤引起的骨相关事件。本指南增加地舒单抗成为晚期肺癌骨转移治疗新选择。

孤立骨转移 NSCLC 患者的系统性全身治疗方案见指南其他章节中的Ⅳ期患者系统性全身治疗。

6 随访

		Ⅰ级推荐	Ⅱ级推荐	Ⅲ级推荐
Ⅰ~Ⅱ期和可手术切除ⅢA期 NSCLC R0 切除术后或 SBRT 治疗后				
无临床症状或症状稳定患者	前 2 年（每 6 个月随访一次）	病史 体格检查 胸部平扫 CT，腹部 CT 或 B 超（每 6 个月一次） 吸烟情况评估（鼓励患者戒烟）（2B 类）	可考虑选择胸部增强 CT	
	3~5 年（每年随访一次）	病史 体格检查 胸部平扫 CT，腹部 CT 或 B 超（每年一次） 吸烟情况评估（鼓励患者戒烟）（2B 类）		
无临床症状或症状稳定患者	5 年以上（每年随访一次）	病史 体格检查 鼓励患者继续胸部平扫 CT，腹部 CT 或 B 超（每年一次） 吸烟情况评估（鼓励患者戒烟）（2B 类）		
Ⅳ期 NSCLC 全身治疗结束后				
无临床症状或症状稳定患者	每 6~8 周随访一次	病史 体格检查 影像学复查建议每 6~8 周一次，常规胸腹部（包括肾上腺）增强 CT；合并有脑、骨等转移者，可定期复查脑 MRI 和 / 或骨扫描或症状提示性检查（2B 类）	临床试验者随访密度和复查手段遵循临床试验研究方案	
症状恶化或新发症状者		即时随访		

注：Ⅰ~ⅢA 期 NSCLC 局部治疗后随访，常规不进行头颅 CT 或 MRI、骨扫描或全身 PET/CT 检查，仅当患者出现相应部位症状时才进行；ⅢB~Ⅳ期 NSCLC 不建议患者采用 PET/CT 检查作为常规复查手段。

【注释】

接受完整性切除术后的早期肺癌患者，术后随访的目的在于更早发现肿瘤复发或第二原发肺癌，并及时干预处理，以期提高患者的总生存期，改善生活质量。目前国际肺癌相关指南如 NCCN 指南（Version 2.2019）[1]、ESMO 早期 NSCLC 管理共识（2nd）[2] 和 ACCP 指南（3rd）[3] 均推荐根治性术后 NSCLC 患者接受随访监测。推荐的随访模式为，术后头 2 年，每 6 个月随访一次，除常规病史、体格检查外，应进行胸部 CT 复查；术后 3~5 年，每 12 个月随访一次，进行低剂量胸部 CT 平扫；手术 5 年后，鼓励患者坚持每年随访一次，继续胸部 CT 平扫；随访的总年限，目前尚无定论。

对于完整性切除术后的 Ⅰ~Ⅱ期 NSCLC，20%~40% 的患者会发生局部或远处复发[4,5]。术后前 4 年患者的复发风险较高，每年每人的复发风险为 6%~7%，此后每年患者的复发风险会降低至 2% 左右[5]。通过回顾性分析 1 506 例完整性切除的 NSCLC 患者，并进一步细分患者的复发模式，发现远处复发的第一个高峰集中在术后 9 个月，此外，术后 2 年和 4 年亦分别呈现小高峰；局部复发的高峰在术后 1 年和术后 2 年[6]。与此不同，患者再发第二原发肺癌的风险相对稳定，每人每年的再发风险为 1%~3%[6,7]。

目前，临床常用的影像学复查手段主要是胸部 X 线和 CT。回顾性研究提示，CT 对比胸部 X 线，能更早期发现复发灶，虽然不能提高患者的总生存期[8]。现今，各大指南均推荐术后患者进行胸部 CT 复查，但截至目前，并没有前瞻性 RCT 证实术后规律 CT 随访可以提高患者的总生存期。一些回顾性研究的结果也有出入。2015 年欧洲呼吸学年会上，来自丹麦肺癌记录系统的一个回顾性分析提示，引入 CT 随访相比未引入 CT 随访，可以提高术后 4 年的生存率，复发性肺癌的可治愈率增加 3 倍；而对 SEER 数据库（1995—2010 年）术后患者的回顾性分析显示，CT 复查并不能降低患者的死亡风险（HR 1.04；95% CI 0.96~1.14）[9]。因此，亟需前瞻性的研究来进一步证实术后 CT 复查的价值。值得期待的是，目前法国正在进行一项前瞻性临床研究（IFCT—0302），入组完全性切除术后的 I ~ III 期 NSCLC，对比两种不同随访手段（胸部 X 线 vs. 胸部 CT 和纤维支气管镜）对患者总生存期的影响[10]。此外，亦有一些研究探讨了 PET/CT 用于术后随访的价值。Toba 等[11]在 2005—2010 年对 101 位根治术后 NSCLC 患者采用 PET/CT 进行随访。研究表明，PET/CT 在无症状的复发病灶诊断上具有较高的敏感度和特异性，但是该研究没有设置对照组。Takenaka 等[12]对传统影像学检查（包括全身 CT 平扫、颅脑 MRI 等）与 PET/CT 进行了对比，结果显示两者在敏感性（0.73 vs. 0.82）及准确性（0.89 vs. 0.88）上差异均无统计学意义。目前尚无证据表明 PET/CT 在术后随访上优于胸部 CT，因此临床常规不推荐术后无症状患者采用 PET/CT 复查。

鉴于目前尚无证据支持肿瘤标志物监测对于预测复发的意义，因此临床实践中，不推荐常规检测[3]。近年来，一些研究开始探讨术后循环肿瘤细胞（CTC）和循环肿瘤 DNA（ctDNA）检测在预测复发的价值，但仍仅限于临床研究阶段。

对于局部晚期肺癌，在完成放化疗为主的多学科综合治疗后最佳随访策略的选择，目前尚无前瞻性临床试验可以提供依据。NCCN 指南（Version 2.2019）推荐在治疗结束后前 3 年应每 3~6 个月进行一次胸腹部 CT 复查（包括肾上腺），之后 2 年每 6 个月一次，5 年之后复查密度可改为每年一次[1]。PET/CT 检查虽然在 III 期患者最初的诊断分期中扮演着重要角色，但在患者复查过程中不常规推荐[13]，仅当 CT 检查发现异常时，可考虑行 PET/CT 来鉴别诊断，但最终仍需以细胞学或组织学检查作为判断复发的金标准。既往研究报道，完全性切除术后并接受辅助化疗和放疗的 III A 期患者，脑转移是最常见的进展模式[14]。王思愚等通过回顾性分析单中心 223 例手术切除后的局部晚期 NSCLC 患者，纳入淋巴结转移数量、肿瘤组织学类型、TNM 分期、辅助化疗等因素建立了预测发生脑转移风险的数学模型，并基于此模型来筛选脑转移高风险患者[15]。对于部分脑转移风险高的患者，是否应该在随访过程中进行头颅 MRI 检查，以便早期发现单个脑转移灶，从而给予高剂量照射，目前亦无证据支持其可以带来患者生存的获益，暂不推荐。

对于 I ~ III A 期 NSCLC 患者，确诊肺癌后继续吸烟，会显著增加患者的死亡和复发风险，还能增加第二原发肺癌的风险[16]，因此，在随访过程中，应对患者吸烟状况进行评估，鼓励患者戒烟。对于晚期肺癌患者，近年来，随着维持治疗和靶向治疗的应用，患者在治疗过程中，如化疗 2~3 个周期或靶向治疗 2~3 个月，会定期进行影像学复查，以评估药物疗效。而对一线 4~6 个周期化疗结束后不接受维持治疗的患者，ESMO 晚期 NSCLC 临床实践指南推荐在一线化疗结束后 6 周随访一次，影像学复查每 6~12 周一次[17]，目前对这部分患者随访模式的确立仍然缺乏高级别证据。考虑到晚期肺癌侵袭性强、易复发，规律的随访可以早期发现肿瘤进展，在患者 PS 较好的状况下接受二线治疗，本指南根据 2019 年原发性肺癌编写专家集体投票，建议 6~8 周进行随访以及影像学复查。

7　附录

附录 1　第 8 版肺癌分期（2017 年 1 月 1 日起执行）

	原发肿瘤（T）分期		区域淋巴结（N）分期		远处转移（M）分期
Tx	原发肿瘤大小无法测量；或痰脱落细胞、支气管冲洗液中找到癌细胞，但影像学检查和支气管镜检查未发现原发肿瘤	Nx	淋巴结转移情况无法判断	Mx	无法评价有无远处转移
T0	没有原发肿瘤的证据	N0	无区域淋巴结转移	M0	无远处转移
Tis	原位癌				
T1a	原发肿瘤最大径 ≤ 1cm，局限于肺和脏层胸膜内，未累及主支气管；或局限于管壁的肿瘤，不论大小	N1	同侧支气管或肺门淋巴结转移	M1a	单发转移灶原发肿瘤对侧肺叶出现卫星结节；胸膜播散（恶性胸腔积液、心包积液或胸膜结节）
T1b	原发肿瘤最大径 >1cm，≤ 2cm，其他同 T1a			M1b	有远处转移（肺/胸膜外）

续表

原发肿瘤（T）分期		区域淋巴结（N）分期		远处转移（M）分期	
T1c	原发肿瘤最大径 >2cm，≤ 3cm			M1c	多发转移灶，其余同 M1b
T2a	原发肿瘤最大径 >3cm，≤ 4cm；或具有以下任一种情况：累及主支气管但未及距隆突；累及脏层胸膜；伴有部分或全肺的阻塞性肺炎或肺不张	N2	同侧纵隔和 / 或隆突下淋巴结转移		
T2b	肿瘤最大径 >4cm，≤ 5cm；其他同 T2a				
T3	肿瘤最大径 >5cm，≤ 7cm，或具有以下任一种情况：累及胸壁（包括壁层胸膜和肺上沟瘤）、膈神经、心包壁；原发肿瘤同一肺叶出现卫星结节	N3	对侧纵隔和 / 或对侧肺门和 / 或同侧或对侧前斜角肌或锁骨上区淋巴结转移		
T4	肿瘤最大径 >7cm，或侵犯下列结构之一：横膈膜、纵隔、心脏、大血管、气管、喉返神经、食管、隆突或椎体；原发肿瘤同侧不同肺叶出现卫星结节				

	N0	N1	N2	N3
T1a	Ⅰ A1	Ⅱ B	Ⅲ A	Ⅲ B
T1b	Ⅰ A2	Ⅱ B	Ⅲ A	Ⅲ B
T1c	Ⅰ A3	Ⅱ B	Ⅲ A	Ⅲ B
T2a	Ⅰ B	Ⅱ B	Ⅲ A	Ⅲ B
T2b	Ⅱ A	Ⅱ B	Ⅲ A	Ⅲ B
T3	Ⅱ B	Ⅲ A	Ⅲ B	Ⅲ C
T4	Ⅲ A	Ⅲ A	Ⅲ B	Ⅲ C
M1a	Ⅳ A	Ⅳ A	Ⅳ A	Ⅳ A
M1b	Ⅳ A	Ⅳ A	Ⅳ A	Ⅳ A
M1c	Ⅳ B	Ⅳ B	Ⅳ B	Ⅳ B

附录 2　2021 WHO 病理分类

组织学分型和亚型	ICDO 代码	组织学分型和亚型	ICDO 代码
上皮源性肿瘤		*腺瘤*	
腺癌		硬化性肺泡细胞瘤	8832/0
浸润性非黏液腺癌		肺泡性腺瘤	8251/0
贴壁型腺癌	8250/3	乳头状腺瘤	8260/0
腺泡型腺癌	8551/3	细支气管腺瘤 / 纤毛黏液结节性乳头状瘤	8140/0
乳头型腺癌	8260/3	黏液性腺囊瘤	8470/0
微乳头型腺	8265/3	黏液腺腺瘤	8480/0

非小细胞肺癌

续表

组织学分型和亚型	ICDO 代码	组织学分型和亚型	ICDO 代码
实体型腺癌	8230/3	肺神经内分泌肿瘤	
浸润性黏液腺癌	8253/3	*前驱病变*	
黏液 / 非黏液混合性腺癌	8254/3	弥漫性特发性肺神经内分泌细胞增生	8040/0
胶样腺癌	8480/3	*神经内分泌瘤*	
胎儿型腺癌	8333/3	类癌,非特指型 / 神经内分泌瘤,非特指型	8240/3
肠型腺癌	8144/3	典型类癌 / 神经内分泌瘤,G1	8240/3
腺癌,非特指型	8140/3	不典型类癌 / 神经内分泌瘤,G2	8249/3
微浸润性腺癌		*神经内分泌癌*	
非黏液型	8256/3	小细胞肺癌	8041/3
黏液型	8257/3	复合性小细胞癌	8045/3
腺体前驱病变		大细胞神经内分泌癌	8013/3
不典型腺瘤样增生	8250/0	混合型大细胞神经内分泌癌	8013/3
原位腺癌		肺间叶源性肿瘤	
非黏液型	8250/2	肺错构瘤	8992/0
黏液型	8253/2	软骨瘤	9220/0
鳞癌		弥漫性肺淋巴管瘤病	9170/3
鳞状细胞癌,非特指型	8070/3	胸膜肺母细胞瘤	8973/3
角化型鳞状细胞癌	8071/3	内膜肉瘤	9137/3
非角化型鳞状细胞癌	8072/3	先天性支气管周围肌纤维母细胞瘤	8827/1
基底样鳞状细胞癌	8083/3	EWSR1-CREB1 融合的肺黏液肉瘤	8842/3
淋巴上皮瘤样癌	8082/3	*血管周上皮样细胞肿瘤*	
鳞状细胞前驱病变		淋巴管肌瘤病	9174/3
鳞状细胞原位癌	8070/2	血管周上皮样细胞肿瘤,良性	8714/0
鳞状上皮轻度异型增生	8077/0	血管周上皮样细胞肿瘤,恶性	8714/3
鳞状上皮中度异型增生	8077/2	淋巴瘤	
鳞状上皮重度异型增生	8077/2	MALT 淋巴瘤	9699/3
大细胞癌	8012/3	弥漫性大 B 细胞淋巴瘤,非特指型	9680/3
腺鳞癌	8560/3	淋巴瘤样肉芽肿病,非特指型	9766/1
肉瘤样癌		淋巴瘤样肉芽肿病,1 级	9766/1
多形性癌	8022/3	淋巴瘤样肉芽肿病,2 级	9766/1
巨细胞癌	8031/3	淋巴瘤样肉芽肿病,3 级	9766/1
梭形细胞癌	8032/3	血管内大 B 细胞淋巴瘤	9712/3
肺母细胞瘤	8972/3	肺朗格汉斯细胞组织细胞增生症	9751/1

续表

组织学分型和亚型	ICDO代码	组织学分型和亚型	ICDO代码
癌肉瘤	8980/3	Erdheim-Chester 病	9749/3
其他上皮性肿瘤		**异位起源肿瘤**	
NUT 癌	8023/3	黑色素瘤	8270/3
胸部 SMARCA4 缺陷型未分化肿瘤	8044/3	脑膜瘤	9530/0
唾液腺型肿瘤			
多形性腺瘤	8940/0		
腺样囊性癌	8200/3		
上皮—肌上皮癌	8562/3		
黏液表皮样癌	8430/3		
透明细胞癌	8310/3		
肌上皮瘤	8982/0		
肌上皮癌	8982/3		
乳头状瘤			
鳞状细胞乳头状瘤,非特指型	8052/0		
鳞状细胞乳头状瘤,内翻型	8053/0		
腺上皮乳头状瘤	8260/0		
混合性鳞状细胞及腺性乳头状瘤	8560/0		

非小细胞肺癌

中国临床肿瘤学会（CSCO）
胃肠间质瘤诊疗指南 2021

组　长

叶颖江

副组长

秦叔逵　沈　琳　曹　晖　何裕隆　梁　寒　李　勇（河北）
李　健　张　波　王　坚　唐　磊

秘书组

高志冬　齐长松

专家组成员（以姓氏汉语拼音为序）
（* 为参与执笔与修订专家）

曹　晖*	上海交通大学医学院附属仁济医院胃肠外科
陈路川	福建省肿瘤医院胃肠外科
高志冬*	北京大学人民医院胃肠外科
何裕隆	中山大学附属第七医院胃肠外科
侯英勇*	复旦大学附属中山医院病理科
李　健*	北京大学肿瘤医院消化肿瘤内科
李　勇	河北医科大学第四医院外三科
李　勇	广东省人民医院胃肠外科
李永强	广西医科大学附属肿瘤医院肿瘤内科
梁　寒	天津市肿瘤医院胃外科
刘洪俊	山东省立医院保健外科
刘秀峰*	中国人民解放军东部战区总医院秦淮医疗区全军肿瘤中心
秦叔逵*	中国人民解放军东部战区总医院秦淮医疗区全军肿瘤中心

邱海波	中山大学肿瘤防治中心胃外科
沈　琳*	北京大学肿瘤医院消化肿瘤内科
沈坤堂*	复旦大学附属中山医院胃肠外科
唐　磊	北京大学肿瘤医院影像诊断科
陶凯雄*	华中科技大学同济医学院附属协和医院胃肠外科
汪　明	上海交通大学医学院附属仁济医院胃肠外科
王　坚	复旦大学附属肿瘤医院病理科
王　屹*	北京大学人民医院影像诊断科
王海江	新疆医科大学附属肿瘤医院胃肠外科
吴　欣*	中国人民解放军总医院第一医学中心普外科
伍小军	中山大学肿瘤防治中心结直肠外科
徐文通	中国人民解放军总医院第一医学中心普外科
叶　庆	南京大学医学院附属鼓楼医院病理科
叶颖江*	北京大学人民医院胃肠外科
张　波	三亚市人民医院/四川大学华西三亚医院胃肠外科
张　鹏*	华中科技大学同济医学院附属协和医院胃肠外科
张洪伟	无锡明慈心血管病医院消化中心
张信华*	中山大学附属第一医院胃肠外科
赵　岩	辽宁省肿瘤医院胃肠外科
郑志超	辽宁省肿瘤医院胃肠外科
周　烨*	复旦大学附属肿瘤医院胃外科
周永建	福建医科大学附属协和医院胃外科
朱玉萍	浙江省肿瘤医院结直肠外科
庄　競	河南省肿瘤医院普外科

1 胃肠间质瘤的病理诊断

1.1 病理检测基本原则[1]

标本类型	I 级推荐					II 级推荐	III 级推荐
	大体检查 a	镜下检查	免疫组化	分子检测	危险度评估		
活检 b,c	标本类型部位组织大小和数目	组织学类型 h	CD117 DOG-1 Ki67 SDHB （胃）	拟行靶向治疗 继发性耐药	不评估		
手术标本 c,d,e,f	标本类型组织大小和数目肿瘤有无破裂 g	组织学类型 h 核分裂象计数（5mm²）i 切缘或假包膜情况	CD117 DOG-1 Ki67 SDHB （胃）	拟行靶向治疗 继发性耐药	中国共识2017 修改版（NIH2008 改良版）	CD34（免疫组化） 低危 GIST 分子检测和野生型NGS WHO 预后分组 /AFIP 风险评估	PDGFRA（免疫组化） 其他病理学特征 j 新鲜组织留取 k

【注释】

a 拍摄标本在新鲜状态下及固定以后的大体形态,包括外观和切面,标本下方放置标尺。

b 内镜活检标本:核对临床送检标本数量、每块组织的大小,送检活检标本必须全部取材。将标本包于纱布或柔软的透水纸中以免丢失,必要时加以染料标记;细针穿刺和空芯针穿刺活检标本:标明穿刺组织的数目、每块组织的大小,包括直径和长度,全部取材。

c 各类活检标本取出后立即固定,各类手术标本应在离体后 30min 内固定。室温下,采用 10% 甲醛溶液,固定液至少3 倍于标本体积。标本固定时间应为 6~48h,以保证后续的免疫组化和分子生物学检测的可行性和准确性。其中活检标本:≥ 6h,≤ 48h;手术标本:≥ 12h,≤ 48h。对于直径≥ 2cm 的肿瘤组织,必须每隔 1cm 予以切开,以达到充分固定。

d 测量肿瘤 3 个径线(长径、纵径和横径)的大小,视不同质地和颜色予以充分取材,如有坏死,也包括坏死灶。若肿块最大径小于 2cm,全部取材;若肿块最大径≤ 5cm,应至少每 1cm 取材 1 块,必要时全部取材;若肿块最大径大于5cm,应每 1cm 至少取材 1 块,如 10cm 的肿块至少取材 10 块。推荐取材组织块体积:不大于 2cm × 1.5cm × 0.3cm。靶向治疗后的手术标本,需仔细观察原肿瘤部位的改变并进行记录,根据疑似病变大小按常规进行充分取材,必要时全部取材。

e 取材剩余组织保存在标准固定液中,以备根据镜下观察诊断需求而随时补充取材,或以备在病理诊断报告签发后接到临床反馈信息时复查大体标本或补充取材。应始终保持充分的固定液量和甲醛浓度,避免标本干枯或因固定液量不足或浓度降低而致组织腐变,以备根据镜下观察诊断需求而随时补充取材,或以备在病理诊断报告签发后接到临床反馈信息时复查大体标本或补充取材。

f 剩余标本处理的时限:建议在病理诊断报告签发 2 周后,未接到临床反馈信息,未发生因外院会诊意见分歧而要求复审等情形后,由医院按相关规定处理。

g 肿瘤破裂情况:①肿瘤完整性受到破坏(破裂),合并或不合并肿瘤组织细胞溢出;②血性腹水;③肿瘤部位胃肠道穿孔;④分块切除肿瘤、肿瘤的切开和肿瘤内解剖。文献认为以下 4 种情况不纳入 GIST 危险度分级的肿瘤破裂范畴:①肿瘤部位的黏膜缺损、肿瘤向胃肠道腔内破裂穿孔或造成消化道出血;②镜下肿瘤细胞的腹膜浸透(T4a)或仅有医源性的腹膜破损;③未发生并发症的经浆膜面空心针或细针穿刺活检;④R1 切除者。上述 GIST 肿瘤破裂或非破裂的临床情况,可以由自发性或医源性原因造成。

h 组织学类型包括梭形细胞型、上皮样型、上皮样 - 梭形细胞混合型、去分化型。

i　显微镜目镜为 22mm 时，5mm^2 相当于 21 个高倍（×40）视野。

j　其他病理学特征包括异型性、多形性、浸润黏膜／肌层／浆膜／血管／神经／脂肪、肿瘤性坏死、围绕血管呈簇状生长、黏液样变性和囊性变等。

k　对手术切除标本，有条件的单位（如建有生物样本库者），在获得患者知情同意后，在标本固定前留取不影响病理诊断的适量新鲜组织放入液氮中，然后再移置 –80℃超低温冰箱，以备日后检测和研究之用。

1.2　免疫组化检测

病理类型	Ⅰ级推荐	Ⅱ级推荐	Ⅲ级推荐
经典型 GIST	CD117，DOG-1，SDHB（胃），Ki67	CD34	PDGFRA
SDH 缺陷型 GIST [a]	同上	SDHA	
NF1 相关性 GIST [b]	CD117，DOG-1	Neurofibromin [c]	
BRAF 突变型 GIST [d]	CD117，DOG-1	*BRAF*	
NTRK3 重排 GIST [e]	CD117，DOG-1，pan-TRK		

【注释】

a　SDH 缺陷型 GIST 多发生在胃，SDHB 免疫组化多为阴性表达，不伴有 *KIT/PDGFRA* 突变[2,3]。

b　在Ⅰ型神经纤维瘤病中的发生率为 7%，GIST 发生于小肠，常为多结节性，瘤细胞表达 CD117 和 DOG-1，但分子检测 *KIT/PDGFRA* 无突变[4]。

c　推荐抗体为 clone NFC。

d　*BRAF* 突变在 GIST 中发生率较低[5]，推荐检测抗体为 clone VE1。

e　*NTRK3* 重排在 GIST 中发生率很低[6]，推荐检测抗体为 clone EPR17341。

1.3　分子诊断适应人群

GIST 分子诊断	Ⅰ级推荐	Ⅱ级推荐	Ⅲ级推荐
分子诊断适应人群	拟行靶向治疗 [a] 继发性耐药	低危 GIST 疑难病例明确诊断 同时性或异时性多原发 GIST 如一代测序检测为野生型 GIST，可行 NGS [b]	小 GIST 微小 GIST [c]

【注释】

a　包括：①原发可切除 GIST 术后评估为中 - 高危；②活检病理证实为 GIST，不能手术；③活检病理证实为 GIST，术前拟行靶向治疗；④复发性和转移性 GIST[7]。

b　包括：SDH 缺陷型、NF1 相关型、*BRAF* 突变型、*KRAS* 突变型、*PIK3A* 突变型、*FGFR1* 重排和 *NTRK3* 重排 GIST[3-8]。

c　不包括危险度评估为中危者（≤2cm，核分裂象 6~10/5mm^2）与高危者（≤2cm，核分裂象 >10/5mm^2）。

1.4　分子检测内容

病理类型	Ⅰ级推荐	Ⅱ级推荐	Ⅲ级推荐
经典型 GIST	Sanger 测序 外显子突变检测包括 *KIT*：9，11，13，17 *PDGFRA*：12，14，18		二代基因测序（NGS）[a]
继发性耐药突变 GIST	增加 *KIT*：14，18	NGS [a]	
野生型 GIST		NGS [a]	FISH [b]

【注释】

a 检测基因突变包括 *KIT*、*PDGFRA*、*SDHA*、*SDHB*、*SDHC*、*SDHD*、*BRAF*、*NF1*、*KRAS* 和 *PIK3CA*；检测基因重排包括 *FGFR1* 和 *NTRK3*。其中 *SDHA*、*SDHB*、*SDHC*、*SDHD*、*NF1* 检测胚系变异，*KIT*、*PDGFRA* 可检测胚系变异和体系变异，其他基因检测体系变异。

b *NTRK3* 基因重排可采用 FISH 检测，或加做 FISH 用以验证 NGS 检测结果。

1.5 危险度评估与预后分组

原发性 GIST	Ⅰ级推荐	Ⅱ级推荐	Ⅲ级推荐
危险度评估、预后分组和风险评估系统及 TNM 分期 a	中国共识 2017 修改版即 NIH2008 改良版[9,10]（详见附表 1）	WHO 预后分组 /AFIP 风险评估[11,12]（详见附表 2、附表 3）	TNM 分期[11]（详见附表 4）

【注释】

a 危险度评估和预后分组仅适用于术前未行靶向治疗经手术切除的原发性 GIST。与其他恶性肿瘤有所不同，除 SDH 缺陷型 GIST 外，非 SDH 缺陷型 GIST 极少发生淋巴结转移。

2 胃肠间质瘤影像诊断

影像学方法选择

目的	Ⅰ级推荐	Ⅱ级推荐	Ⅲ级推荐
检出定位	平扫 + 增强 CT a（1A 类）	平扫 + 增强 MRI b（2A 类）	
诊断和鉴别诊断	平扫 + 增强 CT c（1A 类）	平扫 + 增强 MRI（2A 类）	
术前评估	平扫 + 增强 CT d（1B 类）	平扫 + 增强 MRI（2A 类）	功能影像学检查 e（3 类）
靶向治疗疗效评价	平扫 + 增强 CT f（1A 类）	PET/CT g（1B 类） 平扫 + 增强 MRI（2A 类）	功能影像学检查 h（3 类）

【注释】

a CT 是 GIST 首选的影像检查方法[1]。多平面重组（至少包括轴位、冠状位和矢状位）可提高 GIST 起源及分型判定的准确性，客观反映肿瘤与周围脏器的关系。扫描时相至少包括平扫、动脉期和静脉期，平扫判断瘤内出血及计算强化幅度，动脉期显示肿瘤供血动脉，静脉期 CT 值可辅助 Choi 标准评效应用。对于 1~2cm 的小 GIST，推荐 CT 作为超声内镜检查的补充[2]。

b MRI 作为 CT 增强扫描禁忌或怀疑肝转移时进一步检查的手段。直肠 GIST 推荐 MRI 作为首选检查方法[2]。多平面扫描（至少包括轴位、冠状位和矢状位）。直肠 GIST 需行垂直和平行于肿瘤长轴的高分辨率 MRI 扫描。扩散加权成像（diffusion-weighed imaging，DWI）可间接反映肿瘤细胞及间质密度，辅助肿瘤危险度判断及治疗效果评价。

c 详细描述诊断和鉴别诊断相关的影像学征象特征（附表 6）。

d 影像学测量肿瘤大小可作为简单的危险度评价标准，一般胃部以 5cm 为界[3]，小肠以 3cm 为界[4]。近期研究指出通过纹理特征及组学分析可为危险度评估提供新指标[5]。

e PET/CT[6] 及 MRI 扩散加权成像（DWI）[7] 可为 GIST 危险度评价提供辅助指标。

f GIST 治疗后体积缩小不明显或以坏死、囊变为主要征象者，建议参考 Choi 标准（附表 7）[8]。目前证据表明 Choi 标准仅适用于伊马替尼一线治疗患者，在舒尼替尼二线治疗的应用尚存争议[9]。

g PET 功能成像 SUV 值可为 GIST 疗效评价提供辅助指标，并可早于形态学改变之前，通过检测肿瘤内部代谢改变而早期预测疗效[10]。但受限于卫生经济学因素，目前仅作为 CT 评效受限病例的备选手段。

h 小样本研究显示，影像学功能成像参数如 MRI 扩散加权成像的 ADC 值[11]、双能 CT 显像的碘浓度值[12,13] 可辅助 GIST 靶向治疗疗效评价。

3 胃肠间质瘤外科治疗[1]

3.1 胃肠间质瘤外科治疗

	分类	Ⅰ级推荐	Ⅱ级推荐	Ⅲ级推荐
手术原则	手术目标	原发 GIST R0 切除 a,b（2A 类）或需急诊处理并发症（见 3.6） 转移性 GIST 切除（见 3.5）		
	淋巴结清扫	通常无需淋巴结清扫，存在病理性肿大淋巴结的情况下需行淋巴结清扫 c（2A 类）		
	无瘤原则	避免肿瘤破裂 d（2A 类）		

【注释】

a 对于术后病理镜下切缘阳性的患者，通常并无再次手术切除的指征[2-5]。

b 手术切除后，根据危险度分级进行辅助治疗，具体见辅助治疗部分。

c GIST 很少发生淋巴结转移[4,6-8]，一般情况下不必行常规清扫。SDH 缺陷型 GIST 或可见淋巴结转移[7,9,10]，如术中发现淋巴结病理性肿大的情况，须考虑有 SDH 缺陷型 GIST 的可能，应切除病变淋巴结。

d 肿瘤破裂及出血的原因包括术前发生的自发性肿瘤破裂出血以及术中触摸肿瘤不当造成的破裂出血。肿瘤破裂可显著影响患者预后[11,12]。因此，术中探查需细心、轻柔，注意保护肿瘤完整。

3.2 小胃肠间质瘤[1]的治疗

大小	部位	临床症状与超声内镜下不良因素 a	Ⅰ级推荐	Ⅱ级推荐	Ⅲ级推荐
最大径 ≤ 2cm	胃	无 a	定期随诊观察 b（2A 类）	对于内镜随诊困难，可考虑开放手术，对于适宜腹腔镜切除部位者（如胃大弯侧、胃前壁等）可考虑腹腔镜切除 c（2A 类）	胃小弯侧、胃后壁、胃食管结合部等部位 GIST 如采取腹腔镜或内镜切除，应在有经验的中心 d（2B 类）
		有 e	表现为不良生物学行为的小 GIST，开放手术切除或腹腔镜切除 f（2A 类）	胃小弯侧、胃后壁、胃食管结合部等部位 GIST，腹腔镜或内镜切除 d（有经验的腹腔镜中心）（2B 类）	
	非胃	不适用 g	开放手术切除或腹腔镜切除 h（2A 类）	腹腔镜或内镜切除 i（2B 类）	

【注释】

a 无临床表现（如肿瘤出血及溃疡形成等）及超声胃镜不良征象（如边界不规整、溃疡、强回声及异质性等）[2-4]。

b 建议定期随诊观察，直径 > 1cm 者可定期复查超声胃镜或者增强 CT（如初次检查可以发现病灶者），时间间隔通常为 6~12 个月；如直径 ≤ 1cm 者可适当延长随诊观察时间间隔[5,6]。

c 对于难以接受反复的内镜检查、不能坚持随访者，应与患者讨论是否行早期切除。对于 GIST 位于适宜腹腔镜切除部位者（如胃大弯侧、胃前壁），可考虑腹腔镜切除[7-10]。

d 对于其他胃部位者（如胃小弯侧、胃后壁、胃食管结合部等），如采取腹腔镜切除，应在有经验的中心进行[7-10]；对于不能耐受或拒绝手术切除者或特殊部位者（如胃食管结合部等），可考虑在有经验的中心进行内镜切除[11]。由于内镜下切除存在操作并发症风险（如穿孔、瘤细胞种植等），故不常规推荐，如拟实施内镜切除，需寻求小 GIST 完整切除，

胃肠间质瘤

避免术中破坏肿瘤组织,造成播散。

e 有临床表现及超声胃镜不良征象(如边界不规整、溃疡、强回声及异质性等)[2]。

f 应积极手术切除,对于适宜腹腔镜切除部位 GIST(如胃大弯侧、胃前壁等),可考虑腹腔镜切除[7-10]。

g 非胃部位 GIST 恶性潜能更高。

h 应积极手术切除,腹腔镜切除应在有经验的中心进行[12-14]。

i 食管小 GIST 如采用内镜切除,需保证肿瘤完整切除[15]。

3.3 原发可切除胃肠间质瘤的手术治疗

3.3.1 胃、十二指肠及小肠胃肠间质瘤

大小	部位	I 级推荐	II 级推荐	III 级推荐
直径 >2cm	食管	手术切除 a(2A 类)		
	食管胃结合部	手术切除 b(2A 类)		
	胃	手术切除 c(2A 类)	腹腔镜切除 d(2B 类)	
	十二指肠	手术切除 e(2A 类)		
	空回肠	手术切除(2A 类)	腹腔镜切除 d(2B 类)	

【注释】

a 食管 GIST 多发生于食管远端,应根据肿瘤直径、位置和性质选择合适的术式[1,2]。

b 对于食管胃结合部应该充分考虑肿瘤的大小、位置和肿瘤的生长方式,选择相应的手术方式,对于肿瘤较大,无法行肿瘤局部或胃楔形切除且预计残胃容量 ≥ 50% 的患者,可先行术前治疗待肿瘤缩小后再行手术切除。

c 应该根据肿瘤的具体解剖部位、肿瘤大小、肿瘤与胃壁解剖类型等选择术式;如瘤巨大,有可能须行近端切除、全胃或联合器官切除时,应考虑行术前治疗。

d 腹腔镜手术:具有微创的优势[3-5],但长期疗效有待进一步评估,建议在有经验的中心开展。对于适宜部位的 GIST(如胃大弯侧、胃前壁及空回肠),有经验的中心可行腹腔镜手术切除。国内回顾性多中心研究显示:在经验丰富的医疗中心,腹腔镜手术也可取得较好的疗效[6]。

e 十二指肠是腹部器官毗邻解剖关系最为复杂的空腔器官,应尽量保护肝胰壶腹(Vater 壶腹)和胰腺功能并行符合生理的消化道重建。从保护器官功能的角度,争取行局部手术切除肿瘤[7,8],在保证肿瘤完整切除的基础上,尽量减少实施胰十二指肠切除术等扩大手术。

3.3.2 结直肠及胃肠外胃肠间质瘤

类型	部位	I 级推荐	II 级推荐	III 级推荐
直径 >2cm	结肠 a	手术切除(2A 类)		
	直肠 b-d	手术切除(2A 类)		
	胃肠外 GIST e-g	手术切除(2A 类)		

【注释】

a 因 GIST 通常淋巴结转移较为少见,故结肠 GIST 行结肠部分切除即可;如果合并淋巴结转移,建议行遵循完整结肠系膜切除(complete mesocolic excision,CME)原则的根治性结肠切除术[1-3]。

b 在完整切除前提下,推荐根据肿瘤部位行经腹入路或经肛入路的直肠切除或保留直肠的局部切除手术[4,5]。

c 若基线评估需要行联合多脏器切除或接受经腹会阴联合切除术(abdomino-perineal resection,APR)者,强烈推荐行术前靶向药物治疗[5]。

d 一些经肛入路的微创外科手术方式,如经肛内镜显微外科手术(transanal endoscopic microsurgery,TEM)、经肛微创外科手术(transanal minimally invasive surgery,TAMIS)和经肛全直肠系膜切除手术(transanal total mesorectal excision,TaTME)尚存争议且学习曲线较长,建议在有经验的中心谨慎地开展此类手术[6]。

胃肠间质瘤

e 腹膜后 EGIST,术前尤其需要完善必要的检查及准备以评估可切除性和提高手术安全性,如行增强 CT 血管重建评估肿瘤与腹腔内重要血管毗邻关系,行静脉肾盂造影、肾图以了解肾脏功能,行术前输尿管插管预防输尿管损伤等[7,8]。

f 估计无法根治性切除或切除存在较大风险的 EGIST,如条件允许,可行超声或 CT 引导下的穿刺活体组织病理学检查,取得病理学证据后使用分子靶向药物治疗[7-9]。

g 腹膜后、大网膜、肠系膜的 EGIST 在手术过程中务必仔细探查,以免遗漏肠道原发灶的可能[10]。

3.4 原发胃肠间质瘤新辅助治疗

内容	Ⅰ级推荐	Ⅱ级推荐	Ⅲ级推荐
特殊部位、需行联合脏器切除、难以 R0 切除的 GIST [a,b]	伊马替尼、阿伐替尼新辅助治疗 [c-e](2A 类)		

【注释】

a 术前评估预期肿瘤难以达到 R0 切除、需联合脏器切除、可完整切除但手术风险较大者,应考虑伊马替尼新辅助治疗。新辅助治疗可提高局限进展期 GIST 患者的手术切除率,保存器官功能,在肿瘤不再退缩或者达到手术要求后,再行手术切除[1-5]。

b 新辅助治疗开始前,须行病理活检明确诊断,并推荐行基因检测。SDH 缺陷型 GIST、KRAS、BRAF 突变和 NF1 突变型 GIST,伊马替尼可能无法带来获益[6];对伊马替尼不敏感的 PDGFRA 外显子 18 突变(包含 D842V 突变)患者,推荐阿伐替尼[7]。

c 新辅助治疗期间,应该定期行影像学复查,密切监测疗效,避免治疗无效的 GIST 出现快速进展[8]。

d 伊马替尼初始剂量 400mg/d,KIT 外显子 9 突变者,推荐高剂量(600~800mg/d)治疗[9],手术前需停服伊马替尼[4,5,10,11]。

e 术前药物治疗建议每 3 个月进行影像学检查,对于不敏感的基因类型需要缩短复查时间。一般建议伊马替尼术前需停药 1~2 周,术后 2~4 可开始再次服用伊马替尼治疗。

3.5 复发转移性胃肠间质瘤的手术治疗

类型	分层	Ⅰ级推荐	Ⅱ级推荐	Ⅲ级推荐
局灶复发转移	可手术切除	靶向药物治疗(1A 类)	手术切除并联合靶向药物治疗 [a,b](2A 类)	
	不可手术切除	靶向药物治疗(1A 类)	靶向药物治疗后,MDT 评估是否可行手术切除(2A 类)	
肝转移	可手术切除	靶向药物治疗(1A 类)	手术切除并联合靶向药物治疗 [c](2A 类)	射频消融、介入栓塞并联合靶向药物治疗(2B 类)
	不可手术切除	靶向药物治疗(1A 类)	靶向药物治疗后,MDT 评估是否可行手术切除(2A 类)	射频消融、介入栓塞并联合靶向药物治疗(2B 类)[d]
腹腔广泛转移		靶向药物治疗(1A 类)		

【注释】

a 靶向药物治疗有效(PR 或 SD)时选择手术切除转移灶,可能有助于延长患者生存期,在药物治疗后 GIST 出现广泛进展时,手术切除转移灶效果不佳[1,2]。

b 若分子靶向药物治疗后总体控制满意,仅有单个或少数病灶进展,可考虑手术切除,手术总体原则为控制风险,尽可能完成满意的减瘤手术,尤其是完整切除耐药病灶,并在不增加风险的情况下尽可能多地切除药物治疗有反应的病灶;术后尽早恢复分子靶向治疗,手术范围不宜过大或并发症风险过高。除非所有肿瘤能够完全切除,否则尽可能避免联合脏器切除[3]。

c GIST 肝转移的手术切除联合靶向药物治疗可能带来生存益处,但证据多来自回顾性分析[4,5]。

d 小样本研究结果显示,对于不适合手术切除的肝转移灶,射频消融治疗、肝动脉栓塞治疗可能有助于转移灶的进一步控制[6-8]。

3.6　伴需急诊处理症状的胃肠间质瘤的治疗

类型	并发症	Ⅰ级推荐	Ⅱ级推荐	Ⅲ级推荐
完全性肠梗阻或穿孔（肿瘤破裂）		手术切除 a-d 或减瘤 e（2A 类）	短路手术或造瘘手术（2B 类）	无法手术肠梗阻患者可考虑肠梗阻导管置入
大出血		手术切除 a-d（2A 类）或减瘤 e	内镜下或介入栓塞止血，二期手术 f（2B 类）	

【注释】

a　根据术中探查情况制订手术方案，可选的手术方式：肿瘤切除加消化道吻合；肿瘤切除加消化道吻合 + 近端肠管造瘘；肿瘤切除 + 远端肠管闭合、近端肠管造瘘；消化道造瘘术后Ⅱ期切除肿瘤等[1-3]。

b　遵循无瘤原则。

c　梗阻患者不建议腹腔镜手术。

d　遵循无菌原则，关腹前，应充分冲洗腹腔，减少腹腔感染和脱落细胞种植的机会。

e　如肿瘤无法完整切除，在可行且预计残留创面出血可控、保证安全的前提下，进行减瘤手术[4-6]。

f　内镜与介入栓塞治疗对于出血量相对较小或不适合接受手术患者可能有助于止血[7-11]。

4　胃肠间质瘤药物治疗

4.1　原发胃肠间质瘤根治术后辅助治疗 a-c

内容		Ⅰ级推荐	Ⅱ级推荐	Ⅲ级推荐
低危或极低危患者		不推荐辅助治疗（1A 类）d		
中危患者	胃来源		伊马替尼辅助治疗 1 年（2A 类）	
	非胃来源 e	伊马替尼辅助治疗 3 年（2A 类）		
高危患者 f		伊马替尼辅助治疗 3 年（1A 类）		伊马替尼辅助治疗 5 年（3 类）g,h

【注释】

a　辅助治疗应根据肿瘤部位、危险度分级（中国 GIST 共识 2017 修改版）、有无肿瘤破裂、基因分型及术后恢复状况来决定，研究显示伊马替尼辅助治疗可有效改善 GIST 术后无复发生存率，对于高度复发风险 GIST，术后伊马替尼辅助治疗 3 年对比治疗 1 年的 3 年无复发生存率分别为 86.6% 与 60.1%[1-4]。

b　推荐术后 4~8 周开始辅助治疗，建议伊马替尼剂量为 400mg/d，治疗期间可根据患者的耐受性酌情调整药物剂量[1-4]。

c　*PDGFRA* 外显子 18 D842V 突变的 GIST，对伊马替尼原发耐药，不推荐给予伊马替尼辅助治疗[5]，同时尚缺乏阿伐替尼辅助治疗获益的证据。

d　美国外科协会 Z9001 研究入组患者为直径 >3cm 的 GIST，显示其接受伊马替尼辅助治疗 1 年获益，入组人群中包含了少部分低危 GIST 患者。GIST 危险度分级中，来自非胃来源的低危与高危的判断标准较为接近，对接近高危评估标准的非胃来源低危 GIST，临床需密切随访。

e　非胃来源主要为十二指肠、小肠、结直肠、胃肠外等来源的 GIST。

f　肿瘤破裂患者应延长伊马替尼辅助治疗时间[3]。

g　对高危 GIST 是否进一步延长伊马替尼辅助治疗时间缺乏前瞻性随机对照研究，中国回顾性分析显示延长辅助治疗时间可能会获得更高的无复发生存率，美国一项前瞻性单臂研究显示中高危 GIST 患者接受伊马替尼辅助治疗 5 年的 5 年无复发生存率达到 90%，但辅助治疗最终时间的确认仍需等待进行中的对照研究结果[6,7]。

h　病理诊断明确的 SDHB 缺陷型 GIST、NF-1 型 GIST，可能无法从伊马替尼辅助治疗中获益。

4.2 转移性胃肠间质瘤系统药物治疗

4.2.1 转移性胃肠间质瘤一线治疗 [a]

内容		I 级推荐	II 级推荐	III 级推荐
基因分型不明患者 [b]		伊马替尼 400mg/d [c]（1A 类）		达沙替尼（3 类）[d]
基因分型明确患者	KIT 外显子 9 突变	高剂量伊马替尼（1A 类）[e]		
	PDGFRA D842V 突变		阿伐替尼（2A 类）[f]	
	除外 KIT 外显子 9 突变与 PDGFRA D842V 突变之外的基因类型	伊马替尼 400mg/d（1A 类）		阿伐替尼（3 类），仅限于 PDGFRA 外显子 18 非 D842V 突变 [g]

【注释】

a 伊马替尼是转移性 GIST 一线药物治疗选择，超过 80% 患者可能从伊马替尼一线治疗中获益，中位生存时间超过 5 年，同时发现伊马替尼的疗效与 KIT/PDGFRA 基因分型相关[1-4]。

b 由于检测条件的限制，基因检测在我国尚未普及，因此仍有部分患者在接受治疗前缺乏基因检测结果。对 6 个月伊马替尼治疗期间出现肿瘤进展的患者，建议基因检测，明确基因分型。

c 伊马替尼 400mg/d 是推荐的标准治疗剂量，治疗过程中可根据患者的耐受性与不良反应评估是否需要做剂量调整[1-4]。

d 达沙替尼一线治疗转移性 GIST 国际多中心前瞻性研究中，利用 PET/CT 进行的疗效评估，客观缓解率达到 74%，显示出一定的抗瘤活性[5]。

e KIT 外显子 9 突变 GIST 对标准剂量伊马替尼治疗敏感性不佳，因此需要提高伊马替尼治疗剂量，中国患者推荐增加剂量至 600mg/d，对于耐受性好的患者也可考虑增加剂量至 800mg/d[6]。

f PDGFRA D842V 突变 GIST 对现有的绝大多数分子靶向药物原发耐药，阿伐替尼在体外研究中显示对 PDGFRA 突变与 KIT 外显子 17 突变具有高效的抑制作用，一项多中心临床研究显示阿伐替尼治疗包括 D842V 突变在内的 PDGFRA 外显子 18 突变转移性 GIST 的客观缓解达到 86%，2021 年 3 月我国批准上市用于治疗 PDGFRA 外显子 18 突变的转移性 GIST[7]。

g 病理诊断明确的 SDHB 缺陷型 GIST 与 NF-1 型 GIST，伊马替尼治疗疗效存在争议，抗血管生成药物治疗有可能带来部分获益，推荐此类患者参加新药临床试验。

4.2.2 伊马替尼一线治疗及进展后的处理

药物治疗反应	分层	I 级推荐	II 级推荐	III 级推荐
治疗有效 [a]	PR 或 SD	继续伊马替尼治疗（1A 类）	联合 MDT 评估是否手术切除 [b-d]（2A 类），详见 3.5	
进展	局灶性进展	换用舒尼替尼 [d]（1A 类）	伊马替尼加量治疗（2A 类）药物治疗或联合以下方法：MDT 评估是否行减瘤术 [b,c,e]（2A 类）射频消融或栓塞（2B 类）	姑息性放疗（2B 类）
	广泛性进展（详见 4.2.3）			

【注释】

a 靶向药物治疗期间，应定期行影像学检查评估治疗反应。

b 目前尚缺乏分子靶向药物治疗的基础上，联合手术切除能改善复发 / 转移性 GIST 患者预后的大样本前瞻性临床研究证据，既往小样本研究分析显示分子靶向药物治疗联合手术可改善复发 / 转移性 GIST 患者的预后[1,2,4]，尤其是在分子靶向药物治疗有效的复发 / 转移性 GIST 患者中[3-5]。同时，研究认为，减瘤手术、射频消融、栓塞及姑息性放疗或可使接受分子靶向药物治疗暴露的肿瘤负荷最小化，从而降低发生继发突变的概率[6-11]。当治疗效果显著或病灶稳定时,可进行多学科讨论,评估联合手术切除的获益。

c 建议术前 1~2 周停用分子靶向药物,待患者基本情况达到要求,可考虑进行手术,术后需医师根据患者恢复情况或临床判断确定重新开始用药的时机。

d 应用伊马替尼出现局灶性进展后可换用二线舒尼替尼治疗[4]。

e 若分子靶向药物治疗后总体控制满意,仅有单个或少数病灶进展,可以考虑谨慎选择全身情况良好的患者行手术切除[5],术中切除进展病灶,并尽可能切除更多的转移灶,完成较满意的减瘤手术。

4.2.3 转移性胃肠间质瘤二线治疗

内容	I 级推荐	II 级推荐	III 级推荐
伊马替尼标准剂量治疗失败	舒尼替尼(1A 类)a	伊马替尼增加剂量(2A 类)b	达沙替尼(3 类)c 瑞派替尼(3 类)d

【注释】

a 舒尼替尼二线治疗给药方式包括 50mg/d(服药 4 周,停药 2 周)与 37.5mg/d 持续给药两种。基于中国患者的耐受性,优先推荐中国患者使用 37.5mg/d 持续给药的模式,国内研究表明中国患者接受舒尼替尼治疗获得的生存益处可能优于西方患者[1-3],积极处理舒尼替尼药物不良反应有助于保证药物治疗剂量强度及最终疗效[4]。

b 伊马替尼增加剂量的研究主要来自 III 期临床研究的亚组分析,均显示伊马替尼增加剂量可使 1/3 患者再次获益,尽管增加剂量的方法在国内被广泛应用,但鉴于数据来源于研究亚组分析,因此依据 CSCO 指南证据级别分类仅可作为 II 级推荐;基于中国人群耐受性,推荐伊马替尼首选加量至 600mg/d[5-7]。

c 一项美国前瞻性多中心研究评估了达沙替尼二线治疗的疗效,在 SRC 阳性表达与 D842V 突变患者中显示具备一定的抗瘤活性[8]。

d 一项瑞派替尼治疗胃肠间质瘤的 I 期研究中,二线治疗亚组显示瑞派替尼具有良好的客观缓解率与无进展生存时间[9]。

4.2.4 转移性胃肠间质瘤三线治疗

内容	I 级推荐	II 级推荐	III 级推荐
伊马替尼与舒尼替尼治疗失败的 GIST	瑞戈非尼(1A 类)a		培唑帕尼(2A 类)b 伊马替尼(2A 类)c

【注释】

a 瑞戈非尼标准治疗剂量为 160mg/d(服药 3 周,停药 1 周),三线治疗中位无进展生存期为 4.8 个月[1],中国患者最佳的给药方式与剂量强度尚在探索中。瑞戈非尼不良反应类型与常见的多靶点药物类似[2]。

b 培唑帕尼在一项三线治疗的随机对照研究中显示,对比安慰剂可部分延长患者肿瘤控制时间[3],但其在 GIST 中的治疗地位国内尚未达成广泛共识。

c 在标准治疗失败后,重新使用伊马替尼可能获得短期的肿瘤再次控制,同时可能延缓肿瘤的整体进展速度,推荐剂量仍为 400mg/d[4]。

d 一项国内多中心 II 期临床研究中,达沙替尼三线治疗显示出一定的抗瘤作用[5],可作为三线治疗的补充选择药物。

4.2.5 转移性胃肠间质瘤四线治疗

内容	I 级推荐	II 级推荐	III 级推荐
伊马替尼、舒尼替尼、瑞戈非尼治疗失败的 GIST	瑞派替尼 a(1A 类)	阿伐替尼 b(2A 类)	

【注释】

a 瑞派替尼是一个针对 KIT 与 PDGFRA 基因的广谱抑制剂,在体外研究中显示出对不同基因突变类型 GIST 细胞系的高效抑制,在结束的四线治疗转移性 GIST 的 III 期临床随机对照研究(INVICTUS)中,瑞派替尼治疗获得了 6.3 个月的无进展生存期,显著优于安慰剂组的 1.0 个月[1],2021 年 3 月,瑞派替尼获得我国药品监督管理局批准上市四线治疗复发转移性胃肠间质瘤。

b 阿伐替尼在一项 I 期临床研究中显示其四线治疗转移性 GIST,仍具有良好的抗瘤活性与安全性[2]。

5　随访

不同人群	Ⅰ级推荐	Ⅱ级推荐	Ⅲ级推荐
原发 GIST 术后	随访频率 中、高危患者,应每 3 个月进行随访,持续 3 年,然后每 6 个月随访一次,直至 5 年;5 年后每年随访一次。 低危患者,应每 6 个月进行随访,持续 5 年		
	随访内容 腹腔、盆腔增强 CT 或 MRI	每年一次胸部 X 线检查,在出现相关症状情况下推荐进行骨扫描检查 a	
转移复发性 GIST	随访频率 治疗前必须进行基线检查,开始治疗后,至少应每 3 个月随访一次		
	随访内容 腹腔、盆腔增强 CT 或 MRI	PET/CT b	伊马替尼血药浓度 c

【注释】

　　a　由于 GIST 发生肺转移与骨转移概率较低,因此不强烈推荐进行常规检查。

　　b　PET/CT 并不推荐用于常规检查,但在早期疗效评估时可能有助于准确判断疗效[1]。

　　c　研究显示伊马替尼药物浓度可能与疗效相关,但尚无证据证明血药浓度较低患者需要增加药物剂量[2]。

6　附录

附表 1　原发胃肠间质瘤危险度分级(中国共识 2017 修改版)

危险度分级	肿瘤大小(cm)	核分裂象计数(/5mm^2)	肿瘤原发部位
极低	≤ 2	≤ 5	任何
低	2.1~5.0	≤ 5	任何
中等	2.1~5.0	6~10	胃
	≤ 2 a	6~10	任何
	5.1~10.0	≤ 5	胃
高	任何	任何	肿瘤破裂
	>10	任何	任何
	任何	>10	任何
	>5	>5	任何
	>2, ≤ 5	>5	非胃原发
	>5, ≤ 10	≤ 5	非胃原发

【注释】

　　a　针对原分级不足,专委会进行修订。

胃肠间质瘤

附表 2　胃肠间质瘤预后分组（WHO）

预后分组	肿瘤参数		疾病进展（%）	
	肿瘤大小（cm）	核分裂象（/5mm²）	胃 GIST	小肠 GIST
1	≤ 2	≤ 5	0	0
2	>2，≤ 5	≤ 5	1.9	4.3
3a	>5，≤ 10	≤ 5	3.6	24
3b	>10	≤ 5	12	52
4	≤ 2	>5	0[a]	50[b]
5	>2，≤ 5	>5	16	73
6a	>5，≤ 10	>5	55	85
6b	>10	>5	86	90

【注释】

a　基于 AFIP 1784 例 GIST 的研究。

b　病例数较少。

附表 3　原发胃肠间质瘤疾病进展风险评价表（AFIP）[*a-c]

核分裂象（/5mm²）	大小（cm）	胃	空/回肠	十二指肠	直肠
≤ 5	≤ 2	无(0)	无(0)	无(0)	无(0)
	>2，≤ 5	极低度(1.9%)	低度(4.3%)	低度(8.3%)	低度(8.5%)
	>5，≤ 10	低度(3.6%)	中度(24%)	**	**
	>10	中度(10%)	高度(52%)	高度(34%)	高度(57%)
>5	≤ 2	**	**	**	高度(57%)
	>2，≤ 5	中度(16%)	高度(73%)	高度(50%)	高度(52%)
	>5，≤ 10	高度(55%)	高度(85%)	**	**
	>10	高度(86%)	高度(90%)	高度(86%)	高度(71%)

* 基于肿瘤相关死亡和肿瘤转移而定义，数据来自 1 055 例胃肠间质瘤。

** 这些组食管和胃肠道外 GIST 的病例数较少，不足以预测恶性潜能。

【注释】

a　基于肿瘤相关死亡和肿瘤转移而定义；数据来自 1055 例胃 GIST，629 例小肠 GIST，144 例十二指肠 GIST 和 111 例直肠 GIST。

b　这些组以及食管和胃肠道外 GIST 的病例数少，不足以预测恶性潜能。

c　AFIP 数据来源于 Miettinen 的系列数据，目前核分裂象以面积计算，还不易推广，显微镜的视野更方便。

附表 4　胃肠间质瘤 TNM 分期

T- 原发性肿瘤

TX　原发性肿瘤不可评估

T0　无原发性肿瘤证据

T1　肿瘤 ≤ 2cm

T2　肿瘤 >2cm，≤ 5cm

　　T3　　肿瘤 >5cm,≤ 10cm

　　T4　　肿瘤 >10cm

N- 区域淋巴结

　　NX　　区域淋巴结不可评估

　　N0　　无区域淋巴结转移

　　N1　　有区域淋巴结转移

M- 远处转移

　　M0　　无远处转移

　　M1　　有远处转移

附表 5　胃肠间质瘤病理报告内容

GIST	I 级推荐	II 级推荐	III 级推荐
病理报告内容	肿瘤部位 肿瘤大小 核分裂象($/5mm^2$) 肿瘤有无破裂 切缘或假包膜情况 CD117、DOG-1、Ki67 和 SDHB（胃）标记结果 分子检测结果 NIH2008 改良版即中国共识 2017 修改版危险度评估 [a]	WHO 预后分组 / AFIP 风险评估	下述因素可能增加复发风险,建议考虑进行标注 [a] 淋巴结转移 血管浸润 脂肪浸润 神经浸润 黏膜浸润 核分裂象计数 ≥ 10 个 $/5mm^2$ 肌层浸润 肿瘤性坏死 围绕血管呈簇状生长 明显异型

【注释】

　　a　基于国内 GIST 患者的大样本分析显示纳入多个病理因素的分析可能有助于更加准确地评估患者预后[1,2]。

附表 6　GIST 影像学规范化报告内容[1-3]

指标	征象
解剖位置	胃,十二指肠,空 / 回肠,直肠,肠系膜等
大小	长径 × 短径(mm)
形状及边缘轮廓 [a]	类圆形,分叶状,不规则形;清晰,模糊
生长方式 [b]	I 型,壁间;II 型,腔内;III 型,腔外;IV 型,哑铃型
溃疡 [c]	潜掘样,裂隙样,表浅凹陷
瘤内变性及分布特征 [d]	出血,坏死,囊变(黏液 / 胶样变性);中心分布,分散间杂
T_1/T_2WI 信号	高,低,混杂
强化程度及 CT 值	无,轻度,中度,高度;HU (评效时测量静脉期)
强化模式	均匀 / 不均匀,渐进强化 / 强化减低
血供来源	胃肠道壁,胃 / 肠系膜血管,邻近脏器血管分支
与邻近脏器关系	脂肪间隙清晰 / 消失,嵌插,弥漫浸润
肝脏 / 腹腔 / 淋巴结转移	无 / 有(位置、大小)

【注释】

a 边缘轮廓可反映 GIST 的侵袭性，侵袭性高者浸润生长，边缘多模糊不清，侵袭性低者则膨胀生长，边缘往往光滑锐利。

b 肿瘤生长方式与预后相关：Ⅰ型和Ⅱ型体积较小，局限于壁内或突向胃腔内生长，预后相对较好；Ⅲ型和Ⅳ型则体积较大，因突向腔外生长，易于腹腔内播散而导致预后较差。

c GIST 为黏膜下肿瘤，溃疡往往始于肿块内部变性，随张力增高形成黏膜破口，坏死变性内容物排出后形成，故常呈潜掘或裂隙状，与癌性溃疡的火山口样形态不同。

d GIST 变性的影像学表现形式主要包括出血、坏死和囊变（包括黏液变性、胶样变性等）等，出血结合平扫 CT 或 MRI T_1WI、T_2WI 联合特征不难鉴别，囊变和坏死 CT 均呈低密度，MRI 呈长 T_1 长 T_2 信号，鉴别要点是前者为囊性特征，无强化，与邻近实性成分边界清晰；后者则界限模糊，增强扫描后 CT 值可轻度增高（多在 10HU 范围内）。

附表 7　RECIST 及 Choi 标准

疗效	RECIST 标准[1]	Choi 标准[2]
CR	全部病灶消失，无新发病灶	全部病灶消失，无新发病灶
PR	肿瘤长径缩小 ≥ 30%	肿瘤长径缩小 ≥ 10% 或肿瘤密度（HU）减小 ≥ 15% 无新发病灶 非靶病灶无明显进展
SD	不符合 CR、PR 或 PD 标准	不符合 CR、PR 或 PD 标准 无肿瘤进展引起的症状恶化
PD	肿瘤长径增大 ≥ 20% 或出现新发病灶	肿瘤长径增大 ≥ 10%，且密度变化不符合 PR 标准 出现新发病灶 新的瘤内结节或已有瘤内结节体积增大

附图　GIST 病理诊断流程

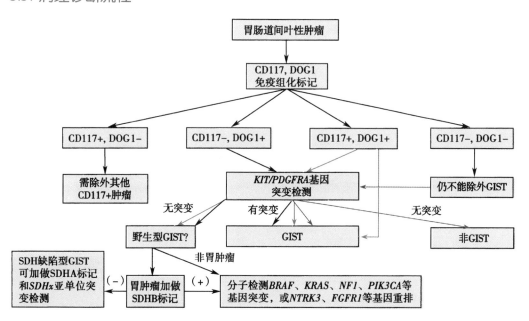

中国临床肿瘤学会（CSCO）
胆道恶性肿瘤诊疗指南 2021

组 长

梁后杰　沈　锋　秦叔逵

副组长

毕　锋　戴广海　李恩孝　刘基巍　刘秀峰　钦伦秀
王理伟　朱陵君

秘书组

郭　婧　谢赣丰　郑　怡

专家组成员（以姓氏汉语拼音为序）（* 为主要执笔人）

白　苇	西安国际医学中心医院消化病医院
毕　锋*	四川大学华西医院
曹邦伟	首都医科大学附属北京友谊医院
陈　骏*	南京大学医学院附属鼓楼医院
陈小兵	河南省肿瘤医院
程杰军	上海交通大学医学院附属仁济医院
戴广海*	中国人民解放军总医院第一医学中心
邓　薇	首都医科大学附属北京友谊医院
方维佳*	浙江大学医学院附属第一医院
顾康生	安徽医科大学第一附属医院
顾艳宏	江苏省人民医院
郭　婧	青岛大学附属医院
郭增清*	福建省肿瘤医院
何　宇	中国人民解放军陆军军医大学西南医院
何义富	安徽省肿瘤医院
黄　云	中南大学湘雅医院
焦　锋	上海交通大学医学院附属仁济医院
焦　洋	安徽医科大学第一附属医院
李　俊	上海市第十人民医院
李　敏	安徽医科大学第一附属医院
李　勇	南昌大学第一附属医院
李富宇	四川大学华西医院
李恩孝*	西安交通大学第一附属医院
梁　军	北京大学国际医院
梁后杰*	中国人民解放军陆军军医大学西南医院
廖　峰	中国人民解放军东部战区总医院秦淮医疗区

刘　平	长治医学院附属和平医院
刘基巍*	大连医科大学附属第一医院
刘先领	中南大学湘雅二医院
刘小军	甘肃省人民医院
刘秀峰*	中国人民解放军东部战区总医院秦淮医疗区
刘颖斌	上海交通大学医学院附属仁济医院
柳　江	新疆维吾尔自治区人民医院
柳家荣	平煤神马集团总医院
娄长杰	哈尔滨医科大学附属肿瘤医院
卢　进	四川省肿瘤医院
陆菁菁*	北京和睦家医院
陆荫英	中国人民解放军总医院第五医学中心
栾　巍	内蒙古自治区人民医院
罗　嘉	湖南省肿瘤医院
吕红英	青岛大学附属医院
马　虹	华中科技大学同济医学院附属协和医院
马惠文	重庆大学附属肿瘤医院
欧娟娟	中国人民解放军陆军军医大学西南医院
彭永海*	中国人民解放军联勤保障部队第九〇〇医院
钦伦秀*	复旦大学附属华山医院
秦宝丽	辽宁省肿瘤医院
秦叔逵*	中国人民解放军东部战区总医院秦淮医疗区
秦艳茹	郑州大学第一附属医院
丘　辉	北京大学肿瘤医院
邱文生	青岛大学附属医院
仇金荣	中国人民解放军海军军医大学东方肝胆外科医院
沈丽达	云南省肿瘤医院
石　焕	山东省肿瘤医院
寿佳威	浙江大学医学院附属邵逸夫医院
谭　广	大连医科大学附属第一医院
滕　赞	中国医科大学第一附属医院
田伟军	天津医科大学总医院
王阿曼	大连医科大学附属第一医院

王　斌　吉林省肿瘤医院

王　坚　上海交通大学附属第六人民医院

王　欣　云南省第一人民医院

王　馨　厦门大学附属中山医院

王理伟* 上海交通大学医学院附属仁济医院

王文玲　贵州医科大学附属肿瘤医院

吴田田　北京大学国际医院

吴胤瑛　西安交通大学第一附属医院

夏　锋　中国人民解放军陆军军医大学西南医院

向丽莎　四川大学华西医院

谢　琳　云南省肿瘤医院

谢赣丰* 中国人民解放军陆军军医大学西南医院

许瑞莲* 深圳市人民医院

杨树军* 河南省肿瘤医院

殷保兵* 复旦大学附属华山医院

殷先利　湖南省肿瘤医院

应杰儿* 浙江省肿瘤医院

张　倜　天津医科大学肿瘤医院

张翠英　内蒙古自治区人民医院

张永杰　淮安市第二人民医院

赵　达　兰州大学第一医院

赵海涛　北京协和医院

郑　怡* 浙江大学医学院附属第一医院

郑振东　中国人民解放军北部战区总医院

周　航　遵义医科大学附属医院

周　俭　复旦大学附属中山医院

周　军* 北京大学肿瘤医院

周　俊　同济大学附属东方医院

周　琪　重庆市涪陵中心医院

周　云　河南省人民医院

周福祥　武汉大学中南医院

周建炜　河南省人民医院

朱　青　四川大学华西医院

朱陵君* 江苏省人民医院

1 胆道恶性肿瘤的筛查和诊断 a,d

1.1 胆囊癌(GBC)的筛查和诊断

临床评估	Ⅰ级推荐	Ⅱ级推荐	Ⅲ级推荐
高危人群 b 的筛查	超声 c 血清 CEA 和 CA19-9 e		
超声发现有可疑肿块或血清 CEA 和 / 或 CA19-9 升高	腹盆部多期增强 CT 或 MRI、胸部 CT (平扫或增强) d 病理组织学和 / 或细胞学检查 f	PET/CT； 如果发现有肿块,不需要活检,应该进行切除。建议在切除前行诊断性腹腔镜检查 g	

1.2 胆管癌(CC)的筛查和诊断

临床评估	Ⅰ级推荐	Ⅱ级推荐	Ⅲ级推荐
高危人群 h 的筛查	超声 c 血清 CEA 和 CA19-9 e		
超声发现可疑占位 / 胆管扩张或血清 CEA 和 / 或 CA19-9 升高	腹盆部多期增强 CT 或 MRI、胸部 CT (平扫或增强) d 磁共振胰胆管成像(MRCP) ERCP 脱落细胞检查 f	PET/CT	

【注释】

a 胆道恶性肿瘤(biliary tract carcinoma,BTC)较为少见,主要包括胆囊癌(gallbladder cancers,GBC)和肝内外胆管癌 (cholangio-carcinomas,CC),约占所有消化系肿瘤的 3%[1-3]。BTC 绝大多数为腺癌,侵袭性强,发现时多为晚期,预后极差,5 年存活率低于 5%[4]。目前,BTC 全球发病率呈现上升趋势,以亚洲国家最为常见。

b GBC 的危险因素包括胆囊结石、胆囊息肉(单独的和有症状的息肉 >1cm)、慢性胆囊炎、肥胖、糖尿病等。胆结石合并慢性炎症是 GBC 最常见的危险因素。胆囊壁的钙化(瓷胆囊)是胆囊慢性炎症的结果,高达 22% 的钙化胆囊发生癌变。但最近报道表明,胆囊钙化患者发生胆囊癌的风险为 7%~15%,低于预期。

c 超声是无创检查,可以直观探查胆道壁厚度、有无扩张及增大、腔内肿块以及胆道管腔是否通畅等情况,是 BTC 的首选检查方法,可用于初步诊断及长期随访。对于具备癌前病变的高危人群,可进行超声监测。胆囊息肉大小是与恶性风险最相关的因素。当胆囊息肉直径 >20mm 时,应在分期完成后按胆囊癌处理。对于直径 6~9mm 的胆囊息肉,推荐超声监测(每 6 个月复查 1 次,持续复查 5 年,5 年后每年 1 次),当发现息肉增大到 10~20mm 时予以切除[5]。

d 胆道肿瘤影像学诊断性检查

(1)一般原则(适用于胆道肿瘤影像学检查)

1)对于胆道肿瘤的影像学诊断和随诊手段,推荐采用胸部 CT(平扫或增强)、腹盆部 CT 平扫及动态增强、和 / 或腹部 MRI 平扫及动态增强和 MRCP,以评估肿瘤本身,并对肿瘤可切除性和远处转移进行评估。

2)PET/CT 敏感度有限而特异度较高,在其他检查结果存疑时可以采用。在术前进行常规 PET/CT 检查没有得到前瞻性临床实验结果的支持[6-9]。

(2)胆囊癌的影像学检查推荐[10-12]

1)胆囊癌的早期检出仍然困难,一般是在外科手术或病理学检查时偶然被发现。

2)如果术前诊断怀疑胆囊癌,应检查腹部(包括盆腔)多层多时相增强 CT 或增强 MRI 或 MRCP,以及平扫或增强胸部 CT；以对远处转移和周围血管受累情况进行评估。MRI 一般可更好地评估胆囊内肿物及其是否累及胆道。

　3）因为常合并淋巴管播散，应仔细评估淋巴结情况，尤其是肝门、胃左和主动脉 - 腔静脉间淋巴结。

（3）肝内及肝外胆管癌的影像学检查推荐[10,11]

　1）手术切除方案根据肿瘤位置和范围决定。

　2）术前须进行准确的影像分期，检查应采用腹盆部 CT 平扫及动态增强和 / 或腹部 MRI 平扫及动态增强和 MRCP。多期增强 CT 或增强 MRI 薄层扫描应着重显示胆管树、肝动脉和门脉及其与肿瘤之间的解剖关系。腹部 MRI 平扫及动态增强可更好地显示和评价肝内肿块型胆管癌。MRCP 在显示胆道系统受累范围更有优势。对于肝门部胆管癌，由于其复杂性，推荐完善上述多种影像学评估并相互参照。

　3）推荐行平扫或增强胸部 CT 检查，进行分期。

　4）影像学分期检查应尽量安排在活检或胆汁引流之前进行。

　5）当胆管扩张存在但 CT 或者 MRI 未见肿物时，超声内镜或者 ERCP 有可能帮助显示病变，并可同时进行组织取样及解除胆汁梗阻。

　6）肿瘤的随诊影像学方法应包括平扫或增强胸部 CT 检查、腹部及盆腔的增强 CT 或增强 MRI。

　7）当存在疑似或确定肝内胆管癌的诊断时，增强延迟相有帮助。

e　血清癌胚抗原（CEA）和 CA19-9 对于 CC 的诊断、疗效和转移复发监测有一定意义，与超声检查相结合，可以作为高危人群的初步检查手段，但是敏感度和特异度都比较低[13]。

f　病理组织学和 / 或细胞学检查是确诊 BTC 的金标准[11]。获得病理组织学或细胞学标本的方法包括直视下手术活检、胆汁中脱落细胞学以及穿刺活检术等。ERCP 下刷检脱落细胞检查是 CC 首选的病理学诊断方法。但敏感性较低，当结果为阴性或不能明确时，可以考虑 ERCP 引导的活检或超声内镜引导的细针穿刺。

g　对于影像学上发现可疑肿块的患者，推荐手术。在大多数病例中，活检是不必要的，建议在最终切除前行诊断性腹腔镜检查[14]。在选定的患者中，如果病理证实为癌症，在相同的情况下，可能有必要先进行胆囊切除术（包括术中冰冻切片），然后再进行明确的切除。

h　根据部位，CC 又分为肝内胆管癌（intrahepatic cholangiocarcinoma，ICC）和肝外胆管癌（extrahepatic cholangiocarcinoma，ECC），其危险因素包括原发性硬化性胆管炎（PSC）、肝硬化、肝吸虫、肥胖、Lynch 综合征、慢性乙 / 丙型病毒性肝炎、胆石症、胆管形态异常和炎症性肠病等[1]。

1.3　胆道恶性肿瘤（BTC）的病理诊断

内容	Ⅰ级推荐	Ⅱ级推荐	Ⅲ级推荐
活检标本（细胞学或组织学）：病理诊断 a	据最新版《WHO 消化系统肿瘤分类》尽量明确病理诊断、病变性质	对于肝内胆管癌，还应注意与转移性腺癌的鉴别诊断。可借助液基细胞、特殊染色、免疫组化、分子病理（FISH）等技术进一步明确诊断	
根治标本：病理取材 b	胆道肿瘤的分类、肿瘤数量、大小、位置、质地、浸润范围、切缘情况、淋巴结和远处转移等进行详细记录和取材	肝内胆管癌大体分型分为肿块型、管周浸润型和管内生长型；按 7 点取材法肿瘤取材；淋巴结检出枚数尽可能 ≥ 6 枚肝门部胆管癌和胆囊癌同样推荐淋巴结检出枚数尽可能 ≥ 6 枚。远端胆管癌为 ≥ 12 枚	
根治标本：病理诊断标准 c	尽量明确肿瘤分类（ICC、PHCC、DCC、DBC）和病理类型	关注 ICC（小胆管型和大胆管型）、IPN-b 或 MCN 恶变、胶样癌、未分化癌、腺鳞癌、伴有肉瘤样变的胆管癌、神经内分泌癌等少见病理类型及其占比	关注周围正常胆管癌前病变或基础肝胆疾病

内容	Ⅰ级推荐	Ⅱ级推荐	Ⅲ级推荐
根治标本: 病理诊断规范 d		肿瘤根治标本病理报告中,应诊断出肿瘤病理学类型、组织学亚型、分化程度、肿瘤大小、肿瘤浸润范围与程度、血管侵犯、神经侵犯、手术切缘、淋巴结转移、肝内和远处转移情况 ICC 应当对微血管侵犯(MVI)进行病理诊断	根据 AJCC 第 8 版与临床医师共同进行肿瘤分期
免疫组化与分子病理 e	病理鉴别诊断困难时,可行免疫组化:胆道腺癌(CK7、CK19 通常阳性, 而 CK20 通常阴性),细胆管癌(CD56+),鳞状细胞癌(P40,P63+),神经内分泌癌(Syn、CgA+)	免疫组化:c-MET、EGFR、Her2、MLH1、MSH2、MSH6、PMS2 对于 ICC 推荐进行 FISH(FGFR2)和测序(IDH1/2)	FISH(cMET, Her2, NTRK1-3)测序(BRCA1/2, BRAF) MSI/dMMR 二代测序

【注释】

a 胆道肿瘤的活检病理标本主要来源于引流胆汁脱落细胞、ERCP 引导下的胆道细胞刷检、胆道镜活检、细针穿刺(FNA)或体外 B 超或 CT 引导下经皮穿刺活检组织。依据第 5 版《WHO 消化系统肿瘤分类》[1,2],对上述活检的细胞或组织做出准确的病理诊断,对于肿瘤的诊断和治疗常具有决定性意义。因此应当尽量明确病变性质,有条件可借助液基细胞、特殊染色、免疫组化、分子病理(如 FISH 倍体检测等[3])技术,进一步明确诊断肿瘤病理性质、亚型、分化程度等。肝脏是其他恶性肿瘤常见转移的脏器之一,在病理活检标本诊断肝内胆管癌时,特别要注意与来源于其他脏器的转移性腺癌进行鉴别诊断。目前,有常用的免疫组化指标可以帮助鉴别,必要时需要结合临床或与临床医师开展 MDT 讨论,帮助鉴别肿瘤起源。即使如此,仍有部分病例在病理上难以鉴别起源。此部分内容作为Ⅱ级推荐。

b 胆道系统解剖学结构较复杂,因此病理取材是胆系手术根治标本病理诊断规范的重要部分。首先应当对胆道肿瘤的类别(ICC、PHCC、DCC、GBC)进行区分。如肉眼区分困难,应进行精细化解剖和取材,通过在显微镜下观察,帮助判断肿瘤分类。此外,对于肿瘤数量、大小、位置、质地、与胆管腔的关系、浸润范围、切缘情况、淋巴结和远处转移等进行详细记录和充分取材。ICC 的大体分型分为肿块型、管周浸润型和管内生长型,且各型之间存在肿瘤起源、病因、影像学特征、组织学改变和基因变异等方面的差异[4],推荐在 ICC 取材时进行区分。原发性肝癌规范化病理诊断指南(2015 版)[5]中,推荐对 ICC 按 7 点取材法肿瘤取材,观察是否存在微血管侵犯(MVI);推荐 ICC、PHCC 和 GBC 淋巴结检出数尽可能≥ 6 枚,而 DCC 尽可能≥ 12 枚[6,7]。

c 依据第 5 版《WHO 消化系统肿瘤分类》进行病理诊断[1,2](详见附录 8.5、8.6)。关注 ICC(小胆管型和大胆管型)。其中小胆管癌主要指细胆管细胞癌(cholangiolocarcinoma),此外还包括非常罕见的伴有胆管板畸形的 ICC(ICC with ductal plate malformation pattern)。而大胆管型 ICC 是指普通型肝内胆管腺癌。另外也需关注 IPN-b 或 MCN 恶变、胶样癌、未分化癌、腺鳞癌、伴有肉瘤样变的胆管癌、神经内分泌癌等少见病理类型及其占比,以及周围正常胆管的癌前病变或基础疾病。

d 胆道恶性肿瘤根治标本病理报告中,应诊断出肿瘤病理学类型、组织学亚型、分化程度、肿瘤大小、肿瘤在胆管和/或胆囊中的分布、肿瘤浸润程度、血管侵犯、神经侵犯、手术切缘、淋巴结转移、肝内和远处转移情况。其中对于 ICC,推荐按《原发性肝癌规范化病理诊断指南(2015 版)》[5]常规进行 MVI 的病理诊断[8],帮助评判肿瘤的 pT 分期。以上作为Ⅱ级推荐。

e 免疫组化在胆管癌的病理鉴别诊断中有帮助,胆道腺癌(CK7,CK19 通常阳性, 而 CK20 通常阴性),细胆管癌(CD56+),鳞状细胞癌(P40,P63+),神经内分泌癌(Syn,CgA+),以上作为Ⅰ级推荐。另外,免疫组化可以检测部分靶向治疗或免疫治疗的靶点,包括 c-MET、EGFR、Her2、MLH、MSH2、MSH6、PMS2 等。MLH1、MSH2、MSH6、PMS2 蛋白表达检测可以确定 MMR 状态,还可以做 MSI 等分子检测。ICC,尤其是肿块型 ICC 推荐加做 FGFR2 断裂探针 FISH 检测[9]和 IDH1/2 一代测序[10,11],检测是否存在相关的基因变异。以上作为Ⅱ级推荐。此外,如有条件,可以开展 FISH 检测:c-MET、Her2、NTRK1-3,一代测序:BRCA1/2、BRAF 以及二代测序等。

2 胆道恶性肿瘤的分期

本书中对于 BTC 的分期采用 UICC/AJCC TNM 分期系统（2017 年第 8 版）。

2.1 胆囊癌的 TNM 分期

0 期	Tis	原位癌
I 期	I a	肿瘤侵犯固有层
	I b	肿瘤侵犯肌层
II 期	II a	①腹膜侧肿瘤 ②侵及肌周结缔组织,但没有超出浆膜
	II b	①肝侧肿瘤 ②侵及肌周结缔组织,但没有延伸至肝
III 期	III a	穿透浆膜(内脏腹膜)和 / 或直接侵犯肝脏和 / 或其他邻近器官或结构,如胃、十二指肠、结肠、胰腺、网膜或肝外胆管
	III b	① I a~ III a ②转移到 1~3 个区域淋巴结
IV 期	IV a	①肿瘤侵犯门静脉或肝动脉,或侵犯 2 个或多个肝外器官或结构 ②没有区域淋巴结转移或转移到 1~3 个区域淋巴结
	IV b	①任何 T ②淋巴结转移到 4 个或更多的区域淋巴结 ③无远处转移 或①任何 T;②任何 N;③有远处转移

2.2 肝内胆管癌的 TNM 分期

0 期	Tis	原位癌
I 期	I a	无血管浸润的孤立肿瘤≤ 5cm
	I b	无血管浸润的孤立肿瘤 >5cm
II 期	II a	孤立的肿瘤有肝内血管侵犯 或没有血管侵犯的多发肿瘤
III 期	III a	肿瘤穿透脏腹膜
	III b	①肿瘤直接侵犯肝外结构 或②任何 T;③有区域淋巴结转移
IV 期	IV	①任何 T;②任何 N;③有远处转移

2.3 肝门部胆管癌的 TNM 分期

0 期	Tis	原位癌
I 期	I	肿瘤局限于胆管,并向上延伸至肌层或纤维组织
II 期	II a	①肿瘤侵犯胆管外壁至周围脂肪组织,或肿瘤侵犯邻近肝实质 ②肿瘤侵犯胆管壁外脂肪组织
	II b	①肿瘤侵犯胆管外壁至周围脂肪组织,或肿瘤侵犯邻近肝实质 ②肿瘤侵犯邻近肝实质

续表

Ⅲ期	Ⅲa	肿瘤侵犯门静脉或肝动脉的单侧分支
	Ⅲb	肿瘤侵犯门静脉主干或双侧分支或肝总动脉；或单侧二级胆管分支及对侧门静脉或肝动脉受累
	Ⅲc	①任何 T ② 1~3 个阳性淋巴结，主要累及胆囊管、胆总管、肝动脉、胰十二指肠后、门静脉淋巴结
Ⅳ期	Ⅳa	①任何 T ② ≥ 4 个淋巴结转移 ③无远处转移
	Ⅳb	①任何 T ②任何 N ③有远处转移

2.4 远端胆管癌的 TNM 分期

0 期	Tis	原位癌
Ⅰ期	Ⅰ	肿瘤侵入胆管壁深度 <5mm
Ⅱ期	Ⅱa	①肿瘤侵入胆管壁深度 <5mm ② 1~3 个区域淋巴结转移或肿瘤侵入胆管壁的 5~12mm
	Ⅱb	①肿瘤侵入胆管壁的 5~12mm ② 1~3 个区域淋巴结转移 或①肿瘤侵入胆管壁及深度 >12mm 或①肿瘤侵入胆管壁及深度 >12mm ② 1~3 个区域淋巴结转移
Ⅲ期	Ⅲa	①肿瘤侵犯邻近器官，包括胆囊、胰腺、十二指肠或其他邻近器官，但没有累及腹腔干或肠系膜上动脉 ② ≥ 4 个区域淋巴结转移
	Ⅲb	①肿瘤侵犯腹腔干、肠系膜上动脉和 / 或常见的肝动脉 ②和 / 或 1~3 个区域淋巴结转移 ③和 / 或 ≥ 4 个区域淋巴结转移
Ⅳ期	Ⅳ	①任何 T ②任何 N ③有远处转移

3 胆道恶性肿瘤的 MDT 模式

MDT 项目	Ⅰ级推荐	Ⅱ级推荐	Ⅲ级推荐
MDT 学科的构成	肝胆外科（普外科） 肿瘤内科 影像科 病理科 放疗科 肝病科（感染科） 超声科（特诊科）	消化内科 介入科	其他相关学科（营养科、心理科、内分泌科）

续表

MDT 项目	Ⅰ级推荐	Ⅱ级推荐	Ⅲ级推荐
MDT 成员要求	高年资主治医师及以上	副主任医师及以上	
MDT 讨论内容 a	偶然发现胆囊癌； Ⅰb~Ⅲa 的新辅助化疗使肿瘤降期； 出现黄疸的处置； 复杂胆道感染的处置	分期腹腔镜； 胆道引流的决定	主诊医师认为需要 MDT 者（如诊治有困难或争议）； 推荐进入临床研究者
MDT 日常活动	固定学科、固定专家、固定时间(建议每 1~2 周 1 次)；固定场所； 固定设备(投影仪、信息系统)	根据具体情况设置	

【注释】

a 对于诊断和分期有困难的，首先参加 MDT。

4　胆道恶性肿瘤的外科治疗

4.1　胆囊癌的外科治疗

内容	Ⅰ级推荐	Ⅱ级推荐	Ⅲ级推荐
手术范围	Tis 和 T1a 期行单纯胆囊切除术 a	进展期胆囊癌切除范围除了胆囊，还包括周围肝组织 b	术前或术中确诊进展期胆囊癌，建议行开放胆囊癌根治术，且根治性手术需要有经验的肝胆外科医师完成
淋巴结清扫 c	淋巴结清扫个数 >6 个；16 组淋巴结阳性不建议手术	淋巴结清扫范围肝十二指肠韧带 12 组、肝动脉 8 组和胰头周围 13 组	
肝外胆管处理		胆囊管癌或胆囊管切缘阳性，可联合肝外胆管切除 d	
联合脏器切除			无远处转移的 T4 期胆囊癌侵犯周围器官者，可以行联合脏器切除 e
意外胆囊癌 f	术中胆囊可疑病灶和淋巴结应送冰冻切片，根据冰冻结果进行分期，决定手术范围	术后病理 Tis 或 T1a 期随访；T1b 期以上者，依据分期确定胆囊癌根治范围	

【注释】

a 根治性 R0 切除是治愈原发性胆囊癌的唯一方法，手术需要经验丰富的肝胆外科医师完成[1,2]（3 类）。

b Tis 和 T1a 的胆囊癌行单纯胆囊切除即可[3]（1A 类），T1b 期以上的胆囊癌根治术手术范围包括胆囊及胆囊床周围 2cm 的肝实质；T2 期和 T3N0 期肝切除范围 S4b+S5；对于肿瘤浸润肝实质超过 2cm、位于胆囊颈部、侵犯胆囊三角或合并肝十二指肠韧带淋巴结转移者(T3N1)，需行右半肝或右三叶肝切除术；无远处转移的 T4 期胆囊癌患者可行包括右半肝或右三叶肝切除的联合脏器切除。肝脏切缘要保证阴性[4-7]（2A 类）。

c 第 16 组淋巴结术中活检，若阳性不建议手术。胆囊癌淋巴结的清扫个数至少 6 个以上[8-10]（2A 类）。

d 为了保证术中胆管切缘阴性，胆囊管癌或胆囊颈部癌 R0 切除必要时加肝外胆管切除，行肝门胆管空肠吻合术[11-13]（2A 类）。

e 远处转移的 T4 期胆囊癌侵犯周围器官者，可以行联合脏器切除[14,15]。门静脉受累是胆囊癌 R0 切除的唯一障碍，可以考虑联合门静脉切除重建，但是仍有争议[16,17]（2A 类）。

胆道恶性肿瘤

f 对于术中发现的意外胆囊癌,术中行胆囊冰冻切片和可疑淋巴结冰冻切片检查,根据冰冻结果确定 TNM 分期,再根据分期确定手术范围(2A 类)。

4.2　肝内胆管癌的外科治疗

内容	Ⅰ级推荐	Ⅱ级推荐	Ⅲ级推荐
手术指征 [a]	排除肝内及远处转移,可切除的病灶建议手术切除		
淋巴结清扫 [b]	检出淋巴结数目不得少于 6 枚	常规行 8、12 和 13 组淋巴结清扫	
复发再手术 [c]		复发的肝内胆管癌残肝体积 >40%,建议二次手术切除	
肝移植 [d]		肿瘤 <2cm 合并肝硬化的肝内胆管癌肝移植治疗效果佳	

【注释】

a 肝脏的多灶性病变、淋巴结转移及远处转移是肝内胆管癌患者的手术相对禁忌证。对于术前不能明确分期者,可术中行腹腔镜探查[1](2A 类)。根治性 R0 切除肝脏和胆管切缘均要求阴性[2-5],胆管切缘距离尚无定论[5](2A 类)。

b 左肝内胆管癌淋巴结转移途径主要为左膈下、肝蒂和肝胃韧带、胃左和腹腔干淋巴结,右侧淋巴向肝蒂和胰十二指肠周围淋巴结转移,清扫主要是 12、8 和 13 组淋巴结[6](2A 类)。检出淋巴结数目建议不少于 6 枚。

c 肝内胆管癌复发如果可切除,且残余肝体积 40% 以上,建议二次手术切除[7,8](2A 类)。

d 对于一些极早期合并肝硬化的肝内胆管癌患者,肝移植治疗疗效佳[9](2A 类)。

4.3　肝门部胆管癌的外科治疗

内容	Ⅰ级推荐	Ⅱ级推荐	Ⅲ级推荐
术前评估 [a]	术前联合 CT、MRI、MRCP 进行分型和可切除性评估	应用三维可视化解析门静脉、肝动脉和肝静脉的变异和侵犯与否,制订手术方案	
手术指征 [b]	术中胆管切缘常规冰冻检查;手术范围依据病灶部位确定	大范围肝切除合并肝外胆管切除可提高 R0 切除率	
淋巴结清扫 [c]	检出淋巴结数目不得少于 6 枚	常规行 8、12 和 13 组淋巴结清扫	
血管侵犯 [f]		门静脉和肝动脉局部侵犯建议切除重建	
门静脉栓塞(PVE) [e]		剩余残肝体积 <40% 的患者术前建议 PVE	
术前减黄 [d]			总胆红素 >200μmol/L 的需大范围肝切除建议术前减黄
肝移植 [g]		不能切除且没有远处转移的肝门胆管癌,可考虑行肝移植	

【注释】

a 术前联合 CT、MRI、MRCP 进行分型和可切除性评估[1,2](2A 类);应用三维可视化解析门静脉、肝动脉和肝静脉的变异和侵犯与否,制订详细的手术方案[3-5](2A 类)。

b 依据肿瘤分型选择合适的手术方式:Bismuth Ⅰ型、肿瘤未侵犯尾状叶胆管开口的Ⅱ型患者可行围肝门部胆管肿瘤切除；位于肝管分叉部的 Bismuth Ⅱ型患者需联合肝脏 S4b 段切除或左、右半肝切除；Ⅲa 型建议行右半肝切除，Ⅲb 型建议行左半肝切除；Ⅳ型建议行肝中叶切除或扩大左、右半肝切除，同时全尾状叶切除[4,6]（2A 类）。胆管近端、远端切缘术中需送冰冻证实阴性。胆道重建方式采用胆总管空肠鲁氏 Y 形吻合术。

c 腹主动脉旁淋巴结阳性没有手术指征。淋巴结清扫范围包括肝十二指肠韧带内淋巴结第 12 组、胰头后方淋巴结第 13 组、肝总动脉旁淋巴结第 8 组[7]（2A 类）。

d 术中门静脉或肝动脉的切除重建能达到 R0 切除者，手术可考虑联合切除重建[8,9]（2A 类）。

e 半肝以上切除需要对残余肝体积进行评估，当剩余肝体积小于 30%~40% 时，可行患侧的门静脉栓塞（PVE），对侧体积增大后手术[8,9]（2A 类）。

f 目前减黄有争议，但合并胆管炎、长时间的胆道梗阻、血清总胆红素 >200μmol/L、需要做大范围肝切除主张胆道引流，引流方式依据患者的实际情况选择 PTCD 或者 ERCP，黄疸降至 50μmol/L 以下[10]（2A 类）。

g 肝移植能提高肝门部胆管癌患者的总体生存率，如果肿瘤相对局限、没有远处淋巴结转移和远处转移，患者条件允许，可考虑行肝移植[11,12]（2A 类）。

4.4 远端胆管癌的外科治疗

内容	Ⅰ级推荐	Ⅱ级推荐	Ⅲ级推荐
影像学评估 a	MDCT 和 MRCP 术前分期和评估有无血管侵犯 对胆管下端良恶性不明者，行超声内镜引导下组织穿刺活检		PET/CT 在临床可疑时排除有无转移
手术指征	R0 切除要求胆管近端切缘阴性	根治性手术主要行胰十二指肠切除 b	
淋巴结清扫 c	腹主动脉旁淋巴结转移不建议手术 检出淋巴结数目至少 12 枚	淋巴结清扫包括肝十二指肠韧带、肝总动脉周围、胰头部周围及肠系膜上动脉右侧淋巴结	
血管侵犯		当门静脉受累是 R0 切除的唯一障碍时，可联合行受侵的门静脉 / 肠系膜上静脉切除重建	肠系膜上动脉受侵是手术相对禁忌证
术前减黄			总胆红素 >380μmol/L 可考虑术前减黄 d 减黄术根据所在医疗中心自行选择 PTCD 或 ERCP

【注释】

a 术前需要进行初步评估，排除远处转移和可切除性，对于胆管切缘、胰管切缘需进行术中冰冻检查，确认切缘未见肿瘤累及[1]（2A 类）。

b 手术通常需要胰十二指肠切除术[2]（2A 类）。

c 淋巴结清扫范围包括肝十二指肠韧带内淋巴结、胰十二指肠前方和后方的淋巴结，以及肠系膜上动脉右侧淋巴结。为了准确判断 N 分期，建议最少检出淋巴结数目为 12 枚。

d 目前术前减黄仍存在争议，总胆红素大于 380μmol/L 建议行术前减黄，减黄时间以使肝功能显著改善或基本恢复正常为宜[3-5]（2B 类）。

e 对于出现黄疸的无法切除患者，应当进行胆汁引流，建议优先使用 ERBD（金属支架或者塑料支架）内引流，若 ERBD 失败，可行 PTCD 外引流。无条件微创治疗者，可行姑息性胆肠内引流术。

5 胆道恶性肿瘤的放射治疗

放射治疗分类	Ⅰ级推荐	Ⅱ级推荐	Ⅲ级推荐
新辅助放疗 a	鼓励参加临床研究	鼓励参加临床研究	对肝内 BTC 在如下情况考虑行新辅助放疗：①肝内病灶长径≤6cm；②肝内病灶及淋巴结转移在手术切除范围内；③无肝内及肝外播散转移（3类）。对于肝外 BTC，临床分期在 T3 以上或者 N+ 的局部进展期病灶，可考虑行术前新辅助放疗（2B 类）
术后辅助放疗 b	对于肝内及肝外 BTC，对术后切缘阳性（R1/2）推荐进行术后辅助放疗（2A 类）	对于肝内及肝外 BTC，R0 术后但存在 N+ 者推荐进行术后辅助放疗（2A 类）	对于肝外 BTC，术后分期 pT3/4 可行术后辅助放疗（2B 类）
姑息性放疗 c	鼓励参加临床研究	对于 BTC 存在广泛淋巴结转移，放疗靶区范围较大者，优先考虑常规剂量放疗联合同步化疗（2A 类）对于局限的肝内胆管癌，优先考虑 SBRT 治疗（2A 类）	对肝外胆管及胆囊癌存在淋巴结转移、但病变较局限者，仅对局限病灶行减症放疗，同样可考虑 SBRT 治疗，但需严格考量放疗剂量及正常组织的耐受性（3类）

【注释】

a 进展期胆管癌新辅助放疗

(1) 对于肝外 BTC，新辅助放化疗的临床使用价值尚有待考量。现有部分研究显示，对潜在可切除的肝外 BTC 行新辅助放化疗可以达到降期，提高 R0 切除率，延长生存的作用[1-5]。放疗靶区建议参考治疗前影像学，确定可视的肿瘤区域（原发及转移淋巴结等），可适当外扩包括高危的淋巴结引流区。术前放疗剂量可考虑 DT 40~45Gy，单次 1.8~2.0Gy。同步化疗的方案首选推荐以氟尿嘧啶类（5-FU 持续输注或含卡培他滨方案）为主，吉西他滨同样可考虑与放疗同步应用，但要注意防止骨髓抑制[1-4]。

(2) 肝内胆管癌新辅助放疗的作用及意义仍存在一定的争议性，目前研究多来自小样本回顾性研究[5,6]。新辅助放疗模式可参考肝外新辅助治疗方案，也可采用 SBRT 技术，参考剂量模式为 40Gy/5F[7]。而且新辅助放疗时机的介入，建议在 MDT 参与下实施。

b 可切除进展期胆管癌的术后辅助放疗

基于部分回顾性研究和前瞻性Ⅱ期临床研究 SWOG S0809 以及 meta 分析的结果，对于可手术切除的进展期胆管癌术后采取吉西他滨联合卡培他滨的辅助化疗，以及卡培他滨为基础的同步放化疗，已显示出局控及生存的获益[7-11]。而且在术后存在切缘 R1/R2 情况下，放疗在术后显得尤为重要[8,11]。

(1) 放疗剂量：瘤床及淋巴引流区放疗剂量为 45.0~50.4Gy，单次剂量 1.8~2.0Gy，R1 切除则瘤床区和切缘再增量至 54.0~59.4Gy，R2 切除可补量至 66~70Gy，但需考虑正常器官的受量；如果采用 IMRT 技术，可在放射治疗中予瘤床同步补量 52.5Gy/25F，R1 切除则剂量可达到 55Gy/25F[8,9]。

(2) 放射靶区的确定：术后放疗靶区需包括原发肿瘤瘤床，对肝门区肿瘤，尚需包括肝脏切缘，吻合口以及区域淋巴结。基于原发肿瘤部位将对应不同区域淋巴引流区，如对于肝内及肝门胆管癌，淋巴引流区包括肝十二指肠淋巴结、肝门淋巴结、腹腔干、上腹主动脉旁淋巴结、胰头后方淋巴结，并需考虑胃左动脉及胃小弯侧淋巴引流区[12,13]；对远端胆管癌，淋巴引流区包括肝门淋巴结、肝十二指肠、胰头后淋巴结、肠系膜淋巴结以及腹主动脉旁引流区[12,13]。计划靶区是基于体内脏器移动及摆位误差，于临床靶区外放 5~10mm 范围[8]。

(3) 放疗开始时间：目前对于术后应该开始行放疗的最佳时间尚无定论，基于现有回顾性研究以及前瞻性Ⅱ期临床研究 SWOG S0809 结果，建议术后同步放化疗可在术后 8 周开始，而如果与术后辅助化疗联合，可先行术后辅助化疗 2~4 周期后行同步放化疗[8,14]。

(4) 同步化疗方案：主体推荐为氟尿嘧啶类（5-FU 持续静脉滴注或卡培他滨），而吉西他滨同步放化疗仅见于小样本或回顾性研究,尚未被广泛接受[7]。

c　不可手术切除及转移性胆管癌的姑息放疗

对于不能切除的局部晚期 BTC,如体能状态良好,无阻塞性黄疸,常规剂量放疗联合同步化疗,相较于单纯化疗或放疗已显示出在缓解症状和延长生存期上的优势[15-17],因此是目前被广泛接受的姑息性放疗方式。除此以外,现有的临床数据已显示大分割放疗方式如立体定向放疗(SBRT),已给肝内胆管癌以及病变局限的肝外及胆囊癌带来明显局控及生存的获益[18,19],其中在肝内胆管癌治疗中,SBRT 治疗优势更为明显[20,21]。而其他放疗方式如质子治疗等,尚缺乏充足的临床研究数据支持[22]。

(1) 放疗方式、靶区及剂量:基于影像学结果,如增强 CT、MRI 等确定治疗靶区。放疗靶区包括原发肿瘤区、转移淋巴结及可适当外扩包括高危区域淋巴结。放射剂量在肿瘤区域及淋巴引流区为 45.0~50.4Gy,单次 1.8~2.0Gy,依据患者耐受情况,可将肿瘤区域增量至 60Gy 或更高剂量,治疗中需考虑危及器官受量[23]。对于高剂量少分割放射治疗(如 SBRT),推荐仅照射原发肿瘤和转移淋巴结,不建议包括高危淋巴结引流区。目前对 SBRT 尚无统一剂量模式作为标准推荐,可参考的剂量分割为 30~50Gy/3~5F,单次分割剂量与分割次数的确定有赖于靶区与危及器官的距离及危及器官受量[7]。

(2) 化疗方案:与放疗同步的化疗方案可采用吉西他滨或氟尿嘧啶类(5-FU 持续静脉滴注,或卡培他滨),联合化疗方案可采用以吉西他滨或氟尿嘧啶类为基础的方案[7]。

(3) 对于存在远处器官转移的病灶,如肝、肺、骨以及腹膜后等,在无法手术或者介入等治疗方案下,放疗起到减症及提高局控的作用,放射治疗方式(适形调强放疗或是 SBRT)以及放疗介入时机可在 MDT 介入下实施。

6　胆道恶性肿瘤的系统治疗

6.1　胆道恶性肿瘤的新辅助治疗

内容	Ⅰ级推荐	Ⅱ级推荐	Ⅲ级推荐
新辅助化疗	参加临床试验 a	吉西他滨 + 顺铂 + 白蛋白紫杉醇(2A 类)b[1] 5-FU+ 奥沙利铂(2A 类) 卡培他滨 + 奥沙利铂(2A 类) 吉西他滨 + 卡培他滨(2A 类) 吉西他滨 + 顺铂(2A 类) 5-FU+ 顺铂(2B 类) 卡培他滨 + 顺铂(2B 类) 吉西他滨 + 奥沙利铂(2B 类)	

【注释】

a　目前缺乏随机对照的 Ⅲ 期临床试验证明胆道恶性肿瘤的新辅助化疗的获益。推荐适当的患者参加临床试验。

b　对于体能状况良好的患者,可以考虑三药联合的强烈化疗。一项针对不可切除患者的 Ⅱ 期临床研究显示,吉西他滨 + 白蛋白紫杉醇 + 顺铂联合方案客观有效率高达 45%,PFS 达 11.8 个月,OS 达 19.2 个月[1]。

6.2　胆道恶性肿瘤的术后辅助治疗

内容	Ⅰ级推荐	Ⅱ级推荐	Ⅲ级推荐
辅助治疗	卡培他滨(1A 类)a[1] 或参加临床试验	吉西他滨或以 5-FU 为基础的方案 b[2-7],包括: 吉西他滨 + 顺铂(2A 类) 吉西他滨 + 卡培他滨(2A 类) 卡培他滨 + 奥沙利铂(2A 类) 5-FU+ 奥沙利铂(2A 类) 吉西他滨单药(仅限肝内胆管癌及胆囊癌)(2A 类) 5-FU 单药(2A 类)	5-FU+ 顺铂(3 类) 卡培他滨 + 顺铂(3 类)

【注释】

a　根据 BILCAP 研究,入组标准为接受了根治性切除术的肝内外胆管癌及肌层浸润性胆囊癌的患者,术后随机分配至接受口服卡培他滨组(1 250mg/m², 每日 2 次,第 1~14 天,每 3 周重复,共 8 周期)和观察组。在意向治疗分析中,卡培他滨组和观察组的中位生存期分别为 51.1 个月和 36.4 个月,差异无统计学意义(P=0.097),未达到本研究的主要终点。但在符合方案分析中,卡培他滨组和观察组的中位生存期分别为 53 个月和 36 个月,差异有统计学意义(P=0.097),故推荐。

b　包括吉西他滨联合顺铂、吉西他滨联合卡培他滨、5-FU 联合奥沙利铂以及卡培他滨联合奥沙利铂等方案,亦可考虑吉西他滨或 5-FU 单药治疗,可根据各医疗中心的使用经验及患者的具体情况选用。但基于Ⅲ期随机对照 PRODIGE-12 研究结果,吉西他滨联合奥沙利铂辅助化疗并不能提高胆管癌患者术后的 RFS 和 OS,故不推荐该方案用于胆管癌术后的辅助治疗。另一项日本Ⅲ期研究表明肝外胆管癌术后采用吉西他滨单药辅助化疗并不能带来生存获益,故不推荐该方案用于肝外胆管癌术后的辅助治疗。

6.3　晚期胆道恶性肿瘤的一线治疗

分层	Ⅰ级推荐	Ⅱ级推荐	Ⅲ级推荐
可耐受强烈化疗的患者 a	吉西他滨联合顺铂(1A 类)[1] 吉西他滨联合替吉奥(1A 类)[2] 卡培他滨 + 奥沙利铂(1A 类)[3]	吉西他滨 + 顺铂 + 白蛋白紫杉醇(2B 类)b[4] 吉西他滨 + 顺铂 + 替吉奥(2B 类)b[5,6] 吉西他滨 + 奥沙利铂(2A 类)[7] 5-FU+ 奥沙利铂(2A 类) 5-FU+ 顺铂(2A 类) 卡培他滨 + 顺铂(2A 类) 吉西他滨 + 卡培他滨(2A 类) 吉西他滨或 5-FU 为基础的方案(2A 类) 吉西他滨 + 白蛋白紫杉醇(仅限于胆管癌)(2A 类) NTRK 基因融合阳性肿瘤 c 恩曲替尼[8] 拉罗替尼[9] MSI-H/dMMR 肿瘤 c 帕博利珠单抗[10] 卡瑞利珠单抗联合 GEMOX(2B 类)d[11,12]	纳武利尤单抗 + 吉西他滨 + 顺铂(2A 类)d GEMOX+ 仑伐替尼 + 特瑞普利单抗(2B 类)[13] 参加临床试验 e
不能耐受强烈化疗的患者	吉西他滨单药(1B 类)	替吉奥 /5-FU/ 卡培他滨单药(2A 类)	

【注释】

a　晚期一线化疗推荐 3 个标准治疗方案,分别是吉西他滨联合顺铂、吉西他滨联合替吉奥以及卡培他滨联合奥沙利铂。证据分别来自 3 个随机对照Ⅲ期临床试验。ABC-02 研究显示,吉西他滨联合顺铂将晚期 BTC 患者的 OS 从 8.1 个月提高到 11.7 个月。Ⅲ期 JCOG1113/FUGA-BT 研究表明,吉西他滨联合替吉奥用于晚期 BTC 的一线治疗,其 OS 可达 15.1 个月,疗效不劣于吉西他滨联合顺铂方案(OS 13.4 个月),可作为晚期 BTC 的一线治疗选择。Kim 等人报道了卡培他滨联合奥沙利铂一线治疗胆道癌症的研究结果,总生存期 10.6 个月,与对照组吉西他滨 + 奥沙利铂的 10.4 个月一致,也可作为一线治疗推荐。

b　对于体能状况良好的患者,可以考虑三药联合的强烈化疗。一项Ⅱ期临床研究显示,吉西他滨 + 白蛋白紫杉醇 + 顺铂联合方案有效率高达 45%,PFS 达 11.8 个月,OS 达 19.2 个月。一项来自日本的随机对照Ⅲ期研究在 2018 年通过口头报道,吉西他滨 + 顺铂 + 替吉奥的联合方案,总生存 13.5 个月优于对照组吉西他滨联合顺铂的 12.6 个月(P=0.046)。

c　关于免疫与靶向治疗,两种 NTRK 抑制剂和 PD-1 单抗帕博利珠单抗,其临床研究均为不分瘤种的早期试验,且均为一线之后的后线治疗,但由于临床数据获益良好,作为Ⅱ级推荐。

d　化疗联合 PD-1 单抗作为一线治疗的两个方案,均来自Ⅱ期临床研究。目前类似方案的全球多中心Ⅲ期临床研究已经展开。

e　推荐符合精准用药条件的所有胆道肿瘤的患者参加临床研究,包括但不限于 FGFR2 融合突变、IDH1/2 突变、POLE/POLD 突变、BRCA 突变 /BAP 突变 /ATM 突变、BRAF 突变等。

6.4 晚期胆道恶性肿瘤的二线治疗

分层	Ⅰ级推荐	Ⅱ级推荐	Ⅲ级推荐
PS ≤ 1	mFOLFOX (1A 类)[a][1] 或参加临床试验	伊立替康 + 卡培他滨(2A 类)[b][2] FOLFIRI(2B 类)[3] 其他既往未使用过的一线推荐治疗方案(2B 类) 瑞戈非尼(2B 类)[c][4] 帕博利珠单抗(仅 MSI-H/dMMR 肿瘤)[d][5](2A 类) *BRAF*V600E 突变肿瘤推荐达拉非尼 + 曲美替尼[e][6](2A 类) *IDH1* 突变肿瘤建议 Ivosidenib[f][7] (1A 类)	纳武利尤单抗[d][8] 仑伐替尼 + 帕博利珠单抗[d][9] (2B 类) *FGFR2* 融合 / 重排肿瘤 Pemigatinib/Infigrat inib[g][10,11] (2A 类)
PS>2	最佳支持治疗	帕博利珠单抗(仅 MSI-H/dMMR 肿瘤)[d][5](2A 类) *IDH1* 突变肿瘤建议 Ivosidenib[f][7](1A 类)	

【注释】

a　ABC-06 研究入组了一线吉西他滨联合顺铂化疗进展后的晚期胆管癌患者,随机分配至接受积极症状控制(ASC)+mFOLFOX(奥沙利铂 +5-FU)组或单纯 ASC 组。研究结果表明,ASC+mFOLFOX 组的中位 OS 为 6.2 个月,单纯 ACS 组的中位 OS 为 5.3 个月,ASC+mFOLFOX 组带来了有临床意义的 OS 改善,故推荐 ASC+mFOLFOX 方案作为晚期胆管癌的二线治疗方案。

b　其他可供选择的化疗方案包括伊立替康联合卡培他滨、伊立替康联合 5-FU 以及其他一线治疗指南推荐的方案,可根据患者既往治疗经过,以及肝功能的情况,结合各医疗中心的使用经验选用。

c　REACHIN 研究入组了一线吉西他滨联合铂类化疗进展后的晚期胆管癌患者,随机分配至瑞戈非尼(160mg,口服,每日 1 次,第 1~21 天,每 4 周重复)或安慰剂组。研究结果表明,瑞戈非尼组的中位 PFS 为 3.0 个月,安慰剂组为 1.5 个月,差异具有统计学意义,但两组 OS 无明显差异,故作Ⅱ级推荐。

d　目前免疫治疗在晚期胆系肿瘤二线治疗中缺乏高质量的循证医学证据,建议继续进行临床研究。

e　一项Ⅱ期单臂、多中心的研究入组了系统治疗失败的 *BRAF*V600E 突变的晚期或复发性胆道癌患者。所有患者均接受达拉非尼(150mg,口服,每日 2 次)和曲美替尼(2mg,口服,每日 2 次),直至疾病进展或治疗不耐受。入组的 43 例患者中有 22 例病情缓解,ORR 为 51%。

f　ClarIDHy 研究是一项全球多中心的Ⅲ期临床研究,入组了经治的 *IDH1* 突变的晚期胆管癌患者,以 2:1 的比例随机分配,接受 IDH1 抑制剂 Ivosidenib 500mg,每日 1 次或安慰剂组。研究结果表明,Ivosidenib 组中位 PFS 为 2.7 个月,安慰剂组为 1.4 个月,Ivosidenib 组中位 OS 为 10.3 个月,安慰剂组为 7.5 个月,差异均具有统计学意义。

g　据报道,肝内胆管癌中有 13%~20% 的患者携带 *FGFR2* 融合突变。Pemigatinib/Infigratinib 是靶向 *FGFR2* 融合突变具有代表性的两个药物。Pemigatinib 二线治疗晚期胆管癌患者的 FIGHT202 研究共纳入 146 例经过 ≥一线治疗的晚期胆管癌患者,分为 3 个队列:A 是 *FGFR2* 融合 / 重排(n=107),B 是其他 *FGFR* 突变(n=20),C 是非 *FGFR* 突变(n=18),1 例患者未定。所有患者均接受 Pemigatinib 治疗(13.5mg,口服,每日 1 次,第 1~14 天,每 3 周重复)。结果显示,A 组 ORR 为 35.5%,其中 3 例患者 CR,DCR 为 82%。B 组和 C 组的 ORR 为 0%。A 组的 DOR 中位数为 7.5 个月,PFS 和 OS 中位数分别为 6.9 个月和 21.1 个月。相比其他两个队列,队列 A 的 ORR、PFS 和 OS 均显著增加。另一项单臂的Ⅱ期临床研究共纳入 108 例至少接受过一种治疗方案的 *FGFR2* 融合或重排且不可切除的局部晚期或转移性胆管癌患者,108 例患者接受 Infigratinib 治疗(125mg,口服,每日 1 次,第 1~21 天,每 4 周重复)。接受 Infigratinib 治疗的患者,ORR 达到 23%,DOR 为 5.0 个月。

6.5 附:胆道恶性肿瘤系统治疗的参考方案

方案 / 药物	用法
卡培他滨	卡培他滨每次 1 250mg/m² ,每日 2 次,口服,d1~14 每 3 周重复,共 24 周
GP	吉西他滨 1 000mg/m² 静脉滴注 30min,d1、8 顺铂 25mg/m² 静脉滴注,d1、8 每 3 周重复

胆道恶性肿瘤

方案 / 药物	用法
GS	吉西他滨 1 000mg/m² 静脉滴注 30min,d1、8 S-1 每日 2 次,口服,d1~14 S-1 剂量:体表面积(BSA)<1.25m² 60mg/d,BSA=1.25~1.50m² 80mg/d, BSA>1.50m² 100mg/d 每 3 周重复
XELOX	卡培他滨每次 1 000mg/m²,每日 2 次,口服,d1~14 奥沙利铂 130mg/m² 静脉滴注 > 2h,d1 每 3 周重复
mFOLFOX	奥沙利铂 85mg/m² 静脉输注 2h,d1 LV 350mg/m² 静脉输注 2h,d1 5-FU 400mg/m² 静脉推注,d1,然后 1 200mg/(m²·d) × 2d 持续静脉输注 (总量 2 400mg/m²,输注 46~48h) 每 2 周重复
GEMOX	吉西他滨 1 000mg/m² 静脉滴注 30min,d1、8 奥沙利铂 100mg/m² 静脉输注 2h,d1 每 3 周重复
GEMCAP	吉西他滨 1 000mg/m² 静脉滴注 30min,d1、8 卡培他滨每次 1 250mg/m²,每日 2 次,口服,d1~14 每 3 周重复
吉西他滨 + 顺铂 + 白蛋白紫杉醇	吉西他滨 1 000mg/m² 静脉滴注 30min,d1、8 顺铂 25mg/m² 静脉滴注,d1、8 白蛋白紫杉醇 125mg/m² 静脉滴注,d1、8 每 3 周重复
卡瑞利珠单抗联合 GEMOX	卡瑞利珠单抗 3mg/kg 静脉滴注,d1、15 吉西他滨 800mg/m² 静脉滴注 30min,d1、15 奥沙利铂 85mg/m² 静脉输注 2h,d2、16 每 4 周重复
帕博利珠单抗	200mg,静脉滴注,每 3 周重复
纳武利尤单抗	3mg/kg 或 240mg/ 次,静脉滴注,每 2 周重复
恩曲替尼	600mg,口服,每日 1 次
拉罗替尼	100mg,口服,每日 2 次
达拉非尼 + 曲美替尼	达拉非尼:150mg,口服,每日 2 次 曲美替尼:2mg,口服,每日 1 次
艾伏尼布(Ivosidenib)	500mg,口服,每日 1 次
培米替尼(Pemigatinib)	13.5mg,口服,每日 1 次,d1~14,每 3 周重复
英菲格拉替尼(Infigratinib)	125mg,口服,每日 1 次,d1~21,每 4 周重复

7 胆道恶性肿瘤的随访

内容	Ⅰ级推荐	Ⅱ级推荐	Ⅲ级推荐
早期根治术后	2 年以内，每 3 个月随访 1 次； 2~5 年，每 6 个月随访 1 次； 5 年后，随访时间可以延长至每年 1 次	对于术前 CEA 和 CA19-9 升高的患者，若实验室检查发现两者或单一指标升高，可以随时安排临床检查	
	随访内容： 临床检查； 血液检测（血常规、血生化、肿瘤指标 CEA、CA19-9）； 胸腹盆 CT 或胸部 CT、腹部 MR 扫描		
晚期或不可切除姑息性治疗随访	在接受全身或局部治疗期间，按评价疗效要求或根据并发症，每 8~12 周随访 1 次 CA19-9 和 CEA 用于病情监测； 胸腹盆 CT 或胸部 CT、腹部 MR 扫描		

8 附录

8.1 腹盆平扫及增强 CT 的推荐参数及图像后处理重建方法

CT 扫描机型：64 排薄层探测器以上的螺旋 CT，以达到血管 CT 成像的扫描速度和薄层图像的快速采集。

扫描参数：仰卧位扫描，行平扫期、动脉期、门脉期及延迟期 4 期扫描。扫描 4 期均包括腹部范围，其中平扫期和门脉期扫描增加覆盖盆腔范围。

增强扫描：采用浓度为 300mg/ml 以上的非离子型碘对比剂，根据体重来计算剂量。由自动高压注射器经前臂静脉进行团注，速率为 3~5ml/s。注药后启动扫描，一般采用阈值监测的方法触发，按动脉期延迟约 20s、门脉期延迟约 45s 及延迟期延迟约 80s 来扫描获取各期图像。

图像重建处理：原始图像经选择适当的卷积核由机器自动重建，产生各期相的 1mm 的薄层图像和 5mm 的常规层厚的腹部图像。将 1mm 层厚的动脉期、门脉期及延迟期图像传至后处理工作站，根据显示病变、胰胆管、动脉及门脉等重要结构的需要，进行不同方法及不同角度的图像重建。对于胆管的病变，推荐利用门脉期的薄层图像、平行于和垂直于病变的方向进行多平面重建，以清晰直观地显示胆管受累情况。

8.2 腹部 MRI 平扫及增强、MRCP 的推荐序列

MRI 扫描机型：1.5T 场强以上，配合体部表面 12 通道以上相控阵线圈；

MRI 扫描方位及序列：

平扫序列：

横断面呼吸触发快速自旋回波压脂 T2WI 序列（呼吸不均匀者可选用屏气压脂 T2WI 序列）；

横断面快速梯度回波水 - 脂同反相位（双回波）T1WI 屏气采集序列；

横断面扩散成像序列（DWI 序列）；

冠状面单次激发快速自旋回波 T2WI 屏气采集序列。

增强扫描，以 2~3ml/s 的流率注射常规剂量钆对比剂，动态扫描需配合磁共振室兼容的高压注射器进行：

动态增强序列：横断面快速梯度回波三维 T1WI 动态容积屏气采集序列；

冠状面增强图像：接在动态增强序列后面；

横断面延迟图像：根据不同的细胞特异性对比剂来设置延迟时间。

MRCP 不宜单独进行，应结合腹部 MRI 平扫和（或）三维动态增强扫描技术，以获得相互参考图像的效果。MRCP 包括的成像方位及序列为：单次激发厚层块二维重 T2 MRCP 序列，以及呼吸触发快速自旋回波三维重 T2 MRCP 序列。

8.3 肝功能 Child-Pugh 分级

临床生化指标	1 分	2 分	3 分
肝性脑病（级）	无	1~2	3~4
腹水	无	轻度	中、重度
总胆红素（μmol/L）	<34	34~51	>51
白蛋白（g/L）	>35	28~35	<28
凝血酶原时间延长（s）	<4	4~6	>6

注：*Child-Pugh 分级：A 级，5~6 分；B 级，7~9 分；C 级，≥ 10 分。

8.4 ECOG PS 评分标准

级别	体力状态
0	活动能力完全正常，与起病前活动能力无任何差异
1	能自由走动及从事轻体力活动，包括一般家务或办公室工作，但不能从事较重的体力活动
2	能自由走动及生活自理，但已丧失工作能力，日间不少于一半时间可以起床活动
3	生活仅能部分自理，日间一半以上时间卧床或坐轮椅
4	卧床不起，生活不能自理
5	死亡

8.5 胆道恶性肿瘤的癌前病变术语汇总

中文名称	英文名称	ICD-O 编码
高级别胆管上皮内瘤变	biliary intraepithelial neoplasm with high-grade dysplasia	8148/2
低级别胆管上皮内瘤变	biliary intraepithelial neoplasm with low-grade dysplasia	8148/0
导管内乳头状肿瘤伴高级别上皮内瘤变	intraductal papillary neoplasm with high-grade intraepithelial neoplasia	8503/2
导管内乳头状肿瘤伴低级别上皮内瘤变	intraductal papillary neoplasm with low-grade intraepithelial neoplasia	8503/0
黏液性囊性肿瘤伴高级别上皮内瘤变	mucinous cystic neoplasm with high-grade intraepithelial neoplasia	8470/2
黏液性囊性肿瘤伴低级别上皮内瘤变	mucinous cystic neoplasm with low-grade intraepithelial neoplasia	8470/0

8.6 胆道恶性肿瘤主要的病理学类型汇总

中文名称	英文名称	ICD-O 编码
胆管癌	cholangiocarcinoma	8160/3
胆囊癌	gallbladder cancer	8148/0
腺癌	adenocarcinoma	8140/3

续表

中文名称	英文名称	ICD-O 编码
细胆管癌（肝内）	cholangiolocarcinoma CLC	8503/0
导管内（囊内）乳头状肿瘤伴有浸润性癌	intraductal（Intracystic）papillary neoplasm with an associated invasive carcinoma	8503/3
透明细胞癌	clear cell adenocarcinoma	8310/3
黏液腺癌	mucinous adenocarcinoma	8480/3
印戒细胞癌	signet-ring cell carcinoma	8190/3
低黏附性癌	poorly cohesive carcinoma	8490/3
鳞状细胞癌	squamous cell carcinoma	8070/3
腺 - 鳞状细胞癌	adenosquamous carcinoma	8560/3
未分化癌	undifferentiated carcinoma	8020/3
神经内分泌癌	neuroendocrine carcinoma（NEC，G3）	8041/3
小细胞神经内分泌癌	small cell neuroendocrine carcinoma（NEC，G3）	8041/3
大细胞神经内分泌癌	large cell neuroendocrine carcinoma（NEC，G3）	8013/3
混合性腺 - 神经内分泌癌	mixed adenoneuroendocrine carcinoma	8244/3
混合型神经内分泌 - 非神经内分泌肿瘤	mixed neuroendocrine-non-neuroendocrine neoplasm（MiNEN）	8154/3

胆道恶性肿瘤

中国临床肿瘤学会（CSCO）
肾癌诊疗指南 2021

指南顾问

孙　燕　秦叔逵

组　长

马建辉

副组长

郭　军　周芳坚　何志嵩　叶定伟

秘　书

盛锡楠　李思明

专家组成员（以姓氏汉语拼音为序）（＊为执笔人）

毕　锋	四川大学华西医院腹部肿瘤科
曹登峰	上海康湾病理诊断中心
陈映霞	南京一民医院肿瘤科
郭　军	北京大学肿瘤医院泌尿肿瘤内科
何志嵩	北京大学第一医院泌尿外科
贺大林	西安交通大学第一附属医院泌尿外科
黄翼然	上海交通大学医学院附属仁济医院泌尿外科
李永恒	北京大学肿瘤医院放疗科
梁　军	北京大学国际医院肿瘤内科
梁后杰	中国人民解放军陆军军医大学第一附属医院肿瘤内科
刘基巍	大连医科大学附属第一医院肿瘤内科
刘文超	中国人民解放军空军军医大学第一附属医院肿瘤内科
刘毅强	北京大学肿瘤医院病理科
马建辉	中国医学科学院肿瘤医院泌尿外科
牛晓辉	北京积水潭医院骨肿瘤科
潘跃银	中国科学技术大学附属第一医院肿瘤内科
盛锡楠＊	北京大学肿瘤医院泌尿肿瘤内科
束永前	江苏省人民医院肿瘤内科
王潍博	山东省立医院肿瘤内科
王秀问	山东大学齐鲁医院肿瘤内科
魏　强	四川大学华西医院泌尿外科
吴晓安	漳州正兴医院肿瘤内科
谢晓冬	中国人民解放军北部战区总医院肿瘤内科
姚　欣	天津医科大学肿瘤医院泌尿肿瘤科
叶定伟	复旦大学附属肿瘤医院泌尿外科
于世英	华中科技大学同济医学院附属同济医院肿瘤内科
袁建林	中国人民解放军空军军医大学第一附属医院泌尿外科
张艳桥	哈尔滨医科大学附属肿瘤医院肿瘤内科
郑　闪	中国医学科学院肿瘤医院病理科
周爱萍	中国医学科学院肿瘤医院肿瘤内科
周芳坚	中山大学肿瘤防治中心泌尿外科

1 肾癌的 MDT 诊疗模式 [a]

肾癌的 MDT 诊疗模式

内容	主要科室	相关科室	可考虑加入科室
MDT 学科组成	1. 泌尿外科 2. 肿瘤内科 3. 放射治疗科 4. 影像诊断科 5. 病理科 6. 核医学科	1. 胸外科 2. 超声科 3. 骨科 4. 疼痛科 5. 普通内科 [b](包括心血管、肾内、内分泌等)	1. 营养科 2. 检验科 3. 遗传学专家 4. 其他外科(包括神经、胃肠、介入科等) 5. 中医科
MDT 成员要求	高年资主治医师及以上	副主任医师及以上	
MDT 讨论内容	1. 临界可切除患者 2. 局部晚期患者 3. 伴有寡转移灶的同时性转移性患者 4. 可能行减瘤术患者 5. 因医学原因不能耐受手术的可切除患者 6. 肾脏病变诊断困难	1. 需要新辅助、辅助及转化治疗、系统性抗肿瘤治疗的患者 2. 转移灶导致局部症状明显的患者 3. 伴随疾病较多导致治疗困难的患者	主管医师认为需要 MDT 的内容
MDT 日常活动	有条件的情况下,固定学科、固定专家和固定时间(建议每 1~2 周一次),固定场所	根据具体情况设置	

【注释】

a 肾癌诊疗应高度重视多学科诊疗(Multi-disciplinary Treatment,MDT)的作用,推荐有条件的单位将尽可能多的肾癌患者进行 MDT。

MDT 实施过程中由多个学科专家共同分析患者的临床症状、体征、影像、病理、分子检测等资料,对患者的体能状态、疾病诊断、分期、侵犯范围、发展趋向和预后等做出全面的评估,并根据国内外治疗规范 / 指南 / 循证医学证据,结合现有的治疗手段,制订科学、合理的诊疗计划,积极应用手术、系统性肿瘤内科治疗等手段进行综合治疗,以期达到治愈或控制肿瘤、延长生存期和提高生活质量的目的[1]。

b 肾癌患者常具有以下特点:①肾癌患者可能伴发副肿瘤综合征,包括高钙血症、发热、红细胞增多症、Stauffer 综合征等[2-5];②终末期肾衰、肾移植或结节性硬化综合征患者可能会出现肾癌[6,7];③晚期肾癌靶向治疗可能会导致高血压、蛋白尿、内分泌异常、间质性肺炎等不同器官功能异常的临床表现,故在诊治过程中需重视相关内科的参与处理。

2 诊断

肾癌的临床诊断和临床分期(cTNM)主要依靠影像学检查,其他还包括体格检查、实验室检查等。组织病理学诊断可以明确肾癌的组织学类型、pTNM 分期、判断预后,为制订个体化治疗及随访提供必要依据。

2.1 肾癌的诊断原则

目的	I 级推荐	II 级推荐	III 级推荐
定性诊断	手术标本的病理诊断（1A 类）[a]	穿刺活检（2A 类）[b,c]	
分期诊断 （局限性肾癌 [d]）	胸部 CT/X 线（2A 类）[e] 腹腔增强 CT/MRI（1A 类）[f]	头颅 CT/MRI（2A 类）[g] 骨扫描 [h]（2A 类） 盆腔 CT/MRI（2A 类）[i] 胸部 CT/X 线（2A 类）[e] 腹腔增强 CT/MRI（1A 类）[f]	PET/CT（2A 类） 肾超声造影（2A 类）[j]
分期诊断 （局部进展 / 转移性肾癌）	胸部 CT（1A 类） 腹盆腔增强 CT/MRI（1A 类）[f] 头颅 CT/MRI（1A 类）[g] 骨扫描（1A 类）	PET/CT（2A 类）	

【注释】

　　局限性肾癌一般没有明显症状,通常经健康体检或因其他原因进行影像学检查而被发现。少部分患者具有某些临床表现,如腰痛、血尿、高血压、贫血、消瘦等。有些转移性肾癌患者可因转移部位和程度的不同,而出现骨骼疼痛、骨折、严重贫血、咳嗽和咯血等相应症状。

　　实验室检查可作为对患者一般状况、肝肾功能以及预后判定评价的参考。主要实验室检查项目除了血常规、肝肾功能、凝血等常规项目,还应包括肾小球滤过率、血钙、碱性磷酸酶和乳酸脱氢酶。此外,肾癌患者术前需行核素肾图或肾动态显像进行肾功能评估。

a 临床上影像检查诊断为肾癌,且适合手术治疗的患者。

b 临床上影像检查诊断为肾癌,且适合手术（包括根治性肾切除术和保留肾单位手术）治疗的患者,不建议肾肿瘤穿刺活检。对不能手术治疗的晚期肾癌患者,全身治疗前行肾肿瘤或转移灶穿刺活检,有助于病理诊断分型和提供后续进一步检测的组织来源,为制订个体化治疗方案提供依据。选择消融治疗前,应先行肾肿瘤穿刺活检病理检查。

c 肾肿瘤穿刺活检应尽量考虑用粗针穿刺,不建议细针穿刺[1-3]。

d 局限性肾癌是指肿瘤局限于肾脏被膜内,包括临床分期为 T1 和 T2 的肿瘤。

e 术前胸部常规影像学检查,优先考虑行胸部 CT 检查。

f 应使用静脉注射和口服对比增强剂。如有 CT 静脉造影的禁忌证,腹盆腔检查考虑腹 / 盆腔增强 MRI[4-14]。

g 有头痛或相应神经系统症状患者[15,16]。

h 核素骨显像检查指征:①有相应骨症状;②碱性磷酸酶增高;③临床分期≥Ⅲ期的患者[17,18]。

i MRI 有助于复杂性肾囊性病变的鉴别诊断,分析局部晚期肿瘤侵及范围,和周围血管、脏器的联系以及有无静脉瘤栓。

j 肾超声造影检查有助于鉴别肾肿瘤良恶性,特别是用于复杂性肾囊肿患者的鉴别诊断。

2.2 肾癌的病理学诊断

　　肾细胞癌常见病理类型为透明细胞型肾细胞癌、乳头状肾细胞癌、嫌色细胞肾细胞癌,根据 2016 年世界卫生组织（WHO）肿瘤分类,肾细胞癌还包括其他 13 种病理亚型,具体详见附录 7.3。即将纳入 2022 年 WHO 肿瘤分类中新的肾癌类型有：ALK 基因重排的肾细胞癌,ELOC（TCEB1）突变的肾细胞癌,和嗜酸性囊实性肾细胞癌（eosinophilic solid and cystic renal cell carcinoma,ESC RCC）[19]。根据获取的肿瘤组织,规范化行病理学诊断,是进一步诊疗及随访的前提条件。

2.2.1 肾癌的病理诊断与规范化原则

标本类型	主要指标		次要指标
	大体检查	光镜下检查	
肾部分切除标本	肿瘤位置肿瘤大小	明确病变性质 组织学类型 [a] WHO/ISUP 核分级 [b] 肿瘤坏死及其比例 周围侵犯 / 脉管侵犯 切缘情况 和 / 或伴有肉瘤样分化比例	免疫组化标记物检测 [c]：用于组织学类型鉴别诊断、明确血管和淋巴结侵犯、肿瘤细胞增殖活性评估等
根治性肾切除标本	肿瘤位置肿瘤大小	明确病变性质 组织学类型 [a] WHO/ISUP 核分级 [b] 肿瘤坏死及其比例 周围侵犯 / 脉管侵犯 切缘情况 伴有肉瘤样分化比例 大血管受累情况 淋巴结情况（如清扫） 肾上腺情况（如切除）	免疫组化标记物检测 [c]：用于组织学类型鉴别诊断、明确血管和淋巴结侵犯、肿瘤细胞增殖活性评估等
活检标本	组织大小与数目	明确病变性质和组织学类型 [a] - 肿瘤 / 非肿瘤 - 良性 / 恶性 - 组织学类型	免疫组化标记物检测 [c]：用于组织学类型鉴别诊断、明确血管和淋巴结侵犯、肿瘤细胞增殖活性评估等

【注释】

a 病理诊断困难建议提交上级医院会诊（提供原始病理报告以核对送检切片的准确性，减少误差；提供充分的病变切片或蜡块以及术中所见等）。

b 根据 2016WHO 肾脏肿瘤病理学分类，WHO/ISUP（International Society of Urological Pathology）核分级系统取代既往使用的 Fuhrman 分级系统，如有条件，鼓励同时保留 Fuhrman 分级。

c 病理诊断困难时，可根据肾癌的诊断与鉴别诊断、预后评估及治疗需要选择肾癌相关标记物的检测项目。推荐使用有助于常见肾细胞肿瘤鉴别诊断的免疫组化标志物：CK7、AMACR、CD10、RCC、PAX8、CAIX、CD117、ALK、INI1、SDH、TFE3、TFEB、HMB45、melanA、cathepsinK，可酌情组合并联合其他免疫组化标志物。

2.2.2 肾细胞癌 WHO/ISUP 核分级标准[20,21]

WHO/ISUP 分级 [a]	核的形态
1	显微镜下放大 400 倍时，未见核仁或者核仁不明显，核仁嗜碱性
2	显微镜下放大 400 倍时核仁明显（conspicuous），而且嗜酸性，放大 100 倍时可见（visible）但是不突出（not prominent）
3	显微镜下放大 100 倍时核仁明显（conspicuous），而且嗜酸性
4	核极度多形性，或者肿瘤性多核巨细胞，或者伴有横纹肌样分化，或者肉瘤样分化

【注释】

a 肾细胞癌 WHO/ISUP 核分级标准仅应用于透明细胞肾细胞癌和乳头状肾细胞癌，分为 4 级（1~4 级），级别越高，预后越差,如伴有肉瘤样变和横纹肌样分化,分级为 4 级(最高级)。嫌色细胞肾细胞癌目前不分级,其他类型的肾细胞癌目前也还没有推荐使用的分级系统,因此建议可以使用上述的 WHO/ISUP 分级,这样给临床治疗提供一定的预后信息。

2.2.3 遗传性肾癌

依据是否具有家族遗传性特点,可以把肾癌分为遗传性肾癌和散发性肾癌。临床上所诊断的肾癌大多数都是散发性肾癌, Von Hippel-Lindau(VHL) 基因异常是散发性肾癌最常见的基因异常,超过 50% 的散发性肾透明细胞癌中都存在该基因的突变或沉寂。而遗传性肾癌是指具有特定基因改变并具有家族聚集倾向的肾癌,占全部肾癌的 2%~4%[22-34]。对于发病年龄 ≤ 45 岁并且肾脏肿瘤病变表现为双侧、多灶性以及肾癌家族史的患者,推荐进行遗传学方面的基因检测。

2.2.4 常见遗传性肾癌及临床表现

综合征	突变位点	主要病理类型	综合征临床表现
VHL	*VHL*	透明细胞肾细胞癌	肾细胞癌,嗜铬细胞瘤,胰腺肾脏囊肿,神经系统视网膜血管母细胞瘤,副神经节瘤,胰腺内分泌肿瘤,内淋巴囊肿瘤,附睾腺瘤
HPRC (遗传性乳头状肾细胞癌)	*MET*	乳头状肾细胞癌 I 型	没有肾脏以外病变表现
BHD 综合征	*FLCN*	嫌色细胞肾细胞癌 嗜酸细胞瘤 混合型嗜酸性肿瘤	肾细胞癌,混合性嫌色 - 嗜酸性肾细胞癌,纤维毛囊瘤,肺囊肿,自发性肺气肿
HLRCC (遗传性平滑肌瘤病和肾细胞癌)	*FH*	延胡索酸水化酶缺失相关性肾癌	肾细胞癌,皮肤平滑肌瘤,子宫肌瘤
SDH RCC (琥珀酸脱氢酶相关肾细胞癌)	*SDHB* *SDHD SDHC*	SDH 缺陷相关性肾细胞癌	肾细胞癌,副神经节瘤,嗜铬细胞瘤,胃肠道间质瘤
TSC (结节性硬化症)	*TSC1* *TSC2*	嗜酸性囊实性肾细胞癌,TCEB-1 突变的肾细胞癌,伴有平滑肌间质的肾细胞癌,嫌色细胞肾细胞癌,未能分类的肾细胞癌	双侧多发血管平滑肌脂肪瘤,肾细胞癌,心脏横纹肌瘤,室管膜下巨细胞胶质细胞胶质瘤等
多发性错构瘤综合征 (Cowden 综合征)	*PTEN*	透明细胞肾细胞癌 乳头状肾细胞癌 嫌色细胞肾细胞癌	肾细胞癌,乳腺癌,滤泡性甲状腺癌,子宫内膜癌
HPT-JT (甲状旁腺功能亢进性颌骨肿瘤综合征)	*HRPT2*	肾脏混合性上皮间质肿瘤 肾母细胞瘤(Wilms 瘤)其他	肾脏混合性上皮间质肿瘤,肾囊肿,肾母细胞瘤(Wilms 瘤),甲状旁腺功能亢进,甲状旁腺癌,子宫肿瘤(平滑肌瘤,腺肉瘤),颌骨骨化性纤维瘤
BAP1 易感性肿瘤综合征	*BAP1*	透明细胞肾细胞癌	肾透明细胞癌,葡萄膜黑色素瘤,皮肤黑色素瘤,间皮瘤,胆管细胞癌,甲状腺癌,唾液腺癌

肾癌

【注释】

遗传性肾癌少见，对于年轻、肿瘤表现为多灶性、双侧发病的患者，应警惕其可能性，进一步诊断及治疗需要包含遗传学专业的多学科讨论。

3 预后影响因素及其评分

影响肾癌患者预后最主要的因素是病理分期。此外，组织学分级、患者的体力状态评分、症状、肿瘤中是否有组织坏死、一些生化指标异常和变化等因素也与肾癌预后有关。目前采用肿瘤综合预后评估模型进行评估，肿瘤综合预后评估模型由患者的肿瘤病理组织学和临床特征、实验室检测数据等多因素构成，在肾癌发展的相应阶段采用相应模型进行评估，有利于判断患者预后，是肾癌诊疗及随访过程中的强有力工具。

3.1 肾癌 UISS 预后分级系统[1,2]

UISS 危险分级 a,b	TNM 分期 c	Fuhrman 分级 d	ECOG 评分
低危	I	1~2	0
中危	I	1~2	≥ 1
	I	3~4	任何
	II	任何	任何
	III	1	0
	III	1	≥ 1
高危	III	2~4	≥ 1
	IV	任何	任何

【注释】

a UISS 为加利福尼亚大学洛杉矶分校制定的肾癌预后分级系统（University of California, Los Angeles Integrated Staging System）。

b 适用于接受根治性手术 / 肾部分切除术的早、中期肾癌患者术后预后评估。

c 解剖学危险因素，如肿瘤大小、静脉是否累及、肾包膜有无侵犯、肾上腺是否受累、淋巴结及远处转移均已纳入 TNM 分期。

d 该分级系统中的 Fuhrman 分级系统在透明细胞肾细胞癌中被证实。

3.2 纪念斯隆凯特琳癌症中心（MSKCC）晚期肾癌预后模型[3]

预后因素 a	预后分层
乳酸脱氢酶 > 正常值上限 1.5 倍	低危：0 项不良预后因素
血红蛋白 < 正常值下限	中危：1~2 项不良预后因素
血清校正钙 b > 正常值上限	高危：≥ 3 项不良预后因素
确诊原发肾癌至系统治疗的间隔时间 <1 年	
Karnofsky 行为状态评分 <80%	

【注释】

a 该模型来源于晚期肾癌细胞因子治疗时代数据。

b 血清校正钙的计算公式：校正钙（mmol/L）= 总血钙［测量值（mmol/L）］+ 0.02 ×（47- 血中白蛋白浓度（g/L））。

3.3　国际转移性肾癌数据库联盟(IMDC)晚期肾癌预后模型[4,5]

预后因素[a]	预后分层
确诊原发肾癌至系统治疗的间隔时间 <1 年	低危:0 项不良预后因素
Karnofsky 行为状态评分 <80%	中危:1~2 项不良预后因素
血红蛋白 < 正常值下限	高危:≥ 3 项不良预后因素
血清钙 > 正常值上限	
中性粒细胞计数绝对值 > 正常值上限	
血小板计数绝对值 > 正常值上限	

【注释】

　a　该模型来源于晚期肾癌靶向治疗时代数据。

4　外科治疗

　　局限性肾癌是指肿瘤局限于肾脏被膜内,包括临床分期为 T1 和 T2 的肿瘤。随着影像学技术广泛应用及健康体检的普及,局限性肾癌在肾癌患者中所占比例已经超过 50%。而局部进展性肾癌是指肿瘤突破肾脏被膜累及肾周脂肪或肾窦脂肪,但仍局限于肾周筋膜内,或肿瘤累及肾静脉或下腔静脉的情况。虽然目前肾癌分子生物学方面取得了巨大进展,但是对于局限性和局部进展性肾癌患者而言,外科手术仍然是首选的、可能使肾癌患者获得治愈的治疗方式。而转移性肾癌无法经单纯外科手术治愈,但作为多学科综合治疗的一部分,仍具有重要作用。

4.1　局限性肾癌的外科处理原则

患者状态	分期	Ⅰ级推荐	Ⅱ级推荐	Ⅲ级推荐
耐受手术	T1a	保留肾单位手术(2A 类)[a] 不推荐区域淋巴结清扫术(1A 类)	肾根治性切除术(2A 类)[b]	
	T1b/T2	根治性肾切除术(2A 类) 不推荐区域淋巴结清扫术(1A 类)[c]	保留肾单位手术(2A 类)[d]	
不耐受手术	T1a 且位于肾周边	—	密切观察(2A 类)[e] 消融治疗(2A 类)[f]	局部栓塞[g] 立体定向放疗
	T1b/T2	—	—	消融治疗(2B 类) 局部栓塞 立体定向放疗

【注释】

　a　手术可采用开放式手术、腹腔镜手术或机器人手术系统实施手术。手术可经腹腔或经后腹腔入路进行,尚无证据显示某种手术方式在肿瘤控制方面存在显著差异[1-6]。手术中需要切除的肿瘤周围正常肾实质的厚度并非一个关键性问题,只要保证最终手术标本切缘阴性。文献报道 3%~8% 的保留肾单位手术会出现术后病理切缘阳性,但只有那些具有不良病理特征(核分级 Ⅲ~ Ⅳ级)的患者的术后复发风险增高,因此切缘阳性患者采取补救性根治性肾切除应谨慎选择。

　　(1)多数回顾性文献证实接受保留肾单位手术患者的术后慢性肾病(CKD)发生率低于根治性切除术者,但迄今唯一的一项随机对照临床研究结果显示,保留肾单位手术治疗肾癌,与根治性肾切除相比,在生存上并没有获益[7-9]。

　　(2)遗传性肾癌的手术原则,需要根据其生物学行为进行分级管理,对于 VHL、BHD、HPRC,病灶不超过 3cm,可以密切观察;如超过 3cm,可考虑肿瘤切除术。

　b　以下情况不适宜行保留肾单位手术:残存肾实质体积不足以维持器官功能;肿瘤所处部位不佳,如与肾血管毗邻等;

肾癌

影像学显示肿瘤与正常肾组织界限不清晰或包膜不完整等；使用抗凝药物。另外，对于腹腔镜下完成保留肾单位手术有困难的患者，应该首先考虑开放式保留肾单位手术。

c 当前尚无证据表明淋巴结清扫能够使患者获益，故不推荐对局限性肾癌患者行区域或扩大淋巴结清扫术[10]。

d 可耐受手术且存在以下情况时，手术方式应尽量考虑保留肾单位手术：肾功能不全、孤立肾、双侧肾癌。

e 预期寿命短、高龄(>75 岁)、KPS 评分差、合并基础疾病较多的肾脏小肿瘤患者，密切观察随访也是一个合理的选择[11-15]。

f 消融治疗包括射频消融(RFA)、冷冻消融、高强度聚焦超声(HIFU)，可以用于不适合手术的小肾癌患者，应严格按适应证慎重选择。

g 不耐受手术但存在严重血尿或腰部疼痛临床症状明显的患者，可考虑行局部栓塞以缓解症状[16,17]。

4.2 局部进展期肾癌的外科处理原则

患者状态	分期	Ⅰ级推荐	Ⅱ级推荐	Ⅲ级推荐
耐受手术	T3aNx	肾根治性切除术(2A 类)[a]		
	T3b/T3cNx		肾根治性切除术 + 下腔静脉瘤栓术(2B 类)[a,b]	
	T4Nx		肾根治性切除术(2B 类)[a,b,c]	
不耐受手术	T3-4Nx	临床试验 系统性药物治疗(1A 类)		局部消融(2B 类) 局部栓塞[d]

【注释】

a 对于可疑存在区域淋巴结转移的患者(术前影像学提示或术中探查发现)，可考虑行区域淋巴结清扫。回顾性研究表明，对于具有不良预后因素(cN+、肉瘤样分化、大肿瘤)的患者行扩大淋巴清扫可以延长肿瘤特异性生存[10,18,19]。

b 肾癌患者中，4%~10% 可能合并腔静脉瘤栓，其中 55%~70% 能够通过根治性肾切除联合腔静脉瘤栓切除。推荐术前进行 MRI 检查(或增强 CT)明确瘤栓累及范围，以利于制订治疗方案。肾癌合并下腔静脉瘤栓，由于手术复杂，围术期并发症发生率及病死率较高，应该由经验丰富的多学科团队联合手术[20-23]。

c 累及同侧肾上腺，需行相应切除术[24,25]。

d 不耐受手术但严重血尿或腰部疼痛临床症状明显的患者，可考虑行局部栓塞以缓解症状[16,17]。

4.3 初诊为转移性肾癌的处理原则

患者分层	Ⅰ级推荐	Ⅱ级推荐	Ⅲ级推荐
耐受手术[a]	系统性药物治疗(1A 类)[b] 减瘤性肾切除术 + 术后系统性药物治疗(2A 类)[c,d]	系统性药物治疗后行减瘤性肾切除(2A 类)[e]	
不耐受手术[a]	系统性药物治疗(1A 类)[b]		

【注释】

a 对于同时转移的晚期肾癌，建议多学科讨论后，筛选可手术人群。

b 基于舒尼替尼单药与联合减瘤性肾切除术比较治疗晚期肾癌的随机对照 3 期临床研究(CARMENA 研究)显示，晚期肾癌单药舒尼替尼治疗获得的中位生存时间为 18.4 个月，非劣效于减瘤术联合舒尼替尼治疗组(13.9 个月)[26]。

c 既往回顾性研究显示减瘤术肾切除术后接受靶向治疗较单纯靶向治疗具有生存获益[27]。结合 CARMENA 研究，晚期肾癌即刻减瘤术宜选择人群：一般情况良好，MSKCC 预后或 IMDC 预后为中危患者，原发病灶可完全切除患者。一般情况差、MSKCC 或 IMDC 预后为高危，瘤负荷大和 / 或伴肉瘤样分化，不建议接受即刻减瘤性肾切除术[26]。

d 对于同时性寡转移的晚期肾癌，可考虑同时或分期行寡转移灶的手术切除、立体定向放疗、消融等局部治疗。寡转移是指转移灶数目有限且能通过手术等局部治疗手段达到完整切除。

e 一项转移性肾癌接受即刻与延迟减瘤性肾切除的随机对照 3 期临床研究(SURTIME)结果显示,延迟减瘤性肾切除术较即刻减瘤性肾切除可能获得更高的总生存期[28]。

4.4 肾癌术后转移的处理原则

患者状态	转移灶类型	Ⅰ级推荐	Ⅱ级推荐	Ⅲ级推荐
耐受手术 a	寡转移灶 / 局部复发 b	手术切除(2A 类) 系统性药物治疗(1A 类)	局部消融(2A 类) 立体定向放疗(2B 类)	
	伴多发转移灶	系统性药物治疗(1A 类)c		
不耐受手术	寡转移灶	系统性药物治疗(1A 类)	局部消融(2A 类) 立体定向放疗(2B 类)	
	伴多发转移灶	系统性药物治疗(1A 类)c		

【注释】

a 建议经多学科讨论后,筛选可手术人群。宜选择人群:一般情况良好,MSKCC 预后或 IMDC 预后为低中危患者,病理为透明细胞癌,原发灶手术至出现远处转移时间 2 年以上,转移灶可完全手术切除[29,30]。

b 对于寡转移或局部复发的晚期肾癌,可考虑同时或分期行寡转移灶的手术切除、立体定向放疗、消融等局部治疗。寡转移是指转移灶数目有限且能通过手术等局部治疗手段达到根治性切除。

c 肾癌术后转移接受全身靶向药物期间,针对骨转移等选择性病变联合局部立体定向放疗,有助于局部控制等获益[31]。

4.4.1 肾癌合并骨转移

肾癌容易发生骨转移,在所有出现转移的器官排序中,其发生概率仅次于肺,居肾癌好发转移部位的第二位。

肾癌骨转移在 X 线片主要表现为溶骨性骨质破坏,发病部位多见于脊柱、骨盆和四肢近端骨骼,多发常见,偶有单发骨转移。肾癌骨转移主要症状为病变部位进行性疼痛加重;严重者可出现病理骨折、椎体压缩及脊髓受压所致的截瘫等骨相关事件(SRE)。治疗前需要根据 Mirels[32]、SINS[33] 及 Frankel 评分[34],评估骨的受损状况及脊髓的安全性,对于存在骨折、脊柱不稳定及脊髓受压风险的病人首先考虑手术,后续再考虑放疗和内科药物治疗。

肾癌骨转移患者应采用以抗肿瘤系统性治疗药物为主,手术、放疗、骨靶向药物(特指二磷酸盐及 RANKL 抑制剂)等相结合的综合治疗[35,36]。对孤立或承重骨转移灶,可考虑手术方法切除;承重骨转移伴有骨折风险的患者可采用预防性内固定术等方法以避免骨相关事件的发生。对于已出现病理性骨折或脊髓的压迫症状,符合下列 3 个条件的患者推荐首选手术治疗:①预计患者存活期 >3 个月;②体能状态良好;③术后能改善患者的生活质量,为进一步全身治疗和护理创造条件。经皮椎体成形术可用于治疗脊柱溶骨性破坏和椎体病理性塌陷,可提高转移部位硬度和受力压强,缓解局部疼痛,但要严格掌握适应证,否则会出现骨水泥压迫脊髓及骨水泥进入血管的并发症。局部姑息性低剂量放射治疗对减轻骨转移疼痛有一定作用,但不能降低骨折的风险。对于局限性骨转移,具备 SBRT 开展条件的单位可以推荐 SBRT 治疗。

4.4.2 肾癌合并脑转移

对体能状态良好、单纯脑转移(≤ 3 个,最大直径 ≤ 3cm)首选立体定向放疗(γ 刀、X 刀、三维适形放疗、调强适形放疗)或脑外科手术联合放疗;对多发脑转移(脑转移灶 >3 个,最大直径 >3cm),全脑放疗意义有限。局部处理后,需根据患者的耐受力,进行全身抗肿瘤药物治疗。有文献报道,小分子药物能够通过血脑屏障,可能具有一定的疗效。

4.4.3 肾癌肝转移

肾癌患者出现肝转移,应首先考虑全身性抗肿瘤治疗,如全身治疗无效,可考虑联合肝脏转移灶的局部治疗,如肝动脉栓塞灌注化疗等。这些治疗可作为综合治疗的一部分,加强肝转移灶的局部控制,单独使用治疗意义不大。

5　内科治疗

5.1　肾癌术后辅助内科治疗

危险分层 a	Ⅰ级推荐	Ⅱ级推荐	Ⅲ级推荐
低危	观察（1 类）		
中 / 高危	临床研究 b 密切观察（2A 类）		帕博利珠单抗（1 类）c

【注释】

a　此危险分层基于 UISS 分级系统（详见 3.1 肾癌 UISS 预后分级系统）。

b　随机对照临床研究结果显示术后辅助细胞因子治疗、放疗和化疗均不能降低患者复发率和转移率。自 2006 年以来，先后开展了 ASSURE 研究（舒尼替尼 vs. 索拉非尼 vs. 安慰剂）、PROTECT 研究（培唑帕尼 vs. 安慰剂）、ATLAS 研究（阿昔替尼 vs. 安慰剂）等大型Ⅲ期前瞻性临床研究，结果均未发现靶向治疗可以改善无病生存时间和总生存时间[1-3]。尽管舒尼替尼用于高危肾癌术后辅助治疗的 S-TRAC 研究显示舒尼替尼组的无病生存时间（DFS）较安慰剂具有显著性差异（6.8 年 vs. 5.6 年，P=0.03），美国食品药品监督管理局（FDA）基于该项临床研究批准舒尼替尼作为高危肾癌术后的辅助治疗，但根据研究者的评估结果差异无统计学意义，且总生存未见改善[4,5]。近些年，对于术后高危肾癌，辅助 PD-1/L1 单抗治疗开展了多项临床研究，KEYNOTE-564 研究显示高危肾癌术后接受帕博利珠单抗辅助治疗与安慰剂对照组比较可以显著改善无复发生存时间，但总生存数据尚不成熟[6]，综合以上结果，CSCO 肾癌专家委员会推荐将观察作为肾癌术后患者的Ⅰ级推荐，对于中高危人群首选参加临床研究。

c　KEYNOTE-564 研究为帕博利珠单抗与安慰剂对照用于高危肾癌术后辅助治疗的随机对照 3 期临床研究，主要入组人群：TNM 分期为 T2 合并分级为 4 级或肉瘤成分、任意分级的 T3 或 T4、任意 T 分期合并淋巴结转移，以及 M1 无瘤状态（NED）的肾癌术后患者，治疗组接受帕博利珠单抗辅助治疗一年，结果显示两组获得的一年 DFS 率分别为 85.7% 和 76.2%、两年 DFS 率分别为 77.3% 和 68.1%，差异具有统计学意义（P=0.001）；但总生存数据尚不成熟[6]。亚组分析显示年龄 <65 岁、ECOG 评分为 0、PD-L1 CPS 评分 ≥ 1 以及转移灶切除术后无瘤的患者更加获益，安全性数据分析显示：免疫治疗组治疗相关的不良事件发生率为 79.1%，3~4 级不良反应发生率为 18.9%，显著高于安慰剂对照。基于上述结论，CSCO 肾癌专家委员会将帕博利珠单抗作为中高危肾癌术后以及转移灶切除后无瘤患者辅助治疗的Ⅲ级推荐。

5.2　转移性肾癌的内科治疗

转移性肾癌根据 MSKCC 或 IMDC 预后模型分为低危、中危、高危，相应人群具有不同的生物学特点，越来越多的证据显示，需要进行分层治疗，低危人群更适合靶向治疗，而中高危人群治疗难度大，可能需要联合免疫治疗。

5.2.1　转移性或不可切除性透明细胞型肾细胞癌的一线治疗策略（低危）

Ⅰ级推荐	Ⅱ级推荐	Ⅲ级推荐
舒尼替尼（1A 类）	密切监测（2B 类）a	阿维鲁单抗 + 阿昔替尼（2A 类）b
培唑帕尼（1A 类）	阿昔替尼（2A 类）	纳武利尤单抗 + 卡博替尼（1A 类）b
索拉非尼（2A 类）	帕博利珠单抗 + 阿昔替尼（1A 类）b	
	帕博利珠单抗 + 仑伐替尼（1A 类）b	

【注释】

a　肾透明细胞癌术后出现转移，对于转移灶瘤负荷较低且无症状的患者，可考虑每 2~3 个月进行密切复查监测（建议肝转移及脑转移除外）[7]。

b　仑伐替尼、纳武利尤单抗、帕博利珠单抗国内已上市，但未批准用于晚期肾癌的治疗；阿维鲁单抗尚未于国内上市批准用于晚期肾癌的治疗。

5.2.2 转移性或不可切除性透明细胞型肾细胞癌的一线治疗策略（中危）

Ⅰ级推荐	Ⅱ级推荐	Ⅲ级推荐
舒尼替尼（1A 类）	卡博替尼（2A 类）[a]	安罗替尼[a]
培唑帕尼（1A 类）	阿昔替尼（2A 类）	
索拉非尼（2A 类）	纳武利尤单抗 + 卡博替尼（1A 类）[a]	
帕博利珠单抗 + 阿昔替尼（1A 类）	阿维鲁单抗 + 阿昔替尼（1A 类）	
帕博利珠单抗 + 仑伐替尼（1A 类）[a]		
纳武利尤单抗 + 伊匹木单抗（1A 类）[a]		

【注释】

　　a 卡博替尼尚未于国内上市批准用于晚期肾癌的治疗，仑伐替尼、安罗替尼在国内尚未批准晚期肾癌治疗的适应证。伊匹木单抗联合纳武利尤单抗国内已上市，未批准用于晚期肾癌的治疗。

5.2.3 转移性或不可切除性透明细胞型肾细胞癌的一线治疗策略（高危）

Ⅰ级推荐	Ⅱ级推荐	Ⅲ级推荐
帕博利珠单抗 + 阿昔替尼（1A 类）	纳武利尤单抗 + 卡博替尼（1A 类）[a]	安罗替尼[a]
帕博利珠单抗 + 仑伐替尼（1A 类）[a]	阿维鲁单抗 + 阿昔替尼（1A 类）	
纳武利尤单抗 + 伊匹木单抗（1A 类）	卡博替尼（2A 类）	
舒尼替尼（1A 类）		
培唑帕尼（1A 类）		
索拉非尼（2A 类）		

【注释】

　　a 安罗替尼、仑伐替尼尚未于国内上市批准用于晚期肾癌的治疗。卡博替尼尚未于国内上市。

　　转移性肾透明细胞癌的一线治疗策略解析：

　　转移性肾癌的内科药物治疗取得了快速发展，这些药物从作用机制方面主要分为抗 VEGF/VEGFR 途径（代表药物：索拉非尼、舒尼替尼、培唑帕尼、阿昔替尼、贝伐珠单抗、卡博替尼、仑伐替尼）、抑制 mTOR 途径（代表药物：依维莫司和替西罗莫司）和免疫检查点抑制剂（代表药物：纳武利尤单抗、纳武利尤单抗联合伊匹木单抗、帕博利珠单抗联合阿昔替尼、帕博利珠单抗联合仑伐替尼、纳武利尤单抗联合卡博替尼、阿维鲁单抗联合阿昔替尼。目前，我国国家药品监督管理局已经批准索拉非尼、舒尼替尼、培唑帕尼、依维莫司和阿昔替尼用于转移性肾癌的治疗。

　　（1）靶向治疗

　　1）舒尼替尼

　　舒尼替尼（sunitinib）用于晚期肾癌一线治疗的数据主要基于一项舒尼替尼与干扰素对照用于晚期肾癌的随机对照Ⅲ期临床研究，证实舒尼替尼客观缓解率为 31%，较干扰素显著延长无疾病进展时间，达到 11.0 个月，中位总生存（OS）为 26.4 个月[8,9]。这项研究开展的基于 IMDC 分层亚组分析显示低危、中危、高危的 PFS 时间分别为 14.1、10.7、2.4 个月，客观有效率分别为 53%、33.7% 及 11.8%。2020 年美国 ASCO-GU 公布的纳武利尤单抗联合伊匹木单抗与舒尼替尼对照用于晚期肾癌一线治疗的 Checkmate214 研究，42 个月随访结果显示舒尼替尼治疗组 IMDC 预后为低危人群中位 PFS 时间为 27.7 个月，中高危人群的中位 PFS 时间为 8.3 个月[10]。

　　舒尼替尼一线治疗中国转移性肾细胞癌患者的多中心Ⅳ期临床研究结果显示客观有效率为 31.1%，中位 PFS 为 14.2 个月，中位 OS 为 30.7 个月[11]。

　　［推荐用法］舒尼替尼 50mg，每日 1 次，口服连续 4 周给药，休息 2 周，每 6 周为一个疗程。

　　舒尼替尼　50mg，每日 1 次，口服连续 2 周给药，休息 1 周，每 6 周为一个疗程。

2）培唑帕尼

培唑帕尼（pazopanib）治疗转移性肾癌的临床数据来源于其国际多中心Ⅲ期临床研究，结果显示培唑帕尼的中位PFS为11.1个月，客观缓解率为30%，亚组分析显示MSKCC预后低危及中危组获益显著[12]。另外一项培唑帕尼与舒尼替尼对照用于转移性肾癌一线治疗的国际多中心Ⅲ期临床研究（COMPARZ研究），结果显示培唑帕尼与舒尼替尼的中位PFS分别为8.4个月与9.5个月，统计学达到非劣效，次要研究终点方面：ORR分别为31%与25%，中位OS分别为28.4个月与29.3个月，生活质量评分培唑帕尼优于舒尼替尼[13]。COMPARZ研究中共入组209例中国患者，培唑帕尼组PFS和舒尼替尼组相似（8.3个月 vs. 8.3个月），研究者评估的中位PFS为13.9个月与14.3个月，OS差异无统计学意义（未达到 vs. 29.5个月）[14]。

一项西班牙开展的晚期肾癌一线接受培唑帕尼治疗的回顾性研究（SPAZO研究）进行了基于IMDC分层分析，低危、中危以及高危人群的客观有效率分别为44%、30%、17.3%，中位无进展生存时间分别为32个月、11个月和4个月，2年总生存率分别为81.6%、48.7%和18.8%[15]。

［推荐用法］培唑帕尼800mg，每日1次，口服。

3）索拉非尼

一项将索拉非尼（sorafenib）作为对照用于转移性肾癌一线治疗的国际多中心Ⅲ期临床试验（TIVO-1研究）显示，索拉非尼一线治疗晚期肾癌的客观有效率为24%，中位PFS时间为9.1个月，基于MSKCC分层低危、中危、高危人群的中位PFS分别为10.8个月、7.4个月以及10.9个月，中位总生存时间为29.3个月[16]。另外一项将索拉非尼作为对照用于转移性肾癌一线治疗的Ⅲ期临床试验显示，索拉非尼一线治疗的客观有效率为15%，中位PFS时间为6.5个月[17]。

国内索拉非尼的注册临床研究为一项来自研究者发起的多中心临床研究（IIT研究），共纳入62例患者，结果显示客观有效率为19.4%，疾病控制率为77.4%，中位PFS为9.6个月[18]。国内一项多中心回顾性研究对845例晚期肾癌患者一线索拉非尼或舒尼替尼治疗后的生存和预后因素分析，结果显示索拉非尼组的中位PFS时间为11.1个月，中位OS时间为24个月[19]。

［推荐用法］索拉非尼400mg，每日2次，口服。

4）阿昔替尼

阿昔替尼（axitinib）与索拉非尼对照用于晚期肾癌一线治疗的Ⅲ期临床研究结果显示，阿昔替尼一线治疗的中位PFS为10.1个月，与索拉非尼对照组比较未达到研究设定的统计学差异，其他疗效方面：客观有效率为32%，中位总生存时间为21.7个月[17, 20]。而以中国患者为主的亚洲人群的亚组分析显示，中位PFS时间为10.1个月，客观有效率为35.4%，中位生存时间为31.5个月[21]。

［推荐用法］阿昔替尼5mg，每日2次，口服，2周后如能耐受，可进行剂量增量，7mg，每日2次，最大剂量可为10mg，每日2次。

5）卡博替尼

卡博替尼一项Ⅱ期多中心随机研究（CABOSUN）比较了卡博替尼和舒尼替尼一线治疗中危或高危肾透明细胞癌患者的疗效。结果显示卡博替尼组PFS显著优于舒尼替尼治疗组，卡博替尼组获得的中位PFS为8.2个月，IMDC中危与高危人群的中位PFS分别为8.3个月与6.1个月，全组的客观有效率为46%，中位总生存为30.3个月[22]。

［推荐用法］卡博替尼60mg，每日1次口服。

6）安罗替尼

一项安罗替尼（anlotinib）与舒尼替尼对照用于晚期肾癌一线治疗的Ⅱ期临床研究，其中91%入组患者MSKCC预后为中高危，结果显示，安罗替尼组和舒尼替尼组的中位PFS为17.5个月 vs. 16.6个月（HR=0.89，P>0.5）。延长随访时间，两组的中位OS分别为30.9个月和30.5个月（P>0.5），ORR分别为30.3%和27.9%[23]。

［推荐用法］安罗替尼12mg，每日1次，口服，连续服药2周，停药1周，即3周为一个疗程。

（2）免疫与靶向联合治疗

1）纳武利尤单抗联合伊匹木单抗

一项纳武利尤单抗联合伊匹木单抗与舒尼替尼对照用于晚期肾癌的随机对照Ⅲ期临床研究（Checkmate214），主要研究人群为IMDC预后为中高危的患者，占全部人群77%。结果显示主要研究人群中联合治疗组较舒尼替尼组显著改善了总生存、无进展生存时间以及客观有效率。2020年美国ASCO-GU公布了42个月的随访数据，联合免疫治疗组与舒尼替尼治疗组中位总生存分别为47个月与26.6个月，客观有效率分别为42%和27%，中位无进展生存时间分别为12.0个月与8.3个月；而研究纳入的低危人群联合免疫治疗组与舒尼替尼治疗组客观有效率分别为29%与54%，中位无进展生存时间分别为17.8个月与27.7个月，总生存尚未达到[10, 24]。

肾癌

［推荐用法］纳武利尤单抗 3mg/kg + 伊匹木单抗 1mg/kg，每 3 周 1 次，共 4 次，其后纳武利尤单抗 3mg/kg 每 2 周 1 次。

2）帕博利珠单抗联合仑伐替尼

一项仑伐替尼联合帕博利珠单抗或依维莫司以及舒尼替尼单药的随机对照Ⅲ期临床研究（CLEAR 研究）比较了帕博利珠单抗 + 仑伐替尼，或仑伐替尼 + 依维莫司与舒尼替尼单药一线治疗晚期肾癌的疗效[25]。结果显示，帕博利珠单抗 + 仑伐替尼组的中位无进展生存时间达到了 23.9 个月，而仑伐替尼 + 依维莫司以及舒尼替尼单药组的中位无进展时间分别为 14.7 个月和 9.2 个月；三组的客观缓解率分别为 71.0%、53.5% 和 36.1%。三组的中位总生存时间均未达到。无进展生存时间的亚组分析显示：与舒尼替尼治疗相比，IMDC 危险分组为低危、中危和高危的患者均能从仑伐替尼 + 帕博利珠单抗的治疗中获益。帕博利珠单抗联合仑伐替尼组的 ≥ 3 级不良事件发生率达到 82.4%，包括高血压、腹泻、脂肪酶升高和高甘油三酯血症等；因各级不良事件导致帕博利珠单抗和 / 或仑伐替尼治疗终止的患者比例达到 37.2%，导致仑伐替尼剂量减量的患者比例达到 68.8%；患者仑伐替尼的中位相对剂量强度为 69.6%。

［推荐用法］该联合方案的标准剂量为：帕博利珠单抗 200mg，每 3 周一次 + 仑伐替尼 20mg，每日一次。CSCO 肾癌专家委员会建议仑伐替尼可以根据耐受情况决定起始剂量，推荐 12mg 起始，并酌情进行仑伐替尼的剂量调整。

3）帕博利珠单抗联合阿昔替尼

一项帕博利珠单抗联合阿昔替尼与舒尼替尼对照用于晚期肾癌一线治疗的随机对照Ⅲ期临床研究（Keynote 426 研究）对比了帕博利珠单抗 + 阿昔替尼和舒尼替尼一线治疗晚期肾透明细胞癌。结果显示，联合组的中位无进展生存期达到 15.1 个月，客观有效率达到 59.3%，1 年生存率达到 89.9%，均显著优于对照舒尼替尼治疗组[26]。2019 年 ASCO 会议报告了亚组分析结果，显示 IMDC 低危人群联合组与对照组的客观缓解率分别为 66.7% 与 49.6%，中位 PFS 为 17.7 个月与 12.7 个月，中位 OS 均未达到，3 个指标方面都未达到统计学差异；而 IMDC 中高危人群中，客观缓解率分别为 55.8% 与 29.5%，中位 PFS 为 12.6 个月与 8.2 个月，中位 OS 均未达到，但 3 个疗效指标方面均见显著改善[27]。2021 年 ASCO 年会报道了该研究随访 42 个月的结果，显示联合组和舒尼替尼组的中位 PFS 分别为 15.7 个月和 11.1 个月，而中位 OS 分别为 45.7 个月和 40.1 个月[28]。

［推荐用法］帕博利珠单抗 200mg，每 3 周 1 次 + 阿昔替尼 5mg，每日 2 次

4）纳武利尤单抗联合卡博替尼

CheckMate 9ER 研究是一项纳武利尤单抗联合卡博替尼与舒尼替尼对照用于晚期肾癌一线治疗的随机Ⅲ对照期研究[29]。结果显示，纳武利尤单抗联合卡博替尼组的中危无进展生存时间为 16.6 个月，舒尼替尼组为 8.3 个月，差异显著（$P < 0.001$）；两组的 12 个月生存率分别为 85.7% 和 75.6%（$P = 0.001$），客观缓解率分别为 55.7% 和 27.1%（$P < 0.001$）。2021 年 ASCO 会议报道了该研究随访 23.5 个月的结果[30]，显示纳武利尤单抗联合卡博替尼组和舒尼替尼组的中位 PFS 分别为 17.0 个月和 8.3 个月，且低中高危患者均能从联合治疗中获得 PFS 获益。而联合组的中位 OS 未达到，舒尼替尼组的中位 OS 为 29.5 个月，仅有高危患者从联合治疗中获得了 OS 获益。

［推荐用法］纳武利尤单抗 240mg 每 2 周 1 次静脉给药 + 卡博替尼 40mg 每日 1 次口服

5）阿维鲁单抗联合阿昔替尼

一项阿维鲁单抗联合阿昔替尼与舒尼替尼对照用于晚期肾癌一线治疗的随机对照Ⅲ期临床研究（JAVELIN Renal 101），主要研究人群为 PD-L1 阳性患者，结果显示联合组的 PFS 较舒尼替尼组延长（13.8 个月 vs. 7.2 个月，$P<0.001$）；客观有效率分别为 55% 与 26%，生存数据尚未达到中位值[31]。

［推荐用法］阿维鲁单抗 10mg/kg，每 2 周 1 次 + 阿昔替尼 5mg，每日 2 次

5.2.4 转移性或不可切除性透明细胞型肾细胞癌的二线治疗策略[a]

治疗分层	Ⅰ级推荐	Ⅱ级推荐	Ⅲ级推荐
TKI 失败	阿昔替尼（1A 类） 纳武利尤单抗（1A 类） 仑伐替尼 + 依维莫司（2A 类） 依维莫司（1B 类）	舒尼替尼（2A 类） 培唑帕尼（2A 类） 索拉非尼（2A 类） 卡博替尼（1A 类） 帕博利珠单抗（2B 类） 帕博利珠单抗 + 阿昔替尼（2B 类） 伏罗尼布 + 依维莫司（1A 类）[b] 帕博利珠单抗 + 仑伐替尼（2B 类）	阿维鲁单抗 + 阿昔替尼（2B 类） 纳武利尤单抗 + 伊匹木单抗（2B 类）

肾癌

续表

治疗分层	Ⅰ级推荐	Ⅱ级推荐	Ⅲ级推荐
免疫联合治疗失败	临床研究	卡博替尼（2A 类） 舒尼替尼（2B 类） 培唑帕尼（2B 类） 仑伐替尼 + 依维莫司（2B 类） 仑伐替尼 + 帕博利珠单抗（2B 类）	索拉非尼 依维莫司 伏罗尼布 + 依维莫司 b

【注释】

a CSCO 肾癌专家委员会一致推荐在任何情况首选参加临床研究。

b 伏罗尼布（vorolanib，曾用名 CM082）尚未在国内上市。

转移性肾透明细胞癌的二线治疗策略解析：

（1）靶向治疗

1）阿昔替尼

阿昔替尼用于晚期肾癌一线治疗失败后的临床数据主要基于一项与索拉非尼比较治疗细胞因子或 TKI 制剂治疗后进展的转移性肾癌的随机对照多中心国际Ⅲ期临床试验（AXIS 研究），结果显示阿昔替尼治疗能显著延长中位 PFS，达 6.7 个月，客观有效率为 19%，中位 OS 分别为 20.1 个月。分层分析显示既往一线接受舒尼替尼治疗的患者，阿昔替尼治疗组较索拉非尼对照组显著延长了中位 PFS 时间，分别为 4.8 个月与 3.4 个月[32-34]。一项亚洲转移性肾癌患者二线接受阿昔替尼治疗的注册临床研究，其中大部分为中国患者，其设计与 AXIS 研究类似，结果显示阿昔替尼中位 PFS 为 6.5 个月，客观有效率为 23.7%。亚组分析显示既往接受舒尼替尼治疗患者二线接受阿昔替尼的中位 PFS 时间为 4.7 个月[35]。

［推荐用法］阿昔替尼 5mg，每日 2 次，口服，2 周后如能耐受，可进行剂量增量，7mg，每日 2 次，最大剂量可为 10mg，每日 2 次。

2）卡博替尼

卡博替尼与依维莫司随机对照用于 TKI 制剂治疗失败后晚期肾癌治疗的Ⅲ期随机对照多中心研究（METEOR 研究），共入组 628 例既往接受过一线或一线以上抗血管靶向治疗的晚期肾细胞癌患者。2015 年 9 月底公布的临床研究结果显示：与依维莫司对照，卡博替尼能显著改善 TKI 治疗失败后晚期肾癌的无进展生存，达到 7.4 个月，客观有效率 21%，并获得生存延长趋势[36]。2016 年 6 月公布了 METEOR 研究的最终结果，显示卡博替尼与依维莫司治疗组获得的中位 OS 分别为 21.4 个月与 16.5 个月，ORR 分别为 17% 和 3%，均差异有统计学意义[37]。

［推荐用法］卡博替尼 60mg，一日 1 次，口服。

3）仑伐替尼联合依维莫司

仑伐替尼（lenvatinib）为一新型酪氨酸激酶抑制剂，主要靶点为 VEGFR1-3、成纤维细胞生长因子受体 1-4（FGFR1-4）、PDGFR-α、RET 以及 KIT。一项仑伐替尼联合依维莫司治疗与单药仑伐替尼、单药依维莫司对照治疗既往抗 VEGF 治疗进展后转移性肾癌的Ⅱ期临床研究，结果显示联合治疗组中位无进展生存时间达到 14.6 个月，中位总生存 25.5 个月，显著优于对照组，为晚期肾癌二线治疗提供了新的选择[38]。

［推荐用法］仑伐替尼 18mg，每日 1 次，依维莫司 5mg，每日 1 次

4）伏罗尼布联合依维莫司

伏罗尼布是一个新型的 TKI 类药物，对于 VEGFR2、PDGFRβ、RET 和 c-KIT 有较强的抑制活性。伏罗尼布联合依维莫司对比伏罗尼布单药或者依维莫司单药治疗既往 TKI 类药物失败晚期肾癌的随机对照 3 期临床研究（CONCEPT 研究）表明，伏罗尼布 + 依维莫司、伏罗尼布单药、依维莫司单药三个组的 ORR 分别为 24.8%、10.5% 和 8.3%；中位 PFS 分别为 10.0 个月、6.4 个月和 6.4 个月，而中位 OS 为 30.4 个月、30.5 个月和 25.4 个月[39]。

［推荐用法］伏罗尼布 200mg 一日 1 次，口服，依维莫司 5mg 一日 1 次，口服。

5）依维莫司

依维莫司用于转移性肾癌的临床数据主要来自于一项国际性多中心随机对照Ⅲ期临床研究（RECORD-1），研究设计将依维莫司与安慰剂对照用于治疗先前接受靶向药物治疗失败的转移性肾癌，结果显示依维莫司较安慰剂对照组显著延长中位 PFS，达 4.9 个月，临床获益率为 64%，中位 OS 为 14.8 个月。其中一线使用索拉非尼或舒尼替尼治疗失败的患者，二线接受依维莫司治疗的中位 PFS 时间为 5.4 个月，疾病进展风险降低 69%[40]。一项国内患

肾癌

者接受依维莫司治疗的多中心注册临床研究（L2101 研究），证实了依维莫司作为 TKI 治疗失败后二线靶向治疗的疗效及安全性，疾病控制率 61%，中位 PFS 为 6.9 个月，临床获益率为 66%，1 年生存率为 56%，1 年无进展生存率为 36%[41]。

［推荐用法］依维莫司 10mg，每日 1 次，口服。

6）其他 TKI 类药物

两项前瞻性二线靶向治疗临床研究（INTORSECT 研究、AXIS 研究），对照组均为索拉非尼，其中 INTORSECT 研究入组患者均为舒尼替尼治疗失败的患者，二线索拉非尼的中位 PFS 时间分别为 3.9 个月，中位总生存 16.6 个月[42]。而 AXIS 研究中，二线索拉非尼治疗的中位 PFS 时间为 4.7 个月，中位 OS 为 19.2 个月，而其中既往舒尼替尼治疗失败患者获得的中位 PFS 时间为 3.4 个月。

舒尼替尼作为二线靶向治疗方面，SWITCH 研究结果显示索拉非尼进展后序贯舒尼替尼的中位 PFS 时间为 5.4 个月[43]。

一项 II 期临床研究显示，培唑帕尼治疗既往一线接受舒尼替尼或贝伐珠单抗治疗失败的转移性肾透明细胞癌患者，结果显示客观有效率为 27%，疾病稳定为 49%，中位 PFS 时间为 7.5 个月，24 个月的生存率为 43%[44]。另外一项回顾性研究显示，培唑帕尼二线治疗获得的客观有效率为 43%，中位 PFS 为 11 个月[45]。

（2）免疫治疗

1）纳武利尤单抗

一项纳武利尤单抗与依维莫司对照治疗既往抗血管治疗失败的晚期肾癌的一项 III 期临床研究（CheckMate025 研究），该临床研究共入组 821 例晚期肾癌患者，既往接受过一线或二线抗血管生成治疗，随机接受纳武利尤单抗或依维莫司治疗，主要研究终点为 OS。2015 年 9 月底公布了该临床研究的最终结果，显示两组的中位 OS 分别为 25.0 个月与 19.6 个月，纳武利尤单抗治疗显著改善了 OS，而次要研究终点方面，ORR 分别为 25% 与 5%，中位 PFS 分别为 4.6 个月与 4.4 个月[46]。

［推荐用法］纳武利尤单抗 3mg/kg，每 2 周一次，静脉输注。

2）帕博利珠单抗联合仑伐替尼

2019 年 9 月底欧洲肿瘤内科年会 ESMO 会议发布了一项仑伐替尼联合帕博利珠单抗用于晚期肾癌常规治疗失败后的 II 期临床研究，共入组了 33 例患者，这些受试者既往接受过一线或二线治疗，其中 58% 的患者接受过纳武利尤单抗联合伊匹木单抗或 PD-1 单抗联合抗血管靶向药物的治疗，入组后接受仑伐替尼 20mg 每日一次 + 帕博利珠单抗 200mg 每 3 周一次治疗，结果显示客观有效率达到 64%，中位无进展生存时间为 11.3 个月，疗效持续时间达到 9.1 个月。这显示仑伐替尼联合帕博利珠单抗用于晚期肾癌二线治疗具有显著的疗效，这为晚期肾癌的二线治疗提供了较好的选择[47]。

［推荐用法］帕博利珠单抗 200mg，每 3 周一次，仑伐替尼 20mg，每日一次。CSCO 肾癌专家委员会建议仑伐替尼可以根据耐受情况决定起始剂量，推荐 12mg 起始，并酌情进行仑伐替尼的剂量调整。

5.2.5 转移性或不可切除性透明细胞型肾细胞癌的三线治疗策略 a

治疗分层	I 级推荐	II 级推荐	III 级推荐
既往一、二线均为 TKI 失败	临床研究	帕博利珠单抗 + 阿昔替尼(2B 类) 帕博利珠单抗 + 仑伐替尼(2B 类) 纳武利尤单抗 + 伊匹木单抗 卡博替尼(2A 类) 纳武利尤单抗(2A 类) 帕博利珠单抗(2B 类)	既往未接受过的 TKI 制剂依维莫司(2B 类)
既往靶向与免疫治疗失败	临床研究	既往未接受过的 TKI 制剂(2B 类)	依维莫司

【注释】

a 对于晚期肾癌的三线治疗，尚缺乏针对三线治疗的循证医学证据，CSCO 肾癌专家委员会一致推荐在任何情况首选参加临床研究。

转移性肾透明细胞癌的三线治疗策略解析：

(1) 靶向治疗

卡博替尼与依维莫司对照用于治疗晚期肾癌的Ⅲ期临床研究，同样纳入了既往接受过二线治疗的人群，卡博替尼治疗组中这些三线人群比例为 27%~29%，因此对于三线治疗患者，卡博替尼可以作为治疗选择[36, 37]。

既往多韦替尼开展了一项与索拉非尼对照用于转移性肾癌三线治疗的Ⅲ期临床试验（GOLD 研究），入组患者一线舒尼替尼且二线接受依维莫司治疗后进展，结果显示索拉非尼三线治疗的中位 PFS 时间为 3.6 个月，中位总生存时间为 11 个月，这是目前唯一的一项评估多靶点受体酪氨酸激酶用于转移性肾癌的三线靶向治疗的Ⅲ期临床研究[48]。

对于低危或中危的患者，RECORD-1 研究亚组分析既往接受了舒尼替尼及索拉非尼治疗的患者，三线依维莫司治疗获得的中位 PFS 为 3.78 个月，显著优于安慰剂对照[38-40]。

(2) 免疫治疗

纳武利尤单抗与依维莫司对照用于晚期肾癌的 CheckMate025 研究中，治疗组中将纳武利尤单抗作为三线治疗患者的比例为 28%，因此对于既往接受过一线、二线靶向治疗失败后的晚期肾癌患者，纳武利尤单抗可以作为治疗选择。

而随着免疫联合靶向治疗的开展，既往未接受过联合免疫治疗，都可将其作为尝试，特别是 2019 年 9 月底欧洲肿瘤内科年会 ESMO 会议发布的仑伐替尼联合帕博利珠单抗用于晚期肾癌常规治疗失败后的Ⅱ期临床研究，入组了三线治疗的患者，这也为三线治疗的使用提供了参考。

5.2.6 转移性或不可切除性非透明细胞型肾细胞癌的治疗策略 ª

病理类型	Ⅰ级推荐	Ⅱ级推荐	Ⅲ级推荐
乳头状肾细胞癌等 ᵇ	临床研究	舒尼替尼(2A 类) 卡博替尼(2A 类) 依维莫司(2A 类) 帕博利珠单抗(2A 类) 仑伐替尼 + 依维莫司(2A 类)	培唑帕尼 阿昔替尼 索拉非尼 贝伐珠单抗 + 依维莫司 贝伐珠单抗 + 厄洛替尼 纳武利尤单抗 + 卡博替尼 帕博利珠单抗 + 仑伐替尼 帕博利珠单抗 + 阿昔替尼
集合管癌 / 髓样癌	临床研究	吉西他滨 + 顺铂(2B 类) 索拉非尼 + 吉西他滨 + 顺铂(2B 类)	帕博利珠单抗 + 阿昔替尼 舒尼替尼 培唑帕尼 索拉非尼 阿昔替尼 卡博替尼

【注释】

a CSCO 肾癌专家委员会一致推荐在任何情况首选参加临床研究。

b 主要是指除外集合管癌 / 髓样癌外其他类型的非透明细胞癌，包括乳头状肾细胞癌、嫌色细胞癌、未分类肾细胞癌等。

转移性或不可切除性非透明细胞型肾细胞癌的治疗策略解析：

晚期非透明细胞癌患者由于样本量少，缺乏相应的大宗随机对照临床试验。目前治疗参考透明细胞癌，但疗效不如透明细胞癌。

(1) 靶向治疗

依维莫司与舒尼替尼比较用于晚期非透明细胞癌一线靶向治疗的随机对照Ⅱ期临床研究（ASPEN 研究），结果显示舒尼替尼治疗改善了患者无进展生存期，中位 PFS 为 8.3 个月，而依维莫司治疗组为 5.6 个月，中位总生存分别为 31.5 个月与 13.2 个月，差异无统计学意义[49]。

一项国际多中心回顾性研究分析了卡博替尼用于晚期非透明细胞癌的疗效，结果显示共 112 例接受了治疗，其中

59% 为乳头状肾细胞癌，15% 为 Xp11.2 易位性肾细胞癌，结果显示客观缓解率 27%，中位治疗失败时间为 6.7 个月，中位无进展生存为 7.0 个月，中位总生存为 12.0 个月[50]。

一项多中心单臂Ⅱ期临床研究评估了仑伐替尼联合依维莫司一线治疗晚期非透明细胞肾细胞癌的疗效。研究入组了 31 例非透明细胞肾细胞癌患者，包括乳头状肾细胞癌 20 例，嫌色细胞癌 9 例，未分类癌 2 例。结果显示总体客观缓解率为 26%，中位 PFS 时间达到了 9.2 个月，中位 OS 时间为 15.6 个月[51]。

2020 年 ASCO 大会上公布了一项厄洛替尼联合贝伐珠单抗治疗遗传性平滑肌瘤病和肾细胞癌（HLRCC）/ 散发性乳头状肾癌的Ⅱ期研究，该研究入组 83 例患者，既往应用 VEGF 通路抑制剂不超过两线，总体客观有效率为 54.2%，中位 PFS 为 14.3 个月，IMDC 分层各组均有缓解患者。在散发性乳头状肾癌患者中，客观有效率为 35%，中位 PFS 为 8.8 个月，而在 HLRCC 患者中 ORR 高达 72.1%，中位 PFS 为 21.1 月，该方案可以为遗传性平滑肌瘤病和肾细胞癌提供选择。

集合管癌是一特殊类型，主要以化疗为主，既往法国一项多中心临床研究显示吉西他滨联合顺铂可以取得 26% 的客观有效率，国内一项索拉非尼与吉西他滨、顺铂联合一线治疗晚期肾集合管的国内多中心Ⅱ期临床研究，初步结果显示客观有效率为 30.8%，中位 PFS 为 8.7 个月，中位 OS 为 12.5 个月[52]。

2021 年 ASCO 会议报道了一项卡博替尼一线治疗转移性肾集合管癌的Ⅱ期临床研究结果。卡博替尼为标准剂量 60mg 每日一次给药。初步结果显示客观缓解率为 35%，中位 PFS 为 6 个月，OS 数据未披露[53]。

(2) 免疫治疗

2019 年 ASCO 会议报告了一项帕博利珠单抗一线治疗转移性非透明细胞癌的 Keynote 427 研究，共纳入非透明细胞癌 165 例，其中乳头状肾癌占 71%，嫌色细胞癌占 13%，未分类癌占 16%。68% 为中高危患者。结果显示 ORR 为 24.8%，如根据病理亚型，乳头状肾细胞癌为 25.4%，嫌色细胞癌 9.5%，未分类肾癌 34.6%。全组中位无进展生存期为 4.1 个月，1 年生存率为 72%[54]。

2021 年 ASCO 会议报道了一项纳武利尤单抗联合卡博替尼用于初治或既往一线治疗失败的转移性非透明细胞肾细胞癌的单臂Ⅱ期临床研究结果[55]。其队列 1 入组了 40 例患者，包括了乳头状肾细胞癌、未分型或易位相关肾细胞癌。队列 1 的客观缓解率达到了 47.5%，中位 PFS 达到 12.5 个月，中位 OS 为 28.0 个月。

5.3 靶向与免疫治疗主要不良反应及其处理原则

5.3.1 靶向药物常见不良反应的处理原则

常见药物相关不良反应 a	处理建议 b			
	Ⅰ度	Ⅱ度	Ⅲ度	Ⅳ度
高血压	不需处理，监测血压	单药降压治疗	暂停服药，一种或多种降压药物联合，直至该不良事件降至 ≤ 1 级或恢复至基线水平。随后减量重新开始治疗	需紧急处理，停用靶向治疗
手足皮肤反应	对症处理	暂停服药，对症处理，直至不良事件降低至 1 级以下或恢复至基线水平。随后减量重新开始治疗	暂停服药，对症处理，直至该不良事件降至 ≤ 1 级或恢复至基线水平。随后减量重新开始治疗。或终止治疗	
甲状腺功能减退	不需处理	甲状腺素片替代治疗	暂停治疗，对症处理，直至该不良事件降至 ≤ 1 级或恢复至基线水平。随后减量重新开始治疗	
黏膜炎 / 口腔炎	对症处理（漱口水、镇痛药及支持疗法），不需要调整剂量及停药	对症处理（漱口水、镇痛药及支持疗法），不需要调整剂量及停药	暂停服药，对症处理，直至该不良事件降至 ≤ 1 级或恢复至基线水平。随后减量重新开始治疗。或终止治疗	终止治疗，对症处理

续表

常见药物相关不良反应 a	处理建议 b			
	Ⅰ度	Ⅱ度	Ⅲ度	Ⅳ度
间质性肺炎	对症处理,可继续靶向药物治疗,严密监测	暂停治疗,给予皮质激素,对症处理,直至不良事件降低至 1 级以下或恢复至基线水平。根据呼吸专科意见,是否需要终止治疗	终止治疗,给予皮质激素,对症处理,必要时经验性抗感染治疗,请呼吸科或感染科会诊,不再考虑恢复治疗	终止治疗,给予皮质激素,对症处理,酌情通气治疗,经验性抗感染治疗。请呼吸科或感染科会诊。不再考虑恢复治疗
蛋白尿	密切监测	密切监测,必要时予以暂停药物	暂停服药,对症处理,直至不良事件降低至 1 级以下或恢复至基线水平。随后减量重新开始治疗	

【注释】

a 以上不良反应分级根据通用毒性常见不良事件评价标准。

b 结合患者基础性疾病、ECOG 个体化处理。

5.3.2 免疫治疗相关不良反应的处理原则

CTCAE 分级	门诊 / 住院	糖皮质激素	免疫抑制剂	免疫治疗
1	门诊	不推荐	不推荐	继续
2	门诊	外用 / 口服泼尼松 0.5~1mg/(kg·d)	不推荐	暂停（皮肤反应和内分泌毒性可以继续用药）
3	住院	口服 / 静脉,甲泼尼龙 1~2mg/(kg·d),3 天后如症状好转,减量至 1mg/(kg·d),然后逐步减量,用药时间大于 4 周	激素治疗 3~5 天后无缓解,建议咨询专业内科医师	停药,能否再次使用需充分考虑获益 / 风险比
4	住院 /ICU	静脉,甲泼尼龙 1~2mg/(kg·d),3 天后如症状好转,减量至 1mg/(kg·d),然后逐步减量,用药时间大于 4 周	激素治疗 3~5 天后无缓解,建议咨询专业内科医师	永久停药

【注释】

以上处理原则适用于常见类型的免疫治疗相关不良反应处理,详见 CSCO《免疫检查点抑制剂相关的毒性管理指南》。对于一些特殊类型的免疫治疗相关不良反应的处理,建议咨询相关专业医师,如免疫治疗相关性心肌炎、垂体炎、高血糖、重症肌无力、溶血性贫血和血小板减少等。

5.3.3 免疫及联合治疗的相关不良反应概述

抗 PD-1 抗体单药治疗最常见的治疗相关不良反应（TRAE）为乏力、瘙痒、恶心、腹泻,≥ 3 度 TRAE 为乏力、贫血,发生率均不超过 3%[56, 57]。

抗 PD-1 抗体 + 抗 CTLA-4 抗体联合治疗（CheckMate214 研究）显示,最常见的 ≥ 3 度的 TRAE 为脂肪酶增加,淀粉酶增加和丙氨酸氨基转移酶增加。22% 的患者因 TRAE 导致停药,其中大多数患者在完成两药诱导期后停药。根据 2020 年 ASCO GU 更新随访报道显示,联合治疗的治疗相关不良事件发生率在治疗初 6 个月内发生率最高,随治疗时间延长逐渐降低。因此在联合治疗的治疗初 6 个月需密切关注治疗不良反应的发生。而对于因不良反应而停止双抗体用药的患者,在没有 MDT 的支持下,不建议再次使用该联合方案进行治疗。

而抗 PD-1 抗体联合小分子抗血管靶向治疗药物,如 CLEAR、KeyNote426、JAVELIN 101 研究中最常见的不

肾癌

良反应均为腹泻和高血压。三项研究中分别有 9.7%、10.7% 和 7.6% 的患者因 TRAE 停止了双药治疗。因此该联合方案在治疗过程中需及时对症处理，避免出现高血压危象等不良事件，提高患者耐受性，从而使患者从联合治疗中获益。

6 随访

目的	I级推荐 [a,b]		II级推荐	
	随访内容	频次	随访内容	频次
肾部分切除术后（T1~2 期）	a. 病史 b. 体格检查 c. 实验室检查（包括血生化和尿常规） d. 腹部 CT 或 MRI（至少腹部 B 超），胸部 CT	开始前 2 年每 6 个月一次，然后每年一次	骨扫描 头颅 CT 或 MRI 盆腔 CT 或 MRI 全身 PET/CT [c]	同 I 级推荐或更频
根治性肾切除（T3~T4 期）	a. 病史 b. 体格检查 c. 实验室检查（包括血生化和尿常规） d. 腹部 CT 或 MRI（至少腹部 B 超），胸部 CT	开始前 2 年每 3 个月一次，然后每 6 个月一次，至术后 5 年，然后每年一次	骨扫描 头颅 CT 或 MRI 盆腔 CT 或 MRI 全身 PET/CT [c]	同 I 级推荐或更频
消融治疗（T1a 期）	a. 病史 b. 体格检查 c. 实验室检查（包括血生化和尿常规） d. 腹部 CT 或 MRI，胸部平扫 CT	开始前 2 年每 3 个月一次，然后每 6 个月一次，5 年后每年一次	骨扫描 头颅 CT 或 MRI 盆腔 CT 或 MRI 全身 PET/CT [c]	同 I 级推荐或更频
密切监测（T1a 期）	a. 病史 b. 体格检查 c. 实验室检查（包括血生化和尿常规） d. 腹部 CT 或 MRI，胸部 CT	开始前 2 年每 3 个月一次，然后每 6 个月一次，5 年后每年一次	骨扫描 头颅 CT 或 MRI 盆腔 CT 或 MRI 全身 PET/CT [c]	同 I 级推荐或更频
全身系统治疗（IV期）	a. 病史询问 + 体格检查 b. 实验室检查（包括血常规、血生化、尿常规、甲状腺功能） c. 可测量病灶部位 CT 或 MRI d. 头颅增强 CT 或 MRI（脑转移患者） e. 骨扫描（骨转移患者） f. 心脏超声 [d]	系统治疗前对所有可测量病灶进行影像学检查，以后每 6~12 周进行复查评价疗效	其他部位 CT 或 MRI，全身 PET/CT [c]	同 I 级推荐或更频

【注释】

  a 随访/监测的主要目的为发现尚可接受潜在根治为治疗目的的转移复发肾癌，或更早发现肿瘤复发并及时干预处理，以提高患者总生存期，改善生活质量。目前尚缺乏高级别循证医学证据支持最佳随访/监测策略[1-11]。

  b 随访应按照患者个体化和肿瘤分期的原则，如果患者身体状况不允许接受一旦复发且需要的抗肿瘤治疗，则不主张对患者进行常规肿瘤随访/监测。

  c PET/CT 仅推荐用于临床怀疑复发或转移。目前不推荐将其列为常规随访/监测手段[12]。

  d 服用小分子靶向药物的患者需监测心脏超声。

7　附录

7.1　第 8 版 AJCC 肾癌 TNM 分期系统

分期		标准
原发肿瘤（T）		
Tx		原发肿瘤无法评估
T0		无原发肿瘤的证据
T1		肿瘤局限于肾脏，最大径 ≤ 7cm
	T1a	肿瘤最大径 ≤ 4cm
	T1b	肿瘤最大径 >4cm，但是 ≤ 7cm
T2		肿瘤局限于肾脏，最大径 >7cm
	T2a	肿瘤最大径 >7cm，但是 ≤ 10cm
	T2b	肿瘤局限于肾脏，最大径 >10cm
T3		肿瘤侵及大静脉或肾周围组织，但未累及同侧肾上腺，也未超过肾周筋膜
	T3a	肿瘤侵及肾静脉或肾静脉分支的肾段静脉（含肌层静脉），或者侵及肾盂、肾盏系统，或侵犯肾周脂肪和 / 或肾窦脂肪（肾盂旁脂肪），但是未超过肾周筋膜
	T3b	肿瘤瘤栓累及膈肌下的下腔静脉
	T3c	肿瘤瘤栓累及膈肌上的下腔静脉或侵犯下腔静脉壁
T4		肿瘤浸透肾周筋膜，包括肿瘤直接侵及同侧肾上腺
区域淋巴结（N）		
Nx		区域淋巴结无法评估
N0		没有区域淋巴结转移
N1		区域淋巴结转移
远处转移（M）		
M0		无远处转移
M1		有远处转移

肾癌

7.2 第 8 版 AJCC 肾癌临床分期

分期	肿瘤情况		
Ⅰ 期	T1	N0	M0
Ⅱ 期	T2	N0	M0
Ⅲ 期	T1/T2	N1	M0
	T3	N0 或 N1	M0
Ⅳ 期	T4	任何 N	M0
	任何 T	任何 N	M1

7.3 2016 年 WHO 肾脏肿瘤病理组织学分类

透明细胞肾细胞癌

低度恶性潜能多房囊性肾细胞肿瘤 [a]

乳头状肾细胞癌

遗传性平滑肌瘤病和肾细胞癌综合征相关性肾细胞癌

嫌色细胞肾细胞癌

集合管癌

肾髓质癌

MiTF 家族易位性肾细胞癌

琥珀酸脱氢酶缺陷相关的肾细胞癌

黏液性管状和梭形细胞癌

管状囊性肾细胞癌

获得性囊性肾病相关性肾细胞癌

透明细胞乳头状肾细胞癌

未分类的肾细胞癌

乳头状腺瘤

嗜酸细胞瘤

【注释】

a 多房囊性肾细胞癌由于其良好的生物学行为,在 2016 年 WHO 分类中,这个肿瘤被更名为"低度恶性潜能多房囊性肾细胞肿瘤",以更准确地反映其生物学行为。

7.4 肾癌合并静脉瘤栓的 Mayo Clinic 瘤栓 5 级分类法

分级	标准及内容
0	瘤栓局限在肾静脉内
I	瘤栓侵入下腔静脉内，瘤栓顶端距肾静脉开口处 ≤ 2cm
II	瘤栓侵入肝静脉水平以下的下腔静脉内，瘤栓顶端距肾静脉开口处 >2cm
III	瘤栓生长达肝内下腔静脉水平，膈肌以下
IV	瘤栓侵入膈肌以上下腔静脉内

肾癌

中国临床肿瘤学会（CSCO）
前列腺癌诊疗指南 2021

组 长
叶定伟

副组长
郭 军　何志嵩　齐 隽　史本康　魏 强　谢晓冬

秘 书
朱 耀

专家组成员（以姓氏汉语拼音为序）

边家盛	山东省肿瘤医院泌尿外科
陈 辉	哈尔滨医科大学附属肿瘤医院泌尿外科
陈 铌	四川大学华西医院病理科
陈 鹏	新疆医科大学附属肿瘤医院泌尿外科
陈 伟	温州医科大学附属第一医院泌尿外科
陈惠庆	山西省肿瘤医院泌尿外科
陈立军	中国人民解放军总医院第五医学中心南院区泌尿外科
崔殿生	湖北省肿瘤医院泌尿外科
丁德刚	河南省人民医院泌尿外科
董柏君	上海交通大学医学院附属仁济医院泌尿外科
付 成	辽宁省肿瘤医院泌尿外科
甘华磊	复旦大学附属肿瘤医院病理科
苟 欣	重庆医科大学附属第一医院泌尿外科
郭 军	北京大学肿瘤医院肾癌黑色素瘤内科
郭宏骞	南京鼓楼医院泌尿外科
郭剑明	复旦大学附属中山医院泌尿外科
韩从辉	徐州市中心医院泌尿外科
韩惟青	湖南省肿瘤医院泌尿外科
何朝宏	河南省肿瘤医院泌尿外科
何立儒	中山大学肿瘤防治中心放疗科
何志嵩	北京大学第一医院泌尿外科
贺大林	西安交通大学医学院第一附属医院泌尿外科
胡 滨	辽宁省肿瘤医院泌尿外科
胡四龙	复旦大学附属肿瘤医院核医学科
胡志全	华中科技大学同济医学院附属同济医院泌尿外科
贾 勇	青岛市市立医院（东院区）泌尿外科
贾瑞鹏	南京市第一医院泌尿外科
姜昊文	复旦大学附属华山医院泌尿外科
姜先洲	山东大学齐鲁医院泌尿外科
蒋军辉	宁波市第一医院泌尿外科
金百冶	浙江大学医学院附属第一医院泌尿外科
居正华	福建省肿瘤医院泌尿外科
李 珲	北京大学国际医院泌尿外科
李 军	甘肃省肿瘤医院泌尿外科
李 鑫	包头市肿瘤医院泌尿外科
李长岭	中国医学科学院肿瘤医院泌尿外科
李洪振	北京大学第一医院放射治疗科
李宁忱	北京大学首钢医院吴阶平泌尿外科中心
廖 洪	四川省肿瘤医院泌尿外科
刘 畅	复旦大学附属肿瘤医院核医学科
刘 承	北京大学第三医院泌尿外科
刘 南	重庆市肿瘤医院泌尿外科
刘庆勇	山东省千佛山医院泌尿外科
刘世雄	台州市中心医院泌尿外科
卢建林	南京医科大学附属苏州科技城医院泌尿外科
鹿占鹏	济宁市第一人民医院泌尿外科
吕家驹	山东省立医院泌尿外科
马 琪	宁波市第一医院泌尿外科
马学军	复旦大学附属肿瘤医院放射治疗科
蒙清贵	广西医科大学附属肿瘤医院泌尿外科
齐 隽	上海交通大学医学院附属新华医院泌尿外科
秦晓健	复旦大学附属肿瘤医院泌尿外科
史本康	山东大学齐鲁医院泌尿外科
史艳侠	中山大学肿瘤防治中心内科
孙忠全	复旦大学附属华东医院泌尿外科
涂新华	江西省肿瘤医院泌尿外科
王 田	北京大学国际医院泌尿外科
王海涛	天津医科大学第二医院肿瘤科

王红霞　上海市第一人民医院肿瘤科
王军起　徐州医科大学附属医院泌尿外科
王奇峰　复旦大学附属肿瘤医院病理科
王启林　云南省肿瘤医院泌尿外科
王小林　南通市肿瘤医院泌尿外科
王增军　江苏省人民医院泌尿外科
魏　强　四川大学华西医院泌尿外科
魏少忠　湖北省肿瘤医院泌尿外科
翁志梁　温州医科大学附属第一医院泌尿外科
肖　峻　中国科学技术大学附属第一医院泌尿外科
肖克峰　深圳市人民医院泌尿外科
谢晓冬　中国人民解放军北部战区总医院肿瘤科
邢金春　厦门大学附属第一医院泌尿外科
徐仁芳　常州市第一人民医院泌尿外科
徐卓群　无锡市人民医院泌尿外科
许　青　上海市第十人民医院肿瘤内科
薛　蔚　上海交通大学医学院附属仁济医院泌尿外科
薛波新　苏州大学附属第二医院泌尿外科
薛学义　福建医科大学附属第一医院泌尿外科
杨　勇　北京大学肿瘤医院泌尿外科
姚　欣　天津市肿瘤医院泌尿外科
姚伟强　复旦大学附属肿瘤医院放射治疗科
姚旭东　上海市第十人民医院泌尿外科
叶定伟　复旦大学附属肿瘤医院泌尿外科
于志坚　杭州市第一人民医院泌尿外科

俞洪元　浙江省台州医院泌尿外科
曾　浩　四川大学华西医院泌尿外科
张　盛　复旦大学附属肿瘤医院肿瘤内科
张爱莉　河北医科大学第四医院泌尿外科
张桂铭　青岛大学附属医院泌尿外科
张奇夫　吉林省肿瘤医院泌尿外科
周芳坚　中山大学肿瘤防治中心泌尿外科
周良平　复旦大学附属肿瘤医院放射诊断科
朱　刚　北京和睦家医院泌尿外科
朱　耀　复旦大学附属肿瘤医院泌尿外科
朱绍兴　中国科学院大学附属肿瘤医院泌尿外科
朱伟智　宁波市鄞州第二医院泌尿外科
邹　青　江苏省肿瘤医院泌尿外科

执笔专家组成员
朱　耀　复旦大学附属肿瘤医院泌尿外科
盛锡楠　北京大学肿瘤医院肾癌黑色素瘤内科
范　宇　北京大学第一医院泌尿外科
刘海龙　上海交通大学医学院附属新华医院泌尿外科
陈守臻　山东大学齐鲁医院泌尿外科
曾　浩　四川大学华西医院泌尿外科
郭　放　中国人民解放军北部战区总医院肿瘤科
李永红　中山大学肿瘤防治中心泌尿外科
何立儒　中山大学肿瘤防治中心放疗科
顾伟杰　复旦大学附属肿瘤医院泌尿外科

1　前列腺癌的 MDT 诊疗模式 a

内容	I 级推荐	II 级推荐	III 级推荐
MDT 学科组成	泌尿外科 肿瘤内科 放射治疗科 放射诊断科 病理科 核医学科	超声诊断科 分子诊断科 遗传咨询科 疼痛科 骨科	营养科 介入科 普通内科 其他外科
MDT 成员要求	本学科从事泌尿生殖肿瘤诊治的高年资主治医师及以上	副主任医师以上资格,在本单位开设泌尿生殖肿瘤专家门诊或以上级别	
MDT 讨论内容	需要多学科参与诊治的患者 合并症和 / 或并发症多的患者 病情复杂、疑难的患者 参加临床试验的患者 b	尚未确诊,但可能有获益于早期诊断程序的患者 确诊并考虑进行治疗计划的患者 初始治疗后随访中,但需要讨论进一步医疗方案的患者 治疗中或治疗后的随访病例	医师和 / 或患者认为有必要进行 MDT 讨论的病例
MDT 日常活动	固定学科 / 固定专家 固定时间(建议每 1~4 周 1 次) 固定场所 固定设备(会诊室、投影仪等)	按需举行 互联网平台或基于智能手机的应用软件 c	

【注释】
a　前列腺癌诊疗应重视 MDT 的开展。推荐有条件的单位尽可能多地开展前列腺癌 MDT,旨在为前列腺癌患者提供全流程的医疗决策和健康管理方案,包括早期诊断、对各疾病阶段制订治疗计划、随访、预防和管理诊疗相关的并发症,最终改善患者生存、预后和生活质量[1,2]。

b　临床试验有可能带给患者更好的获益,应鼓励前列腺癌患者参加临床试验[3]。

c　基于网络的远程医疗也可以向患者提供治疗意见[4,5]。

2　前列腺癌的筛查 a

在对男性进行 PSA 筛查前,应告知 PSA 检测的潜在风险和获益 b

	I 级推荐	II 级推荐	III 级推荐
筛查对象	年龄 >50 岁的男性(1A 类) 年龄 >45 岁且有前列腺癌家族史的男性(1A 类) 携带 *BRCA2* 基因突变且 >40 岁的男性 c(1A 类)	提前告知风险获益且预期寿命至少 10~15 年的男性(1B 类)	
筛查间隔		基于初次 PSA 筛查结果: 40 岁以前 PSA>1ng/ml 的男性建议每 2 年随访 PSA(1B 类) 60 岁以前 PSA>2ng/ml 的男性建议每 2 年随访 PSA(1B 类)	

【注释】

a 筛查指对处于前列腺癌风险的无症状男性进行系统检查。研究表明,推行前列腺癌筛查策略的国家,如日本,前列腺癌 5 年生存率出现迅速的提升,平均每年提升约 11.7%,5 年生存率已达 93%;而中国每年提升仅 3.7%,5 年生存率仅为 69.2%[1,2]。

b 早期诊断的个体化风险适应策略可能仍然与过度诊断的实质性风险相关。打破诊断和积极治疗之间的联系是减少过度治疗的唯一方法,同时仍然保持对要求治疗的男性的个人早期诊断的潜在获益,在所有检测前应告知其风险和获益[3,4]。

c PSA 筛查可以帮助在携带 *BRCA2* 基因突变的年轻男性中检测到更多的有意义癌[5]。

3 前列腺癌的诊断

3.1 前列腺癌的症状

下尿路刺激症状	尿频
	尿急
	夜尿增多
	急迫性尿失禁
排尿梗阻症状 a	排尿困难
	排尿等待
	尿线无力
	排尿间歇
	尿潴留
局部侵犯症状 b	睾丸疼痛
	射精痛
	血尿
	肾功能减退
	腰痛
	血精
	勃起功能障碍
全身症状 c	骨痛
	病理性骨折、截瘫
	贫血
	下肢水肿
	腹膜后纤维化
	副瘤综合征
	弥散性血管内凝血

【注释】

a 当前列腺癌突入尿道或膀胱颈,可引起梗阻症状,如排尿困难,表现为排尿等待、尿线无力、排尿间歇,甚至尿潴留等。如果肿瘤明显压迫直肠,还可引起排便困难或肠梗阻。

b 肿瘤侵犯并压迫输精管会引起患侧睾丸疼痛和射精痛;侵犯膀胱可引起血尿;侵犯膀胱三角区如侵犯双侧输尿管开口,可引起肾功能减退和腰酸;局部侵犯输精管可引起血精;当肿瘤突破前列腺纤维囊侵犯支配阴茎海绵体的盆丛神经分支时,会出现勃起功能障碍。

c 前列腺癌易发生骨转移,引起骨痛或病理骨折、截瘫;前列腺癌可侵及骨髓引起贫血或全血象减少;肿瘤压迫髂静脉

前列腺癌

或盆腔淋巴结转移，可引起双下肢水肿。其他少见临床表现包括肿瘤细胞沿输尿管周围淋巴扩散导致的腹膜后纤维化，异位激素分泌导致副瘤综合征和弥散性血管内凝血。

3.2 前列腺癌的检查方法

Ⅰ级推荐	Ⅱ级推荐	Ⅲ级推荐
前列腺特异性抗原（PSA）（1A 类）	直肠指检（DRE）(2A 类)	经直肠超声检查（TRUS）（2B 类）
前列腺磁共振成像（MRI）[a]（1A 类）	前列腺健康指数[b](2A 类) PSA 密度[c](2A 类)	PSA 速率[d]（2B 类）

【注释】

a 多参数磁共振成像对 ISUP 分级 ≥ 2 的前列腺癌的检出和定位具有较好的敏感性，因此应在穿刺活检前进行多参数磁共振成像检查。有研究显示，第二版前列腺影响报告与数据系统（PI-RADS 2.0）可以作为 Epstein 指标的补充，可能有助于提高临床有意义癌症的检出[1]。此外，为了避免不必要的活检，在进行前列腺活检之前，对直肠指诊正常，PSA 水平在 2~10ng/ml 的无症状男性，可以采用 mpMRI 帮助决策是否需要活检[2-4]。基于 PI-RADS 评分、经直肠超声和 PSA 密度等指标的列线图可能有助于区分需要进行穿刺活检的前列腺癌患者[5]。在 PSA ≤ 2ng/ml 的患者中，DRE 检查结果异常的阳性预测率（PPV）为 5%~30%[6]。

b 前列腺健康指数（PHI）是综合了总 PSA、游离 PSA 和 PSA 的一种前体异构体（p2PSA）的一个指数。研究提示，PHI 可以帮助提高 50 岁以上，直肠指检阴性且 PSA 2~10ng/ml 患者的临床有意义前列腺癌的检出率[7]，检验效能优于单用 fPSA[8,9]，且与前列腺癌术后不良病理结果相关[10]。基于中国人群的研究表明，当 PHI 切点值分别为 <27、27~36、36~55 和 ≥ 55 时，患者罹患前列腺癌的概率分别是：9.4%、16.3%、20.8% 和 66.4%[11]。

c PSA 密度（PSAD）即血清总 PSA 值与前列腺体积的比值，正常值为 PSAD<0.15ng/(ml·cm³)。当患者 PSA 在正常值高限或轻度增高时，用 PSAD 可指导是否进行活检或随访[12]。

d PSA 速率（PSAV）即连续观察血清 PSA 的变化，正常值为 <0.75ng/(ml·年)。如果 PSAV>0.75ng/(ml·年)，应怀疑前列腺癌的可能。

3.3 前列腺穿刺

DRE 发现前列腺可疑结节，任何 PSA 值
TRUS 或 MRI 发现可疑病灶，任何 PSA 值
PSA 值 >10ng/ml
PSA 4~10ng/ml，可结合 f/t PSA、PSAD 或前列腺健康指数

前列腺穿刺活检术的方法

Ⅰ级推荐	Ⅱ级推荐	Ⅲ级推荐
超声引导下经直肠 / 会阴 10~12 针系统穿刺[a]（2A 类）	MRI 引导下融合靶向穿刺[c]（1A 类）	
MRI 引导下靶向穿刺联合系统穿刺[b]（1A 类）		

【注释】

a 基线穿刺，前列腺体积 30ml 左右的患者建议至少行 8 针系统穿刺。前列腺体积更大时，建议行 10~12 针系统活检，针数增加并未显著增加并发症发生率。荟萃分析显示，经直肠与经会阴活检在有效率和穿刺并发症方面差异无统计学意义[13]。而一项纳入 7 项随机研究，包括 1 330 例患者的荟萃分析比较了活检路径对感染并发症的影响。与经会阴活检（673 例男性中有 22 例）相比，经直肠活检（657 例男性中有 37 例）后的感染并发症明显更高[14]。但经直肠饱和穿刺作为 PSA<10ng/ml 的男性前列腺活检的初始穿刺可能有助于提高前列腺癌的检出率[15,16]。

b 初次穿刺时，对于 mpMRI 阳性患者，推荐行 MRI 引导下的前列腺靶向穿刺联合系统穿刺。mpMRI 阴性患者均应行前列腺系统穿刺。Trio 研究提示靶向穿刺联合系统穿刺可以降低前列腺癌根治术后病理升级率[17]。

前列腺癌

PRECISION 研究证实 MRI 引导下的融合靶向穿刺能提高临床有意义前列腺癌的检出率(提高 12%),减少临床无意义的低危前列腺癌的检出率(减少 13%),因此鼓励在初次穿刺前施行 MRI 检查以及 MRI 引导的靶向前列腺穿刺[18]。

c 初次穿刺时,对于 mpMRI 阳性患者,推荐行 MRI 引导下的前列腺靶向穿刺联合系统穿刺。mpMRI 阴性患者,均应行前列腺系统穿刺。

前列腺穿刺活检术的实施

穿刺术前检查 a

抗生素保护下行经直肠 / 经会阴穿刺活检 b

前列腺周围局部浸润麻醉 c

围术期抗凝及抗血小板药物的使用 d

【注释】

a 穿刺术前常规检查:患者行前列腺穿刺活检术前应常规行血、尿、粪三大常规及凝血功能检查,有肝肾功能异常病史者需复查肝肾功能。

b 活检前应用抗生素建议使用口服或静脉应用抗生素,尤其是经直肠穿刺要注意抗生素的应用。一项纳入了 8 项随机对照试验,包括 1 786 例患者的荟萃分析表明,在活检前直肠应用聚维酮碘制剂进行准备,除预防性抗菌外,可显著降低感染并发症的发生率[19-24]。研究显示,穿刺前行直肠拭子或粪便培养,根据药敏结果有助于合理选用抗生素。对于喹诺酮类药物耐药的患者可考虑应用磷霉素氨丁三醇、头孢菌素或氨基糖苷类抗生素。感染风险较高患者可考虑两联或多联抗生素的应用。

c 可考虑行超声引导下前列腺外周神经阻滞。直肠内灌注局部麻醉不如前列腺外周浸润麻醉。

d 对于有心脑血管病风险、支架植入病史的长期口服抗凝或抗血小板药物的患者,围术期应综合评估出血风险及心脑血管疾病风险,慎重使用相关药物。

重复穿刺指征 a

首次穿刺病理发现非典型性增生或高级别 PIN,尤其是多针病理结果同上

复查 PSA 持续升高或影像学随访异常 b;

复查 PSA 4~10ng/ml,可结合 f/t PSA、PSAD、DRE 或前列腺健康指数的随访情况

【注释】

a 重复穿刺时首选 MRI-TBx。

b 如 TRUS 或 MRI 检查提示可疑癌灶,推荐行 mpMRI 检查,基于 mpMRI 的靶向穿刺可显著提高重复穿刺阳性率,避免漏诊。

3.4 前列腺癌的病理学诊断

Gleason 评分系统 a

Gleason 分级	病理形态
1	由密集排列但相互分离的腺体构成境界清楚的肿瘤结节
2	肿瘤结节有向周围正常组织的微浸润,且腺体排列疏松,异型性大于 1 级
3	肿瘤性腺体大小不等,形态不规则,明显地浸润性生长,但每个腺体均独立不融合,有清楚的管腔
4	肿瘤性腺体相互融合,形成筛孔状,或细胞环形排列,中间无腺腔形成
5	呈低分化癌表现,不形成明显的腺管,排列成实性细胞巢或单排及双排的细胞条索

【注释】

a 前列腺癌的病理分级推荐使用 Gleason 评分系统。该评分系统把前列腺癌组织分为主要分级区和次要分级区,每区按 5 级评分,主要分级区和次要分级区的 Gleason 分级值相加得到总评分即为其分化程度。

前列腺癌分级分组（Grading Groups）系统 [a]

分级分组系统	
分级分组 1	Gleason 评分 ≤ 6，仅由单个分离的、形态完好的腺体组成
分级分组 2	Gleason 评分 3+4=7，主要由形态完好的腺体组成，伴有较少的形态发育不良腺体 / 融合腺体 / 筛状腺体
分级分组 3	Gleason 评分 4+3=7，主要由发育不良的腺体 / 融合腺体 / 筛状腺体组成，伴少量形态完好的腺体
分级分组 4	Gleason 评分 4+4=8；3+5=8；5+3=8，仅由发育不良的腺体 / 融合腺体 / 筛状腺体组成；或者以形态完好的腺体为主，伴少量缺乏腺体分化的成分组成；或者以缺少腺体分化的成分为主，伴少量形态完好的腺体组成 [b]
分级分组 5	缺乏腺体形成结构（或伴坏死）伴或不伴腺体形态发育不良或融合腺体或筛状腺体 [c]

【注释】

a 2014 年国际泌尿病理协会（ISUP）共识会议上提出的一种新的分级系统，称为前列腺癌分级分组系统，根据 Gleason 总评分和疾病危险度将前列腺癌分为 5 个不同的组别（ISUP 1~5 级）。

b 由更少量发育不良的腺体 / 融合腺体 / 筛状腺体组成。

c 对于大于 95% 的发育不良的腺体 / 融合腺体 / 筛状腺体，或活检针或 RP 标本缺乏腺体形成结构，发育良好的腺体组成小于 5% 不作为分级的因素考虑。

3.5 前列腺癌的分期

前列腺癌 TNM 分期系统

原发肿瘤（T）[b]			
临床		病理	（pT）[c]
T_X	原发肿瘤无法评估		
T0	没有原发肿瘤证据		
T1	不能被扪及和影像无法发现的临床隐匿性肿瘤		
	T1a 病理检查偶然地在 5% 或更少的切除组织中发现肿瘤		
	T1b 病理检查偶然地在 5% 以上的切除组织中发现肿瘤		
	T1c 穿刺活检证实的肿瘤（如由于 PSA 升高），累及单侧或者双侧叶，但不可扪及		
T2	肿瘤可扪及，局限于前列腺之内	pT2	局限于器官内
	T2a 肿瘤限于单侧叶的 1/2 或更少		
	T2b 肿瘤侵犯超过单侧叶的 1/2，但仅限于一叶		
	T2c 肿瘤侵犯两叶		
T3	肿瘤侵犯包膜外，但未固定，也未侵犯邻近结构	pT3	前列腺包膜外受侵
	T3a 包膜外侵犯（单侧或双侧）		pT3a 前列腺外侵犯（单侧或双侧），或显微镜下可见侵及膀胱颈 [d]
	T3b 肿瘤侵犯精囊（单侧或双侧）		pT3b 侵犯精囊
T4	肿瘤固定或侵犯除精囊外的其他邻近组织结构：如外括约肌、直肠、膀胱、肛提肌和 / 或盆壁	pT4	肿瘤固定或侵犯除精囊外的其他邻近组织结构，如外括约肌、直肠、膀胱、肛提肌和 / 或盆壁

【注释】

a 前列腺癌分期系统目前最广泛采用的是美国癌症分期联合委员会（American Joint Committee on Cancer Staging, AJCC）制订的 TNM 分期系统，采用 2017 年第 8 版[25,26]。

b T 分期表示原发肿瘤情况,分期主要依靠 DRE、TURS、MRI 及穿刺结果,病理分级和 PSA 亦可辅助。

c 没有病理学 T1 分类。

d 手术切缘阳性应通过 R1 符号报告,表明残留的微小疾病。

区域淋巴结(N)[a]

临床		病理	(pN)
N_X	区域淋巴结无法评估	pN_X	无区域淋巴结取材标本
N0	无区域淋巴结转移	pN0	无区域淋巴结转移
N1	区域淋巴结转移	pN1	区域淋巴结转移

【注释】

a N 分期表示淋巴结情况,N 分期金标准依赖淋巴结切除术后病理,CT、PSMA PET、MRI 及超声亦可辅助。

远处转移(M)[a]

临床			
M_X	远处转移无法评估		
M0	无远处转移		
M1	远处转移 [b]		
	M1a 非区域淋巴结的转移 [c]		
	M1b 骨转移		
	M1c 其他部位转移,有或无骨转移		

【注释】

a M 分期表示远处转移,主要针对骨转移,分期依赖 ECT、PSMA-SPECT、PSMA-PET、MRI、CT 及 X 线等影像学检查。

b 如果存在 1 处以上的转移,则按最晚期分类。

c 区域淋巴结转移指髂血管分叉以下的淋巴结受累,非区域淋巴结转移指髂血管分叉以上的淋巴结受累。

预后分组					
分组	T	N	M	PSA	Grade Group
I	cT1a-c	N0	M0	PSA<10	1
	cT2a	N0	M0	PSA<10	1
	pT2	N0	M0	PSA<10	1
II A	cT1a-c	N0	M0	10 ≤ PSA<20	1
	cT2a	N0	M0	10 ≤ PSA<20	1
	pT2	N0	M0	10 ≤ PSA<20	1
	cT2b	N0	M0	PSA<20	1
	cT2c	N0	M0	PSA<20	1
II B	T1-2	N0	M0	PSA<20	2
II C	T1-2	N0	M0	PSA<20	3
	T1-2	N0	M0	PSA<20	4
III A	T1-2	N0	M0	PSA ≥ 20	1~4
III B	T3-4	N0	M0	任何 PSA	1~4
III C	任何 T	N0	M0	任何 PSA	5
IV A	任何 T	N1	M0	任何 PSA	任何
IV B	任何 T	任何	M1	任何 PSA	任何

前列腺癌分期的影像学检查

前列腺癌临床分期可以由多参数核磁共振成像（mpMRI）、骨扫描和计算机断层扫描（CT）等影像学检查进行评估。

分期	Ⅰ级推荐	Ⅱ级推荐	Ⅲ级推荐
T 分期	多参数核磁共振成像（mpMRI）[a]（2A 类）	直肠指检（DRE）(2A 类)	经直肠超声检查（TRUS）
N 分期		计算机断层扫描（CT）[b]（2A 类） 磁共振成像（MRI）[b]（2A 类） 胆碱 - 正电子发射计算机断层扫描（PET/CT）[c]（2A 类） PSMA- 正电子发射计算机断层扫描（PET/CT）[d]（2A 类）	
M 分期	骨扫描（1A 类） PSMA- 正电子发射计算机断层扫描（PET/CT）(1A 类)	胆碱 - 正电子发射计算机断层扫描（PET/CT）(2A 类)	

【注释】

a T2 加权成像仍是 mpMRI 局部分期最有效的方法[27]。

b 计算机断层扫描和磁共振成像的灵敏度低于 40%[28]。

c 在 609 例患者的荟萃分析中，胆碱 PET/CT 对盆腔淋巴结转移的敏感性和特异性分别为 62% 和 92%。但在一项对 75 例有中度淋巴结受累风险（10%~35%）的患者进行的前瞻性试验中，基于区域分析的敏感性仅为 8.2%，基于患者分析的敏感性为 18.9%，不具有临床价值[29]。

d 在荟萃分析中，68Ga PSMA PET/CT 对中、高危前列腺癌术前区域淋巴结转移的敏感性和特异性分别为 65% 和 94%，具有较高水平[30]。国内研究表明，99mTc-PSMA SPECT/CT 较传统的影像学检查能更好地发现前列腺癌淋巴结转移灶，且具有较高的灵敏性及特异性[31]。

4 前列腺癌基因检测和液体活检

推荐前列腺癌患者进行基因检测和液体活检的目的 [a,b,c]

制订治疗决策
提供遗传咨询

【注释】

a 随着第二代测序（next-generation sequencing，NGS）技术在前列腺癌等肿瘤诊疗中得到越来越广泛的应用，NGS 的检测内容、检测技术、优化患者的个体化诊疗方案，并为建立以生物标志物为引导的临床治疗路径提供了更多依据。

b 不同病情和治疗阶段的前列腺癌患者的基因突变特征各异，基于前列腺癌临床实践以及药物研发现状，推荐基于提供遗传咨询和制订治疗决策为目的的基因突变检测[1]。

c 具体参见《中国前列腺癌患者基因检测专家共识（2021 版）》[2]。

制订治疗决策

	Ⅰ级推荐	Ⅱ级推荐	Ⅲ级推荐
患者类型	转移性前列腺癌 [a]		
基因类型	同源重组修复相关基因 [b]	错配修复及其他 DNA 修复相关基因 [c]	其他与前列腺癌治疗及预后相关基因 [d]
检测类型	肿瘤 + 胚系 [e]	肿瘤 + 胚系	肿瘤
样本类型	肿瘤组织 + 血浆 ctDNA 样本 [f]+ 胚系标本	肿瘤组织 + 血浆 ctDNA 样本 + 胚系标本	循环肿瘤细胞（CTC）[g] 或肿瘤组织或血浆标本

前列腺癌

【注释】

a 推荐转移性前列腺癌患者进行肿瘤样本基因检测，局限期前列腺癌患者可以考虑基因检测[3]。

b Ⅲ期临床研究 PROfound 证实具有同源重组修复基因突变的患者，能够从奥拉帕利单药治疗中获益。在转移性去势抵抗性前列腺癌患者中，同源重组修复基因突变发生频率为 27.9%[4]。PROfound 研究中纳入的基因突变类型包括 *ATM*、*BRCA1*、*BRCA2*、*BARD1*、*BRIP1*、*CDK12*、*CHEK1*、*CHEK2*、*FANCL*、*PALB2*、*RAD51B*、*RAD51C*、*RAD51D*、*RAD54L*[5]。

c 导致 DNA 修复缺陷的相关基因的胚系变异和体细胞变异，均是铂类药物和 PARP 抑制剂的增敏性潜在生物标志物，如错配修复基因 *MSH2*、*MSH6*、*PMS2*、*MHL1*、*MRE11A*，其他 DNA 修复基因如 *ATR*、*NBN*、*RAD51*、*FAM175A*、*EPCAM*、*HDAC2* 等[6]。

d 其他对于前列腺癌治疗选择及预后有指导意义基因，如 *AR-V7*、*TP53*、*RB1*、*PTEN* 等。对于既往接受一线醋酸阿比特龙或恩扎卢胺治疗并进展的 mCRPC 患者在准备进行二线治疗前行 AR-V7 的检测，可以用于帮助指导后续治疗方案的选择。接受二线及以上治疗的 AR-V7 阳性 mCRPC 患者可能从紫杉类化疗中获益[7-10]。TP53 基因突变是前列腺癌中的常见突变，在中国激素敏感前列腺癌中突变比例是 22.3%[11]，同时常合并其他基因突变;TP53 是重要的患者预后相关的生物标志物，突变提示患者对阿比特龙或恩扎卢胺治疗不敏感[12,13]。IPATENTIAL150 研究显示 PTEN 缺失 mCRPC 患者可以从 ADT 抑制剂治疗中获益。RB1 是前列腺癌患者预后重要的分子标志物，RB1 缺失与去势抵抗及神经内分泌化相关。

e 胚系指仅需对受试者血液（白细胞或正常口腔黏膜上皮）等样本进行受检范围的基因变异检测;肿瘤＋胚系是指需要对肿瘤样本（组织或 ctDNA）进行检测，同时还需要对血液样本（白细胞或正常口腔黏膜上皮）进行胚系基因变异检测。

f 转移性去势抵抗前列腺癌（mCRPC）肿瘤组织和血浆 ctDNA 样本检测一致性 80% 以上[11,14,15]。mCRPC 患者在组织不可及或组织样本检测失败时，可采用血浆 ctDNA 样本检测。mHSPC 阶段患者建议进行组织样本检测。

g 循环肿瘤细胞（circulating tumor cell，CTC）是指自发或因诊疗操作由原发灶或转移灶脱落进入外周血循环的肿瘤细胞。90% 的癌症相关死亡都是由于远端转移引起，而肿瘤细胞向外周血扩散（血行转移）是疾病进展的重要环节，是发生远端转移的前提。目前，通过美国食品药品监督管理局（FDA）和我国国家药品监督管理局（NMPA）批准获得Ⅲ类医疗器械进口注册证的 CTC 检测产品有 CellSearch 和 CellCollector。

提供遗传咨询

	Ⅰ级推荐	Ⅱ级推荐	Ⅲ级推荐
患者类型	高危、极高危、局部晚期、转移性前列腺癌伴家族史 a 导管内癌、导管腺癌 b		
检测的基因类型	同源重组修复基因、错配修复基因、HOX13B c	其他 DNA 修复通路基因 d	
胚系/体细胞检测	胚系	胚系	

【注释】

a 该处家族史是指在同系家属中具有多名包括胆管癌、乳腺癌、胰腺癌、前列腺癌、卵巢癌、结直肠癌、子宫内膜癌、胃癌、肾癌、黑色素瘤、小肠癌以及尿路上皮癌患者，特别是其确诊年龄 ≤ 50 岁;已知家族成员携带上述基因致病突变。尽管东西方人群前列腺癌风险差距较大，但在中国患者中可观察到与西方患者相似的胚系 DNA 修复基因突变频率，中国人群中转移性、局限性、高危局限性疾病患者的 *DDR* 突变分别为 12%、10% 和 8.1%[16]。单核苷酸多态性与前列腺癌发病风险相关，全基因组研究显示东亚与欧洲人群存在较大差异[17]。

b 相关证据提示前列腺导管内癌和导管腺癌与遗传突变风险的升高相关[18,19]。

c 同源重组修复基因如 *BRCA2*、*BRCA1*、*ATM*、*PALB2*、*CHEK2* 等，错配修复基因如 *MLH1*、*MSH2*、*MSH6*、*PMS2* 等以及 *HOX13B*，这些基因的突变显著增加前列腺癌的发病风险。其中，*BRCA2* 基因胚系变异携带者前列腺癌患病风险比为 2.5~4.6[20-22]，55 岁以前发病风险比为 8~23;*BRCA1* 胚系变异携带者 65 岁及以前患前列腺癌风险比为 1.8~3.8[23,24];*ATM* 胚系变异携带者转移性前列腺癌患病风险比为 6.3[25]，*CHEK2* 胚系变异携带者患前列腺癌风险比为 3.3[26,27];错配修复基因突变会导致林奇综合征，前列腺癌患病风险比为 3.7，其中 *MSH2* 变异携带者比其他基因突变携带者更易发生前列腺癌[28,29];*HOX13B* 突变携带者前列腺癌发病风险为 3.4~7.9[30]。

d 其他 DNA 修复基因如 *CDK12*、*RAD51D*、*ATR*、*NBN*、*MRE11A*、*RAD51C*、*BRIP1*、*FAM175A*、*EPCAM* 等，这些基因胚系变异导致前列腺癌发生风险提升。

5 局限性前列腺癌的治疗

5.1 预期寿命和健康状况评估

前列腺癌个体差异性大。局限性前列腺癌只是对于癌症累及范围的定义，通过直肠指诊和磁共振检查进行临床分期，并借助穿刺和 PSA 能够进一步明确癌症的危险程度。除了疾病本身的度量，患者的预期寿命（一般状况）和健康状况评估也是疾病治疗决策中至关重要的部分，通常认为，对于预期寿命大于 10 年的患者，倾向更积极的治疗策略，预期寿命小于 10 年的患者，考虑相对保守的治疗策略 a。

随着我国人口老龄化的加速，对患者进行适当的评估、根据患者的健康状况而不是年龄来调整治疗方案以及监测不良事件尤为重要[1,2]。

国际 SIGO PCa 工作组建议，针对老年人的治疗应基于使用 G8（老年 8）筛查工具的系统健康状况评估 b。

【注释】

a 中国人群预期寿命相关资料参见 WHO 网站 https://apps.who.int/gho/data/? theme=main & vid=60340。步态速度是一项很好的单一预测指标（从站立起步，通常步伐超过 6m）[3]。目前尚未有中国人群验证数据。

b G8 评分 >14 的患者，或可逆性损害恢复后的老年患者，应作为年轻患者来接受治疗。有不可逆性损伤的体弱患者应接受适当治疗。病重的患者应仅接受姑息治疗。G8 得分 <14 的患者应接受全面的老年医学评估，因为该得分与 3 年死亡率相关，需要评估合并症、营养状况以及认知和身体功能，以确定损伤是否可逆[4]。

5.2 局限性前列腺癌的风险分层 a

复发风险分层	临床 / 病理特征		
极低危	同时具备以下特征：T1c；级别 1[b]；PSA<10ng/ml；阳性针数不超过 1/3 系统穿刺针数		
低危	同时具备以下特征：T1-T2a；级别 1；PSA<10ng/ml；并且不符合极低危组的标准		
中危 c	具备至少一个中危风险因素（IRF）且不包含高危或者极高危组的特征： • T2b-T2c	预后良好的中危人群：同时具备以下特征：具有 1 个中危风险因素（IRF）；级别 1 或 2；<50% 穿刺阳性	
		预后不良的中危人群：具备一个或多个以下特征：具有 2~3 个 IRFs；级别 3；≥ 50% 穿刺阳性	
高危	不具备极高危特征并且具备至少一个高危特征：T3a 或；级别 4 或 5；或 PSA>20ng/ml		
极高危	至少具备以下一个特征：T3b-T4；主要 Gleason 评分 5 分；超过 4 处穿刺主要级别 4 或 5		

【注释】

a 当患者被诊断为局限性前列腺癌后，应根据患者的 PSA 水平、DRE、病理分级、前列腺癌穿刺阳性针数、PSA 密度和影像学等来对前列腺癌进行风险分层，以评估癌灶的侵袭性[5]。

b 前列腺癌病理等级分组（Gradegroup）：级别 1=Gleason 6，级别 2=Gleason 3+4，级别 3=Gleason 4+3，级别 4=Gleason 8，级别 5=Gleason 9~10。

c 世界卫生组织（WHO）和美国加拿大病理学年会（USCAP）均认为 Gleason 3+4 和 Gleason 4+3 的局限性前列腺癌预后存在明显的差别，据此将中危前列腺癌分为预后较好和预后较差的中危前列腺癌[6]。

5.3 极低危局限性前列腺癌的治疗

定义：同时具备以下特征：T1c；级别 1；PSA<10ng/ml；阳性针数不超过 1/3 系统穿刺针数（不包含靶向穿刺的结果），最大单针肿瘤占比 <50%；PSA 密度 <0.15ng/（ml·cm³）。

可选方案	Ⅰ级推荐	Ⅱ级推荐	Ⅲ级推荐
初始治疗	主动监测 [a]（1A 类）	前列腺癌根治术 + 淋巴结清扫（1B 类）	针对前列腺的其他局部治疗 [e]（3 类）
	前列腺癌根治术 [b]（1A 类）	观察等待 [d]（1B 类）	
	EBRT 或粒子植入放疗 [c]（1A 类）	—	—

【注释】

a 2019 年 EAU 出版的 DETECTIVE 共识,对 1 级患者进行主动监测,是否需要包含阳性针数 / 总针数,及最大阳性针数百分比这两项参数,并未达成一致意见。共识认为,符合以下条件的 1 级患者,可以进入 / 继续主动监测:符合临床分期 T1c 或 T2a,PSA<10ng/ml 且 PSAD<0.15ng/(ml·cm)[7]。对于符合极低危前列腺癌的患者,NCCN 指南和 DETECTIVE 共识均提到,在初次穿刺(非 mp-MRI 引导的系统穿刺)后,应使用 mp-MRI 和 / 或分子肿瘤标志物确认患者成为主动监测的候选人,再次进行确认穿刺后,才进入主动监测流程。对于主动监测的候选人可进行 BRAC1/2 检测。结果阳性的患者,不建议进行主动监测[8]。

b 前列腺癌根治术可以是开放、腹腔镜或机器人辅助,对于预期生存 >10 年的患者,可采用前列腺癌根治术。

c 外放射治疗(external beam radiotherapy,EBRT)推荐 74~80Gy,每次影像引导的常规分割调强放疗;低分割方案(60Gy/20F,70Gy/28F)可作为备选方案;无近期经尿道前列腺切除史且 IPSS 评分良好的患者,可进行低剂量率近距离放射治疗[9-12]。

d 仅针对预期寿命小于 10 年的患者。

e 前列腺的其他局部治疗包括冷冻治疗、高能聚焦超声(HIFU)治疗、不可逆电穿孔、光动力、质子刀等。

5.4 低危局限性前列腺癌的治疗

定义:同时具备以下特征,T1c、级别 1、PSA<10ng/ml,且不符合极低危组的标准。

	Ⅰ级推荐	Ⅱ级推荐	Ⅲ级推荐
初始治疗	主动监测 [a]（1A 类） 前列腺癌根治术 [b]（1A 类） EBRT 或近距离放疗 [c]（1A 类）	前列腺癌根治术 + 淋巴结清扫（1B 类） 观察等待 [d]（1A 类）	针对前列腺的其他局部治疗 [e]（3 类）
辅助治疗	EBRT（根治术后病理有不良预后特征 [f] 且无淋巴结转移）（1A 类）	—	—
	ADT（有淋巴结转移）（1A 类）		
	观察随访（根治术后,无不良预后特征且无淋巴结转移（1A 类）		

【注释】

a 主动监测包括:每 6 个月测 PSA;每 12 个月查 DRE;每年进行定期穿刺;每年进行 m-p MRI 检查,尤其对于病灶为 mp-MRI 可见的患者。仅限预期寿命大于 10 年患者[13,14]。

b 前列腺癌根治术可以是开放、腹腔镜或机器人辅助,如预期生存 >10 年的患者,对发生包膜外侵犯风险较低、性功能良好有保留需求的患者可行神经保留的手术。

c 外放射治疗(external beam radiotherapy,EBRT)推荐 74~80Gy,每次影像引导的常规分割调强放疗;低分割方案(60Gy/20F,70Gy/28F)可作为备选方案;无近期经尿道前列腺切除史且 IPSS 评分良好的患者,可进行低剂量率近距离放射治疗[9-12]。

d 仅针对预期寿命小于 10 年的患者[15]。

e 前列腺的其他局部治疗包括冷冻治疗、高能聚焦超声(HIFU)治疗等。

f 临床 / 病理不良预后特征包括切缘阳性、精囊侵犯、包膜外侵犯,或术后 PSA 下降不到不可检测水平。

前列腺癌

5.5 中危局限性前列腺癌的治疗

定义：具备至少一个中危风险因素（IRF），T2b-T2c、级别 2 或 3、PSA 10~20ng/mg，且不包含高危或者极高危组的特征。

	I 级推荐	II 级推荐	III 级推荐
初始治疗	前列腺癌根治术 [a]+ 盆腔淋巴结清扫 [b]（1A 类）	EBRT 不伴同期 ADT（2B 类）	—
	EBRT+ 同期 4~6 个月 ADT（1A 类）	EBRT 联合近距离放疗，不伴同期 ADT [c]（1B 类） 近距离放疗 [d] 或针对前列腺的其他局部治疗 [e]（2B 类）主动监测 [f]（1B 类） 观察等待 [g]（1B 类）	
辅助治疗	EBRT（RP 术后，无淋巴结转移，但病理有不良预后特征 [h]）（1A 类）	随访（RP 术后，无淋巴结转移，但病理有不良预后特征）（1B 类）	—
	ADT（RP 术后有淋巴结转移）（1A 类）	EBRT（RP 术后有淋巴结转移）（1B 类）	
	随访（RP 术后无不良预后特征且无淋巴结转移）（1A 类）		
	EBRT 联合短程 ADT 4~6 个月（1A 类）		

【注释】

a 前列腺癌根治术可以是开放、腹腔镜或机器人辅助，如预期生存 >10 年的患者，对发生包膜外侵犯风险较低的患者可行神经保留的手术。

b 可根据淋巴结转移风险选择清扫手术范围。预测阳性淋巴结 >5% 时应用扩大盆腔淋巴结清扫，预测淋巴结转移风险 <2% 可不清扫[16]。

c 在预后不良的中危人群中，可采取 EBRT 联合近距离放疗（不伴同期 ADT）的治疗方案[17-19]。

d 无近期经尿道前列腺切除史且 IPSS 评分良好的患者，可进行近距离放射治疗[9-12]。

e 冷冻治疗、高聚焦超声治疗、不可逆电穿孔、光动力、质子刀等。

f 主动监测包括每 6 个月测 PSA；每 12 个月查 DRE；只针对高选择的 ISUP2 级患者（如，GS4 占比 <10%，PSA<10ng/ml，≤ cT2a，影像学及活检显示肿瘤累及范围小），且患者能接受疾病转移潜在风险有所上升[20,21]，预期寿命小于 10 年。

g 仅针对预期寿命小于 10 年患者。

h 临床 / 病理不良预后特征包括切缘阳性、精囊侵犯、包膜外侵犯，或术后 PSA 下降 <0.1ng/ml。

5.6 高危和极高危局限性前列腺癌的治疗

定义：

高危：不具备极高危特征并且具备至少 1 个高危特征，T3a，或级别 4 或 5，或 PSA>20ng/ml。

极高危：至少具备以下 1 个特征，T3b-T4、主要 Gleason 评分 5 分，超过 4 处穿刺主要级别 4 或 5。

	I 级推荐	II 级推荐	III 级推荐
初始治疗	EBRT ± 近距离放疗 +ADT（1~3 年）[a]（1A 类）	EBRT+ADT（1.5~3 年）± 多西他赛 [c]（极高危）;（2A 类）	观察（预期寿命 ≤ 5 年且无症状）（2A 类）
	前列腺癌根治术 + 盆腔淋巴结清扫 [b]（1A 类）	姑息性 ADT 治疗 [d]（LHRH 激动剂，预期寿命 ≤ 5 年且无症状）（2A 类）	
辅助治疗	ADT ± EBRT [e]（淋巴结转移）	EBRT ± ADT（不良病理特征 [f]+ 无淋巴结转移）（1B 类）	—
		观察随访 [g]（不良病理特征 + 无淋巴结转移）（1B 类）	

【注释】

a 外放射治疗联合近距离照射治疗及 1~3 年的雄激素剥夺治疗（LHRH 激动剂单用或 LHRH 激动剂＋第一代抗雄激素药，如氟他胺、比卡鲁胺）普遍用于高危／极高危前列腺癌患者。

b 对于前列腺肿瘤未固定于盆壁，且年龄较轻、身体状况较好的高危／极高危前列腺癌患者，可考虑行前列腺癌根治术＋盆腔淋巴结清除术。有回顾性研究提示，清扫更多的淋巴结区域可以提供更好的生存获益，可能是因为清除了微转移灶。最新的一项纳入了 300 例中危或高危局限性前列腺癌患者的单中心随机前瞻性Ⅲ期研究显示，采取扩大淋巴结清扫（ePLND）和标准淋巴结清扫（PLND）的无复发生存和无转移生存并无显著差异，亚组分析提示 ISUP 为 3~5 级时 ePLND 组的患者有较好的无复发生存（HR 0.33，95% CI 0.14~0.74，P=0.007）[22]。另一项纳入了 1 440 例局限性前列腺癌患者的研究有相似的结论：相较于 PLND，采取 ePLND 未能显著提高患者的无生化复发生存[23]。目前对于高危／极高危前列腺癌，可考虑行扩大淋巴结切除术，目的是获得更为精确的分期信息，并指导后续治疗。可根据淋巴结转移风险选择清扫手术范围。盆腔淋巴结清扫包括局限性 PLND（仅包括闭孔淋巴结组），标准 PLND（闭孔＋髂外淋巴结组）、扩大 PLND（闭孔＋髂外＋髂内淋巴结组）和超扩大 PLND（闭孔＋髂外＋髂内＋髂总＋骶前淋巴结组）[24]。

c 合适的患者可以考虑在外放射治疗完成后行 6 个周期的多西他赛联合激素化疗，同时继续 ADT 治疗[25,26]。

d 单纯 ADT 治疗（去势手术或 LHRH 激动剂单用）。只有在患者不愿或不能接受任何形式的局部治疗，且满足 PSA 倍增时间 <12 个月、PSA>50ng/ml 或肿瘤分化差的条件时，才对这些患者采用 ADT 单一疗法。

e 纳入了 1 396 名至少包含一个高危因素前列腺癌的 RADICALS-RT 研究比较了根治术后辅助放疗和挽救放疗对生存的影响，该研究提示，5 年无生化复发生存率为辅助放疗组 85%，挽救放疗组为 88%（HR 1.10，95% CI 0.81~1.49；P=0.56），辅助放疗组的 1 年的尿失禁发生率更高（P=0.002 3），2 年 3~4 级尿道狭窄发生率更高（6% vs. 4%，P=0.02）[27]。另一项 GETUG AFU-17 研究则提示，在高危局限性及局部晚期前列腺癌患者中，术后辅助放疗 5 年无事件生存率为 92%，而早期挽救放疗组为 90%；且辅助放疗增加了泌尿生殖系统毒性和勃起功能障碍的风险。得到相似结论的还有 TROG 08.03/ANZUP RAVES 研究[28,29]。另外一篇荟萃分析也表明，辅助放疗不能提高局限性或局部晚期前列腺癌患者的无事件生存率，且会增加放疗相关的不良反应。在获得长期随访结果数据之前，早期挽救放疗似乎是更好的治疗策略[30]。

f 不良病理特征包括切缘阳性、精囊腺侵犯或突破前列腺包膜。

g 初始治疗后头 5 年每 3 个月查一次 PSA，5 年以后每年查一次 PSA。直肠指检每年查一次，如果 PSA 不可测，也可省略。

5.7 区域淋巴结转移前列腺癌的治疗

定义：区域淋巴结转移（任何 T，N1，M0）。

	Ⅰ级推荐	Ⅱ级推荐	Ⅲ级推荐
初始治疗	前列腺根治术＋盆腔淋巴结清扫 a（2A 类）	EBRT+ADT（2~3 年）± 多西他赛（2A 类）	观察（预期寿命 ≤ 5 年且无症状）（2A 类）
	ADT（2~3 年）+EBRT b（2A 类）	EBRT+ADT+ 阿比特龙（2A 类）	
	ADT（2A 类）		
辅助治疗	ADT c（1B 类）	—	—
	ADT+ EBRT d（2A 类）		

【注释】

a 尚未明确前列腺根治术相比外放射治疗联合 ADT 在局部晚期前列腺癌患者的抗肿瘤等效性，目前一项前瞻性Ⅲ期随机对照研究（RCT）（SPCG-15）对比前列腺根治术（± 辅助或挽救性外放疗）与一线外放疗联合 ADT 在 T3 局部晚期前列腺癌的临床试验正在招募中。如手术中见可疑淋巴结阳性（术前评估 cN0），则手术应继续进行，以确保生存获益。目前支持手术对于 cN+ 患者可获益的证据有限。

b 局部晚期前列腺癌中，RCT 研究证实长期 ADT 联合放疗相比单独放疗可显著延长患者总生存期。但在 cN+ 患者中，放疗联合 ADT 疗效优于单纯 ADT 的证据主要来源于回顾性临床研究。

c 对于初始治疗选择了根治性手术的区域淋巴结转移患者，EORTC 30891 研究比较了局部晚期前列腺癌患者单独使用 ADT 的有效性。然而，在无疾病生存期或无症状生存期未观察到差异，提示生存获益存疑。在局部晚期 T3~T4

M0 期、不适宜手术或前列腺根治术的患者,立即使用 ADT 在 PSA>50ng/ml,PSA-DT<12 个月,或伴临床症状的患者可能获益[31]。

d 一项回顾性多中心队列研究结果显示,对前列腺根治术后 pN1 的前列腺癌患者采用放疗联合辅助治疗(无论 PSA 水平,手术后 6 个月内)或持续 ADT 进行治疗,似乎对前列腺癌 pN1 的前列腺癌患者进行最大局部控制是有益的。该获益可能与 pN1 患者的肿瘤特征高度相关。目前暂缺单独外放射辅助治疗(不联合 ADT)的数据。

6 前列腺癌治愈性治疗后复发的诊疗

6.1 前列腺癌根治术后复发的诊疗

前列腺癌根治术后复发的检查及评估

I 级推荐	II 级推荐	III 级推荐
PSADT[a](1A 类证据) 前列腺瘤床穿刺活检(若影像学提示局部复发)(2A 类) 原发灶病理会诊 [b](2A 类)	腹部 / 盆腔 CT 或 MRI[c](1B 类) 骨扫描 [d](1B 类) 胸部 CT[e](1B 类) PSMA PET/CT [f](2A 类) 胆碱 PET/CT [g](1B 类)	—

【注释】

a PSADT(PSA 倍增时间)是指 PSA 水平倍增所需的时间。PSADT 是发生前列腺癌转移的风险预测因子,更快的 PSADT 与更短的转移时间有关。前列腺癌根治术后生化复发的风险分层为:低危 PSADT>1 年,ISUP 分级 <4 ;高危 PSADT<1 年,ISUP 分级 4~5[1]。MSKCC 的 PSA-DT 计算器是目前应用广泛的工具之一:https://www.mskcc.org/nomograms/prostate/psa_doubling _time。

b 确认复发转移后对原发灶的病理情况确诊及必要时进行病理会诊十分重要。特别是既往肿瘤 Gleason 评分,切缘等状态未知,并进一步明确是否有神经内分泌分化等特殊病理类型。并推荐对复发转移患者进行转移灶活检明确病变性质。

c 由于生化复发患者进展至临床转移需 7~8 年,无症状患者的骨扫描和腹部 / 盆腔 CT 阳性率很低[2]。

d 对于生化复发患者,当 PSA<7ng/ml 时,骨扫描阳性率不足 5%。对 PSADT ≤ 8 个月的患者,可增加骨扫描次数。但骨扫描可能存在闪烁现象即假阳性的摄取增高的病灶,应结合患者 PSA,症状等综合考虑[3]。

e 多参数 MRI 是目前定位局部复发的最佳手段,可引导前列腺穿刺活检及后续的局部挽救性治疗[4]。

f 在存在持续性 PSA 可测到的情况下,大多数患者已经有盆腔淋巴结转移或远处转移,这可以支持 PSMA PET/CT 成像在指导(挽救)治疗策略中的作用[5],因此推荐在适合治愈性挽救治疗的患者中进行 PSMA PET/CT。

g 胆碱 PET/CT 检测骨转移的敏感度优于骨扫描,但依赖于 PSA 水平和动力学。对于淋巴结转移敏感度不高。仅适用于后续适合局部治疗的患者。如果 PSA 水平 > 0.2ng/ml,并且结果会影响后续治疗决策,可行 PSMA PET/CT。如果无法使用 PSMA PET/CT,并且 PSA 水平 > 1ng/mL 会影响后续治疗决策,可行胆碱 PET/CT[6]。当临床上高度怀疑有骨转移时,可在骨扫描后考虑行 [18]F- 氟化钠或 [11]C- 胆碱 PET/CT 或 PET/MRI 进一步评估[7]。

前列腺癌根治术后复发的治疗

	分层	I 级推荐	II 级推荐	III 级推荐
适合局部治疗	生化复发[a]/局部复发	挽救性放疗 [b](1A 类) 挽救性放射治疗联合内分泌治疗 [c](1A 类)	ADT 治疗 [d](2A 类) 观察随访 [e](2A 类)	挽救性淋巴结清扫 [f]+ ADT 治疗(3 类)
	远处转移		全身治疗 [g](1B 类) 转移灶放疗 [h](2A 类)	
不适合局部治疗	后继治疗	经过挽救治疗的患者出现疾病进展,其后续治疗具体参见 "7 转移性激素敏感性前列腺癌的诊疗";经过治疗后睾酮始终处于去势水平的患者出现疾病进展,后续治疗具体参见 "8.2 转移性去势抵抗性前列腺癌的诊疗"		

前列腺癌

【注释】

a 根治术术后生化复发定义：一般将前列腺癌根治术后，在影像学检查阴性的前提下，连续两次 PSA ≥ 0.2ng/ml 定义为生化复发的标准。部分学者认为，将 PSA 基准值提高到 0.4ng/ml 可以更好地提示远处转移的风险[8,9]。

b 前列腺癌根治术后生化复发，早期行放射治疗可给予患者治愈机会。对 PSA 从检测不到的范围开始连续出现两次 PSA 上升的患者，应尽早提供挽救性放疗（SRT），不以影像学检查发现局部病灶为前提。一旦做出 SRT 的决定，请勿等待 PSA 达到阈值或影像学检查发现局部病灶才开始治疗，应尽快给予至少 66Gy 的剂量。推荐影像引导的调强放疗以最大限度降低放疗不良反应。

c 根据 RTOG 9601 临床研究，在 SRT 基础上加用 2 年比卡鲁胺（150mg，每日一次）抗雄治疗可以延长疾病特异生存和总生存[10]。根据 GETUG-AFU 16 临床试验结果，在 SRT 基础上加用 6 个月 GnRH 类似物可以显著延长患者改善 10 年生化无进展生存、无转移生存率[11]。根据 McGill 0913 研究，SRT 联合 2 年 LHRH 激动剂可使患者有较好的 5 年 PFS 获益[12]。是否需联合内分泌治疗、具体药物及用药时间仍无定论，但总体而言，具有高侵袭性肿瘤的患者获益更多（pT3/4 且 ISUP 分级 >4，或 pT3/4 且挽救性放疗时 PSA>0.4ng/ml）。

d 对于存在放疗禁忌，前列腺癌术后尿控无法恢复或不愿意接受放疗患者，也可单独使用 ADT 治疗。早期单用 ADT 治疗用于疾病进展风险较高的人群，对于 PSA-DT>12 个月的生化复发 / 局部复发患者，不推荐 ADT 治疗。

e 对于低危患者，预期寿命小于 10 年或拒绝接受挽救性治疗的患者，可观察随访。

f 目前对于前列腺癌根治术后局部淋巴结转移，行挽救性淋巴结清扫术的研究主要是回顾性的。据报道，10 年的无临床复发和无生化复发率仅为 31% 和 11%。因此，挽救性淋巴结清扫术仅仅为后续综合治疗的一部分，建议联合 ADT 等系统治疗[13]。

g 具体详见转移性前列腺癌的诊疗章节。

h 对于承重骨或存在症状的骨转移病灶，可行姑息性放疗，单次 8Gy 可有效缓解症状；对于寡转移患者，可以临床试验的形式对转移灶行 SBRT 治疗。最新发布的一项研究是来自英国的迄今为止规模最大的针对寡转移灶放疗的研究，在 17 家中心共纳入了 1 422 例有确诊的原发性癌（不包括血液系统恶性肿瘤），合并 1~3 个颅外转移灶，且从原发性肿瘤发展到转移的无病生存时间 >6 个月的患者，其中最常见的原发肿瘤为前列腺癌，共 406 例（28.6%）。结果显示：1 年总体生存率为 92.3%，2 年总体生存率为 79.2%，而前列腺癌组的 2 年生存率为 94.6%。最常见的 3 级不良事件是疲劳（2.0%），最常见的严重（4 级）不良事件是肝酶升高（0.6%）。该研究提示，针对颅外寡转移灶的放疗是有效且安全的[14]。

6.2 前列腺癌根治性放疗后复发的诊疗

前列腺癌根治性放疗后复发的检查及评估

分层	I 级推荐	II 级推荐	III 级推荐
适合局部治疗 a	PSADT（1A 类） 前列腺 MRI（1A 类） TRUS 穿刺活检 b（2A 类）	腹部 / 盆腔 CT 或 MRI（1B 类） 骨扫描（1B 类） 胸部 CT（1B 类） PSMA PET/CT（2A 类）	—
不适合局部治疗	—	PSMA PET/CT（1B 类） 骨扫描（1B 类）	—

【注释】

a 适合局部治疗的定义：初始临床分期 T1~T2，穿刺活检 ISUP 分级 ≤ 3，N0；预期寿命 >10 年；PSA<10ng/ml。根治性放疗术后生化复发定义：根治性放疗后无论是否接受内分泌治疗，PSA 较最低值升高 2ng/ml。

b 穿刺活检是否阳性是根治性放疗术后生化复发的患者主要的预后因素，由于局部挽救性治疗的并发症发生率很高，在治疗前获得病理证据很有必要。

前列腺癌

前列腺癌根治性放疗后复发的治疗

	分层	I 级推荐	II 级推荐	III 级推荐
适合局部治疗	TRUS 穿刺活检阳性，无远处转移证据	观察随访 [a]（1A 类）	挽救性前列腺切除 + 盆腔淋巴结清扫术 [b]（2A 类）	冷冻治疗 [c]（3 类） 近距离放疗 [d]（3 类） 高能聚焦超声 [e]（3 类）
	TRUS 穿刺活检阴性，无远处转移证据	观察随访（1A 类）	ADT 治疗 [f]（2A 类）	
	有远处转移证据	全身治疗 [g]（1A 类）		
不适合局部治疗			ADT 治疗（1A 类） 观察随访（1A 类）	

【注释】

a 对于低危患者，直到出现有明显的转移性疾病之前，都可以进行观察。而预期寿命不足 10 年或不愿接受挽救治疗的患者也可以进行观察。

b 相比其他治疗手段，挽救性前列腺切除是其中历史最悠久、最有可能达到局部控制的手段。然而，施行挽救性前列腺切除时必须要考虑到其并发症发生率较高，如尿失禁发生率为 21%~90%，几乎所有患者都出现了勃起功能障碍[15]，因此对患者的选择应慎重。该治疗适用于合并症少、预期寿命 >10 年、复发后 PSA<10ng/ml、活检病理 ISUP 分级 ≤ 2/3、无淋巴结或远处转移、最初临床分期 T1 或 T2 期的患者，并且应在有经验的中心开展。

c 前列腺冷冻治疗适用于合并症少、预期寿命 >10 年、复发后 PSA<10ng/ml、活检病理 ISUP 分级 ≤ 2/3、无淋巴结或远处转移、最初临床分期 T1 或 T2 期、PSA-DT>16 个月的患者。国内研究表明，根治性放疗后复发的患者采取冷冻治疗，第 1、3、5 年的无生化复发生存率分别为 95.3%、72.4% 和 46.5%，直肠尿道瘘、尿潴留和尿失禁的发生率分别为 3.3%、6.6% 和 5.5%[16]。

d 尽管放疗后局部复发后不宜再行外照射放疗，对于某些符合条件的患者（局限性前列腺癌，组织学证实局部复发的），高剂量率（HDR）或低剂量率（LDR）近距离放疗仍不失为一种有效的治疗手段，其毒性反应也在可接受范围内。然而目前已发表的研究相对较少，因而这种治疗也只应在有经验的中心进行[17]。

e 目前高能聚焦超声治疗的大部分研究数据都来自单中心，且中位随访时间尚短，结局评价也不够标准化。重要并发症的发生率与其他挽救性治疗大致相同[18]。

f 对于 PSA-DT>12 个月的生化复发 / 局部复发患者，不推荐 ADT 治疗。

g 详见转移性前列腺癌的诊疗章节。

7 转移性激素敏感性前列腺癌的诊疗

7.1 转移性激素敏感性前列腺癌的检查及评估

	基本原则
一般状况评估	既往史 家族史 [a] PSA 检查 [b] 血液学评估 评估主要脏器功能（脑、肺、肝、肾、心脏）[c] 直肠指检
确诊检查	前列腺穿刺病理活检 转移灶病理活检 [d]

续表

	基本原则
其他辅助检查	骨扫描 e
	MRI、CT f
	腹部超声
	PET/CT g

【注释】

a 有明确肿瘤家族史或存在已知的家族遗传性 DNA 修复基因异常，特别是存在 *BRCA2* 突变或 Lynch 综合征（家族史是指在同系家属中具有多名包括胆管癌、乳腺癌、胰腺癌、前列腺癌、卵巢癌、结直肠癌、子宫内膜癌、胃癌、肾癌、黑色素瘤、小肠癌以及尿路上皮癌患者，特别是确诊年龄 ≤ 50 岁的患者）。

b PSA 每 3 个月复查一次以及时确认疾病状态，调整治疗方案。根据 SWOG9346 研究，内分泌治疗 7 个月后的 PSA 水平可以将患者区分为 3 个不同预后组：①PSA<0.2ng/ml，中位生存时间为 75 个月；②PSA>0.2ng/ml 且 <4ng/ml，中位生存时间为 44 个月；③PSA>4ng/ml，中位生存时间为 13 个月[1]。

c 预期进行化疗或者醋酸阿比特龙治疗、高龄或既往有高血压、冠心病等心脑血管疾病史的患者，均应在接受全身治疗前进行脑功能、心功能、肺功能、肝肾功能等重要脏器的功能评估。

d 前列腺癌的病理诊断以前列腺腺泡腺癌最常见，其他类型的前列腺肿瘤还包括导管内癌、导管腺癌、肉瘤、鳞癌、小细胞癌、尿路上皮癌、基底细胞癌等。研究表明，前列腺导管内癌与患者不良预后相关[2]。在发生去势抵抗前列腺癌（CRPC）后，若怀疑患者存在神经内分泌分化，还可对复发转移灶或者原发灶进行二次活检以帮助确诊。

e 骨扫描有利于评估骨转移程度和全身治疗的疗效。注意：若患者在全身治疗后的骨扫描中发现新发病灶，但 PSA 下降或者软组织病灶缓解，建议在 8~12 周后复查骨扫描，以排除闪烁现象或者成骨愈合反应。骨扫描的"闪烁"现象比较常见，特别是初次使用 LHRH 激动剂或者更换新型内分泌药物（如恩扎卢胺或者醋酸阿比特龙）。

f CT/MRI 可提供解剖学的高分辨率影像结果，对于评估内脏转移、软组织转移、转移灶生物学活性有一定优势。

g 相较于胆碱 PET/CT，^{18}F- 氟化钠 PET/CT 对于淋巴结及内脏转移的诊断能力不足[3]。当 PSA 处于低值时，PSMA PET/CT 对于前列腺癌复发的辨识度高，可用于疗效评估[4]。

7.2 转移性激素敏感性前列腺癌的治疗选择

定义：发现转移时尚未行内分泌治疗的晚期前列腺癌。

转移性激素敏感性前列腺癌的分层 a

高瘤负荷转移性激素敏感性前列腺癌
低瘤负荷转移性激素敏感性前列腺癌

【注释】

a 根据 CHAARTED 研究将转移性激素敏感性前列腺癌分为高瘤负荷和低瘤负荷。高瘤负荷的定义：出现 ≥ 4 个骨转移灶（其中 ≥ 1 个骨转移位于盆腔或脊柱以外）或出现内脏转移，不含以上因素则定义为低瘤负荷[5]。

低瘤负荷转移性激素敏感性前列腺癌的治疗选择

Ⅰ级推荐	Ⅱ级推荐	Ⅲ级推荐
ADT 为基础的联合治疗 a	ADT+ 多西他赛 ± 泼尼松 g（1B 类）	间歇性 ADT（2B 类）
ADT+ 醋酸阿比特龙 + 泼尼松 b（1A 类）	原发灶手术切除或者近距离放疗 h（2A 类）	ADT+ 冷冻治疗 i（3 类）
ADT+EBRT c（1A 类）		ADT+ 氟他胺 f（2A 类）
ADT+ 恩扎卢胺 d（1A 类）		
ADT+ 阿帕他胺 e（1A 类）		
ADT+ 比卡鲁胺 f（2A 类）		

前列腺癌

高瘤负荷转移性激素敏感性前列腺癌的治疗选择

Ⅰ级推荐	Ⅱ级推荐	Ⅲ级推荐
ADT+ 醋酸阿比特龙 + 泼尼松 b（1A 类）	ADT+ 比卡鲁胺 f（2A 类）	ADT+ 氟他胺 f（2A 类）
ADT+ 多西他赛 ± 泼尼松 g（1A 类）	原发灶手术切除或者近距离放疗 h（2A 类）	
ADT+ 恩扎卢胺 d（1A 类）		
ADT+ 阿帕他胺 e（1A 类）		

【注释】

a 对于首诊为转移性前列腺癌患者，若无联合治疗的禁忌证、有足够的预期寿命从联合治疗中获益，且愿意接受不良反应增加的风险，请勿为其进行单独的 ADT 治疗，应在 ADT 的基础上联合其他治疗。ADT 治疗包括药物去势和手术去势，药物去势包括 LHRH 激动剂和拮抗剂。如果患者存在承重骨转移，应在第一次应用 LHRH 激动剂前使用一代抗雄激素药物 ≥ 7d，或与 LHRH 激动剂同时使用，以避免或者降低睾酮"闪烁"效应[6]。常用 LHRH 激动剂包括戈舍瑞林、亮丙瑞林、曲普瑞林。

b LATITUDE 和 STAMPEDE 研究提示：ADT+ 醋酸阿比特龙联合泼尼松治疗可有效延长 mHSPC 的总生存时间。LATITUDE 研究中采用的是"高 / 低危因素"的分层方法，高危患者指的是包含至少 2 项以下高危因素：≥ 3 个骨转移灶；存在内脏转移或 ISUP ≥ 4 级。在 LATITUDE 研究中，与对照组相比，醋酸阿比特龙组 3 年总生存率提高 38%，死亡风险降低 34%，中位总生存时间延长 16.8 个月（53.3 个月 vs. 36.5 个月）[7]。在 STAMPEDE 研究中，与对照组相比，醋酸阿比特龙组 3 年总生存率提高 37%。进一步对 M1 期和 M0 期病人进行了亚组分析，发现 M1 期患者有生存获益，而 M0 期患者生存获益不显著[8]。STAMPEDE 研究（arm G）随访 6.1 年的结果显示，相较于单纯 ADT 组，ADT+ 醋酸阿比特龙组患者的 5 年总生存率由 41% 提高至 60%，且在低危和高危 M1 期患者中均可取得生存获益，且 ADT 联合阿比特龙可显著改善 mHSPC 患者的中位无转移生存（6.2 年 vs. 3.6 年）及总生存（6.6 年 vs. 3.8 年）[9]。

c 低瘤负荷的转移性前列腺癌，推荐在 ADT 治疗基础上，新增局部放疗[10]。对于高瘤负荷的患者不推荐此方案。

d ARCHES 和 ENZAMET 研究提示：新型抗雄药物恩扎卢胺联合 ADT 治疗 mHSPC 可有效延长总生存时间。在 ARCHES 研究中，与对照组相比，恩扎卢胺联合 ADT 治疗可明显改善 mHSPC 患者的 rPFS（未达到 vs 19.0 个月）[11]。在 ENZAMET 研究中恩扎卢胺组和对照组的 3 年总生存率分别是 80% 和 72%（HR 0.67，$P=0.002$）[12]。

e TITAN 研究显示：阿帕他胺联合 ADT 可有效延长 mHSPC 患者的总生存时间，2 年总生存率为 82.4%，而对照组为 73.5%（HR 0.67，$P=0.005$）[13]。

f 一代抗雄激素药物包括比卡鲁胺和氟他胺。纳入 1 286 例患者的大型随机对照临床研究发现：接受单纯手术去势的患者与接受手术去势联合氟他胺治疗的患者相比无明显生存差异。然而，后续的一些回顾性分析及小型随机对照临床研究提示：在手术去势基础上联合一代抗雄激素药物仍可带来较小的生存获益（获益率 <5%）[14]。在一项针对进展期前列腺癌的随机、对照、双盲临床试验中，与氟他胺相比，比卡鲁胺有更长的开始治疗至治疗失败时间，因此有更高推荐级别[15]。注意事项：不推荐 M1 患者行单独抗雄激素治疗。

g CHAARTED 和 STAMPEDE 研究均提示多西他赛联合 ADT 可有效延长 mHSPC 的总生存时间。在 CHAARTED 研究中，多西他赛联合 ADT 组（未联用泼尼松）和单用 ADT 组的总生存时间分别是 57.6 个月和 47.2 个月（HR 0.72，$P=0.001\ 8$）。其中，在高瘤负荷亚组中多西他赛联合 ADT 组和单用 ADT 组的总生存时间分别是 51.2 个月和 34.4 个月（HR 0.63，$P<0.001$），在低瘤负荷亚组中多西他赛联合 ADT 组的总生存时间是 63.5 个月，而单用 ADT 组未达到[5]。在 STAMPEDE 研究中，M1 期患者联用多西他赛（联用泼尼松）有 15 个月的总生存获益，而 M0 期患者联用多西他赛化疗无总生存获益[16]。推荐高瘤负荷的 mHSPC 可考虑此方案。

h 部分队列研究及回顾性研究提示初诊转移性前列腺癌患者可能从原发灶手术或者近距离放疗中获益，同时国内研究也证实寡转移前列腺癌根治性手术的有效性与安全性[17,18]，但是目前对目标患者尚缺乏很好的分层。因此仍建议以临床试验的形式开展此类治疗。

i 来自国内的一项研究表明，对于新诊断的转移性前列腺癌患者，采用冷冻治疗联合 ADT 治疗相较于单独 ADT 治疗，PSA 最低值可达到 0.025ng/ml，单独 ADT 治疗组则为 0.230ng/ml，（$P=0.001$），联合组的中位无失败生存期（FFS）

前列腺癌

更长（39 个月 vs. 21 个月，P=0.005）和中位至去势抵抗生存期更长（39 个月 vs. 21 个月，P=0.007）。两组患者的肿瘤特异性生存率和总生存率无差异。冷冻治疗联合 ADT 组的耐受性良好[19]。

8　去势抵抗性前列腺癌的诊疗

8.1　非转移性去势抵抗性前列腺癌的诊疗

非转移性去势抵抗性前列腺癌的诊断 a,b

诊断
睾酮去势水平：血清睾酮水平 <50ng/dl 或 1.7nmol/L
PSA 进展：PSA 值 >2ng/ml，间隔 1 周，连续 3 次较基础升高 >50%
传统影像学检查：骨扫描（−）；CT 或 MRI 扫描（−）

【注释】

a　满足以下条件即可被诊断为非转移性去势抵抗性前列腺癌（nmCRPC）。①血清睾酮维持在去势水平以下：血清睾酮水平 <50ng/dl 或 1.7nmol/L；②PSA 进展：PSA 值 >2ng/ml，间隔 1 周，连续 3 次较基础升高 >50%；③传统影像学检查包括 CT、MRI 及骨扫描未发现远处转移。

b　运用新型影像学检查包括 ^{68}Ga-PSMA 和 ^{18}F-FDG PET/CT，有助于在出现早期 PSA 进展的 nmCRPC 患者中更早地发现淋巴结转移或远处转移病灶[1]。

非转移性去势抵抗性前列腺癌的治疗

分层	Ⅰ级推荐	Ⅱ级推荐	Ⅲ级推荐
PSADT ≤ 10 个月 a	阿帕他胺 b（1A 类）	其他二线内分泌治疗（2A 类）e	—
	达罗他胺 c（1A 类） 恩扎卢胺 d（1A 类）	观察随访（2A 类）	
PSADT>10 个月	观察（1B 类）	其他二线内分泌治疗（2A 类）	—

【注释】

a　PSADT（PSA 倍增时间）是指 PSA 水平倍增所需的时间。已经证实 PSADT 是 nmCRPC 预后独立预测因子，权威指南将"PSADT ≤ 10 个月"定义为高危转移风险。高危转移风险 nmCRPC 患者较其他 nmCRPC 患者，转移发生更快，死亡风险更高[2]。

b　SPARTAN 研究显示，对于具有高危转移风险的 nmCRPC 患者，接受 ADT+ 阿帕他胺治疗较安慰剂组可显著延长无转移生存期（40.5 个月 vs. 16.2 个月）[3]。SPARTAN 研究终期分析证实其在 nmCRPC 具有显著的总生存时间获益（73.9 个月 vs. 59.0 个月 ）[4]。

c　ARAMIS 研究显示，达罗他胺 +ADT 治疗显著延长 nmCRPC 患者的无转移生存期（40.4 个月 vs. 18.4 个月）。达罗他胺组总生存期显著优于安慰剂组（3 年 OS 率，83% vs. 77%），降低患者死亡风险 31%（HR=0.69）[5]。达罗他胺组总生存期显著优于安慰剂组，降低患者死亡风险 31%（中位总生存期尚未达到，HR = 0.69）。此外，达罗他胺也可显著改善 nmCRPC 患者的 PFS（36.8 个月 vs. 14.8 个月）和 PSA 进展时间（33.2 个月 vs. 7.3 个月）[6]。

d　PROSPER 研究显示，恩扎卢胺 +ADT 治疗较安慰剂组显著延长了无转移生存期（36.6 个月 vs. 14.7 个月），及总生存期（67.0 个月 vs. 56.3 个月）。恩扎卢胺 +ADT 将转移或死亡风险显著降低了 71%。此外，包括疼痛进展时间、首次抗肿瘤治疗时间、PSA 发展时间以及生活质量评估等都显示出了恩扎卢胺对 nmCRPC 患者的治疗优势[7]。

e　其他二线内分泌治疗是指一代抗雄药物（比卡鲁胺、氟他胺）、糖皮质激素等。

8.2 转移性去势抵抗性前列腺癌的诊疗

8.2.1 转移性去势抵抗性前列腺癌的诊断

诊断	
睾酮去势水平：血清睾酮水平 <50ng/dl 或 1.7nmol/L	
血清 PSA 进展 a	满足其中之一
影像学进展 b	

【注释】

    a PSA>2ng/ml 且 PSA 相隔 1 周连续 3 次上升，2 次大于最低值 50%。

    b 出现明确的新发病灶；骨扫描提示 ≥ 2 处新发骨病灶；CT 或 MR 提示软组织病灶进展（RECISIT 1.1）。

转移性去势抵抗性前列腺癌的治疗

治疗原则
多学科团队共同诊治转移性去势抵抗性前列腺癌 a
需要根据患者体力状态、症状、疾病严重程度、病理特征和患者意愿选择药物治疗方案，同时要考虑既往药物对激素敏感性转移性前列腺癌的治疗效果 b
持续维持去势治疗 c
在系统性治疗的基础上考虑支持治疗 d
定期进行疾病监测及疗效评估 e
基因检测 f

【注释】

    a 多学科团队成员需要包括泌尿外科、肿瘤内科、放射治疗科、影像诊断科、核医学科、病理科医师。

    b 研究表明，前列腺导管内癌是 mCRPC 患者不良预后的预测因素[8,9]。通过对 131 例中国 mCRPC 患者回顾性研究发现，47.3% 的 mCRPC 患者存在前列腺导管内癌（IDC-P），IDC-P 患者一线选择使用阿比特龙优于多西他赛[10]。

    c 诊断为去势抵抗前列腺癌（mCRPC）后，仍需要监测睾酮水平，病情平稳时可每个月监测 1 次或与 PSA 检测同步进行[11]。

    d 转移性去势抵抗前列腺癌常发生于高龄男性且患者身体虚弱，支持治疗包括疼痛管理、营养支持、心理安慰以及预防骨相关事件。

    e 基线检查应包括病史、体格检查和辅助检查（PSA、睾酮、血常规、肝肾功能、碱性磷酸酶、骨扫描、胸部与腹部及盆腔 CT 等）。即使患者没有临床症状，也需要每 2~3 个月行血液检查，至少每 6 个月行骨扫描和 CT 检查。疗效评估需要结合 PSA、影像学检查结果和临床症状，出现至少 2 项进展才考虑停止当前治疗。

    f 基因检测必须包含肿瘤细胞 dMMR MSI-H，胚系或者体系同源重组基因（*BRCA1*、*BRCA2*、*ATM*、*PALB2*、*FANCA* 等）突变的检测。

8.2.2 转移性去势抵抗性前列腺癌的治疗

分级治疗阶段	Ⅰ级推荐	Ⅱ级推荐	Ⅲ级推荐
既往未经新型内分泌治疗和化疗	阿比特龙 / 泼尼松 a（1A 类） 恩扎卢胺 b（1A 类） 多西他赛 c（1A 类） 镭 -223 d（有症状的骨转移患者）	Sipuleucel-T e（1B 类）	其他二线内分泌治疗（3 类）
既往新型内分泌治疗失败且未经化疗	多西他赛（1A 类） 奥拉帕利 f（1A 类） 镭 -223（有症状的骨转移患者）（1A 类）	恩扎卢胺 / 阿比特龙 / 泼尼松（2A 类） Sipuleucel-T 卡巴他赛 g（1A 类）	阿比特龙 / 地塞米松（3 类）h

续表

分级治疗阶段	Ⅰ级推荐	Ⅱ级推荐	Ⅲ级推荐
既往多西他赛化疗失败且未经新型内分泌治疗	阿比特龙/泼尼松（1A 类） 恩扎卢胺（1A 类） 奥拉帕利（1B 类） 镭-223（有症状的骨转移患者）（1A 类）	卡巴他赛（1A 类）	
既往新型内分泌治疗和多西他赛化疗失败	奥拉帕利（1A 类） 卡巴他赛（1A 类）	镭-223（有症状的骨转移患者）（1A 类） 多西他赛（2A 类）i	临床研究 j 帕博利珠单抗 （3 类）k

【注释】

a 醋酸阿比特龙：COU-AA-302 Ⅲ期临床试验结果一线使用醋酸阿比特龙对比安慰剂。总生存期（34.7 个月 vs. 30.3 个月，HR=0.81，P=0.003 3，中位随访时间 49.2 个月）和影像学无进展期（16.5 个月 vs. 8.2 个月，HR=0.52，P<0.000 1，中位随访时间 27.1 个月）均显著延长[12,13]。3002 研究证实既往未接受过化疗的亚洲 mCRPC 患者使用醋酸阿比特龙治疗，相比安慰剂组，虽然中位随访时间仅 3.9 个月，醋酸阿比特龙组降低 PSA 进展风险 58%、PSA 应答率更高（50% vs. 21%）。3002 研究结果与 302 研究一致，支持在该患者人群中使用醋酸阿比特龙方案[14]。

b 恩扎卢胺的Ⅲ期临床试验（PREVAIL）提示，相比安慰剂组，恩扎卢胺显著改善患者的总生存期（35.3 个月 vs. 31.3 个月，HR=0.77，P=0.000 2），显著延长患者影像学无进展生存期（20.0 个月 vs. 5.4 个月，HR=0.32，P<0.000 1）。Asian PREVAIL 研究（亚洲国家的未经化疗 mCRPC 患者，含中国亚组人群）证实，相比安慰剂组，恩扎卢胺治疗使 PSA 进展的风险降低 62%（HR=0.38，P<0.000 1），且在所有方案规定的患者亚组中，均观察到恩扎卢胺治疗获益[15]。

c TAX327 研究证实了多西他赛联合泼尼松对比米托蒽醌联合泼尼松治疗能够显著提高中位生存期 2~2.9 个月。与米托蒽醌+泼尼松治疗相比，多西他赛+泼尼松显著改善了中位总生存时间（17.5 个月 vs. 15.6 个月）、中位无疾病进展时间（6.3 个月 vs. 3.2 个月）和 PSA 缓解率（45% vs. 32%，P=0.01）。在中国进行的一项多中心、单臂、前瞻性、观察性研究纳入了 403 例 mCRPC 患者接受多西他赛+泼尼松治疗。在总患者人群中，接受多西他赛治疗中位总生存时间为 22.4 个月（95% CI 20.4~25.8），PSA 反应率为 70.9%[16-18]。

d 镭 223 是目前唯一可改善伴多发骨转移的 mCRPC 患者生存获益的核素治疗方案。ALSYMPCA 临床研究结果提示：治疗组相较于安慰剂组可显著改善 mCRPC 骨转移患者的总生存时间（14.9 个月 vs 11.3 个月），并能显著推迟症状性骨骼事件的发生时间（15.6 个月 vs. 9.8 个月）。镭-223 的耐受性良好，不会增加后续化疗的血液学毒性[19-21]。

e Sipuleucel-T 主要应用于无症状或轻微症状的去势抵抗转移性前列腺癌患者，常见不良反应有头痛、发热、寒战等流感样症状。

f 一项评估奥拉帕利对比恩扎鲁胺或醋酸阿比特龙在既往使用新型激素类药物治疗失败且携带同源重组修复基因突变（HRRm）的 mCRPC 患者中疗效和安全性的随机、开放标签、Ⅲ期研究（PROfound 研究）显示，在携带 BRCA1/2 和 ATM 基因突变（队列 A）的患者中，奥拉帕利显著降低患者影像学进展和死亡风险 66%，中位影像学无进展生存期（rPFS）为 7.4 个月，优于恩扎卢胺或醋酸阿比特龙组的 3.6 个月；携带 HRR 相关基因突变（队列 A+B）的总人群中，奥拉帕利显著降低患者影像学进展和死亡风险 51%，中位 rPFS 为 5.82 个月，优于恩扎卢胺或醋酸阿比特龙组的 3.52 个月。同时，奥拉帕利显著延长携带 BRCA1/2 和 ATM 基因突变（队列 A）患者总生存，19.1 个月对比新型内分泌治疗药物 14.7 个月[22]。

g 卡巴他赛对多西他赛耐药的肿瘤具有抗肿瘤活性。TROPIC 研究显示卡巴他赛（25mg/m²）+泼尼松组的总生存期较米托蒽醌+泼尼松组显著改善（中位 OS：15.1 个月 vs. 12.7 个月，P<0.000 1）。PROSELICA 研究证实在多西他赛治疗后接受卡巴他赛化疗的患者中，卡巴他赛剂量 20mg/m² 不劣于 25mg/m²，且耐受性更好。因此卡巴他赛推荐多西他赛失败后的二线用药，需要联合激素治疗。卡巴他赛最显著的不良反应为血液学毒性，推荐有经验的肿瘤内科医生管理[24,25]。

h 国内的一项研究回顾性分析了 46 例 mCRPC 患者接受阿比特龙/泼尼松（AA+P）进展后，改为阿比特龙/地塞米松（AA+D）进行治疗的资料，研究发现，患者的中位 PFS 为 3.7 个月（1.6~24.1 个月），12 例患者（26.1%）接受 AA+D 治疗后 PSA 下降 ≥ 50% 且中位 PFS 为 8.5 个月。所有患者治疗耐受性良好，无 3 级和 4 级不良反应[26]。

i 多西他赛再挑战：对于高度选择的患者，去势敏感阶段使用多西他赛反应良好且未出现确切进展时推荐使用多西他赛再挑战。

前列腺癌

j 包括 PARP 抑制剂如奥拉帕利、氟唑帕利等[27]、PSMA 核素治疗、Akt 抑制剂等临床研究。

k 帕博利珠单抗：一项针对 149 例癌症患者的治疗，涉及 5 项临床试验的治疗方案纳入了 MSI-H 或 MMR 缺陷（dMMR）的实体瘤患者，其中 2 名患者为 mCRPC 患者，其中一例达到了部分缓解，另一例疾病稳定超过 9 个月[28]。

预防及治疗骨相关事件 a
药物治疗
骨改良药物：地舒单抗（Ⅰ级推荐）b 双膦酸盐（如唑来膦酸等）（Ⅰ级推荐）c 止痛药物 d
补充钙，维生素 D
放射治疗 e
手术治疗 f

【注释】

a 骨相关事件(skeletal related events, SREs)：骨转移引起的骨骼相关并发症称为骨相关事件。SREs 主要包括病理性骨折（尤其是椎体压缩或变形）、脊髓压迫、骨放疗后症状、骨转移病灶进展及高钙血症[29]。

b 地舒单抗是一种针对核因子受体激活剂 κB 配体的全人源单克隆抗体。三期临床试验对比地舒单抗和唑来膦酸治疗转移性去势抵抗前列腺癌的有效性和安全性。相较于唑来膦酸，地舒单抗显著延缓或预防骨相关事件的发生，首次骨相关事件发生时间延迟 3.6 个月（$P=0.008$），平均骨相关事件数减少 18%（$P=0.008$）[30]。在使用双膦酸盐和地舒单抗时，需要监测血钙，及时补充钙和维生素。

c 双膦酸盐：唑来膦酸可以显著减少骨相关事件发生，特别是病理性骨折。建议从骨转移开始，即使患者无症状，可使用唑来膦酸，1 个月或者 3 个月注射一次。唑来膦酸可长期使用，需要注意下颌骨坏死[31]。治疗前应进行口腔科检查，外伤、口腔科手术或牙齿感染史都会增加颌骨坏死的风险。不推荐使用在肾功能受损的患者（肌酐清除率 <30ml/min）。

d 镇痛药物的使用：研究发现，亚洲转移性前列腺癌，患者使用阿片类镇痛药物的比例低于北美患者，在中度至严重程度的疼痛中这一差异依然存在[32,33]。骨转移疼痛处理原则：根据患者病情、体力状况、疼痛的部位及其特点，采取恰当的综合治疗手段，达到消除疼痛，提高生活质量的目的。镇痛药物首选口服无创途径给药、依照阶梯给药、按时给药和个体化给药。常用止痛药物：①非甾体类抗炎药物和对乙酰氨基酚；②阿片类药物；③双膦酸盐；④辅助镇痛用药，主要包括抗惊厥药、抗抑郁药、皮质激素、N- 甲基 -D- 天冬氨酸受体（N-methyl-D-aspartate receptor, NMDAR）拮抗剂及局部麻醉药等。

e 骨转移常引起椎体塌陷，病理骨折和脊髓压迫。外放射治疗也可以显著减轻骨痛改善症状。

f 一旦怀疑脊髓压迫，必须尽快给予大剂量的激素治疗，并完善检查尽早手术介入。

9 随访 a

目的	Ⅰ级推荐		Ⅱ级推荐		Ⅲ级推荐	
	随访内容	频次	随访内容	频次	随访内容	频次
治愈性治疗后的随访	病史询问 + 体格检查 血清 PSA b DRE c	在治疗后前 2 年之内应该至少每 3 个月进行 1 次，2 年后至少每半年随访 1 次，5 年后至少每年随访 1 次	骨扫描 腹部盆腔 CT 或 MRI PET/CT d	至少每年 1 次	CTC 检测 e	定期
内分泌治疗后的随访	血清 PSA 肌酐、血红蛋白、肝功能 f 血清睾酮水平 g 骨扫描 代谢并发症监测 h 骨密度检测 i	至少 3~6 个月 j	腹部、盆腔 CT 或 MRI PET/CT	至少每年 1 次	CTC 检测 k	定期

前列腺癌

【注释】

a 随访的目的在于评估患者短期和长期的肿瘤结局,提高治疗依从性,以及开始进一步的治疗。除此之外,随访的目的还在于监测治疗不良反应和并发症,关注患者功能结局及进行心理支持。

b 监测血清 PSA 水平的变化是前列腺癌随访的基本内容。PSA 复发往往早于临床复发[1]。根治性手术后,6 周内应检测不到 PSA 水平[2]。

c DRE 被用于判断是否存在前列腺癌局部复发,在治愈性治疗后如果前列腺区有新出现的结节时,应该怀疑局部复发。

d 该检查的目的是发现前列腺癌的转移灶,对于没有症状和生化复发证据的患者,不推荐作为常规的随访手段。

e CTC 作为一种快速、简便、非侵入性的检测方法,可以早于影像学发现肿瘤微转移或体内存在残留病灶,早期预测复发转移高风险的前列腺癌患者[3]。定期随访监测 CTC,可实时反映患者体内的肿瘤负荷水平,帮助医师监控病程。

f 在进展肿瘤中监测肌酐有助于及时发现是否出现上尿路梗阻。血红蛋白、肝功能监测也可以显示疾病进展和内分泌治疗的毒性。

g 推荐睾酮水平 20ng/dl 可以作为判断前列腺癌治疗预后及生存获益的观察点[4,5]。长效 HRH 激动剂也能维持较好的睾酮去势水平,如亮丙瑞林。

h 雄激素剥夺治疗可使代谢相关疾病的发生率升高,这成为前列腺癌最主要的致死原因,甚至超过了前列腺癌特异性死亡率[6]。

i 长期内分泌抗肿瘤治疗会引起骨丢失(CTIBL),推荐每 6 个月进行骨密度检测。对接受 ADT 治疗 6 个月以上的前列腺癌患者,若骨密度 T 值 <-2,推荐应用骨保护剂如唑来膦酸,3~6 个月注射一次。骨保护剂的长期使用需要注意下颌骨坏死风险[8-10]。

j 推荐在内分泌治疗开始后每第 3 个月和第 6 个月进行初步随访评估。对于 M0 期患者中治疗反应良好者,如症状改善,心理状况良好,治疗依从性好,PSA <4ng/ml 时,可每 6 个月随访 1 次。对于 M1 期患者中治疗反应良好者,如症状改善,心理状况良好,治疗依从性好,PSA <4ng/ml 时,可每 3~6 个月随访 1 次。对于 M1 患者,即使没有 PSA 进展,也推荐进行常规影像学检查。

k 大样本研究证实,mCRPC 患者治疗期间,对 CTC 数目进行动态监测(治疗前、治疗 13 周后),可以实时评估治疗效果及预测预后。治疗 13 周后 CTC 降为 0 可作为疗效评价的指标,能够有效地预测患者的总生存[7]。

10 附录

10.1 第 8 版 AJCC 前列腺癌 TNM 分期系统

TNM 分期	临床		病理
原发肿瘤（T）			
TX	原发肿瘤不能评估		
T1	不能被扪及和影像发现的临床隐匿肿瘤		
T1a	≤ 5% 的 TURP 切除组织内偶然发现肿瘤		
T1b	>5% 的 TURP 切除组织内偶然发现肿瘤		
T1c	因 PSA 升高而进行的针穿活检发现肿瘤		
T2	肿瘤局限于前列腺内	pT2	局限于前列腺
T2a	肿瘤累及 ≤ 1/2 单叶	pT2a	肿瘤限于单叶的 1/2
T2b	肿瘤累及 >1/2 单叶,但仅限于该单叶	pT2b	肿瘤超过单叶的 1/2,但限于该单叶
T2c	肿瘤累及双叶	pT2c	肿瘤侵犯两叶
T3	肿瘤突破前列腺	pT3	突破前列腺
T3a	肿瘤侵犯包膜外(单侧或双侧)	pT3a	突破前列腺包膜
T3b	肿瘤侵犯精囊	pT3b	侵犯精囊

前列腺癌

续表

TNM 分期	临床		病理
T4	肿瘤固定或侵犯精囊以外的邻近组织,如膀胱颈、尿道、外括约肌、直肠、肛提肌或盆壁	pT4	侵犯膀胱和直肠
区域淋巴结（N）			
NX	区域淋巴结不能评估	pNx	区域淋巴结不能评估
N0	无区域淋巴结转移	pN0	无区域淋巴结转移
N1	区域淋巴结转移	pN1	区域淋巴结转移
远处转移（M）			
MX	远处转移无法评估		
M0	无远处转移		
M1	远处转移		
M1a	有区域淋巴结以外的淋巴结转移		
M1b	骨转移		
M1c	其他器官及组织转移		

10.2 前列腺癌病理组织学分类

Gleason 评分系统

Gleason 分级	病理形态
1	由密集排列但相互分离的腺体构成境界清楚的肿瘤结节
2	肿瘤结节有向周围正常组织的微浸润,且腺体排列疏松,异型性大于 1 级
3	肿瘤性腺体大小不等,形态不规则,明显地浸润性生长,但每个腺体均独立不融合,有清楚的管腔
4	肿瘤性腺体相互融合,形成筛孔状,或细胞环形排列中间无腺腔形成
5	呈低分化癌表现,不形成明显的腺管,排列成实性细胞巢或单排及双排的细胞条索

前列腺癌分级分组（Grading Groups）系统

分级分组系统	
分级分组 1	Gleason 评分 ≤ 6,仅由单个分离的、形态完好的腺体组成
分级分组 2	Gleason 评分 3+4=7,主要由形态完好的腺体组成,伴有较少的形态发育不良腺体 / 融合腺体 / 筛状腺体
分级分组 3	Gleason 评分 4+3=7,主要由发育不良的腺体 / 融合腺体 / 筛状腺体组成,伴少量形态完好的腺体
分级分组 4	Gleason 评分 4+4=8 ;3+5=8 ;5+3=8,仅由发育不良的腺体 / 融合腺体 / 筛状腺体组成;或者以形态完好的腺体为主,伴少量缺乏腺体分化的成分;或者以缺少腺体分化的成分为主,伴少量形态完好的腺体
分级分组 5	缺乏腺体形成结构(或伴坏死),伴或不伴腺体形态发育不良或融合腺体或筛状腺体[c]

10.3　转移性去势抵抗性前列腺癌患者的疗效评估

评估内容	作为控制 / 缓解 / 治愈的标准			作为延缓 / 防止进展的标准	推荐评估时机
PSA	对于 PSA 较基线有下降的患者:PSA 升高较最低值升高≥ 2ng/ml,且≥ 25%,并且在≥ 3 周后复查确认; 对于 PSA 较基线没有下降的患者:12 周时,PSA 较基线值升高≥ 2ng/ml,且≥ 25%			-	每 4 周 (推荐)
软组织或内脏转移灶	遵照 RECISIT 标准,目标淋巴结基线时,直径需 >2cm,淋巴结与软组织病灶分开评价,判定治愈时,需各个病灶分开评价			遵照 RECISIT 标准,首次进展后,应在≥ 6 周后复查确认,某些治疗时,病灶有先增大后缩小的迹象	CT/MRI: 前 24 周每 8 周 1 次,之后每 12 周 1 次
骨转移病灶	评价有无新病灶			≥ 2 个新病灶,初次随访时出现,应在≥ 6 周后复查骨扫描进行确认,进展日期应认定为初次随访的时间	CT/MRI: 前 24 周每 8 周 1 次,之后每 12 周 1 次
	无新病灶		有新病灶		
	初次随访	继续治疗	≥ 6 周后复查确认		
	复查	继续治疗	认定进展		
	后续随访	继续治疗	认定进展		
临床症状	疼痛,止痛药的用量,生活质量,每 3~4 周评价 1 次。进展应在≥ 3 周后重复评价以确认				

10.4　前列腺癌常用的内分泌治疗 / 化疗药物方案

药物名称	治疗方法
戈舍瑞林	3.6mg 规格:在腹前壁皮下注射,每 28d 给药 1 次,每次 1 支
	10.8mg 规格:在腹前壁皮下注射,每 12 周给药 1 次,每次 1 支
亮丙瑞林	3.75mg 规格:上臂、腹部、臀部多部位皮下注射,每 4 周给药 1 次,每次 1 支
	11.25mg 规格:上臂、腹部、臀部多部位皮下注射,每 12 周给药 1 次,每次 1 支
曲普瑞林	3.75mg 规格:肌内注射每 4 周 1 次,每次 1 支
地加瑞克	80mg 规格:皮下注射给药(仅腹部区域),240mg 为起始剂量,给药 28d 后给予每个月维持剂量 80mg
比卡鲁胺	50mg 规格:口服,一次 50mg,每日 1 次
氟他胺	250mg 规格:口服,一次 250mg,每日 3 次
醋酸阿比特龙	250mg 规格:口服,1 000mg,每日 1 次,与泼尼松 5mg 口服,每日 2 次联用
恩扎卢胺	40mg 规格:口服,160mg,每日 1 次
阿帕他胺	60mg 规格:口服,240mg,每日 1 次
多西他赛	$75mg/m^2$,静脉注射,每 3 周 1 次; 配合地塞米松 8mg/ 次(多西他赛化疗前 12h,3h,1h 各服用 1 次)或泼尼松 5mg/ 次,每日 2 次(多西他赛注射后 1d 开始)

前列腺癌

中国临床肿瘤学会（CSCO）
尿路上皮癌诊疗指南 2021

组 长

何志嵩 郭 军

副组长（以姓氏汉语拼音为序）

刘基巍 姚 欣 叶定伟 周爱萍 周芳坚

秘 书

张崔建 崔传亮

专家组成员（以姓氏汉语拼音为序）（*为执笔人）

毕 锋* 四川大学华西医院肿瘤内科

陈 誉* 福建省肿瘤医院肿瘤内科/生物免疫治疗中心

陈映霞 南京一民医院肿瘤内科

成 远* 中国人民解放军东部战区总医院肿瘤中心内科

崔传亮 北京大学肿瘤医院肾癌黑色素瘤内科

董海鹰* 浙江省人民医院肿瘤内科

董涵之* 江西省肿瘤医院肿瘤内科

杜 鹏 北京大学肿瘤医院泌尿外科

范晋海 西安交通大学第一附属医院泌尿外科

范欣荣 北京协和医院泌尿外科

高顺禹* 北京大学肿瘤医院影像科

郭 刚 中国人民解放军总医院第一医学中心泌尿外科

郭宏骞* 南京鼓楼医院泌尿外科

郭剑明 复旦大学附属中山医院泌尿外科

何立儒 中山大学肿瘤防治中心放疗科

何朝辉 中山大学附属第八医院泌尿外科

贺大林 西安交通大学第一附属医院泌尿外科

黄吉炜* 上海交通大学附属仁济医院泌尿外科

亢 渐 黑龙江省医院泌尿外科

李 荣 南方医院肿瘤内科

李 响 四川大学华西医院泌尿外科

李宏召 中国人民解放军总医院第一医学中心泌尿外科

李永恒* 北京大学肿瘤医院放疗科

李志斌 山西省肿瘤医院泌尿外科

李忠武* 北京大学肿瘤医院病理科

刘继彦 四川大学华西医院肿瘤内科

刘凌琪 武汉大学人民医院泌尿外科

刘巍峰 北京积水潭医院骨肿瘤科

刘希高* 山东大学齐鲁医院泌尿外科

刘跃平* 中国医学科学院肿瘤医院放疗科

穆大为 中国人民解放军空军特色医学中心泌尿外科

南克俊 西安交通大学第一附属医院肿瘤内科

牛海涛 青岛大学附属医院泌尿外科

牛远杰 天津医科大学第二医院泌尿外科

齐 隽 上海交通大学医学院附属新华医院泌尿外科

秦尚斌* 北京大学第一医院放疗科

曲华伟 山东省立医院泌尿外科

沈益君 复旦大学附属肿瘤医院泌尿外科

盛锡楠* 北京大学肿瘤医院肾癌黑色素瘤内科

史本康 山东大学齐鲁医院泌尿外科

史艳侠* 中山大学肿瘤防治中心肿瘤内科

寿建忠 中国医学科学院肿瘤医院泌尿外科

宋 岩* 中国医学科学院肿瘤医院肿瘤内科

瓦斯里江·瓦哈甫* 中国医学科学院肿瘤医院泌尿外科

汪 朔 浙江大学医学院附属第一医院泌尿外科

王丽萍 包头市肿瘤医院肿瘤内科

王少刚 华中科技大学同济医学院附属同济医院泌尿外科

王秀问 山东大学齐鲁医院化疗科

魏 强 四川大学华西医院泌尿外科

肖 楠 兰州大学第二医院泌尿外科

谢晓冬 中国人民解放军北部战区总医院肿瘤科

徐国良* 河南大学第一附属医院泌尿外科

杨 波* 中国人民解放军总医院第一医学中心肿瘤内科

杨 焱 吉林省肿瘤医院肿瘤内科

姚 鲲 中南大学湘雅三医院泌尿外科

姚旭东 上海市第十人民医院泌尿外科

叶雄俊 北京大学人民医院泌尿外科

虞 巍* 北京大学第一医院泌尿外科/北京大学泌尿外科研究所

曾 浩* 四川大学华西医院泌尿外科

张 进 上海交通大学附属仁济医院泌尿外科

张 盛* 复旦大学附属肿瘤医院肿瘤内科

张　争　北京大学第一医院泌尿外科／北京大学泌尿外科研究所

张爱莉　河北医科大学第四医院泌尿外科

张崔建　北京大学第一医院泌尿外科／北京大学泌尿外科研究所

张翠英　内蒙古自治区人民医院肿瘤内科

张红梅*　西京医院肿瘤内科

张雪培　郑州大学第一附属医院泌尿外科

张雪莹　吉林省肿瘤医院肿瘤内科

张寅斌　西安交通大学第二附属医院综合病房

张志凌　中山大学肿瘤防治中心泌尿外科

赵瑞宁　宁夏医科大学总医院泌尿外科

郑　闪*　中国医学科学院肿瘤医院病理科

朱一平　复旦大学附属肿瘤医院泌尿外科

1 尿路上皮癌诊疗总则

尿路上皮癌的 MDT 诊疗模式

内容	Ⅰ级推荐	Ⅱ级推荐	Ⅲ级推荐
MDT 学科构成	①泌尿外科 ②肿瘤内科 ③放射治疗科 ④医学影像科 ⑤病理科 ⑥核医学科	①骨肿瘤科 ②疼痛科 ③系统治疗不良反应管理的相关科室（包括心血管科、呼吸科、消化科、内分泌科、皮肤科、免疫科等）	①营养科 ②检验科 ③遗传学专家 ④其他外科（包括普通外科、介入科等）
MDT 成员要求	高年资主治医师及以上	副主任医师及以上	
MDT 讨论内容	①需要新辅助化疗的肌层浸润性尿路上皮癌患者 ②具有膀胱根治性切除指征，但采用保留膀胱策略的患者 ③因医学原因无法耐受手术的病灶可切除的患者	①需要术后辅助放化疗的患者 ②上尿路尿路上皮癌保留肾脏的治疗策略 ③需要放疗、多种系统性抗肿瘤治疗结合的转移性患者 ④转移性肿瘤局部出现严重症状的患者	①主管医师认为需要 MDT 的患者（例如诊治有困难或存在争议） ②推荐进入临床研究的患者
MDT 日常活动	固定学科、固定专家和固定时间（建议每 1～2 周 1 次），固定场所	根据具体情况设置	

【注释】

a 尿路上皮癌的诊治应重视多学科团队（multidisciplinary team，MDT）的作用，推荐有条件的单位将尿路上皮癌患者的诊疗尽量纳入 MDT 的管理。MDT 原则应该贯穿每一位患者的治疗全程。

b MDT 的实施过程中由多个学科的专家共同分析患者的临床表现、影像、病理和分子生物学资料，对患者的一般状况、疾病的诊断、分期/侵犯范围、发展趋势和预后做出全面的评估，并根据当前的国内外治疗规范/指南或循证医学证据，结合现有的治疗手段，为患者制订最适合的整体治疗策略。

c 随着系统治疗（尤其是免疫治疗）的发展，相关不良反应发生涵盖全身各个系统，而早期发现和及时处理是保证患者安全的重要手段，因此在临床工作中就非常需要综合各个相关科室，建立不良反应管理团队，以便更好地监测患者治疗过程中的不良反应，降低严重不良反应的发生率。

d MDT 应根据治疗过程中患者机体状况的变化、肿瘤的反应而适时调整治疗方案，以期最大限度地延长患者生存期、提高治愈率和改善生活质量。

2 尿路上皮癌的诊断原则

尿路上皮癌治疗前基本诊断手段主要包括内镜和影像学检查，用于尿路上皮癌的定性诊断、定位诊断和分期诊断。其他还包括病史采集、症状评估、体格检查、实验室检查、内镜（膀胱镜和输尿管镜）检查、转移灶活检。全程、无痛、间歇性肉眼血尿是尿路上皮癌的典型症状。内镜活检或穿刺活检组织病理学检查是尿路上皮癌确诊和治疗的依据。胸、腹、盆腔 CT 检查是治疗前分期的基本手段，MRI、骨扫描及 PET/CT 可作为 CT 疑诊肝转移、淋巴结转移、骨转移及全身转移时的备选手段。影像学报告应提供涉及 cTNM 分期的征象描述，并给出分期意见。尿路上皮癌术后系统组织病理学诊断（pTNM 分期）为明确尿路上皮癌的组织学类型、全面评估病情进展、判断患者预后、制订有针对性的个体化治疗方案提供必要的组织病理学依据。

2.1 影像诊断原则

2.1.1 膀胱癌诊断原则

目的	I 级推荐	II 级推荐	III 级推荐
诊断	膀胱镜检查 + 活检(1A 类)[a] 或诊断性电切	细胞学(2A 类)[b]	尿液荧光原位杂交(FISH)
影像分期 非肌层浸润性膀胱癌 NMIBC (Tis、Ta、T1)	腹、盆腔增强 CT+CTU(1A 类)[c] 胸部平片[e]	盆腔 MRI +MRU [d] 腹、盆腔 CT 平扫 + 逆行肾盂造影[f] 腹、盆腔超声检查[g]	静脉肾盂造影(IVP)
影像分期 肌层浸润性膀胱癌 MIBC(T2、T3、T4)	腹、盆腔增强 CT +CTU(1A 类) 腹、盆腔 MRI +MRU(2A 类)[h] 胸部 CT(1A 类) (必要时)头颅 CT/MRI(1A 类) (必要时)骨扫描(1A 类)	腹、盆腔 CT 平扫 + 逆行肾盂造影 腹、盆腔超声检查 PET/CT [i]	静脉肾盂造影(IVP)
获取组织技术	膀胱镜活检 诊断性电切术 手术标本的病理诊断(1A 类)	尿液细胞学 穿刺活检(2A 类 证据)[b,c] (对于膀胱癌原发灶而言不合适,对于上尿路诊断可疑的患者可以考虑)	
影像分期: 不能手术或者晚期患者	腹、盆腔增强 CT(1A 类) 腹、盆腔 MRI(2A 类)[h] 胸部 CT(1A 类) 头颅 CT/MRI(1A 类) 骨扫描(1A 类)	腹、盆腔 CT 平扫腹、盆腔超声检查 PET/CT[j]	

【注释】

a 对所有肉眼血尿患者,或者 35 岁以上镜下血尿患者,临床怀疑膀胱癌的均建议行膀胱镜检查,并活检进一步确诊[1]。

b 膀胱镜检查反复活检无法确定病理诊断时,尿液细胞学检测或转移灶病理学检测可作为定性诊断依据。

c 腹、盆腔增强 CT 扫描应该作为膀胱癌术前必须且首选推荐的检查项目。增强扫描动脉期和静脉期用于膀胱癌的检出、定位及分期诊断,同时可评估肾脏功能,腹腔及盆腔其他脏器有无病变,盆腔、腹膜后淋巴结有无肿大。保证膀胱充分充盈,多期增强 CT 扫描,常规图像结合薄层图像及多平面重建图像判定病变部位、范围及浸润深度,对 T4 期肿瘤周围组织结构侵犯情况的评估较为准确。但 CT 无法显示膀胱壁各层结构,在准确区分 T1、T2 和 T3a 方面的诊断价值有限。排泄期及 CTU 可以提供泌尿系统(肾脏、输尿管、膀胱)的成像,评估上尿路情况[2-4]。

d 对碘造影剂过敏者,可行盆腔 MR 增强扫描检查,评估膀胱及膀胱周围情况。磁共振尿路造影(MRU)是一种无需造影剂即可完成的影像学检查方法,适用于肾衰竭或对碘造影剂过敏的患者。

e 术前胸部常规影像学检查如果出现可疑病灶,应考虑行胸部 CT 检查。

f 对于肾功能不全或中度肾盂及输尿管积水无法行增强 MR 检查者,可行逆行肾盂输尿管造影 + 腹、盆腔 CT 平扫检查,评估上尿路情况。

g 超声检查临床广泛用于血尿患者的常规检查和膀胱癌分期评估,特别是对于碘造影剂过敏和肾功能不全的患者。二维超声有助于浅表性膀胱癌与肌浸润性膀胱癌的鉴别,三维超声和超声造影可提高膀胱癌分期的准确性[5,6]。但超声在膀胱癌分期中的作用尚未明确[7]。

h 多参数 MR 扫描用于膀胱癌术前分期和对盆腔淋巴结转移评估,膀胱扩张程度影响膀胱壁及病变的显示情况。MR 对 T2、T3 期肿瘤分期准确性优于 CT。弥散加权成像(diffusion-weighted imaging,DWI)和动态增强(dynamic contrast enhanced,DCE)成像等功能序列的采集,在区分浅表性与肌层浸润性肿瘤方面均表现较好[8-10]。磁共振成像对上尿路疾病的敏感性较低[11]。

i ^{18}F-FDG PET/CT 对膀胱肿瘤的诊断有一定局限性，多用于术前膀胱癌患者淋巴结转移或术后肿瘤残余的评估。早期成像（注射 FDG 后 10min）是膀胱癌的最佳诊断时相。^{18}F-FDG PET/CT 诊断转移的敏感性为 56%，特异性为 98%。PET/CT 比单独 CT 对膀胱癌分期更准确[12,13]。

j 头颅 CT/MRI 和骨扫描并非初诊患者常规检查，当患者存在骨痛、病理骨折或定位体征等相应临床症状时推荐进行检查；或用于晚期肿瘤转移范围和肿瘤负荷的评估。

2.1.2 上尿路尿路上皮癌诊断原则

目的	I 级推荐	II 级推荐	III 级推荐
诊断	腹盆腔增强 CT+CTU（2A 类）a 膀胱镜检查（2A 类）b	腹盆腔增强 MRI +MRU c 输尿管镜检查（2A 类）d 尿液细胞学（3 类）e 尿液荧光原位杂交（FISH）f 利尿肾动态显像 g	腹盆腔 CT 平扫 + 逆行肾盂输尿管造影 h 腹盆腔 MRI 平扫 i 静脉肾盂造影 IVP j 腹盆部超声检查 k 尿液肿瘤标志物 l
影像分期（$T_{1-4}N_{0-2}M_{0-1}$）	腹盆腔增强 CT +CTU（2A 类）a 胸部 CT（1A 类） （必要时）头颅 CT/MRI（1A 类）m （必要时）骨扫描（1A 类）m	腹盆腔增强 MRI +MRU c PET/CT n	腹盆部 CT 平扫 + 逆行肾盂输尿管造影 g 腹盆腔 MRI 平扫 h 静脉肾盂造影 IVP i
获取组织技术	膀胱镜活检 b	输尿管镜活检（2A 类）d 尿液细胞学 e	经皮肤穿刺活检 o

【注释】

a 泌尿系统 CT 成像可较为准确地判断肿瘤的位置、形态和大小、区域淋巴结情况以及与周围脏器的关系，为术前提供分期信息，是目前临床上首选的影像学检查方法[1]。在包含 1 233 例患者、13 项临床研究的荟萃分析显示，CT 尿路造影对 UTUC 的综合敏感性为 92%（置信区间：88~98），综合特异性为 95%[2]。虽然 CT 无法显示肾盂、输尿管壁各层结构，但可以较为准确区分 T3 期及以上病变，因此在准确区分 Ta，T2 方面诊断价值有限。另外 CTU 容易漏诊扁平状浸润型生长的肿瘤。

b 对于所有 UTUC 患者在实施手术前均须进行尿道膀胱镜检查，以排除膀胱肿瘤或前列腺尿道部肿瘤[3,4]。

c 增强磁共振尿路成像是对于碘造影剂过敏而无法行 CTU 的患者的替代手段。但对于小于 2cm 的肿瘤敏感性较低（检出率仅为 75%）且因各种因素易受到假阳性结果的影响，临床使用价值有限[5]。由于肾源性系统性纤维化的风险，在严重肾功能不全（内生肌酐清除率 <30mL/min）的患者中，应限制使用钆基造影剂。磁共振尿路造影（MRU）是一种无需造影剂即可完成的影像学检查方法，适用于肾衰竭患者。

d 输尿管镜检查可以明确肿瘤形态、大小并可进行组织活检，是术前明确诊断的重要手段。输尿管镜活检可以确定 90% 病例的肿瘤等级，假阴性率很低，且与样本量无关[6,7]。但基于肿瘤播散学说，一些研究结果证实术前行输尿管镜会增加患者术后膀胱内复发的风险[8,9]，因此对于 CTU 影像表现典型诊断明确者，可以直接行根治性肾输尿管切除术。而推荐对影像诊断不充分，或者拟选择保肾治疗而需要明确肿瘤危险分层的患者，输尿管镜检查及活检是必须的检查手段[7,10]。

e 尿细胞学是推荐每位患者都进行的诊断方法[11]。尽管尿细胞学检查简单无创，且特异性高（>90%），但其敏感性相对较低（35%~65%）且在尿路上皮损伤或尿路感染时假阳性率会增加[12]。

f 荧光原位杂交（FISH）对在 UTUC 中具有较高的诊断准确性，但是各中心报道的敏感性和特异性有较大差异[13]。推荐在有条件的单位开展。

g 肾动态显像，包括肾血流灌注显像和肾实质功能动态显像，其最大意义是可以分别估测双侧肾小球滤过率，因此对于拟行根治手术的患者预测术后肾功能有较大意义。

h 对于肾功能不全又无法行 MR 检查患者，仍可选择逆行输尿管肾盂造影进行诊断[1,14,15]。

i MRI 平扫并非上尿路尿路上皮癌首选检查手段，仅当患者肾功能不全无法行增强 CT/MRI 检查时使用。MRI 平扫

尿路上皮癌

　　可提供尿路水成像,了解梗阻部位及肿瘤的多发及单发,有助于手术方案的制订。MRI 平扫可提供优于 CT 平扫的组织辨识度,有利于判断肿瘤与周围组织器官的关系。

j 传统的 KUB/IVP 在 UTUC 诊断方面的价值有限,诊断准确性欠佳,目前已不作为常规推荐。

k 超声可以通过发现肾积水筛查 UTUC,亦可对病灶进行初步评估,其具有无创、简便易行且费用较低的优点,因此已较多应用于各类体检项目中。其单独应用的临床价值有限。

l 一些基于尿液的肿瘤标志物,包括 NMP22、膀胱肿瘤抗原(bladder tumor antigen,BAT)等,已经用于 UTUC 的诊断及随访,它们有较高的敏感性,但假阳性率也相对较高[16]。

m 头颅 CT/MRI 和骨扫描并非初诊患者常规检查,当患者存在骨痛、病理骨折或定位体征等相应临床症状时推荐进行检查,或用于晚期肿瘤转移范围和肿瘤负荷的评估。

n 对于局部的 UTUC 病变,[18]F-FDG PET/CT 相较于传统的检查手段在诊断及鉴别诊断中并没有非常明显的优势,不建议单独使用。延迟成像病变区域可见明显的示踪剂摄取,但对于较小的病灶敏感性及特异性均未优于 CTU。在怀疑有淋巴结及远处转移病灶的患者中,可使用 ^{18}F-FDG PET/CT 来提供疾病完整的影像学分期信息[17],但是需要注意的是,在评估淋巴结转移中,[18]F-FDG PET/CT 的敏感性有争议[18]。另外,在 UTUC 肿瘤复发的评估中,18F-FDG PET/CT 具有较高的准确性[19]。

o 主要用于转移性疾病的病理获取,可对原发灶及转移病灶进行取材。对于局限性疾病,因为穿刺活检会带来严重的肿瘤溢出种植风险,故不推荐使用;仅当影像学检查存在高度不确定性,且腔内途径获取病理不可行,且尿液脱落细胞学检测阴性,才考虑对局限性疾病使用该技术获取组织。

2.2　病理诊断基本原则

标本来源		I 级推荐	II 级推荐
	大体检查	光镜下检查	–
根治性肾输尿管全长切除 / 输尿管节段切除	肿瘤部位 肿瘤大小	明确病变性质 [a] 组织学类型 [b] 肿瘤坏死及其比例 周围神经侵犯 / 脉管侵犯 切缘情况 伴有肉瘤样分化比例 大血管受累情况 淋巴结情况(如清扫)	免疫组化标志物检测 [c] 用于组织学类型鉴别诊断、明确脉管和淋巴结侵犯、肿瘤细胞增殖活性评估等分子检测 [d]:辅助判断病变性质及肿瘤复发风险
膀胱根治性切除 / 膀胱部分切除	肿瘤部位 肿瘤大小	明确病变性质和组织学类型 [a] 肿瘤坏死及其比例 周围神经侵犯 / 脉管侵犯 切缘情况 伴有肉瘤样分化比例 大血管受累情况 淋巴结情况(如清扫)	免疫组化标志物检测 [c] 用于组织学类型鉴别诊断、明确脉管和淋巴结侵犯、肿瘤细胞增殖活性评估等分子检测 [d]:辅助判断病变性质及肿瘤复发风险
诊断性电切 / 活检标本	肿瘤部位 肿瘤大小 肿瘤数目 肿瘤外观 黏膜异常情况	明确病变性质和组织学类型 [a] – 肿瘤 / 非肿瘤 – 良性 / 恶性 – 组织学类型 – 是否包含逼尿肌,有无肌层侵犯 – 肿瘤基底情况(如留取)	免疫组化标志物检测 [c] 用于组织学类型鉴别诊断、明确脉管和淋巴结侵犯、肿瘤细胞增殖活性评估等分子检测 [d]:辅助判断病变性质及肿瘤复发风险
细胞学标本	送检尿液的量及性质	明确病变性质 – 肿瘤 / 非肿瘤 – 良性 / 恶性	分子检测 [d]:辅助判断病变性质及肿瘤复发风险

尿路上皮癌

【注释】

a 明确病变性质：除需要明确是否为肿瘤性病变、肿瘤的良恶性之外，还需要尽可能明确病变的恶性程度（高级别 / 低级别，建议同时报告 G1~3）及浸润情况（浸润性 / 非浸润性）。对病理诊断困难者，建议提交上级医院会诊（提供原始病理报告以核对送检切片的准确性，减少误差；提供充分的病变切片或蜡块以及术中所见等）。

b 尿路上皮癌组织学亚型较多，病理报告中尽可能按照普通型、鳞状或腺样分化型、巢状亚型、微囊型、微乳头型、淋巴上皮样、浆细胞样型、巨细胞型、富于脂质型、透明细胞型、肉瘤样、滋养层分化型[1-18]等亚型进行分类。对组织学分型困难者，建议提交上级医院会诊（提供原始病理报告以核对送检切片的准确性，减少误差；提供充分的病变切片或蜡块以及术中所见等）。

c 免疫组化：尿路上皮表达高分子量 CK、CK5/6 和 p63 等常见于鳞状上皮的标记，同时也表达部分腺上皮标记，如 CK7 和 CK20 等。尿路上皮癌较为特异和敏感的标志物包括 GATA-3、Uroplakin Ⅲ、Uroplakin Ⅱ、S100P[19-22]。

d 分子检测：端粒逆转录酶（telomerase reverse transcriptase，TERT）启动子区域的激活突变和成纤维细胞生长因子受体 3（fibroblast growth factor receptor 3，FGFR3）突变可用于尿路上皮癌的早期诊断和术后复发。荧光原位杂交（fluorescence in situ hybridization，FISH）可用于尿液标本中尿路上皮癌筛查及肿瘤复发的监测[23-25]。

2.3 分期

2.3.1 膀胱尿路上皮癌分期

原发肿瘤（T）分期		区域淋巴结（N）分期		远处转移（M）分期	
TX	原发肿瘤不能评价	NX	淋巴结状态不能评估	M0	无远处转移
T0	无原发肿瘤证据	N0	无区域淋巴结转移	M1	远处转移
Ta	非浸润性乳头状癌	N1	真骨盆内单一区域淋巴结转移（膀胱周围、闭孔、髂内、髂外或骶前淋巴结）	M1a	区域淋巴结以外的淋巴结转移
Tis	尿路上皮原位癌："扁平肿瘤"	N2	真骨盆内多个区域淋巴结转移（膀胱周围、闭孔、髂内、髂外或骶前淋巴结）	M1b	非淋巴结的远处转移
T1	肿瘤侵犯固有层（上皮下结缔组织）	N3	髂总淋巴结转移		
T2	肿瘤侵犯肌层				
T2a	肿瘤侵犯表浅肌层（内 1/2）				
T2b	肿瘤侵犯深肌层（外 1/2）				
T3	肿瘤侵犯膀胱周围软组织				
T3a	显微镜下侵犯				
T3b	大体侵犯（在膀胱外形成肿物）				
T4	肿瘤直接侵犯如下任一结构：前列腺间质、精囊腺、子宫、阴道、盆壁、腹壁				
T4a	肿瘤直接侵犯前列腺间质、子宫及阴道				
T4b	肿瘤直接侵犯盆壁及腹壁				

尿路上皮癌

AJCC 第 8 版病理分期

	N0	N1	N2	N3
Ta	0a	–	–	–
Tis	0is	–	–	–
T1	I	ⅢA	ⅢB	ⅢB
T2a	II	ⅢA	ⅢB	ⅢB
T2b	II	ⅢA	ⅢB	ⅢB
T3a	ⅢA	ⅢA	ⅢB	ⅢB
T3b	ⅢA	ⅢA	ⅢB	ⅢB
T4a	ⅢA	ⅢA	ⅢB	ⅢB
T4b	ⅣA	ⅢC	ⅢC	ⅢC
M1a	ⅣA	ⅣA	ⅣA	ⅣA
M1b	ⅣB	ⅣB	ⅣB	ⅣB

2.3.2 上尿路尿路上皮癌分期

原发肿瘤(T)分期		区域淋巴结(N)分期		远处转移(M)分期	
TX	原发肿瘤无法评估	NX	区域淋巴结无法评估	M0	无远处转移
T0	无原发肿瘤证据	N0	无区域淋巴结转移	M1	远处转移
Ta	非浸润性乳头状癌	N1	单个淋巴结转移,最大直径 ≤ 2cm		
Tis	原位癌	N2	单个淋巴结转移,最大直径 2~5cm; 或多个淋巴结转移		
T1	肿瘤浸润到上皮下结缔组织				
T2	肿瘤侵犯肌层				
T3	肾盂: 肿瘤浸润肾盂周围脂肪组织或肾实质				
	输尿管: 肿瘤穿透肌层, 浸润输尿管周围脂肪组织				
T4	肿瘤浸润邻近器官或穿透肾脏浸润肾周脂肪组织				

AJCC 第 8 版病理分期

	N0	N1	N2	N3
Ta	0a	–	–	–
Tis	0is	–	–	–
T1	I	Ⅳ	Ⅳ	Ⅳ
T2	II	Ⅳ	Ⅳ	Ⅳ
T3	II	Ⅳ	Ⅳ	Ⅳ
T4	III	Ⅳ	Ⅳ	Ⅳ
M1	Ⅳ	Ⅳ	Ⅳ	Ⅳ

尿路上皮癌

2.3.3　病理分级

WHO 1973 及 2004/2016 分级

1973 年 WHO 分级
1 级:分化良好
2 级:中度分化
3 级:分化不良
2004/2016 WHO 分级系统
低度恶性潜能尿路上皮乳头状瘤
低级别乳头状尿路上皮癌
高级别乳头状尿路上皮癌

3　膀胱尿路上皮癌的治疗

3.1　非肌层浸润性膀胱尿路上皮癌的治疗及随访

3.1.1　非肌层浸润性膀胱尿路上皮癌的治疗

分期	分层	Ⅰ级推荐	Ⅱ级推荐	Ⅲ级推荐
0a 期	TaG1/LG [a]	TURBT(1 类)[b] • 分块切除(2B 类)[c] • 整块切除(1B 类)[d]	–	既往 TaG1/LG 肿瘤,复查发现小的乳头样复发,可门诊膀胱镜下行电灼或激光气化治疗(3 类)[e]
0is 期	Tis	TURBT(1 类)[b] • 分块切除(2B 类)[c] • 整块切除(1B 类)[d] 切除标本中应有逼尿肌组织(1B 类)[f]	应考虑术中行选择性活检[g],随机活检[h] 或者前列腺部尿道活检(3B 类)[i]	采用新的膀胱肿瘤可视化诊疗技术[荧光膀胱镜(1A 类)[j],窄谱光成像膀胱镜(3B 类)[k]]
Ⅰ 期	T1,LG	TURBT(1 类)[b] • 分块切除(2B 类)[c] • 整块切除(1B 类)[d] 切除标本中应有逼尿肌组织(1B 类)[f]	二次电切(1B 类)[l]	可采用新的膀胱肿瘤可视化诊疗技术[荧光膀胱镜(1A 类)[j],窄谱光成像膀胱镜(3B 类)[k]] TURBT 术后配合同步化放疗(3 类)[m]
Ⅰ 期	T1,HG	TURBT(1 类)[b] • 分块切除(2B 类)[c] • 整块切除(1B 类)[d] 切除标本中应有逼尿肌组织(1B 类)[f]	应考虑术中行选择性活检[g],随机活检[h] 或者前列腺部尿道活检(3B 类)[i],二次电切(1B 类)[l]	可采用新的膀胱肿瘤可视化诊疗技术[荧光膀胱镜(1A 类)[j],窄谱光成像膀胱镜(3B 类)[k]]

尿路上皮癌

【注释】

a 膀胱癌的组织学分级采用 2004/2016 WHO 分级法(乳头状肿瘤),即低度恶性潜能尿路上皮乳头状肿瘤(papillary urothelial neoplasms of low malignant potential,PUNLMP)、低级别(low-grade,LG)乳头状尿路上皮癌(papillary urothelial carcinoma)和高级别(high-grade,HG)乳头状尿路上皮癌。

b 经尿道膀胱肿瘤电切术(transurethral resection of bladder tumor,TURBT)可以采用分块切除和整块切除(en-bloc resection)肿瘤,采用哪种技术取决于肿瘤的大小和位置以及术者的经验[1,2]。

c 分块切除应包括分别切除肿瘤外生部分,肿瘤基底膀胱壁和切除区域边缘[3]。

d 整块切除可采用单极或双极,铥激光(Thulium-YAG)或钬激光(Holmium-YAG)[1,4-7]。与单极电切相比,双极电切可以减少并发症风险和获得更好的组织标本,但这一结果仍有争论[8-11]。

e 门诊膀胱镜下电灼或激光气化处理针对既往有 TaG1/LG 病史的小的乳头样复发肿瘤,可以减少入院的治疗负担,但在肿瘤学预后方面还没有前瞻的对照性研究结果[12,13]。

f TURBT 病理标本中要求包含膀胱逼尿肌组织,否则可能导致肿瘤残留和分期低估,这也被认为是衡量电切质量的替代标准(除了 TaG1/LG 肿瘤)。不同电切和活检组织建议分别标记后送病理检查。

g 膀胱原位癌可以表现为类似炎症的淡红色绒毛样黏膜改变,也可以表现为完全正常膀胱黏膜,因此对可疑膀胱黏膜可以采用选择性活检(selected biopsy)。

h 对尿细胞学检查阳性、怀疑有原位癌存在,或者既往有非乳头样表现的 HG/G3 肿瘤患者,可考虑对膀胱黏膜表现为正常的区域行随机活检(mapping biopsy)。随机活检区域应包括膀胱三角区、顶壁、左右侧壁和后壁[14,15]。可采用光动力学诊断(photodynamic diagnosis)进行定位活检(1A 类)[16,17]。

i 如果膀胱肿瘤为原位癌、多发性癌或者肿瘤位于膀胱三角区或颈部时,侵犯前列腺部尿道或前列腺导管的风险增加,建议行前列腺部尿道活检,此外,尿细胞学阳性或前列腺部尿道黏膜表现异常时,也应行该部位的活检。如果初次手术没有活检,二次电切时应进行活检[18-21]。

j 荧光膀胱镜(fluorescence cystoscopy)通过向膀胱内灌注光敏剂 5- 氨基酮戊酸(5-aminolevulinic acid,ALA)或 6- 甲基乙酰丙酸(hexaminolaevulinic acid,HAL)对膀胱癌进行诊断。与传统膀胱镜相比,其更容易发现恶性肿瘤,尤其是原位癌[16,17]。不过炎症、近期膀胱肿瘤电切术和卡介苗膀胱灌注治疗会导致假阳性结果[22,23]。

k 窄谱光成像膀胱镜(narrow-band imaging,NBI)技术能使正常尿路上皮与血运丰富的肿瘤组织间的对比更明显。有队列研究和小规模的前瞻性随机试验证实,NBI 引导的膀胱软镜检查、活检或肿瘤切除,能够提高肿瘤的检出率[24-27]。

l 下列情况建议二次电切:确定或疑似 TURBT 未完全切除肿瘤;除了 TaLG/G1 肿瘤或初发原位癌病例,首次切除肿瘤标本中未见肌层组织;T1 期膀胱肿瘤。推荐首次电切后 2~6 周行二次电切[28]。

m 表浅型 T1、G3 病例,经尿道肿瘤切除后配合术后同步化放疗有可能提高局部控制率和长期生存率,可作为无法接受全膀胱切除或膀胱灌注治疗病例的一项选择[29]。

3.1.2 非肌层浸润性膀胱尿路上皮癌的术后辅助治疗

非肌层浸润性膀胱癌危险分层

危险分层	定义
低危	同时满足:原发、单发、TaG1(低恶性潜能乳头状尿路上皮肿瘤,低级别),直径 <3cm,无原位癌(carcinoma in situ,CIS)
中危	所有不包含在相邻类别定义中的肿瘤(介于低危和高危之间)
高危	满足以下任意一项:T1 期肿瘤;G3(高级别)肿瘤;CIS;多发、复发、直径 >3cm 的 TaG1G2/ 低级别肿瘤

尿路上皮癌

非肌层浸润性膀胱癌术后辅助治疗

危险分层	Ⅰ级推荐	Ⅱ级推荐	Ⅲ级推荐
低危	SI[a] ①表柔比星 ②吡柔比星 ③吉西他滨 ④丝裂霉素 ⑤羟基喜树碱		—
中危	① SI+ 全剂量 BCG 灌注[b] 1 年（优先） ② SI+ 膀胱灌注化疗[c]	SI+ 化疗、BCG 联合灌注	SI+BCG 减量灌注 1 年（BCG 不可及或短缺时）
高危	SI+ 全剂量 BCG 灌注 3 年	① SI+ 化疗、BCG 联合灌注 ② SI+ 膀胱灌注化疗	①根治性膀胱切除术 SI+BCG 减量灌注 3 年（BCG 不可及或短缺时） ②帕博利珠单抗（BCG 难治性膀胱癌可选）

【注释】

a　SI：即刻单次膀胱灌注化疗。术后 24h 内进行。术中发生膀胱穿孔或术后明显血尿的患者禁忌化疗。每年复发次数 >1 次或 EORTC 复发分数 ≥ 5 分的患者不能获益。

b　术后 2~4 周内开始，先采用 6~8 周（每周 1 次）的灌注诱导免疫应答，再进行 BCG 维持灌注治疗。维持灌注方案可采用术后第 3、6 个月分别进行维持 3 周的灌注治疗（每周 1 次），之后每半年重复 1 次（每周 1 次，共 3 周）。

c　膀胱诱导灌注化疗（术后 4~8 周，每周 1 次）+ 膀胱维持灌注化疗（每个月 1 次，维持 6~12 个月）。

3.1.2.1　术后即刻单次膀胱灌注化疗

术后即刻单次膀胱灌注化疗（SI）可以防止肿瘤细胞种植并降低肿瘤复发风险[1]。一项纳入了 13 篇随机对照研究（RCT）的 Meta 分析结果显示，与单用 TURBT 相比，TURBT 联合 SI 可以降低 35% 的早期肿瘤复发风险，并使 5 年复发率从 58.8% 下降到 44.8%[2]。同时，这项研究还发现每年复发次数 >1 次或 EORTC 复发评分 ≥ 5 分的患者不能从 SI 中获益。此外，还有 3 篇大型 Meta 分析也报道了相同的研究结果[3-5]。因此，除每年复发次数 >1 次或 EORTC 复发评分 ≥ 5 分的患者和有禁忌证（术中发生膀胱穿孔或术后明显血尿）的患者以外，所有 NMIBC 患者均应接受 SI 以降低复发风险。目前具有临床证据的 SI 治疗药物包括吉西他滨和丝裂霉素[2,6,7]（图 1）。

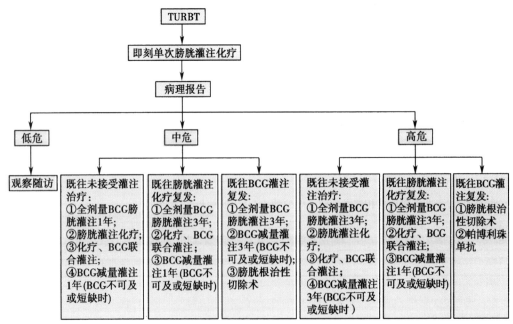

图 1　非肌层浸润性膀胱尿路上皮癌术后辅助治疗流程

尿路上皮癌

3.1.2.2　术后辅助膀胱灌注化疗

对于低危 NMIBC 患者,术后仅行 SI 即可有效降低肿瘤复发风险[2]。但是,中、高危 NMIBC 患者复发进展风险更大,术后仅行 SI 可能无法取得满意的治疗效果。一项纳入了 8 篇 RCT 的 meta 分析结果显示,与单纯 TURBT 相比,TURBT 联合术后辅助膀胱灌注化疗可使 1 年复发率降低 38%[8]。另一项 RCT 结果表明,与术后仅行 SI 相比,SI 联合维持膀胱灌注丝裂霉素化疗 1 年可进一步降低肿瘤复发风险,延长患者无复发生存时间[9]。同时,有证据表明,在后续接受维持膀胱灌注化疗的情况下,SI 仍然是有必要的。一项纳入了 2 243 例 NMIBC 患者的多中心 RCT 结果显示,与仅行即刻膀胱灌注丝裂霉素化疗相比,SI 联合膀胱维持灌注丝裂霉素化疗可显著降低中危和高危 NMIBC 患者的复发风险[10]。目前,术后辅助膀胱灌注化疗的最佳方案尚存在争议,但有两项 RCT 结果显示术后 1 年的维持膀胱灌注化疗相比于短期膀胱灌注化疗可降低 NMIBC 患者的复发风险[11,12]。因此,基于以上证据,中、高危 NMIBC 患者在接受 SI 后,应继续行膀胱诱导灌注化疗(术后 4~8 周,每周 1 次)和膀胱维持灌注化疗(每个月 1 次,维持 6~12 个月)。

为提高膀胱灌注化疗疗效,以下方法可应用于临床。多项前瞻性研究表明,灌注前减少液体摄入、碱化尿液、减少尿液排泄、采用高浓度化疗可降低 NMIBC 患者的复发风险[13]。也有研究结果显示,1h 膀胱灌注丝裂霉素化疗疗效优于半小时灌注化疗,但与 2h 灌注化疗疗效无显著差异[14]。

3.1.2.3　术后辅助 BCG 膀胱灌注

有 5 项大型 Meta 分析结果显示,相比于单行 TURBT 或 TURBT 联合膀胱灌注化疗,TURBT 联合 BCG 膀胱灌注能降低 NMIBC 患者肿瘤复发风险[15-19]。3 项 RCT 结果表明,与表柔比星单药灌注、表柔比星联合干扰素灌注及丝裂霉素单药灌注化疗相比,BCG 膀胱灌注能有效预防中、高危 NMIBC 患者肿瘤复发[20-22]。另有一项纳入了 9 篇 RCT 共 2 820 例 NMIBC 患者的基于个体患者数据的 Meta 分析结果显示,在预防肿瘤复发方面,丝裂霉素灌注化疗疗效优于单纯 BCG 诱导灌注治疗,但不及 BCG 诱导治疗联合维持治疗[17]。

多项研究对 BCG 灌注治疗的最佳方案进行了探索。3 项 Meta 分析结果显示 BCG 诱导灌注治疗后加以长期维持灌注治疗能使其疗效得以提高[17,23,24]。同时,SWOG 研究结果显示,3 周的 BCG 维持灌注方案可显著延长高危 NMIBC 患者的无复发生存时间和无进展生存时间[25]。一项纳入了 1 355 名 NMIBC 患者,中位随访时间 7.1 年的 RCT 结果表明,1/3 剂量 1 年 BCG 维持灌注的疗效并不优于全剂量 3 年 BCG 维持灌注[26]。对于中危患者,1 年 BCG 维持灌注治疗与 3 年 BCG 灌注治疗相比疗效无显著差异。但是,对于高危患者,3 年 BCG 维持灌注治疗相比于 1 年灌注治疗能降低肿瘤复发风险。因此,中、高危 NMIBC 患者应在术后 2~4 周内开始为期 6~8 周(每周 1 次)的 BCG 诱导灌注治疗,再进行 1~3 年 BCG 维持灌注治疗。维持治疗方案可采用术后第 3、6 个月分别进行维持 3 周的灌注治疗(每周 1 次),之后每半年重复 1 次(每周 1 次,共 3 周)。

近年来,BCG 短缺的问题日益严重。有 3 项前瞻性研究结果显示,低剂量 BCG 灌注治疗和全剂量 BCG 灌注治疗疗效相似[27-29]。另有 1 项 RCT 结果表明,尽管全剂量 BCG 与低剂量 BCG 相比可以延长 NMIBC 患者无疾病生存时间,但两者对患者疾病进展和总生存的影响无显著差异[26]。因此,在 BCG 不可及或短缺的情况下,减量 BCG 灌注也可作为患者的可选治疗方案。

尽管有研究表明 BCG 灌注治疗与膀胱灌注化疗相比可导致更多的毒性反应和副作用,但仅有不到 5% 的患者会发生严重不良反应,并且这些不良反应都可以通过相应的治疗得以控制和缓解[24,30]。对于有严重免疫抑制(淋巴瘤、白血病、类固醇激素应用、艾滋病等)、肉眼血尿、泌尿道感染、近期有创伤性导尿史和活动性肺结核的患者,不宜使用 BCG 治疗。

3.1.2.4　联合灌注治疗

一项 RCT 结果显示,膀胱灌注化疗联合 BCG 膀胱灌注治疗相比于单纯 BCG 治疗能显著延长 NMIBC 患者无疾病生存时间,但会增加发生不良反应的风险[31]。两项 Meta 分析结果亦表明,化疗与 BCG 联合灌注治疗疗效优于单纯 BCG 膀胱灌注治疗[32,33]。与之相反,有 RCT 结果显示单纯 BCG 灌注治疗与表柔比星联合干扰素膀胱灌注治疗相比能显著降低 NMIBC 患者复发风险并延长疾病特异生存时间[34]。另有一项 Cochrane meta 分析结果显示,单纯 BCG 灌注治疗疗效亦优于 BCG 联合干扰素灌注[35]。

3.1.2.5　CIS 辅助治疗策略

CIS 的检出与 NMIBC 患者更高的复发进展风险相关,因此对于合并 CIS 的患者,术后应积极给予辅助治疗。一项 Meta 分析结果显示,在有 CIS 的 NMIBC 患者中,相比于膀胱灌注化疗,BCG 膀胱灌注治疗的缓解率更高且可使治疗失败率降低 59%[36]。另一项 Meta 分析结果表明,对于有 CIS 的 NMIBC 患者,BCG 灌注治疗与膀胱灌注化疗相比可降低 35% 的疾病进展风险[24]。也有前瞻性研究表明,在 CIS 患者中,BCG 联合膀胱灌注化疗与单纯 BCG 灌注治疗疗效无差异[37]。因此,有 CIS 的 NMIBC 患者术后应接受 BCG 膀胱灌注治疗。

3.1.2.6　NMIBC 复发后治疗

有基于个体患者数据的 Meta 分析结果显示,NMIBC 患者接受术后膀胱灌注化疗复发后仍可从后续 BCG 灌注治疗中获益[17]。对于 BCG 难治性膀胱癌的患者，后续 BCG 灌注治疗对其有效的概率很小，根治性膀胱切除应该作为首选方案。对于中危 NMIBC 患者经 BCG 治疗后再次出现低级别膀胱癌者，可根据患者具体情况继续使用 BCG 灌注化疗或行根治性膀胱切除术。而对于 BCG 治疗后再次出现高级别膀胱癌或 CIS 的患者，应行根治性膀胱切除术。近年来，随着免疫治疗的进展，有研究表明 PD-1 抑制剂辅助治疗可以使 BCG 难治性高危 NMIBC 患者获益。Keynote-057 Ⅱ期研究结果显示 BCG 难治性 NMIBC 患者接受帕博利珠单抗辅助治疗后完全缓解率可以达到 38.8%，80% 的患者完全缓解持续时间 ≥ 6 个月[38]。因此，帕博利珠单抗治疗在 BCG 灌注失败且拒绝或无法耐受根治手术的 NMIBC 患者中应该成为可选方案。

3.1.3 随访

非肌层浸润性膀胱尿路上皮癌的随访

非肌层浸润性膀胱尿路上皮癌（NMIBUC）患者在治疗后需要进行随访，患者的随访应基于当前疾病的危险度分组（危险度分组见附表1）。如病情发生变化，应停止旧的随访周期，根据新的病情重新评估。

危险分层	随访内容	随访频次
低危组	膀胱镜检查 a,b	第 1 年术后 3 个月及 12 个月各 1 次，以后每年 1 次至第 5 年，5 年后可替换为其他低侵入性的检查
	影像学检查：上尿路影像 c 腹盆腔影像 d	术后 1 次
中危组	膀胱镜检查 e	第 1 年术后 3 个月、6 个月及 12 个月各 1 次，第 2 年每 6 个月 1 次，以后每年 1 次至终身
	影像学检查：上尿路影像 腹盆腔影像	术后 1 次
	尿液检查：尿液细胞学检测 f,g	第 1 年术后 3 个月、6 个月及 12 个月各 1 次，第 2 年 每 6 个月 1 次，以后每年 1 次至终身
高危组	膀胱镜检查	术后前 2 年每 3 个月 1 次，第 3 年至第 5 年每 6 个月 1 次，5 年以后每年 1 次至终身
	影像学检查：上尿路影像 腹盆腔影像	术后 1 次，术后第 12 月 1 次，以后每年 1 次直至第 10 年
	尿液检查 h,i,j：尿液细胞学检测	术后前 2 年每 3 个月 1 次，第 3 年至第 5 年每 6 个月 1 次，5 年以后每年 1 次至终身

【注释】

a　TURBT 术后 3 个月的第一次膀胱镜检查结果对于复发及进展是一个重要的预后指标（Ia）。

b　对于不能接受膀胱镜检查的低危组（TaLG/G1-2）患者也可用膀胱超声检查代替。但是没有任何无创检查可以完全代替内镜检查。

c　上尿路影像包括泌尿系 CT（CTU）、磁共振泌尿系水成像（MRU）、静脉肾盂造影（IVP）、逆行肾盂造影和输尿管镜检查。

d　盆腹腔影像包括 CT 和磁共振。

e　如果门诊膀胱镜检查有可疑结果或尿细胞学检查阳性，应在麻醉下进行膀胱镜活检。

f　如尿细胞学检测阳性而膀胱镜下无肉眼可见肿瘤，可进行随机活检、前列腺尿道活检或光动力学活检以及泌尿系增强 CT。

g　尿液肿瘤标志物应具有及时准确检测肿瘤复发的能力，从而降低膀胱镜检查次数，当前尿细胞学检查及尿液肿瘤标志物的局限性主要在于对低级别尿路上皮癌灵敏度低(Ib)。

h 因为尿脱落细胞学灵敏度低的特性,包括 BTA、FISH(UroVysion)、NMP22、FGFR3/TERT、微卫星分析及多种尿液肿瘤分子标志物被研发出来。但是这些标志物在随访中的作用未被任何临床指南所接受。不推荐常规使用分子标志物作为膀胱癌复发监测手段。

i 尿液检测(微卫星分析)的阳性结果对提高膀胱镜随访的质量有正面作用(Ib),支持尿液检查在随访中的辅助作用。

j 目前没有任何尿液检查可以在随访中代替膀胱镜检查或降低膀胱镜检查的次数。

附表 1　危险度分组

低危组	原发、单发、TaG1(低级别尿路上皮癌)、直径 <3cm,无原位癌
中危组	所有不在低危组和高危组的肿瘤
高危组	包括以下任何一项 ①T1 期肿瘤 ②G3(高级别尿路上皮癌) ③原位癌(CIS) ④多发、复发和直径 >3cm 的 TaG1G2/ 低级别尿路上皮癌的肿瘤 (必须同时满足以上条件)

3.2　肌层浸润性膀胱尿路上皮癌的治疗及随访

3.2.1　肌层浸润性膀胱尿路上皮癌的治疗

分期	患者状态	Ⅰ级推荐	Ⅱ级推荐	Ⅲ级推荐
T2-T4a,N0-Nx,M0	可耐受膀胱癌根治手术[a]	新辅助化疗[b]+ 膀胱癌根治术[c](1A 类)	新辅助化疗 + 膀胱部分切除术(2A 类)[d] 最大程度 TURBT + 放化疗三联保膀胱治疗(2A 类)[e]	单纯膀胱切除术[f]
	不能耐受膀胱癌根治手术	最大程度 TURBT+ 同步放化疗(1A 类);系统性药物治疗(1A 类)	膀胱部分切除术(2A 类) 无法耐受化疗则单纯放疗[i](2A 类)	TURBT(3 类)[g]
T4b,N0-Nx,M0-M1		同步放化疗(1A 类);系统性药物治疗(1A 类)		姑息性膀胱切除术 + 尿流改道(3 类)[h] 姑息性放疗(2B 类)[j]

【注释】

a 筛选可手术人群时,需充分考虑患者年龄、共病状态和一般情况。

b 对于可耐受顺铂的患者,推荐术前使用新辅助化疗,可获得 5%~8% 的生存获益[1-3]。常用的化疗方案为 GC 方案,其他以顺铂为基础的化疗方案在临床上使用较少;对于顺铂不耐受的患者,使用其他铂类也可能获得一定的肿瘤局部控制效果,但其对整个生存的获益尚缺乏高等级证据支持。

c 膀胱癌根治性手术可采用多种手术入路完成,如开放手术、腹腔镜手术和机器人辅助腹腔镜手术;各种手术方式在肿瘤控制方面没有显著差异。男性通常要切除膀胱和前列腺,女性则切除膀胱、子宫及附件。在切除膀胱的同时,还要进行尿流改道术[4-6]。膀胱癌根治术采取的尿流改道方式的选择需综合考虑患者年龄、共病状态、心肺功能、认知状态以及社会支持和个人偏向等多重因素。回肠膀胱术(Bricker 术)由于手术简单,术后并发症相对较少,目前在我国使用最为广泛。原位新膀胱术更符合人体正常的生理结构,具有更高的术后生活质量,因此是最为理想的尿流改道方式;但这一手术方式对患者选择要求较高,一般需要患者年轻、一般情况良好,且具有良好的依从性[7-9]。对于高龄患者(>80 岁)可考虑使用双侧输尿管皮肤造口术。该手术操作简单、创伤较小、术后恢复快,但是术后生活质量较差。膀胱癌根治术中淋巴结清扫的范围目前仍存在争议，扩大淋巴结清扫理论上会给患者带来更好的临床获益和更低的复发率，但最近一项前瞻性随机对照研究结果显示扩大淋巴结清扫的临床获益并不优于区域淋巴结清扫。因此关于扩大淋巴结清扫的临床获益仍需进一步 RCT 研究证实[10-16]。

d 膀胱部分切除术不能作为肌层浸润性膀胱尿路上皮癌的标准治疗方法。采用该术式的患者须经过严格筛选，最理想的患者为憩室肿瘤或是有严重合并症的患者。膀胱部分切除术的选择还需要考虑肿瘤的部位，原发肿瘤周围需要有足够未受累及的软组织及尿路上皮区域（如膀胱顶部），在确保切除干净肿瘤的同时，还可保证患者膀胱部分切除术后的尿控及膀胱容量无显著损失。其相对禁忌证包括位于膀胱三角区和膀胱颈部的病变；需要输尿管再植术并非绝对禁忌。

e 三联保膀胱治疗通过联合 TURBT 与放化疗以期达到对膀胱和引流淋巴结的控瘤效果。接受这一治疗的患者需进行严格筛选，最佳适应证是 T2 期肿瘤和非原位癌。广泛的原位癌和膀胱功能差是严格禁忌证。TURBT 须尽可能将肿瘤清除，达到根治性电切效果。三联保膀胱治疗需要依托紧密的多学科合作及较高的患者依从性，保持长期的积极监测与随访，以便应对保膀胱治疗后可能出现的肿瘤复发[17-19]。

f 对于伴有年老体弱、抵抗力较差、长期营养不良等状况的无法耐受铂类化疗的患者，可考虑进行单纯膀胱切除术。

g 绝大部分患者无法从单纯的 TURBT 中获益。TURBT 多作为多模态保膀胱策略的一个组成部分来使用。

h 对于局部进展性肿瘤（T4b），因侵袭盆壁和腹壁，易伴随出血、疼痛、排尿困难、尿路梗阻等并发症，可考虑使用姑息性膀胱切除术加尿流改道以缓解症状。但其术后合并症较多，须谨慎使用。

i 单纯放疗可取得 40% 以上 CR 率，25% 左右的长期生存率，同步化放疗疗效优于放疗，完全缓解率为 60%~80%，5年生存率在 50%~60%，局部控制率 60%~80%，50%~80% 的病例可保存正常膀胱功能[20-24]。

j 见姑息性放疗部分。

3.2.2 肌层浸润性膀胱尿路上皮癌的术后辅助治疗

分期	I 级推荐	II 级推荐	III 级推荐
T1，G3 N0-Nx，M0（经尿道膀胱肿瘤切除术后）			辅助性放化疗（3 类）[a]
T2-4a N0-Nx，M0（经尿道膀胱肿瘤切除术后）	辅助性放化疗（1A 类）[b]		
T3-4a 或者 N+，M0（标准膀胱癌根治术后）		辅助免疫治疗纳武利尤单抗（1A 类）	
ypT2-4a 或者 ypN+，M0（新辅助治疗后标准膀胱癌根治术后）		辅助免疫治疗纳武利尤单抗（1A 类）	
T4b N0-Nx，M0（标准膀胱癌根治术后）			辅助性放疗（2B 类）[c]
Tx N0-Nx，M0，R1/R2（标准膀胱癌根治术后）			辅助性放疗（2B 类）

【注释】

a 黏膜表浅病变经过保留膀胱的保守治疗后仍有较高的概率出现复发，回顾性分析结果显示，初诊患者经尿道膀胱肿瘤切除术联合术后同步放化疗后可取得良好的预后和膀胱保留率[1]。

b Meta 分析结果显示，对于肌层浸润的膀胱癌患者，经尿道膀胱肿瘤切除术联合术后放化疗的综合治疗方案可获得与标准膀胱癌根治术相似的 10 年生存率和无进展生存率，同时综合治疗方案的术后早期并发症发生率相对较低[2]，可作为不适宜或拒绝行全膀胱切除术患者的治疗选择。建议行三维适形或适形调强技术放疗，术后放疗靶区包括全膀胱及盆腔淋巴结引流区，给予处方剂量为 45~50.4Gy，肿瘤瘤床区可考虑给予补量放疗，处方剂量为54~60Gy；建议以顺铂为基础的同步化疗方案。

c 标准膀胱癌根治术后多出现远处转移，有病例对照研究结果显示，对于手术切缘不净、局部病变较晚，仅行姑息手术的患者，术后放疗有可能提高局部控制率[3]。

尿路上皮癌

对于 pT3/4 和 / 或淋巴结阳性，且无远处转移（M0）的患者，根治性膀胱切除术后行辅助化疗仍有争议[4,5]。

目前支持常规术后辅助化疗的随机Ⅲ期临床研究证据有限[5-11]。对早年 6 项辅助化疗随机对照试验中的生存数据进行荟萃分析[12-16]，包括 491 例患者（分析中包括来自 Otto 等的未公布数据）。所纳入试验都存在一定的方法学缺陷，包括样本量小、统计方法不当和设计缺陷等[2]。在这些试验中使用的方案，包括使用 3~4 个周期的 CMV（卡铂、甲氨蝶呤和长春新碱）、CISCA（顺铂、环磷酰胺和多柔比星）、MVA（E）C（甲氨蝶呤、长春碱、多柔比星或表柔比星、顺铂）、CM（顺铂和甲氨蝶呤）[17]、顺铂单药治疗[15]。这项荟萃分析结果不能为辅助化疗提供有力依据。

2014 年这项荟萃分析[7]又增加了 3 项研究[8-10]，总共纳入 945 例患者，但是 9 项研究中所有患者数据均未完全纳入[7]，其中一项研究只有一个摘要可用[9]。在所有的单个临床研究中，辅助化疗的生存获益均为阴性的结果。其中 2 项研究使用了更新的化疗方案[8-9]，包括吉西他滨 / 顺铂 + 紫杉醇 / 吉西他滨 + 顺铂。当纳入所有 9 项试验时，OS 存在获益趋势（HR=0.77），同时 DFS 获益更明显（HR=0.66；95% CI 0.48~0.92）。由于研究之间结果的异质性，对淋巴结阳性率进行分层分析后 DFS 获益更明显（HR=0.64；95% CI 0.45~0.91）。在基于顺铂的辅助化疗研究中，淋巴结受累程度较高的研究中，DFS 的 HR 为 0.39（95% CI 0.28~0.54），而淋巴结受累程度较轻的研究中，其 DFS 的 HR 为 0.89（95% CI 0.69~1.15）。

一项回顾性队列分析包括 3 974 例膀胱切除和淋巴结转移的患者，显示高危亚组患者（局部分期晚和淋巴结受累）OS 存在获益（HR= 0.75，95% CI 0.62~0.90）[18]。迄今为止，最大的 RCT（EORTC 30994）研究，尽管研究尚未结束，但现有数据显示与延迟治疗相比，术后即刻治疗组的 PFS 有显著改善（HR=0.54，95% CI 0.4~0.73，$P<0.000\,1$），但是没有显著的 OS 获益[19]。

此外，2003—2006 年一项大规模观察性研究比较术后辅助化疗和单纯观察组的疗效。研究入组了 5 653 例病理 T3-4 和 / 或淋巴结阳性的膀胱癌患者，23% 的患者接受了辅助化疗，结果辅助治疗组的 5 年 OS 为 37%（HR=0.70，95% CI 0.64~0.76），而观察组为 29.1%[20]。

从目前可获得的证据来看，尚不清楚立即辅助化疗比复发时化疗是否更好，或者两种方法在 OS 终点方面是否等效。淋巴结转移且体能状况良好的患者中，以顺铂为主的联合化疗可改善 DFS，甚至在转移的患者中结果也一样[21-23]。在最近的荟萃分析中，辅助化疗对膀胱癌的积极作用得到了加强。然而，证据水平仍然很低[7,24]。

CheckMate 274 研究中高危肌层浸润性尿路上皮癌（MIUC）患者根治性手术后纳武利尤单抗对比安慰剂辅助治疗，结果显示 ITT 人群中，NIVO 组相较于 PBO 组的 DFS 有显著延长（21.0 个月 vs 10.9 个月，HR 0.70，$P<0.001$）。PD-L1 ≥ 1% 患者中，也同样达到 DFS 主要终点（NR vs 10.8 个月，HR 0.53，$P<0.001$）。这些结果支持纳武利尤单抗作为 MIUC 辅助治疗的新标准，尤其是新辅助化疗后仍有残存病灶的高危患者或不适合铂类化疗的患者。

3.2.3 随访

3.2.3.1 肌层浸润性膀胱癌 - 膀胱根治性切除术后随访

	随访内容	随访频次
膀胱根治性切除术后	膀胱镜检查	N/A 不适用
	影像学检查： CT 尿路造影 / 磁共振泌尿系水成像（上尿路成像 + 腹部 / 盆腔轴位成像） 胸部 CT 或全身 PET/CT（2B 类，仅在临床可疑远处转移时检查）	术后 2 年内，3~6 个月 / 次； 术后 3~5 年内，1 年 / 次； 术后 5~10 年内改行肾脏超声，1 年 / 次； 术后 >10 年，根据临床需要，严密随诊
	血液学检查： 肾功能检查（电解质和肌酐） 肝功能检查 血常规、血生化全项	术后 2 年内，3~6 个月 / 次； 术后 3~5 年内，1 年 / 次； 术后 >5 年，仅查维生素 B_{12} 为 1 年 / 次
	尿液检查： 尿液脱落细胞学 尿道冲洗细胞学	术后 2 年内 6~12 个月 / 次； 术后 >2 年，根据临床需要，严密随诊

【注释】

所有推荐建议均属 2A 类证据（特殊说明者除外）。

并无适合所有患者的单一随访计划。

此随访计划表意义在于提供常规指导，应根据肿瘤部位、肿瘤生物学特性以及治疗持续时间等不同，进行个体化调整。

对于出现新发或恶化的肿瘤相关症状或体征的患者，无论先前检查的时间间隔如何，都应重新评估肿瘤的活性。

需要进一步的研究来确定最佳的随访持续时间。

（1）肾脏超声主要在于判断有无合并肾积水。

（2）肝功能检查通常包括丙氨酸氨基转移酶、天冬氨酸氨基转移酶、胆红素、碱性磷酸酶。

（3）如果是原位新膀胱，应在膀胱镜检查时行尿液脱落细胞学检查。

（4）建议有高危因素患者行尿道冲洗细胞学检查，高危因素包括切缘阳性、合并多灶性原位癌、前列腺尿道受侵犯。

3.2.3.2　肌层浸润性膀胱癌 - 保留膀胱治疗（膀胱部分切除 / 同步放化疗）随访

	随访内容	随访频次
膀胱部分切除 / 最大程度 TURBT+ 同步放化疗后	膀胱镜检查	术后 2 年内，3 个月 / 次； 术后 3~5 年内，6 个月 / 次；术后 5~10 年内 1 年 / 次； 术后 >10 年，根据临床需要，严密随诊
	影像学检查： CT 尿路造影 / 磁共振泌尿系水成像（上尿路成像 + 腹部 / 盆腔轴位成像） 胸部 CT 或全身 PET/CT（2B 类，仅在临床可疑远处转移时检查）	术后 2 年内 3~6 个月 / 次； 术后 3~5 年内 1 年 / 次； 术后 5~10 年内，根据临床需要，严密随诊
	血液学检查： 肾功能检查（电解质和肌酐） 肝功能检查 a 血常规、血生化全项	术后 2 年内，3~6 个月 / 次； 术后 >2 年，根据临床需要，严密随诊
	尿液检查： 尿液脱落细胞学 尿道冲洗细胞学	术后 2 年内，6~12 个月 / 次； 术后 >2 年，根据临床需要，严密随诊

【注释】

a　肝功能通常包括丙氨酸氨基转移酶、天冬氨酸氨基转移酶、胆红素、碱性磷酸酶。所有推荐建议均属 2A 类证据（特殊说明者除外）。

并无适合所有患者的单一随访计划。

此随访计划表意义在于提供常规指导，应根据肿瘤部位、肿瘤生物学特性以及治疗持续时间等不同进行个体化调整。

对于出现新发或恶化的肿瘤相关症状或体征的患者，无论先前检查的时间间隔如何，都应重新评估肿瘤的活性。

需要进一步的研究来确定最佳的随访持续时间。

尿路上皮癌

3.3 晚期膀胱尿路上皮癌的治疗原则

3.3.1 转移性膀胱尿路上皮癌的一线治疗策略

分层	Ⅰ级推荐	Ⅱ级推荐	Ⅲ级推荐
可耐受顺铂	吉西他滨 + 顺铂(1A 类)[a] DD-MVAC(G-CSF 支持)(1A 类)	吉西他滨 + 紫杉醇 + 顺铂(2A 类)[a]	
不可耐受顺铂[b]	吉西他滨 + 卡铂(1B 类)	吉西他滨 + 紫杉醇(2A 类) 吉西他滨(2A 类)	帕博利珠单抗(2A 类)[c] 阿替利珠单抗(2A 类)[c]

【注释】

a 对于肾功能处于边界范围或轻度异常情况下(eGFR 为 40~60ml/min),顺铂可以考虑分次给药进行(如 35mg/m²d1, d2 或 d1,d8)。

b 符合以下一条或一条以上标准：①肾功能不全,eGFR ≥ 30ml/min 且 eGFR<60ml/min；②一般情况 ECOG 评分为 2；③听力下降或周围神经病变 2 级或 2 级以上。

c 帕博利珠单抗以及阿替利珠单抗尚未在国内获得晚期尿路上皮癌治疗适应证,其仅适用于 PD-L1 表达的患者,或不能耐受任何铂类化疗的患者。

转移性膀胱尿路上皮癌的一线治疗解析

晚期尿路上皮癌对于铂类为主方案的化疗较为敏感,有效率可达到 50% 左右,但部分患者无法耐受顺铂为主的化疗。对于晚期尿路上皮癌的治疗,根据铂类耐受情况分为两类人群,总体来说对于非顺铂方案化疗,其疗效有所下降。因此,对于能够耐受顺铂治疗情况下,不推荐任何不含顺铂的化疗方案或其他治疗。

1. 可耐受顺铂人群的治疗选择

(1)吉西他滨联合顺铂

一项吉西他滨联合顺铂方案(GC 方案)与甲氨蝶呤 + 长春碱 + 多柔比星 + 顺铂方案(MVAC 方案)对照用于晚期尿路上皮癌一线治疗的随机对照Ⅲ期临床研究显示,GC 方案与 MVAC 方案的疗效相当,两组的客观有效率为 49.4% 与 45.7%,中位无进展生存时间为 7.7 个月与 8.3 个月,中位总生存时间为 14.0 个月与 15.2 个月,但 GC 方案治疗导致的中性粒细胞减少性发热、中性粒细胞减少性脓毒症和黏膜炎显著低于 MVAC 对照组[1,2]。

推荐用法：吉西他滨 1 000mg/m² d1,d8,d15,顺铂 70mg/m² d1 或 d2,每 28 天为一周期。或者,吉西他滨 1 000mg/m² d1,d8,顺铂 70mg/m² d1 或 d2,每 21 天为一周期。

(2)G-CSF 支持下的剂量密集性 MVAC 方案

一项 G-CSF 支持下的 DD-MVAC 方案与传统 MVAC 方案对照用于晚期尿路上皮癌一线治疗的随机 Ⅲ期临床研究(EORTC3024)显示两组的客观有效率分别为 62% 与 50%,中位无进展生存时间为 9.1 个月与 8.2 个月,中位总生存时间为 15.1 个月与 14.9 个月,虽然疗效差异无统计学意义,但 DD-MVAC 方案更有利,且不良反应方面,耐受性更好[3,4]。

推荐用法：甲氨蝶呤 30mg/m² d1+ 长春碱 3mg/m² d1+ 多柔比星 30mg/m² d1+ 顺铂 70mg/m² d1。要求水化和 G-CSF 支持。

(3)紫杉醇 + 吉西他滨 + 顺铂(TGP)

一项紫杉醇 + 顺铂 + 吉西他滨方案(PCG 方案)与吉西他滨联合顺铂用于晚期尿路上皮癌一线治疗的随机对照 Ⅲ期临床研究(EORTC30987)显示两组的客观有效率分别为 55.5% 与 43.6%,中位无进展生存时间为 8.3 个月与 7.6 个月,中位总生存时间为 15.8 个月与 12.7 个月。统计分析显示 PCG 方案的有效率显著高于 GC 方案,但作为主要研究终点方面,虽然也有利于 PCG 方案组,但未达到统计学差异性[5]。

推荐用法：紫杉醇 80mg/m² d1,d8,顺铂 70mg/m² d1 或 d2,吉西他滨 1 000mg/m² d1,d8,每 21 天为一周期。

2. 不可耐受顺铂人群治疗的选择

(1)吉西他滨联合卡铂

一项评估吉西他滨联合卡铂与 MCV 方案(甲氨蝶呤 + 卡铂 + 长春碱)的随机对照Ⅱ/ Ⅲ期临床研究(EORTC30986)显示两组客观有效率分别为 41.2% 与 30.3%,中位无进展生存时间为 5.8 个月与 4.2 个月,中位生存时间分别为 9.3 个月与 8.1 个月,整体数据更有利于吉西他滨联合卡铂治疗组[6,7]。

推荐用法：吉西他滨 1 000mg/m² d1，8，卡铂按照 AUC=4–5 计算 d1，每 21 天为一周期。

（2）吉西他滨联合紫杉醇

紫杉类药物由于主要依靠肝脏代谢，因此对于肾功能不全的晚期尿路上皮癌可以作为选择，意大利一项 Ⅱ 期多中心临床研究入组了 ECOG 评分为 2 分或 eGFR<60ml/min 的部分患者，结果显示双周给药方案客观有效率可以达到 37%，中位无进展生存时间为 5.8 个月，中位生存时间为 13.2 个月[8]。推荐用法：吉西他滨 1 000mg/m² d1，8，紫杉醇 80mg/m² d1,d8，每 21 天为一周期。

（3）单药吉西他滨

吉西他滨作为晚期尿路上皮癌化疗敏感药物之一，其单独使用用于晚期尿路上皮癌的一线治疗，数项 Ⅱ 期研究结果显示其客观有效率为 24%~44%，其中完全缓解率为 8%~17%，中位总生存时间为 8~13.5 个月[9]。由于为单药治疗，因此可以用于不能耐受铂类化疗的患者。

推荐用法：吉西他滨 1 250mg/m² d1,d8,d15，每 28 天为一周期。或者：吉西他滨 1 000mg/m² d1,d8，每 21 天为一周期。

（4）免疫治疗

以 PD-1/L1 单抗为代表的免疫检查点抑制剂显著提高了晚期尿路上皮癌的二线治疗疗效，对于不能耐受铂类化疗的晚期尿路上皮癌患者，一线治疗可以尝试免疫治疗。

阿替利珠单抗首先开展一项 2 期单臂临床研究，针对不能耐受铂类化疗的晚期尿路上皮癌患者（一线）（IMvigor 210 研究），结果显示客观有效率为 23%，其中上尿路尿路上皮癌患者有效率为 44%，中位无进展生存时间为 2.7 个月，中位总生存时间为 15.9 个月。PD-L1 高表达（PD-L1 IC2/3）的患者中，客观有效率达到 28%，中位总生存时间为 12.3 个月[10]。

一项帕博利珠单抗用于不能耐受顺铂化疗的晚期尿路上皮癌一线治疗的 Ⅱ 期单臂临床研究（KEYNOTE-052 研究）证实帕博利珠单抗治疗的客观有效率为 28.6%，其中上尿路尿路上皮癌为 26%，58% 的患者出现肿瘤缩小，中位疗效持续时间为 30.1 个月，中位无进展生存时间为 2.2 个月，中位总生存时间为 11.3 个月。PD-L1 高表达人群（CPS ≥ 10）的患者中，客观有效率达到 47.3%，中位总生存时间为 18.5 个月[11,12]。

阿替利珠单抗联合化疗用于晚期尿路上皮癌一线治疗的随机对照Ⅲ期临床试验（IMvigor130 研究）结果显示单独阿替利珠单抗治疗组与单独化疗组中 PD-L1 IC0/1 患者的中位总生存时间为 13.5 个月与 12.9 个月，统计学分析显示有利于单独化疗组（HR=1.07），而对于 PD-L1 IC2/3 患者，统计学分析显示有利于单独阿替利珠单抗治疗（HR=0.68）[13]。另外帕博利珠单抗联合化疗用于晚期尿路上皮癌一线治疗的 KEYNOTE361 研究的中期分析结果类似，因此阿替利珠单抗与帕博利珠单抗对于能够耐受卡铂化疗的人群，仅适用于 PD-L1 阳性表达患者，而不能耐受任何铂类化疗的患者，则不受限于 PD-L1 表达情况。

3.3.2　转移性膀胱尿路上皮癌的一线化疗后的维持治疗策略

适合人群	Ⅰ 级推荐	Ⅱ 级推荐	Ⅲ 级推荐
一线化疗 4~6 周期后获得疾病稳定或客观有效	临床研究	阿维鲁单抗（1A 类）[a]	帕博利珠单抗（2A 类）[b]

【注释】

　a　阿维鲁单抗尚未在国内上市。

　b　帕博利珠单抗尚未在国内获得晚期尿路上皮癌治疗适应证。

转移性膀胱尿路上皮癌的一线化疗后的维持治疗解析

晚期尿路上皮癌对于铂类为主方案的化疗较为敏感，中位无进展生存时间为 6~9 个月，因此化疗后客观有效或稳定的患者容易出现再次进展，而 PD-1/L1 单抗为代表的免疫治疗可以延缓复发与改善总生存。

（1）阿维鲁单抗

一项阿维鲁单抗与安慰剂对照用于晚期尿路上皮癌一线化疗后疾病稳定或缓解后维持治疗的Ⅲ期随机临床研究，结果显示阿维鲁单抗联合最佳支持治疗（BSC）相比 BSC 对照组可显著延长患者的总生存，两组中位总生存时间分别为 21.4 个月与 14.3 个月（P<0.001），亚组分析结果显示，在总人群、年龄、ECOG PS 评分、PD-L1 状态等亚组中，接受阿维鲁单抗联合最佳支持治疗患者的生存获益均优于单独 BSC 对照组，在无进展生存方面，同样观察到阿维鲁单抗联合最佳支持治疗相比单独 BSC 治疗可明显改善患者的无进展生存时间，两者分别为 3.7 个月与 2.0 个月[14]。推荐用法：阿维鲁单抗每次 10mg/kg，每 2 周给药一次。

(2)帕博利珠单抗

一项帕博利珠单抗与安慰剂对照用于晚期尿路上皮癌化疗控制后维持治疗的随机双盲Ⅱ期临床研究(HCRN GU14-182研究)显示帕博利珠单抗维持治疗较安慰剂组显著延长无进展生存时间,两组分别为5.4个月与3.0个月,客观有效率分别为23%与10%,总生存时间差异无统计学意义,两组中位总生存时间为22个月与18.7个月[15]。

推荐用法:帕博利珠单抗每次200mg每3周给药一次。

3.3.3 转移性膀胱尿路上皮癌的二线治疗策略

分层	Ⅰ级推荐	Ⅱ级推荐	Ⅲ级推荐
免疫治疗 a	临床研究	替雷利珠单抗(2A类)b 特瑞普利单抗(2A类)c 帕博利珠单抗(1A类)c	纳武利尤单抗(2A类)c 阿维鲁单抗(2A类)c
化疗	临床研究	多西他赛(2A类) 紫杉醇(2A类) 白蛋白紫杉醇(2A类)	长春氟宁(1A类) 培美曲塞(2B类) 吉西他滨+紫杉醇(2B类)
靶向治疗	临床研究	临床研究	厄达替尼(2A类)d 纬迪西妥单抗(2A类)e

【注释】

a 膀胱尿路上皮癌的二线治疗优先考虑免疫治疗。

b 仅适用于PD-L1高表达的局部晚期或转移性尿路上皮癌患者。

c 特瑞普利单抗、帕博利珠单抗、纳武利尤单抗、阿维鲁单抗在国内尚未获得晚期尿路上皮癌的治疗适应证。

d 厄达替尼尚未在国内批准上市,仅适用于合并FGFR2/3基因变异的晚期尿路上皮癌。

e 纬迪西妥单抗适用于既往化疗失败后HER2表达阳性转移性尿路上皮癌。

转移性膀胱尿路上皮癌的二线治疗解析

PD-1/L1单抗为主的免疫治疗较传统化疗显著改善了晚期尿路上皮癌的二线治疗客观有效率,开启了晚期尿路上皮癌二线治疗的新篇章,特别是帕博利珠单抗与化疗对照的随机对照Ⅲ期临床研究(KEYNOTE045)显示免疫治疗改善了总生存,奠定了免疫治疗在晚期尿路上皮癌二线治疗地位。另外FGFR突变抑制剂的问世,晚期尿路上皮癌的靶向治疗也获得突破,目前晚期尿路上皮癌的二线治疗呈现百花齐放的局面。

1. 免疫治疗

(1)替雷利珠单抗

2019年欧洲肿瘤内科大会报道了替雷利珠单抗用于PD-L1阳性(TC或IC≥25%)的晚期尿路上皮癌常规治疗失败后人群治疗的Ⅱ期注册临床研究,结果显示其客观有效率为23.1%,中位无进展生存时间为2.1个月,中位总生存时间为9.8个月[16]。基于该临床研究数据,2020年4月国家药品监督管理局(NMPA)批准替雷利珠单抗用于治疗含铂化疗失败包括新辅助或辅助化疗12个月内进展的局部晚期或转移性PD-L1高表达的尿路上皮癌患者。

推荐用法:替雷利珠单抗每次200mg,每3周给药一次。

(2)特瑞普利单抗

2020年美国ASCO会议公布了一项特瑞普利单抗用于既往治疗失败后的晚期尿路上皮癌的Ⅱ期注册临床研究的结果,入组为所有化疗失败、不筛选PD L1表达人群,结果显示其客观有效率为25.2%,其中PD-L1阳性患者的客观有效率达到39.6%,中位无进展生存时间为2.3个月,预估中位OS为20.7个月[17]。

推荐用法:特瑞普利单抗每次3mg/kg,每2周给药一次。

(3)帕博利珠单抗

帕博利珠单抗与化疗(紫杉醇、多西他赛或长春氟宁)对照用于铂类化疗后进展的晚期尿路上皮癌患者的随机Ⅲ期临床研究(KEYNOTE-045研究)证实了帕博利珠单抗较化疗组显著改善总生存时间,两组分别为10.3个月与7.4个月,其他疗效终点:客观有效率分别为21.1%与11.4%,中位无进展生存时间为2.1个月与3.3个月[18]。

推荐用法:帕博利珠单抗200mg,每3周一次。

（4）其他 PD-1/L1 单抗

阿替利珠单抗、纳武利尤单抗、度伐利尤单抗及阿维鲁单抗均在国外开展了晚期尿路上皮癌二线治疗的临床研究，其客观有效率分别为 15.0%，24.4%，17.8% 和 17.0%，均高于传统二线化疗具有更高的客观反应率，免疫治疗的优势通常表现为有效的患者疗效维持时间长，阿替利珠单抗和纳武利尤单抗的中位缓解持续时间分别为 15.9 个月和 20.3 个月[19-22]。

2. 化疗

帕博利珠单抗与化疗对照用于晚期尿路上皮癌二线治疗的Ⅲ期临床研究（KEYNOTE-045 研究），对照组采用了紫杉醇、多西紫杉醇以及长春氟宁等化疗药物，这是目前晚期尿路上皮癌二线化疗药物的主要选择。这项 Ⅲ 期临床研究证实了化疗用于晚期尿路上皮癌二线治疗的总体客观有效率为 11.4%，中位无进展生存时间为 3.3 个月，总生存时间为 7.4 个月[18]。单独涉及多西他赛及长春氟宁两个药物均有相应Ⅲ期临床研究，一项多西他赛联合雷莫芦单抗用于晚期尿路上皮癌二线治疗的随机对照Ⅲ期研究结果显示多西他赛联合雷莫芦单抗与多西他赛联合安慰剂比较，可以显著改善无进展生存时间，其中作为多西他赛对照组的客观有效率为 14%，中位无进展生存时间为 2.76 个月，中位生存时间分别为 7.9 个月[23]。另外一项长春氟宁与安慰剂对照用于晚期尿路上皮癌二线治疗的随机对照Ⅲ期研究结果显示长春氟宁治疗组较安慰剂显著改善了总生存（6.9 个月 vs 4.3 个月），客观有效率为 8.6%，中位无进展生存时间为 3.0 个月[24]。

其他药物方面，白蛋白紫杉醇与培美曲塞可以作为晚期尿路上皮癌二线化疗的药物选择，其中白蛋白紫杉醇单药用于晚期尿路上皮癌二线治疗的Ⅱ期临床研究数据证实其客观有效率为 27.7%，中位无进展生存时间为 6.0 个月，中位生存时间为 8.0 个月[25]。一项培美曲塞用于晚期尿路上皮癌二线治疗的Ⅱ期临床研究结果显示其客观有效率同样为 27.7%，中位无进展生存时间为 2.9 个月，中位总生存时间为 9.6 个月[26]。推荐用法：

多西他赛 75mg/m^2 d1，每 21 天为一周期。

紫杉醇 135~175mg/m^2 d1，每 21 天为一周期。

白蛋白紫杉醇 260mg/m^2 d1，每 21 天为一周期。

长春氟宁 320mg/m^2 d1，每 21 天为一周期。

培美曲塞 500mg/m^2 d1，每 21 天为一周期。

吉西他滨联合紫杉醇：吉西他滨 1 000mg/m^2 d1，d8，紫杉醇 80mg/m^2 d1，d8，每 21 天为一周期。

3. 靶向治疗

（1）厄达替尼

厄达替尼是一种口服的泛 FGFR 抑制剂（FGFR1~4 抑制剂），国外已经批准用于有 *FGFR3* 或 *FGFR2* 基因突变在铂类化疗期间或化疗后出现疾病进展的局部晚期或转移性尿路上皮癌（包括新辅助或辅助铂类化疗 12 个月内）的患者。BLC2001 研究是一项厄达替尼用于晚期尿路上皮癌靶向治疗的单臂Ⅱ期临床研究，入组了 99 例合并 FGFR 变异、既往化疗失败（包括新辅助或辅助铂类化疗 12 个月内进展）的患者。79% 的患者合并内脏转移，43% 的患者既往接受过至少两次治疗，2019 年 BLC2001 研究公布了厄达替尼疗效及安全性的最终数据，独立评估的客观有效率为 40%，其中 CR 率为 3%，疾病控制率为 79%，中位无进展生存时间为 5.5 个月，中位生存时间为 13.8 个月[27]。

推荐用法：厄达替尼片：10mg，每日一次，d1~7，其后休一周，之后重复，每 28 天为一周期。

（2）纬迪西妥单抗

纬迪西妥单抗（RC48）是一款抗 HER2 抗体药物偶联物（ADC），一项将其用于既往常规治疗失败的 HER2 阳性表达的晚期尿路上皮癌 2 期临床研究，入组了 43 例二线及多线尿路上皮癌受试者中，确认客观缓解率（cORR）高达 51.2%，疾病控制率（DCR）高达 90.7%，中位无进展生存时间为 6.9 个月，中位生存时间为 13.9 个月[28]。

推荐用法：纬迪西妥单抗：2mg/kg，每 2 周一次。

3.3.4 转移性膀胱尿路上皮癌的三线治疗策略

分层	Ⅰ级推荐	Ⅱ级推荐	Ⅲ级推荐
既往铂类化疗及免疫治疗失败后	临床研究	临床研究	厄达替尼（2A 类）[a] Enfortumab Vedotin（2A 类）[b] 纬迪西妥单抗（2A 类）[b]
既往未接受过免疫治疗	临床研究	替雷利珠单抗（2A 类）[c] 特瑞普利单抗（2A 类）[d] 帕博利珠单抗（1A 类）[d]	纳武利尤单抗（2A 类）[d] 阿维鲁单抗（2A 类）[d]

【注释】

a Enfortumab Vedotin 尚未在国内批准上市。

b 厄达替尼尚未在国内批准上市，仅适用于合并 *FGFR2/3* 基因变异的晚期尿路上皮癌纬迪西妥单抗适用于既往化疗后失败 HER2 表达阳性转移性尿路上皮癌

c 仅适用于 PD-L1 高表达的局部晚期或转移性尿路上皮癌患者。

d 特瑞普利单抗、帕博利珠单抗、纳武利尤单抗、阿维鲁单抗在国内尚未获得晚期尿路上皮癌的治疗适应证。

转移性膀胱尿路上皮癌的三线治疗解析

晚期尿路上皮癌的治疗选择越来越多，对于既往未接受过免疫治疗的患者，PD-1/L1 单抗免疫治疗是较为合适的治疗选择，相应临床研究均入组了三线治疗患者。而合并 FGFR2/3 突变的患者，厄达替尼在免疫治疗失败后患者的客观有效率高达 59%，因此可以选择厄达替尼作为治疗选择[27]。

抗体偶联药物近年来获得快速发展，Enfortumab Vedotin（EV）由晚期尿路上皮癌肿瘤细胞表面分子 Nectin-4 的单克隆抗体和微管破坏剂 MMAE 组成。2019 年 12 月 18 日美国食品药品监督管理局（FDA）批准 EV 用于既往含顺铂方案及免疫治疗失败后 mUC 患者的三线治疗。一项 EV 与常规化疗对照用于既往接受过铂类与免疫治疗失败后晚期尿路上皮癌随机对照Ⅲ期临床研究（EV-301 研究），研究的主要终点为中位总生存时间，结果显示 EV 的总生存时间长于化疗组（12.88 个月 vs 8.97 个月；HR=0.70，P=0.001），EV 组的无进展生存时间也比化疗组长（5.55 个月 vs 3.71 个月，HR=0.62，P<0.001），客观有效率为 40.6% 与 17.9%[29]。

推荐用法：Enfortumab Vedotin 注射剂：1.25mg/kg，d1，d8，d15，每 28 天为一周期。

3.4　膀胱尿路上皮癌的姑息性放疗

适应证	放疗方案
• 有血尿、排尿困难、膀胱刺激等症状 • 高龄或身体虚弱或合并症或病期晚不能耐受根治性治疗	• 总剂量 60~66Gy，1.8~2Gy/ 次；55Gy/20 次 a • 35Gy/10 次或 21Gy/3 次 b • 同步接受化疗 c

【注释】

a 预期寿命长选择总剂量 60~66Gy，1.8~2Gy/ 次或 55Gy/20 次放疗方案。

b 预期寿命短选择 35Gy/10 次或 21Gy/3 次放疗方案，68% 的患者症状可缓解[1]。

c 在患者耐受的前提下，可以同步化疗[2]。对于单次剂量 >3Gy 时，不推荐同步化疗。

4　上尿路尿路上皮癌的治疗

4.1　上尿路尿路上皮癌的治疗及随访

4.1.1　非转移性上尿路尿路上皮癌的治疗

4.1.1.1　非转移性上尿路尿路上皮癌的危险分层

上尿路尿路上皮癌危险分层	
低危 a	高危 b
单发肿瘤 肿瘤直径 <2cm 脱落细胞学或者输尿管镜检低级别肿瘤 CTU 显示为非浸润性肿瘤	肾脏积水 肿瘤直径 >2cm 尿脱落细胞学或者输尿管镜检高级别肿瘤 多发肿瘤 既往有高级别膀胱癌行根治性膀胱切除术病史 活检病理有其他组织成分 c

【注释】

a 需要满足下列所有条件。

b 仅需满足下列任意 1 个条件。

c 其他组织成分：包括鳞状细胞癌、腺癌、微乳头状癌、肉瘤样癌和淋巴上皮瘤等[1,2]。

4.1.1.2 非转移性上尿路尿路上皮癌的治疗

类型	肿瘤位置	危险分层	Ⅰ级推荐	Ⅱ级推荐	Ⅲ级推荐
肾盂癌	肾盏	低危	根治性肾输尿管切除术[a] 术后单次膀胱灌注化疗[b](2A 类)	输尿管镜手术(3 类)[c] 经皮肾镜手术(3 类)[d]	
		高危	根治性肾输尿管切除术(2A 类)[e] 术后单次膀胱灌注化疗(2A 类)[b]		新辅助化疗[f] 局部放疗[g]
	肾盂	低危	根治性肾输尿管切除术[a] 术后单次膀胱灌注化疗(2A 类)[b]	输尿管镜手术(3 类)[c] 经皮肾镜手术(3 类)[d]	
		高危	根治性肾输尿管切除术(2A 类)[e] 术后单次膀胱灌注化疗(2A 类)[b]		新辅助化疗[f] 局部放疗[g]
输尿管癌	中上段输尿管	低危	根治性肾输尿管切除术[a] 术后单次膀胱灌注化疗(2A 类)[b]	输尿管镜手术(3 类)[c] 输尿管节段切除吻合术(3 类)[h] 输尿管全长切除 + 肾造瘘术(3 类)[h]	
		高危	根治性肾输尿管切除术(2A 类)[e] 术后单次膀胱灌注化疗(2A 类)[b]	肾功能不全者(3 类)[i]： 输尿管节段切除吻合术(3 类) 输尿管全长切除 + 肾造瘘术(3 类)	新辅助化疗[f] 局部放疗[g]
	下段输尿管	低危	根治性肾输尿管切除术[a] 术后单次膀胱灌注化疗(2A 类)[b]	输尿管镜手术(3 类)[c] 输尿管下段切除 + 输尿管膀胱再植术(3 类)[h]	
		高危	根治性肾输尿管切除术(2A 类)[e] 术后单次膀胱灌注化疗(2A 类)[b]	肾功能不全者(3 类)[i]： 输尿管下段切除 + 输尿管膀胱再植术(3 类)	新辅助化疗[f] 局部放疗[g]

【注释】

a 针对低危上尿路尿路上皮癌(UTUC),虽然已有 3 级证据提示内镜治疗可获得与根治性手术(RNU)类似的生存数据,但鉴于证据等级、术后同侧输尿管高复发风险、挽救性 RNU 的比例以及国内技术条件和不同中心技术水平的差异,RNU 仍推荐作为低风险 UTUC 的首选治疗。

b 术后膀胱灌注应避免用于输尿管壁内段处理不可靠,存在漏尿风险的患者。UTUC 术后膀胱肿瘤复发风险为 20%~47%,有数项 RCT 研究证实,术后单次膀胱内灌注化疗药物可降低术后膀胱内肿瘤复发风险[1-3]。

c 对于已经存在肾功能不全等需要保留肾功能的低危患者可以优先推荐使用输尿管软镜处理肿瘤。对于其他低危患者需与患者充分沟通后谨慎选择。

d 对于肾下盏内低危 UTUC,若输尿管软镜难以处理,则可推荐行经皮肾镜手术[4,5]。经皮肾镜手术可能会有肿瘤种植转移的风险[6]。

e 可以通过开放性手术、腹腔镜手术或机器人手术等途径开展,手术方式对于肿瘤控制效果无明显差异[7-11]。对于临床考虑 T2 期及以上或者 N+ 患者推荐进行区域淋巴结清扫术;而对于 T3/T4 或淋巴结明显肿大患者推荐行开放式根治性肾输尿管切除术和淋巴结清扫[12-14]。肾盂肿瘤应考虑清扫同侧肾门、主动脉旁或腔静脉旁淋巴结[15]。

f 一些 RCT 研究目前正在进行,目的是评估接受根治性肾输尿管切除术前新辅助化疗的作用。尽管一级证据尚不可用,但在高危患者中,与单纯根治性肾输尿管切除术相比,多模式治疗可显著降低手术分期,最终提高生存率[16-18]。

最近的一项研究表明,术前新辅助治疗的获益人群主要是针对局部晚期的上尿路尿路上皮癌患者[19]。

g 仅限于无法耐受手术患者。UTUC 由于所处部位毗邻复杂,限制了放疗剂量的提高,无法达到根治尿路上皮癌所需放疗剂量,单纯的局部放疗或同步放化疗难以控制肿瘤,临床较少应用[20,21]。

h 内镜下不能完全切除的输尿管下段低危肿瘤,或需要保留肾功能而行保留肾脏手术的高危肿瘤,可推荐行输尿管节段切除再吻合或者输尿管末段切除 + 输尿管膀胱再植术[22-25]。

i 对于高危 UTUC 患者,若存在严重肾功能不全或孤立肾,可以考虑行保留肾脏手术[26-28]。

4.1.2 术后辅助治疗

分期	Ⅰ级推荐	Ⅱ级推荐	Ⅲ级推荐
Ⅰ期（pT1N0M0）	随访观察(2A 类)		
T3-4a 或者 N+,M0(标准根治术后)	吉西他滨 + 铂类(1A 类)[a,b]	辅助免疫治疗 纳武利尤单抗(1A 类)	
ypT2-4a 或者 ypN+,M0(新辅助治疗后标准膀胱癌根治术后)	吉西他滨 + 铂类(1A 类)[a,b]	辅助免疫治疗 纳武利尤单抗(1A 类)	
T4b N0-Nx,M0(标准膀胱癌根治术后)	吉西他滨 + 铂类(1A 类)[a,b]		

【注释】

a 既往研究显示上尿路尿路上皮癌术后辅助化疗生存获益存在争议。[1-4]

EORTC 30994 显示术后辅助化疗相比于延迟(至复发时)化疗并未显著改善 OS。POUT 研究将 56 个中心 261 例 pT2-4N0-3M0 分期的 UTUC 术后患者随机分配至辅助化疗组和观察组,辅助化疗方案包括 GP 方案(要求 eGFR>50ml/min)或 GC 方案(eGFR:30~49ml/min),术后辅助化疗 4 周期,主要研究终点是 DFS。2021ASCO-GU 最新结果显示化疗组和观察组 DFS 比较的 HR 值为 0.51(95% CI:0.35~0.76 ;$P = 0.000\ 6$),达到预设终点,3 年 OS 率分别为 79%(95% CI 71%~86%)和 67%(95% CI 58%~75%),而 5 年 OS 率分别为 65%(95% CI 54%~74%)和 57%(95% CI 46%~66%)。辅助化疗组死亡风险较观察组降低了 30%,但差异无统计学意义(HR = 0.70,95% CI 0.46~1.06 ;$P =$ 0.09),POUT 研究在一定程度上体现了 UTUC 术后辅助化疗的价值。

b 最新随机试验显示,术后 90 天内接受吉西他滨联合铂类的辅助化疗(4 周期)对进展期上尿路尿路上皮癌有生存获益。若 eGFR<50ml/min,可使用卡铂(AUC=4.5/5)代替顺铂。[5]

c 在对患者进行全面分期确保排除远处转移后,再遵循辅助化疗的建议。

4.1.3 随访

人群分层		随访内容	随访频次
根治性肾输尿管切除手术[c]	低危 UTUC[a]	膀胱镜检查	术后 3 个月,9 个月;以后每年 1 次,持续 5 年
	高危 UTUC[b]	膀胱镜检查 尿脱落细胞学 CT 尿路造影 胸部 CT	①术后每隔 3 个月行膀胱镜和尿脱落细胞学检查,持续 2 年;此后每隔 6 个月检查,持续 5 年;然后每年 1 次 ②每 6 个月行 CT 尿路造影和胸部 CT,持续 2 年,然后每年 1 次
保留肾脏手术[d]	低危 UTUC[a]	膀胱镜检查 CT 尿路造影 输尿管镜检查	①术后 3 个月和 6 个月进行膀胱镜检查和 CT 尿路造影,然后每年 1 次,持续 5 年 ②每 3 个月行输尿管镜检查
	高危 UTUC[b]	膀胱镜检查 尿脱落细胞学 CT 尿路造影 胸部 CT 输尿管镜检查	①分别在术后 3 个月和 6 个月进行膀胱镜检查、尿脱落细胞学检查、CT 尿路造影和胸部 CT 检查,然后每年检查 1 次 ②原位癌患者在术后 3 个月和 6 个月行输尿管镜检查和尿脱落细胞学检查

尿路上皮癌

【注释】

a 满足以下所有危险因素：肿瘤为单发，肿瘤直径 <2cm，细胞学为低级别，输尿管镜活检病理 为低级别，CT 提示为非肌层浸润。

b 满足以下任一危险因素：肾积水，肿瘤直径 >2cm，细胞学为高级别，输尿管镜活检病理为高 级别，肿瘤为多发，既往因膀胱癌行根治性膀胱切除，组织学肿瘤成分多样。

c 患侧肾、输尿管全长及膀胱袖状切除。

d 输尿管软镜、输尿管节段切除、经皮肾镜术式。

4.2 转移性上尿路尿路上皮癌的治疗 ^a

4.2.1 转移性上尿路尿路上皮癌的一线治疗策略

分层	Ⅰ级推荐	Ⅱ级推荐	Ⅲ级推荐
可耐受顺铂	①吉西他滨 + 顺铂（1A 类）^a ② DD-MVAC（G-CSF 支持）（1A 类）	吉西他滨 + 紫杉醇 + 顺铂（2A 类）^a	
不可耐受顺铂 ^b	吉西他滨 + 卡铂（1B 类）	①吉西他滨 + 紫杉醇（2A 类） ②吉西他滨（2A 类）	① 帕博利珠单抗（2A 类）^c ② 阿替利珠单抗（2A 类）^c

【注释】

a 肾功能处于边界范围或轻度异常情况时（eGFR 为 40~60ml/min），顺铂可以考虑分次给药进行（如 35mg/m² ，d1、d2 或 d1、d8）。

b 符合以下一条或一条以上标准：①肾功能不全，eGFR>30ml/min 且 eGFR<60ml/min；②体能状况 ECOG 评分为 2 ；③听力下降或周围神经病变 2 级或 2 级以上。

c 帕博利珠单抗以及阿替利珠单抗尚未在国内获得晚期尿路上皮癌治疗适应证，其仅适用于 PD-L1 阳性表达的患者，或不能耐受任何铂类化疗的患者。

转移性上尿路尿路上皮癌的一线治疗解析

　　转移性上尿路尿路上皮癌的相关治疗方案主要来源于转移性尿路上皮癌含膀胱癌的相关研究，晚期尿路上皮癌对于铂类为主方案的化疗较为敏感，有效率可达到 50% 左右，但部分患者无法耐受顺铂为主的化疗。因此对于晚期尿路上皮癌的治疗，根据铂类耐受情况分为两类人群，总体来说对于非顺铂方案化疗，其疗效有所下降。因此，对于能够耐受顺铂治疗情况下，不推荐任何不含顺铂的化疗方案或其他治疗。

　　1. 可耐受顺铂人群的治疗选择

　　（1）吉西他滨联合顺铂

　　一项吉西他滨联合顺铂方案（GC 方案）化疗与甲氨蝶呤 + 长春碱 + 多柔比星 + 顺铂方案（MVAC 方案）对照用于晚期尿路上皮癌一线治疗的随机对照Ⅲ期临床研究显示 GC 方案与 MVAC 方案的疗效数据相当，两组的客观有效率为 49.4% 与 45.7%，中位无进展生存时间为 7.7 个月与 8.3 个月，中位总生存时间为 14.0 个月与 15.2 个月，但 GC 方案治疗导致的中性粒细胞减少性发热、中性粒细胞减少脓毒症和黏膜炎显著低于 MVAC 对照组[1,2]。

　　推荐用法：吉西他滨 1 000mg/m² d1，d8，d15，顺铂 70mg/m² d1 或 d2，每 28 天为一周期。或者：吉西他滨 1 000mg/m² d1，d8，顺铂 70mg/m² d1 或 d2，每 21 天为一周期。

　　（2）G-CSF 支持下的剂量密集性 MVAC 方案

　　一项 G-CSF 支持下的 DD-MVAC 方案与传统 MVAC 方案对照用于晚期尿路上皮癌一线治疗的随机Ⅲ期临床研究（EORTC3024）显示两组的客观有效率分别为 62% 与 50%，中位无进展生存时间为 9.1 个月与 8.2 个月，中位总生存时间为 15.1 个月与 14.9 个月，虽然疗效差异并无统计学意义，但 DD-MVAC 方案更有利，且不良反应方面，耐受性更好[3,4]。

　　推荐用法：甲氨蝶呤 30mg/m² d1+ 长春碱 3mg/m² d1+ 多柔比星 30mg/m² d1+ 顺铂 70mg/m² d1。要求水化和 G-CSF 支持。

　　（3）紫杉醇 + 吉西他滨 + 顺铂（TGP）

　　一项紫杉醇 + 顺铂 + 吉西他滨方案（PCG 方案）与吉西他滨联合顺铂用于晚期尿路上皮癌一线治疗的随机对照Ⅲ期临床研究（EORTC30987）显示两组的客观有效率分别为 55.5% 与 43.6%，中位无进展生存时间为 8.3 个月与 7.6 个月，中位总

尿路上皮癌

生存时间为 15.8 个月与 12.7 个月。统计分析显示 PCG 方案的有效率显著高于 GC 方案,但作为主要研究终点方面,虽然也有利于 PCG 方案组,但差异无统计学意义[5]。

推荐用法:紫杉醇 80mg/m² d1,d8,顺铂 70mg/m² d1 或 d2,吉西他滨 1 000mg/m² d1,d8,每 21 天为一周期。

2. 不可耐受顺铂人群治疗的选择

(1)吉西他滨联合卡铂

一项评估吉西他滨联合卡铂与 MCV 方案(甲氨蝶呤 + 卡铂 + 长春碱)的随机对照 Ⅱ / Ⅲ 期临床研究(EORTC30986)显示两组客观有效率分别为 41.2% 与 30.3%,中位无进展生存时间为 5.8 个月与 4.2 个月,中位生存时间分别为 9.3 个月与 8.1 个月,整体数据更有利于吉西他滨联合卡铂治疗组[6,7]。

推荐用法:吉西他滨 1 000mg/m² d1,8,卡铂按照 AUC= 4.5 计算 d1,每 21 天为一周期。

(2)吉西他滨联合紫杉醇

紫杉类药物由于主要依靠肝脏代谢,因此对于肾功能不全的晚期尿路上皮癌可以作为选择,意大利一项 Ⅱ 期多中心临床研究入组了 ECOG 评分为 2 分或 eGFR<60ml/min 的部分患者,结果显示双周方案给药客观有效率可以达到 37%,中位无进展生存时间为 5.8 个月,中位生存时间为 13.2 个月[8]。

推荐用法:吉西他滨 1 000mg/m² d1,8,紫杉醇 80mg/m² d1,d8,每 21 天为一周期。

(3)单药吉西他滨

吉西他滨作为晚期尿路上皮癌化疗敏感药物之一,其单独使用用于晚期尿路上皮癌的一线治疗,数项 Ⅱ 期研究结果显示其客观有效率为 24%~44%,其中完全缓解率为 8%~17%,中位总生存时间为 8~13.5 个月[9]。由于为单药治疗,因此可以用于不能耐受铂类化疗的患者。

推荐用法:吉西他滨 1 250mg/m² d1,d8,d15,每 28 天为一周期;或吉西他滨 1 000mg/m² d1,d8,每 21 天为一周期。

(4)免疫治疗

以 PD-1/L1 单抗为代表的免疫检查点抑制剂显著提高了晚期尿路上皮癌的二线治疗疗效,对于不能耐受铂类化疗的晚期尿路上皮癌患者,一线治疗可以尝试免疫治疗。

阿替利珠单抗首先开展用于不能耐受铂类化疗的晚期尿路上皮癌一线治疗的 Ⅱ 期单臂临床研究(IMvigor210 研究),结果显示客观有效率为 23%,其中上尿路尿路上皮癌患者有效率为 44%,中位无进展生存时间为 2.7 个月,中位总生存时间为 15.9 个月。PD-L1 高表达人群(PD-L1 IC23)中,客观有效率达到 28%,中位总生存时间为 12.3 个月[10]

一项帕博利珠单抗用于不能耐受顺铂的晚期尿路上皮癌一线治疗的 Ⅱ 期单臂临床研究(KEYNOTE-052 研究)证实帕博利珠单抗治疗的客观有效率为 28.6%,其中上尿路尿路上皮癌为 26%,58% 的患者出现肿瘤缩小,中位疗效持续时间为 30.1 个月,中位无进展生存时间为 2.2 个月,中位总生存时间为 11.3 个月。PD-L1 高表达人群(CPS ≥ 10)的患者中,客观有效率达到 47.3%,中位总生存时间为 18.5 个月[11,12]。

阿替利珠单抗联合化疗用于晚期尿路上皮癌一线治疗的随机对照 Ⅲ 期临床试验(IMvigor130 研究)结果显示单独阿替利珠单抗治疗组与单独化疗组中 PD-L1 IC0/1 患者的中位总生存期为 13.5 个月与 12.9 个月,统计学分析显示有利于单独化疗组(HR=1.07),而对于 PD-L1 IC2/3 患者,统计学分析显示有利于单独阿替利珠单抗治疗(HR=0.68)[13]。另外帕博利珠单抗联合化疗用于晚期尿路上皮癌一线治疗的 KEYNOTE361 研究的中期分析结果类似,因此阿替利珠单抗与帕博利珠单抗对于能够耐受卡铂化疗的人群,仅适用于 PD-L1 阳性表达患者,而不能耐受任何铂类化疗的患者,则不受限于 PD-L1 表达情况。

4.2.2 转移性上尿路尿路上皮癌一线化疗后的维持治疗策略

适合人群	Ⅰ级推荐	Ⅱ级推荐	Ⅲ级推荐
一线化疗 4~6 周期后获得疾病稳定或客观有效	临床研究	阿维鲁单抗(1A 类)[a]	帕博利珠单抗(2A 类)[b]

【注释】

　　a 阿维鲁单抗尚未在国内上市。

　　b 帕博利珠单抗尚未在国内获得晚期尿路上皮癌治疗适应证。

转移性上尿路尿路上皮癌的一线化疗后的维持治疗解析

晚期尿路上皮癌对于铂类为主方案的化疗较为敏感,中位无进展生存时间为 6~9 个月,因此化疗后客观有效或稳定的患者容易出现再次进展,而 PD-1/L1 单抗为代表的免疫治疗可以延缓复发与改善总生存。

（1）阿维鲁单抗

一项阿维鲁单抗与安慰剂对照用于晚期尿路上皮癌一线化疗后疾病稳定或缓解后维持治疗的Ⅲ期随机临床研究,结果显示阿维鲁单抗联合最佳支持治疗（BSC）相比 BSC 对照组可显著延长患者的总生存,两组中位总生存时间分别为 21.4 个月与 14.3 个月（P<0.001）,亚组分析结果显示,在总人群、年龄、ECOG PS 评分、PD-L1 状态等亚组中,接受阿维鲁单抗联合最佳支持治疗患者的生存获益均优于单独 BSC 对照组,在无进展生存方面,同样观察到阿维鲁单抗联合最佳支持治疗相比单独 BSC 治疗可明显改善患者的无进展生存时间,两者分别为 3.7 个月与 2.0 个月[14]。

推荐用法:阿维鲁单抗每次 10mg/kg 每 2 周给药一次。

（2）帕博利珠单抗

一项帕博利珠单抗与安慰剂对照用于晚期尿路上皮癌化疗控制后维持治疗的随机双盲Ⅱ期临床研究（HCRN GU14-182 研究）显示帕博利珠单抗维持治疗较安慰剂组显著延长无进展生存时间,两组分别为 5.4 个月与 3.0 个月,客观有效率分别为 23% 与 10%,总生存时间差异无统计学意义,两组中位总生存为 22 个月与 18.7 个月[15]。

推荐用法:帕博利珠单抗每次 200mg,每 3 周给药一次。

4.2.3 转移性上尿路尿路上皮癌的二线治疗策略

分层	Ⅰ级推荐	Ⅱ级推荐	Ⅲ级推荐
免疫治疗 [a]	临床研究	替雷利珠单抗(2A 类) [b] 特瑞普利单抗(2A 类) [d] 帕博利珠单抗(1A 类) [d]	纳武利尤单抗(2A 类) [d] 阿维鲁单抗(2A 类) [d]
化疗	临床研究	多西他赛(2A 类) 紫杉醇(2A 类) 白蛋白紫杉醇(2A 类)	长春氟宁(1A 类)培美曲塞(2A 类) 吉西他滨 + 紫杉醇(2B 类)
靶向治疗	临床研究	临床研究	厄达替尼(2A 类) [c] 纬迪西妥单抗(2A 类) [e]

【注释】

a 上尿路尿路上皮癌的二线治疗优先考虑免疫治疗。

b 仅适用于 PD-L1 高表达的局部晚期或转移性尿路上皮癌患者。

c 厄达替尼尚未在国内批准上市,仅适用于合并 FGFR2/3 基因变异的晚期尿路上皮癌。

d 帕博利珠单抗、阿替利珠单抗、纳武利尤单抗、度伐利尤单抗、阿维鲁单抗在国内尚未获得晚期尿路上皮癌的治疗适应证。

e 纬迪西妥单抗适用于既往化疗失败后 HER2 表达阳性转移性尿路上皮癌。

转移性上尿路尿路上皮癌的二线治疗解析

PD-1/L1 单抗为主的免疫治疗较传统化疗显著改善了晚期尿路上皮癌的二线治疗客观有效率,开启了晚期尿路上皮癌二线治疗的新篇章,特别是帕博利珠单抗与化疗对照的随机对照Ⅲ期临床研究（KEYNOTE045）显示免疫治疗改善了总生存,奠定了免疫治疗在晚期尿路上皮癌二线治疗地位。另外 FGFR 突变抑制剂的问世,晚期尿路上皮癌的靶向治疗也获得突破,目前晚期尿路上皮癌的二线治疗呈现百花齐放的局面。

1. 免疫治疗

（1）替雷利珠单抗

2019 年欧洲肿瘤内科大会报道了替雷利珠单抗用于 PD-L1 阳性(TC 或 IC ≥ 25%)的晚期尿路上皮癌常规治疗失败后人群治疗的Ⅱ期注册临床研究,结果显示其客观有效率为 23.1%,中位无进展生存时间为 2.1 个月,中位总生存时间为 9.8 个月[16]。基于该临床研究数据,2020 年 4 月国家药品监督管理局（NMPA）批准替雷利珠单抗用于治疗含铂化疗失败(包括新辅助或辅助化疗 12 个月内进展)的局部晚期或转移性 PD-L1 高表达的尿路上皮癌患者。

推荐用法:替雷利珠单抗每次 200mg,每 3 周给药一次。

（2）特瑞普利单抗

2020 年美国 ASCO 会议公布了一项特瑞普利单抗用于既往治疗失败后的晚期尿路上皮癌的Ⅱ期注册临床研究的结果,入

尿路上皮癌

组为所有化疗失败、不筛选 PD-L1 表达人群,结果显示其客观有效率为 25.2%,其中 PD-L1 阳性患者的客观有效率达到 39.6%,中位无进展生存时间为 2.3 个月,预估中位 OS 为 20.7 个月[17]。

推荐用法:特瑞普利单抗每次 3mg/kg,每 2 周给药一次。

(3)帕博利珠单抗

帕博利珠单抗与化疗(紫杉醇、或多西他赛、或长春氟宁)对照用于铂类化疗后进展的晚期尿路上皮癌患者的随机Ⅲ期临床研究(KEYNOTE-045 研究)显示证实了帕博利珠单抗较化疗对照组改善总生存,两组分别为 10.3 个月与 7.4 个月,其他疗效终点:客观有效率分别为 21.1% 与 11.4%,中位无进展生存时间为 2.1 个月与 3.3 个月[18]。

推荐用法:帕博利珠单抗 200mg,每 3 周一次。

(4)其他 PD-1/L1 单抗

阿替利珠单抗、纳武利尤单抗、度伐利尤单抗及阿维鲁单抗均在国外获得晚期尿路上皮癌二线治疗适应证,其客观有效率分别为 15.0%、24.4%、17.8% 和 17.0%,均高于传统二线化疗具有更高的客观反应率,免疫治疗的优势通常表现为有效的患者疗效维持时间长,阿替利珠单抗和纳武利尤单抗的中位缓解持续时间分别为 15.9 个月和 20.3 个月[19-22]。

2. 化疗

帕博利珠单抗与化疗对照用于晚期尿路上皮癌二线治疗的Ⅲ期临床研究(KEYNOTE-045 研究),对照组采用了紫杉醇、多西紫杉醇以及长春氟宁等化疗药物,这是目前晚期尿路上皮癌二线化疗药物的主要选择,这项Ⅲ期临床研究证实了化疗用于晚期尿路上皮癌二线治疗的总体客观有效率为 11.4%,中位无进展生存时间为 3.3 个月,总生存时间为 7.4 个月[18]。单独涉及多西他赛及长春氟宁两个药物均有相应Ⅲ期临床研究,一项多西他赛联合雷莫芦单抗用于晚期尿路上皮癌二线治疗的随机对照Ⅲ期研究结果显示多西他赛联合雷莫芦单抗与多西他赛联合安慰剂比较,可以显著改善无进展生存时间,其中作为多西他赛对照组的客观有效率为 14%,中位无进展生存时间为 2.76 个月,中位生存时间分别为 7.9 个月[23]。另外一项长春氟宁与安慰剂对照用于晚期尿路上皮癌二线治疗的随机对照Ⅲ期研究结果显示长春氟宁治疗组较安慰剂显著改善了总生存(6.9 个月 vs 4.3 个月),客观有效率为 8.6%,中位无进展生存时间为 3.0 个月[24]。

其他药物方面,白蛋白紫杉醇与培美曲塞均可以作为晚期尿路上皮癌二线化疗的药物选择,其中白蛋白紫杉醇单药用于晚期尿路上皮癌二线治疗的Ⅱ期临床研究数据证实其客观有效率为 27.7%,中位无进展生存时间为 6.0 个月,中位生存时间为 8.0 个月[25]。一项培美曲塞用于晚期尿路上皮癌二线治疗的Ⅱ期临床研究结果显示其客观有效率同样为 27.7%,中位无进展生存时间为 2.9 个月,中位总生存时间为 9.6 个月[26]。

推荐用法:

多西他赛 75mg/m² d1,每 21 天为一周期。

紫杉醇 135~175mg/m² d1,每 21 天为一周期。

白蛋白紫杉醇 260mg/m² d1,每 21 天为一周期。

长春氟宁 320mg/m² d1,每 21 天为一周期。

培美曲塞 500mg/m² d1,每 21 天为一周期。

吉西他滨联合紫杉醇:吉西他滨 1 000mg/m² d1,d8,紫杉醇 80mg/m² d1,d8,每 21 天为一周期。

3. 靶向治疗

(1)厄达替尼是一种口服的泛 FGFR 抑制剂(FGFR1~4 抑制剂),国外已经批准用于存在 *FGFR3* 或 *FGFR2* 基因突变在铂类化疗期间或化疗后出现疾病进展的局部晚期或转移性尿路上皮癌(包括新辅助或辅助铂类化疗 12 个月内进展)的患者。BLC2001 研究是一项厄达替尼用于晚期尿路上皮癌靶向治疗的单臂Ⅱ期临床研究,入组了 99 例合并 *FGFR* 变异、既往化疗失败(包括新辅助或辅助铂类化疗 12 个月内进展)的患者。79% 的患者合并内脏转移,43% 的患者既往接受过至少两次治疗,2019 年 BLC2001 研究公布了厄达替尼疗效及安全性的最终数据,独立评估的客观有效率为 40%,其中 CR 率为 3%,疾病控制率为 79%,中位无进展生存时间为 5.5 个月,中位生存时间为 13.8 个月[27]。

推荐用法:厄达替尼片 10mg,每日一次,d1~7,其后休一周,之后重复,每 28 天为一周期。

(2)纬迪西妥单抗

纬迪西妥单抗(RC48)是一款抗 HER2 抗体药物偶联物(ADC),一项将其用于既往常规治疗失败的 HER2 阳性表达的晚期尿路上皮癌 2 期临床研究,入组了 43 例二线及多线尿路上皮癌受试者中,确证客观缓解率(cORR)高达 51.2%,疾病控制率(DCR)高达 90.7%,中位无进展生存时间为 6.9 个月,中位生存时间为 13.9 个月[30]。

推荐用法:纬迪西妥单抗:2mg/kg ,每 2 周一次。

4.2.4 转移性上尿路尿路上皮癌的三线治疗策略

分层	I 级推荐	II 级推荐	III 级推荐
既往铂类化疗及免疫治疗失败后	临床研究	临床研究	厄达 替尼 (2A 类)[a] Enfortumab Vedotin (2A 类)[b] 纬迪西妥单抗 (2A 类)[b]
既往未接受过免疫治疗	临床研究	替雷利珠单抗 (2A 类)[c] 特瑞普利单抗 (2A 类)[d] 帕博利珠单抗 (1A 类)[d]	纳武利尤单抗 (2A 类)[d] 阿维鲁单抗 (2A 类)[d]

【注释】

a 厄达替尼尚未在国内批准上市,仅适用于合并 *FGFR2/3* 基因变异的晚期尿路上皮癌。

b Enfortumab Vedotin 尚未在国内批准上市仅适用于 PD-L1 高表达的局部晚期或转移性尿路上皮癌患者。纬迪西妥单抗适用于既往化疗失败后 HER2 表达阳性转移性尿路上皮癌。

c 仅适用于 PD-L1 高表达的局部晚期或转移性尿路上皮癌患者。

d 帕博利珠单抗、阿替利珠单抗、纳武利尤单抗、度伐利尤单抗、阿维鲁单抗在国内尚未获得晚期尿路上皮癌的治疗适应证。

转移性上尿路尿路上皮癌的三线治疗解析

晚期尿路上皮癌的治疗选择越来越多,对于既往未接受过免疫治疗的患者,PD-1/L1 单抗免疫治疗是较为合适治疗选择,相应临床研究均入组了三线治疗患者。厄达替尼在合并 *FGFR2/3* 突变的免疫治疗失败患者的客观有效率高达 59%,因此可以选择厄达替尼作为治疗选择[27]。

抗体偶联药物近年来获得快速发展,Enfortumab Vedotin (EV) 由晚期尿路上皮癌肿瘤细胞表面分子 Nectin-4 的单克隆抗体和微管破坏剂 MMAE 组成。一项将其用于晚期尿路上皮癌常规治疗失败后的 1 期临床研究 (EV-101 研究) 结果显示客观有效率为 43%,缓解持续时间为 7.4 个月。中位 OS 为 12.3 月,1 年的 OS 率为 51.8%[28]。另外一项 EV 用于既往接受过含顺铂方案化疗和 CPI 治疗的转移性尿路上皮癌患者的 II 期临床试验 (EV-201 研究),结果显示客观有效率为 44%,中位无进展生存时间为 5.8 月,中位生存时间为 11.7 月[29]。基于该临床研究结果,2019 年 12 月 18 日美国 FDA 批准 EV 用于既往含顺铂方案及免疫治疗失败后 mUC 患者的三线治疗。

推荐用法:

Enfortumab Vedotin 注射剂 1.25mg/kg d1,d8,d15,每 28 天为一周期。

4.3 上尿路尿路上皮癌的放疗

4.3.1 辅助性放疗

手术	分期及分级	I 级推荐	II 级推荐	III 级推荐
根治性肾输尿管膀胱切除术后	T3-4/N+	–	–	辅助性放疗 (2B 类)[a]

【注释】

a 对于上尿路尿路上皮癌的术后辅助放疗仍有争议,病例对照研究结果显示,对于 pT3-4/N+ 患者,行根治术后放疗可提高局部控制率,改善生存[1-3],放疗靶区需包括肿瘤床及相应淋巴结引流区,建议处方剂量为 45~50.4Gy(如为 R1/R2 切除且无法再次行根治性手术,则根据正常组织耐受量适当给予瘤床区加量至 54~60Gy)。

4.3.2 姑息性放疗

适应证	放疗方案
• 高龄或身体虚弱或合并症或病期晚不能耐受手术治疗[a] • 有临床症状的转移或复发灶	• 总剂量 60~66Gy,1.8~2Gy/次 • 部分立体定向消融推量放射治疗 (P-SABR)[b] • 同步化疗[c]

尿路上皮癌

【注释】

a 文献极少，原发灶的放疗推荐借鉴膀胱癌。

b P-SABR 是将大分割放疗与常规分割放疗结合起来的一种新型放疗模式。大分割放疗：6~8Gy/ 次，共 3~4 次，常规分割放疗：2Gy/ 次。肿瘤边缘剂量应 ≥ 60Gy。单中心回顾性研究显示 2 年局部控制率达 83%。

c 同步化疗有可能提高疗效。

5 随访原则

5.1 膀胱尿路上皮癌随访原则

目的	Ⅰ级推荐[a]		Ⅱ级推荐[a]	
	随访内容	频次	随访内容	频次
非肌层浸润性膀胱尿路上皮癌膀胱切除术后	①病史 ②体格检查 ③实验室检查（血、尿常规，血电解质，肝肾功能，维生素 B_{12}） ④影像学检查（CTU 或 MRU，腹部 / 盆腔 CT 或 MRI）	开始前 1 年第 3、12 个月各 1 次，然后每年 1 次至术后 5 年	腹部 B 超[d] 静脉尿路造影 逆行肾盂造影 输尿管镜检查 头颅 CT 或 MRI 胸部 X 线或 CT 骨扫描 全身 PET/CT	依据临床需要
	⑤尿细胞学检查（尿脱落细胞[b]，尿道冲洗细胞[c]）	开始前 2 年每 6 个月 1 次，然后依据临床需要		
肌层浸润性膀胱尿路上皮癌膀胱切除术后	①病史 ②体格检查 ③实验室检查（血尿常规，血电解质，肝肾功能，维生素 B_{12}） ④影像学检查（CTU 或 MRU，胸部 X 线或 CT，腹部 / 盆腔 CT 或 MRI）	开始前 2 年每 3 个月 1 次，然后每年 1 次至术后 5 年	腹部 B 超[d] 静脉尿路造影 逆行肾盂造影 输尿管镜检查 头颅 CT 或 MRI 骨扫描 全身 PET/CT	依据临床需要
	⑤尿细胞学检查（尿脱落细胞[b]，尿道冲洗细胞[c]）	开始前 2 年每 6 个月 1 次，然后依据临床需要		
保留膀胱治疗	①病史 ②体格检查 ③膀胱镜检查	开始前 2 年每 3 个月 1 次，然后每 6 个月 1 次至术后 5 年，然后每年 1 次至术后 10 年	腹部 B 超 静脉尿路造影 逆行肾盂造影 输尿管镜检查 骨扫描 头颅 CT 或 MRI 全身 PET/CT[e]	依据临床需要
	④实验室检查（血、尿常规，血电解质，肝、肾功能，维生素 B_{12}）	开始前 1 年每 3 个月 1 次，然后每年 1 次至术后 10 年		
	⑤影像学检查（CTU 或 MRU，胸部 X 线或 CT，腹部 / 盆腔 CT 或 MRI）	开始前 2 年每 6 个月 1 次，然后每年 1 次至术后 5 年		
	⑥尿细胞学检查（尿脱落细胞[b]）	开始前 2 年每 6 个月 1 次，然后依据临床需要		

尿路上皮癌

【注释】

a 随访的主要目的是及时发现肿瘤的复发或进展，并及时进行干预处理，以提高患者的生存率及改善生活质量。具体随访方案需建立在该指导方案的基础上进行个体化调整，进而确定最佳的随访方案[1-8]。

b 如果是膀胱原位癌，在膀胱镜检查时进行细胞学检查。

c 高危患者行尿道冲洗细胞学检查。高危包括尿道切缘阳性、多灶性原位癌、尿道前列腺部受侵犯。

d 术后 5 年以上，患者每年需复查腹部 B 超，了解是否有肾积水。

e PET/CT 检查仅推荐用于临床怀疑复发或转移，不推荐用于非肌层浸润性膀胱尿路上皮癌保留膀胱治疗的随访。

5.2 上尿路尿路上皮癌随访原则

目的	I 级推荐[a]		II 级推荐[a]	
	随访内容	频次	随访内容	频次
根治性肾盂输尿管切除术后（低风险上尿路尿路上皮癌[b]）	①病史 ②体格检查 ③实验室检查（尿脱落细胞，血、尿常规，肝、肾功能） ④影像学检查（CTU 或 MRU） ⑤膀胱镜检查	开始前 1 年第 3、9 个月各 1 次，然后每年 1 次，至术后 5 年	肺部 CT 平扫 头颅 CT 或 MRI[d] 盆腔 CT 或 MRI[d] 骨扫描 全身 PET/CT[d]	依据临床需要
根治性肾盂输尿管切除术后（高风险上尿路尿路上皮癌[c]）	①病史 ②体格检查 ③实验室检查（尿脱落细胞，血、尿常规，肝、肾功能） ④膀胱镜检查 ⑤影像学检查（CTU 或者 MRU，肺部 CT 平扫）	开始前 2 年每 3 个月 1 次，然后每 6 个月 1 次，至术后 5 年，然后每年 1 次 开始前 2 年每 6 个月 1 次，然后每年 1 次	头颅 /CT 或 MRI[d] 盆腔 CT 或 MRI[d] 骨扫描 全身 PET/CT[d]	依据临床需要
保留肾脏手术后（低风险上尿路尿路上皮癌[b]）	①病史 ②体格检查 ③实验室检查（尿脱落细胞，血、尿常规，肝、肾功能） ④影像学检查（CTU 或者 MRU） ⑤输尿管镜检查	开始前 1 年第 3、6 个月各 1 次，然后每 6 个月 1 次，至术后 2 年。以后每年 1 次，至术后 5 年 术后每 3 个月 1 次	泌尿系造影 肺部 CT 平扫 头颅 CT 或 MRI[d] 盆腔 CT 或 MRI[d] 骨扫描 全身 PET/CT[d]	依据临床需要
保留肾脏手术后（高风险上尿路尿路上皮癌[c]）	①病史 ②体格检查 ③实验室检查（尿脱落细胞，血、尿常规，肝、肾功能） ④膀胱镜 ⑤影像学检查（CTU 或者 MRU，肺部 CT 平扫） ⑥输尿管镜检查	开始前 1 年第 3、6 个月各 1 次，然后每 6 个月 1 次，至术后 2 年。以后每年 1 次，至术后 5 年 术后第 3、6 个月各 1 次	泌尿系造影 肺部 CT 平扫 头颅 CT 或 MRI[d] 盆腔 CT 或 MRI[d] 骨扫描 全身 PET/CT[d]	依据临床需要

【注释】

a 随访的主要目的是及时发现肿瘤的复发或进展，并及时进行干预处理，以提高患者的生存率及改善生活质量。具体随访方案需建立在该指导方案的基础上进行个体化调整，进而确定最佳的随访方案[9-18]。

尿路上皮癌

b 低风险上尿路尿路上皮癌：①单病灶；②肿瘤直径 <2cm；③细胞学检查低级别肿瘤；④输尿管镜穿刺活检低级别肿瘤；⑤ CTU 检查肿瘤无浸润性生长。需满足所有条件。

c 高风险上尿路尿路上皮癌：①肾盂积水；②肿瘤直径 ≥ 2cm；③细胞学检查高级别肿瘤；④输尿管镜穿刺活检高级别肿瘤；⑤多病灶；⑥膀胱肿瘤根治术病史；⑦组织学异型性。满足任一条件即可。

d 头颅 CT 或 MRI 检查推荐于脑转移的患者；盆腔 CT 或 MRI 检查推荐于盆腔转移的患者；PET/CT 检查仅推荐用于怀疑复发或转移的患者。

中国临床肿瘤学会（CSCO）
卵巢癌诊疗指南 2021

组 长

吴令英

副组长（以姓氏汉语拼音为序）

高雨农　王　静　王　莉　杨宏英　尹如铁

专家组成员（以姓氏汉语拼音为序）（* 为执笔人）

蔡红兵	武汉大学中南医院妇瘤科
程静新	上海市东方医院妇产科
符　淳	中南大学湘雅二院妇产科
高春英	吉林省肿瘤医院妇瘤科
高庆蕾	华中科技大学同济医学院附属同济医院妇产科
何　勉	中山大学附属第一医院妇产科
黄　奕	湖北省肿瘤医院妇瘤科
蒋　葵	大连医科大学附属第二医院肿瘤内科
金　滢	北京协和医院妇产科
李　宁*	中国医学科学院肿瘤医院妇瘤科
李贵玲	华中科技大学同济医学院附属协和医院肿瘤中心
李俊东	中山大学肿瘤防治中心妇瘤科
李庆水	山东省肿瘤医院妇瘤科
李晓光	中国医学科学院肿瘤医院妇瘤科
林　安	福建省肿瘤医院妇瘤科
刘子玲	吉林大学白求恩第一医院

鹿　欣	复旦大学附属妇产科医院肿瘤科
沈　杨	东南大学附属中大医院妇产科
宋　艳*	中国医学科学院肿瘤医院病理科
孙　力	中国医学科学院肿瘤医院深圳分院妇瘤科
孙立新	山西省肿瘤医院妇瘤科
王　冬	重庆大学附属肿瘤医院妇科肿瘤中心
王纯雁	辽宁省肿瘤医院妇瘤科
袁光文*	中国医学科学院肿瘤医院妇瘤科
张　辉	河北医科大学第四医院妇科
张　蓉	中国医学科学院肿瘤医院妇瘤科
张　颐	中国医科大学附属第一医院妇产科
张　瑜	中南大学湘雅医院妇产科
张克强	湖南省肿瘤医院妇瘤科
张友忠	山东大学齐鲁医院妇产科

协助整理

雷呈志	中国医学科学院肿瘤医院妇瘤科
孙阳春	中国医学科学院肿瘤医院妇瘤科
李一帆	中国医学科学院肿瘤医院妇瘤科

特邀专家

潘凌亚	北京协和医院妇产科
应建明	中国医学科学院肿瘤医院病理科

1 卵巢上皮癌 / 输卵管癌 / 原发腹膜癌概述

在妇科三大恶性肿瘤之中,卵巢癌的病死率位居首位,严重威胁女性的健康。根据我国 2016 年恶性肿瘤流行情况分析,卵巢癌发病率为 8.04/10 万,死亡率为 3.85/10 万。卵巢癌病因尚不明确,可能与遗传、生育、生殖内分泌等多种因素有关。虽然可以通过阴道超声与血清肿瘤标志物进行联合检查,但尚未找到早期发现卵巢癌的有效方法,临床确诊时多为晚期。手术联合化疗是卵巢恶性肿瘤的主要治疗方式。近年来,抗血管生成靶向治疗、PARP 抑制剂应用于上皮性卵巢癌取得显著进展,可望提高卵巢癌生存率。卵巢恶性肿瘤中上皮性癌最为常见,占 80%~90%,总的 5 年生存率为 40%~50%,中、晚期的生存率约 30%。卵巢恶性肿瘤的发病率随着年龄的增长而增加,上皮性卵巢癌好发于 50~70 岁女性,中位诊断年龄为 63 岁。本指南主要针对上皮性卵巢癌的诊治,综合目前国际及国内研究结果,既体现目前诊治水平的先进性,也结合我国国情,为临床实践提供有价值的参考。

上皮性输卵管癌和原发腹膜癌均属于发病率非常低的妇科肿瘤,其生物学行为及治疗原则均同卵巢上皮癌。

2 卵巢上皮癌诊断及检查

2.1 诊断及检查原则

部位	Ⅰ级推荐	Ⅱ级推荐	Ⅲ级推荐
原发肿瘤部位	• 体格检查(包括妇科三合诊检查)[a] • CA125、CEA、CA199(黏液性癌)等血清肿瘤标志物检查[b] • 超声[c] • CT[d] 或 MRI[e] 检查(平扫 + 增强)		
区域和全身评估	• 体格检查[a] • CA125、CEA、CA199(黏液性癌)等血清肿瘤标志物检查[b] • 超声[c] • CT[d] 或 MRI[e] 检查(平扫 + 增强) • 组织活检或胸腔积液、腹水细胞学检查[f] • 血常规、肝肾功能等重要器官功能评价 • 营养状况评价	• PET/CT(必要时)[g] • 全身骨扫描(必要时) • 胃肠镜(必要时)	

【注释】
早期卵巢上皮癌症状常不明显,多通过体检发现盆腔包块。晚期患者多因腹胀、食欲减退等症状就诊,可伴有乏力、消瘦等症状。如合并胸腔积液,还可能出现气短、不能平卧等症状。

a 卵巢上皮癌多为双侧、囊实性或实性,常与周围粘连。妇科检查时可触及盆腔内包块。如果肿瘤扩散转移,可于相应部位扪及转移结节,如位于子宫直肠窝的盆底结节、腹股沟或锁骨上肿大的转移淋巴结等。

b 血清肿瘤标志物测定:最常用的血清肿瘤标志物包括 CA125、CA199、CEA 等。CA125 在 80%~90% 的上皮癌,尤其是浆液性腺癌中升高明显(正常值上限为 35U/ml),且常随病情的进展或好转而出现升高或降低。因此,临床上常将 CA125 作为卵巢癌诊断、病情监测和判断疗效的一个指标。CEA、CA199 升高可见于卵巢黏液性癌、未成熟畸胎瘤等,但 CEA、CA199 升高也常见于肠道、胰腺恶性肿瘤,因此需鉴别诊断,必要时行胃肠镜等检查。

c 超声对腹盆腔实质脏器和组织有较好的分辨能力,对于肿物的大小、囊实性、位置、肿物的血流情况等有较好的诊断价值,具有简便、安全、无创等优点。超声的缺点是难以全面评估肿瘤转移的范围,另外,存在肠道气体等的干扰,并受机器型号、超声医师的诊断水平等限制。

d 原发灶在 CT 检查中多表现为盆腔内或下腹部的囊实性不规则肿瘤。可呈结节状突起,囊腔内可见菜花状、乳头状突起,可呈多房囊性肿瘤。囊壁薄厚不一,间隔有不规则增厚。腹水及网膜转移在 CT 上可表现为横结肠与前腹壁间呈扁平样如饼状或蜂窝状的软组织肿块,密度不均,边缘不规则。腹腔种植性转移者于壁层腹膜或脏器浆膜层播散,CT 上可表现为肠管边缘模糊不清,腹腔内或肝、脾表面可见不规则软组织结节、肿块等。拟行手术前应行胸部、腹部及盆腔 CT 检查。

e MRI 软组织分辨率高,其多参数、动态增强扫描可显示病变组织的成分和血流动力学特点,对观察含有脂肪、合并出血等情况的肿瘤有特殊优势,有助于确定盆腔肿物的起源和性质,可辅助 CT 进行卵巢肿瘤的鉴别诊断和术前分期。

f 肿瘤组织病理学诊断是确诊卵巢癌的金标准。临床可疑为早期癌患者应避免穿刺活检;临床考虑为晚期且经评估能满意减瘤者先行手术治疗,同时明确病理诊断和分期。经评估不能满意减瘤,拟行新辅助化疗者,须先行组织活检(在超声 /CT 引导下行肿瘤组织细针穿刺、微创技术等活检),或腹水或胸腔积液细胞学检查,结合 CA125 等临床资料,明确诊断。

g PET/CT 的优势在于 CT 或 MRI 难以通过影像特点判断肿物性质时,可由检测肿物的代谢水平,协助判断肿物的良恶性,同时可全面评价肿瘤的播散范围。但是一些炎症、结核等良性病变亦会导致 ^{18}FDG 的浓聚,因而可能产生假阳性结果,需仔细判断。

2.2 病理学诊断

	Ⅰ级推荐			Ⅱ级推荐	Ⅲ级推荐
标本类型	大体	镜下	免疫组化 / 分子标志物	免疫组化 / 分子标志物	分子标志物
肿物穿刺活检	组织样本大小和数目	明确病变性质和类型 肿瘤 / 非肿瘤 良性 / 恶性 组织学类型 组织学分级		用于鉴别诊断的免疫组化标志物检测	
卵巢癌分期 / 减瘤术标本	标本类型 肿瘤部位 肿瘤大小,肿瘤切面,有无坏死双侧附件大小、切面是否正常 淋巴结检出数目、大小和分组	组织学类型 组织学分级 脉管侵犯 神经侵犯 双附件区是否受累 其他累及部位 淋巴结转移数和总数 癌结节数目 TNM 分期 肿瘤化疗反应程度	胚系 / 体细胞 BRCA1/2 等同源重组修复通路基因突变检测	用于鉴别诊断的免疫组化标志物检测	微卫星不稳定(MSI)或错配修复缺陷(dMMR) Lynch 遗传综合征的筛查 肿瘤突变负荷(TMB)

所有标本应及时固定(离体 30min 内固定最佳),固定液的量应为组织的 10 倍,固定时间 8~48h。

根据组织病理学、免疫组织化学和分子遗传学分析,上皮性卵巢癌、输卵管癌和腹膜癌的 5 个主要亚型和其所占比例如下:

- 高级别浆液性癌(high-grade serous carcinoma,HGSC):70%~80%
- 宫内膜样癌:10%
- 透明细胞癌:10%
- 黏液性癌:3%
- 低级别浆液性癌(low-grade serous carcinoma,LGSC):<5%

HGSC 是卵巢癌、输卵管癌和腹膜癌最常见的类型。HGSC 的关键特征是明显的细胞异型性,伴突出的核分裂活性。异型性的细胞核呈深染,且大小变为原来的 3 倍或更多倍,常见肿瘤巨细胞。核分裂率通常很高,阈值界定为每 10 个高倍镜视野(high powered field,HPF)的核分裂象 ≥ 12;如果核分裂象少,则必须考虑 LGSC 或其他诊断。分子学证据提示移行细胞癌不再是单独的病理类型,而是 HGSC 的一个亚型,其上皮在形态学上类似于恶性尿路上皮。

LGSC 与 HGSC 的生物学行为不同,它们生长缓慢、肿瘤呈惰性,且对以铂类为基础的化疗相对不敏感。LGSC 可以是实质性的或囊性的,囊内或表面可有许多易碎的乳头状赘生物。LGSC 由小乳头组成,被覆的肿瘤细胞核大小均一,尺寸变

卵巢癌

化程度不到 3 倍。细胞核大小均一是鉴别 LGSC 与 HGSC 的特征之一,已被证明具有高度可重复性。LGSC 另一个显著特点是其核分裂活性远远低于 HGSC,给 LGSC 界定的阈值为每 10 个 HPF 核分裂象 <12。LGSC 通常伴随非浸润性浆液性交界性成分。交界性浆液性肿瘤比 LGSC 更常见,LGSC 最可能反映浆液性交界性肿瘤的进展。

目前认为 HGSC 和 LGSC 具有不同的发病机制,是两类有本质性区别的肿瘤。但是有观点认为这两种肿瘤都可能起源于输卵管前驱病变:HGSC 起源于浆液性输卵管上皮内瘤变/癌,而 LGSC 起源于输卵管子宫内膜异位/副中肾管残余。

癌肉瘤及未分化癌被认为是卵巢癌的罕见亚型,其内上皮成分常为高级别浆液性癌,恶性程度高,总体治疗原则与高级别浆液性癌无明显差异。

卵巢宫内膜样癌多为低级别,易被早期发现,并且对铂类化疗相对敏感。这些因素使其预后通常优于浆液性癌。卵巢宫内膜样癌的肉眼表现多样,可能是囊性或实性的。组织学上,卵巢宫内膜样癌类似于子宫内膜癌的低级别宫内膜腺癌。大多数卵巢宫内膜样癌具有复杂的腺状、筛状和(或)绒毛膜状结构,呈背靠背生长、细长形或圆形腺体,管腔光滑。然而,高级别卵巢宫内膜样癌可能不是一种独特的肿瘤类型,而是 HGSC 的一种亚型。15%~20% 的卵巢宫内膜样癌合并子宫内膜癌。在这些病例中,必须明确原发灶是在卵巢还是在子宫,或者是双原发肿瘤。卵巢宫内膜样癌和透明细胞癌都与卵巢子宫内膜异位症和腺纤维瘤有关。

卵巢原发性黏液性癌少见,通常发生于单侧卵巢,年轻女性较常见,多数病例为早期,通常不引起腹膜假黏液瘤。其他卵巢黏液性肿瘤占所有卵巢肿瘤的 10%~15%,包括良性黏液性囊腺瘤、黏液性交界性肿瘤和转移性肿瘤。累及双侧卵巢、侵及表面并且不局限于卵巢的黏液性肿瘤几乎都是转移性病变,通常来自胃肠道。

不同的组织学亚型,其免疫组织化学、分子生物学和预后也各不相同。HGSC 通常具有 *TP53* 和 *BRCA* 突变。LGSC 经常携带 *KRAS* 和 *BRAF* 突变。不同组织学亚型常见的免疫组织化学表现和基因突变见下表。

常见卵巢癌病理类型及相关免疫组化及基因改变特点

	常见免疫组化表达	常见基因改变
高级别浆液性癌	P53 突变型(包含无义突变) WT1+ Pax8+ High Ki67	*TP53* *BRCA1/2*
低级别浆液性癌	WT1+ Pax8+ p53 wild type Low Ki67	*BRAF* *KRAS*
宫内膜样癌	Estrogen receptor(ER)+ Pax8+ Vimentin+ WT1- p53 wild type	*PTEN* *CTNNB-1*(*beta-catenin*)
透明细胞癌	HNF beta+ WT1- ER-	*KRAS* *PTEN* *PIK3CA*
黏液性癌	CK20+ CDX2+ CK7+ ER- WT1-	*KRAS*

卵巢癌

3 手术病理分期（卵巢癌、输卵管癌及腹膜癌分期 FIGO 2014）

手术病理分期（FIGO 2014）

I	肿瘤局限在一侧或双侧卵巢 / 输卵管
I A	肿瘤局限在一侧卵巢 / 输卵管 包膜完整、卵巢和输卵管表面无肿瘤 腹水或腹腔冲洗液无肿瘤细胞
I B	肿瘤局限在双侧卵巢 / 输卵管 包膜完整、卵巢和输卵管表面无肿瘤 腹水或腹腔冲洗液无肿瘤细胞
I C	肿瘤局限在一侧或双侧卵巢 / 输卵管,合并以下特征
I C1	肿瘤术中破裂
I C2	肿瘤术前破裂或卵巢或输卵管表面有肿瘤
I C3	腹水或腹腔冲洗液有恶性肿瘤细胞
II	一侧或双侧卵巢 / 输卵管癌或原发腹膜癌伴有盆腔内肿瘤侵犯
II A	肿瘤侵及或种植于子宫 / 输卵管 / 卵巢
II B	肿瘤侵及或种植于其他盆腔脏器
III	卵巢 / 输卵管 / 原发腹膜癌伴显微镜下病理证实的盆腔外腹腔和 / 或腹膜后（盆腔和 / 或腹主动脉旁）淋巴结转移
III A	
III A1	仅有病理证实的腹膜后淋巴结转移
III A1i	转移灶最大径不超过 10mm（≤ 10mm）
III A1ii	转移灶最大径超过 10mm（>10mm）
III A2	镜下可见的盆腔外腹膜转移
III B	肉眼可见最大径不超过 2cm 的盆腔外腹腔转移
III C	肉眼可见最大径超过 2cm 的盆腔外腹腔转移（包括未累及实质的肝、脾被膜转移）
IV	远处转移
IV A	伴有细胞学阳性的胸腔积液
IV B	肝、脾实质转移 腹腔外脏器转移（包括腹股沟淋巴结和超出盆腹腔的淋巴结） 肿瘤侵透肠壁全层

4 卵巢上皮癌治疗原则

卵巢上皮癌起病隐匿,约 70% 的患者确诊即为晚期。手术、化疗及靶向治疗是主要的治疗方式。早期可手术切除者需行全面分期手术,术后根据病理进行分期和组织学分级,确定是否需要术后辅助化疗。对于晚期患者,应综合患者一般状况、CT 等所见首先评估能否实现满意减瘤术,如有可能满意减瘤,则先行手术,术后辅助化疗。如术前评估难以满意减瘤或

卵巢癌

不能耐受手术者,可先行新辅助化疗,通常化疗 2~3 周期后再次评价,能满意减瘤者行中间减瘤术,术后继续化疗,化疗共计 6~8 周期。化疗结束后评价获得完全缓解或部分缓解者,可考虑靶向药物维持治疗(具体见一线维持治疗部分)。即使经过手术联合化疗的初始治疗,大部分患者仍会出现复发。根据末次化疗至复发的时间间隔,将复发患者分为两类:铂敏感复发和铂耐药复发。铂敏感复发患者,如果评价肿瘤可满意切除者,可考虑再次减瘤术,术后辅以含铂为基础的二线化疗及靶向维持治疗。铂耐药复发者预后较差,缺少有效的治疗方法,这部分患者的化疗以非铂单药为主,可联合抗血管药物。另外,根据基因检测结果可考虑 PARP 抑制剂、免疫治疗等。鼓励所有卵巢癌患者参加临床研究。

5　手术治疗原则

5.1　初次手术原则

临床分期	分层	Ⅰ级推荐	Ⅱ级推荐	Ⅲ级推荐
ⅠA、ⅠC(单侧肿瘤)期	要求保留生育功能	保留生育功能的全面分期术 [a,b,c,d]		IA 期透明细胞癌保留生育功能 [e](3 类)
	不保留生育功能	全面分期术 [f,b,c,d]		
ⅠB 期	要求保留生育功能	双附件切除 + 全面分期术 [g,b,c,d]		保留子宫 [h](3 类)
	不保留生育功能	全面分期术 [f,b,c,d]		
Ⅱ期	不保留生育功能	全面分期术 [f,b,c,d]		
Ⅲ、Ⅳ期	可耐受手术且可能满意减瘤 [i]	肿瘤细胞减灭术 [j,k,l]		
	无法耐受手术或无法满意减瘤 [g]	新辅助化疗 [m] 后再评价,决定是否进行减瘤术		

注:除非特殊标注,上述证据类别均为 2A 类。

【注释】

a　腹水细胞学 / 腹腔冲洗液检查,患侧附件切除、大网膜切除、盆腔淋巴结清扫、腹主动脉旁淋巴结清扫至少达肠系膜下动脉水平(必要时至肾静脉水平),腹膜多点活检及可疑转移部位的活检或切除。

b　推荐采用剖腹纵切口完成手术。

c　对于早期卵巢上皮癌,有经验的医生可尝试微创手术,一定要遵循无瘤原则,务必肿瘤完整切除,避免术中肿瘤破裂,标本应置于标本袋中取出。如无法在微创下完成手术,应改为剖腹手术。

d　术中快速病理证实为黏液癌,临床评估无可疑淋巴结转移患者可考虑不行系统性淋巴结清扫术。

e　目前有病例报道Ⅰ期透明细胞癌保留生育功能,但缺乏高水平的证据支持,且卵巢透明细胞癌预后差,ⅠA 期保留生育功能需慎重,ⅠC 期不建议保留生育功能。

f　腹水细胞学 / 腹腔冲洗液检查,全子宫切除、双侧附件切除、大网膜切除、盆腔淋巴结清扫、腹主动脉旁淋巴结清扫至少达肠系膜下动脉水平(必要时至肾静脉水平),腹膜多点活检及可疑转移部位的活检或切除。

g　腹水细胞学 / 腹腔冲洗液检查,双侧附件切除、大网膜切除、盆腔淋巴结清扫、腹主动脉旁淋巴结清扫至少达肠系膜下动脉水平(必要时至肾静脉水平),腹膜多点活检。可保留子宫,将来可行辅助生殖。

h　有强烈保留生育功能要求者,可保留子宫,将来可行辅助生殖。

i　微创手术可用于评估晚期卵巢上皮癌可否满意减瘤。

j　全子宫切除,双侧附件切除,大网膜切除,尽可能切除转移病灶达到满意减瘤(残存肿瘤直径 <1cm;肉眼无残存肿瘤患者预后更佳),术中探查阑尾外观正常可不切除阑尾。

k　如有肿瘤累及或侵犯相应部位,为达到满意减瘤,可采取的手术方式包括肠切除、阑尾切除、膈肌腹膜剥脱、脾切除、胆囊切除、部分胃切除等。

l　对于腹腔肿瘤小于 2cm 的患者(考虑为Ⅲb 期),应行盆腔淋巴结清扫、腹主动脉旁淋巴结清扫,必要时至肾静脉水平。Ⅲ C 期及以上患者切除可疑转移和 / 或肿大的盆腹腔淋巴结,临床评价无肿大或可疑转移淋巴结时,可不行盆腹腔淋巴结清扫术。

m 经细胞学、病理学证实后可考虑新辅助化疗,同时可考虑联合贝伐珠单抗,但手术前至少 6 周内不能应用贝伐珠单抗。

5.2 前次手术不充分和 / 或未全面分期后的处理 [a]

临床分期	分层	I 级推荐	II 级推荐	III 级推荐
I 期	无可疑残存病灶 [b]	补充全面分期手术 [c] 或化疗		
	可疑残存病灶	补充全面分期手术 [c]+/– 化疗 [d]		
II、III、IV 期	无可疑残存病灶	化疗或补充全面分期手术 [c]+ 化疗 [e]		
	残存病灶可切除	肿瘤细胞减灭术 + 化疗		
	残存病灶不可切除	化疗后评估中间减瘤术可行性 [f]		

注:除非特殊标注,上述证据类别均为 2A 类。

【注释】

a 应评估家族史、遗传风险、复核病理诊断、胸部 CT、腹盆超声 /CT/MRI 和 / 或 PET/CT（可选）、CA125 或其他肿瘤标志物。

b 可能不需辅助化疗患者,建议补充全面分期手术,明确手术病理分期;可能需要辅助化疗患者,可直接化疗或先行全面分期手术后再化疗。

c 包括子宫、附件、大网膜、未切除的淋巴结、可切除的残存病灶等。

d 根据补充分期手术后的病理结果决定是否需要辅助化疗。

e 临床判断可能为 II 期、IIIA 期、IIIB 期可行全面分期手术后化疗。

f 推荐在 2~3 周期化疗后补充手术;基于妇科肿瘤医师的判断,也可在 4~6 周期化疗后行补充手术。

5.3 降低癌症发病风险的预防性双侧卵巢输卵管切除手术

a 推荐 gBRCA1/2 突变携带者及一级亲属有卵巢癌者进行遗传咨询,结合突变携带者的年龄、家族中癌症患者的发病年龄、突变位点、生育要求等,综合评估患癌风险,充分知情告知,考虑实施降低癌症风险的预防性双侧卵巢输卵管切除术。

b 常规取盆腹腔冲洗液送细胞学检查。

c 充分探查腹盆腔,在腹膜异常处取活检。

d 术中切除双附件,切除 2cm 的骨盆漏斗韧带,切除至宫角的全部输卵管,切除卵巢及输卵管表面的腹膜,特别应切除附件和盆壁粘连处的腹膜。

e 如果采用腹腔镜手术,切除的标本应置于标本袋中取出。

f 所有卵巢和输卵管组织依次切片并送检。不同于常规的输卵管病理检测方法,需平行于输卵管长轴依次切片,输卵管的伞端部分以连续横截面取材切片,全部送检进行显微镜下观察。在切片和 / 或操作之前固定 1~2 个小时可能有助于防止上皮脱落。这样详细检查与常规取材相比可将隐匿性癌的检出率提高约 4 倍。

对于 BRCA 突变携带者,预防性单纯输卵管切除对于降低卵巢癌发病风险的作用有待进一步证实。

6 术后辅助治疗

部分 I 期以及全部 II ~ IV 期卵巢上皮癌患者术后需接受辅助治疗。术后辅助治疗主要包括以铂为基础的化疗 ± 抗血管药物或聚腺苷二磷酸核糖聚合酶（PARP）抑制剂的维持治疗。

卵巢癌

6.1 术后辅助化疗（一线化疗）

6.1.1 高级别浆液性癌

手术病理分期	Ⅰ级推荐	Ⅱ级推荐	Ⅲ级推荐
Ⅰ~Ⅱ期	含铂方案静脉化疗 6 周期		
Ⅲ~Ⅳ期	含铂方案化疗 6~8 周期		

注:* 除非特殊标注,上述证据类别均为 2A 类。

　* 化疗方案详见 6.1.4 一线化疗方案。

6.1.2 宫内膜样癌

手术病理分期	分级	Ⅰ级推荐	Ⅱ级推荐	Ⅲ级推荐
ⅠA/ⅠB 期	G1	观察		
	G2	观察或含铂方案静脉化疗 3~6 周期		
	G3	含铂方案静脉化疗 3~6 周期		
ⅠC 期	G1	含铂方案静脉化疗 3~6 周期		观察(2B 类证据)或内分泌治疗 [a] (2B 类)
	G2、G3	含铂方案静脉化疗 3~6 周期		
Ⅱ~Ⅳ期	G1	含铂方案静脉化疗 6 周期		内分泌治疗 [a](2B 类)
	G2~G3	含铂方案静脉化疗 6 周期		

注:除非特殊标注,上述证据类别均为 2A 类。

【注释】

a　内分泌治疗方案:芳香化酶抑制剂(来曲唑、阿那曲唑、依西美坦)、醋酸亮丙瑞林、他莫昔芬。

6.1.3 其他少见病理类型

病理类型	手术病理分期	Ⅰ级推荐	Ⅱ级推荐	Ⅲ级推荐
癌肉瘤	Ⅰ~Ⅳ期	紫杉醇($175mg/m^2$)或多柔比星脂质体或多西他赛 + 卡铂	顺铂 + 异环磷酰胺或卡铂 + 异环磷酰胺	紫杉醇 + 异环磷酰胺(2B 类)
透明细胞癌	ⅠA 期	含铂方案静脉化疗 3~6 周期或观察		
	ⅠB/ⅠC 期	含铂方案静脉化疗 3~6 周期		
	Ⅱ~Ⅳ期	同高级别浆液性癌		
黏液性癌	ⅠA/ⅠB 期	观察		
	ⅠC 期	紫杉醇 + 卡铂静脉化疗 3~6 周期 或 5-FU+ 甲酰四氢叶酸 + 草酸铂 或 卡培他滨 + 草酸铂化疗 3~6 周期	多柔比星脂质体或多西他赛 + 卡铂静脉化疗 3~6 周期	

卵巢癌

续表

病理类型	手术病理分期	Ⅰ级推荐	Ⅱ级推荐	Ⅲ级推荐
黏液性癌	Ⅱ～Ⅳ期	同高级别浆液性癌或 5-FU+ 甲酰四氢叶酸 + 奥沙利铂或卡培他滨 + 奥沙利铂		5-FU+ 甲酰四氢叶酸 + 奥沙利铂 + 贝伐珠单抗(2B 类) 或 卡培他滨 + 奥沙利铂 + 贝伐珠单抗 (2B 类)
低级别浆液性癌	ⅠA/ⅠB	观察		
	ⅠC	含铂方案静脉化疗 3~6 周期		观察(2B 类)或内分泌治疗[a] (2B 类)
	Ⅱ～Ⅳ期	含铂方案化疗 6 周期		直接内分泌治疗[a](2B 类)或化疗后内分泌维持治疗[a](2B 类)

注：除非特殊标注，上述证据类别均为 2A 类。

【注释】

a 内分泌治疗方案：芳香化酶抑制剂(来曲唑、阿那曲唑、依西美坦)、醋酸亮丙瑞林、他莫昔芬。

6.1.4 一线化疗方案[a]

Ⅰ期

紫杉醇 175mg/m^2 静脉滴注 3h,d1
随后卡铂 AUC 5~6 静脉滴注 1h,d1
每 3 周重复[b]

卡铂 AUC 5 静脉滴注 1h,d1
多柔比星脂质体 30mg/m^2 静脉滴注,d1
每 4 周重复[b]

多西他赛 60~75mg/m^2 静脉滴注 1h,d1
随后卡铂 AUC 5~6 静脉滴注 1h,d1
每 3 周重复[b]

Ⅱ～Ⅳ期
静脉方案：
紫杉醇 175mg/m^2 静脉滴注 3h,d1
随后卡铂 AUC 5~6 静脉滴注 1h,d1
每 3 周重复，共 6 周期(必要时可化疗 8 周期)

多西他赛 60~75mg/m^2 静脉滴注 1h,d1
随后卡铂 AUC 5~6 静脉滴注 1h,d1
每 3 周重复，共 6 周期(必要时可化疗 8 周期)

卡铂 AUC 5 静脉滴注,1h,d1
多柔比星脂质体 30mg/m^2 静脉滴注,d1
每 4 周重复，共 6 周期

卵巢癌

紫杉醇 175mg/m^2 静脉滴注 3h, d1

随后卡铂 AUC 5~6 静脉滴注 1h, d1

贝伐珠单抗 7.5mg/kg 静脉滴注 30~90min, d1

每 3 周重复, 共 6 周期, 之后贝伐珠单抗单药, 每 3 周重复维持 12 周期

紫杉醇 175mg/m^2 静脉滴注 3h, d1

随后卡铂 AUC 6 静脉滴注 1h, d1

每 3 周重复, 共 6 周期

第 2 周期贝伐珠单抗 15mg/kg 静脉滴注 30~90min, d1, 每 3 周重复, 共 22 周期

腹腔 / 静脉方案 c, d

紫杉醇 135mg/m^2 静脉滴注 3h 或 24h, d1

顺铂 75mg/m^2 腹腔给药, d2

紫杉醇 60mg/m^2 腹腔给药, d8

每 3 周重复, 共 6 周期

周疗方案 e

紫杉醇 60mg/m^2 静脉滴注 1h

卡铂 AUC 2 静脉滴注 30min

每周一次, 共 18 周

【注释】

a 对于卡铂过敏或严重骨髓抑制等副作用无法耐受的患者, 可考虑选择奈达铂 80mg/m^2 或顺铂替代卡铂, 同时仍需关注其他铂类是否发生过敏反应。

b Ⅰ期高级别浆液性癌患者推荐接受 6 周期化疗, 其余病理类型 Ⅰ 期患者推荐 3~6 周期化疗。

c 腹腔 / 静脉方案适用于满意减瘤术后的 Ⅱ~ Ⅲ 期患者 (即残存肿瘤小于 1cm 者)。

d 静脉 / 腹腔方案白细胞计数减少、感染、乏力、肾毒性、腹痛和神经毒性发生率较高, 且程度更严重。

e 紫杉醇和卡铂周疗方案与 3 周方案相比, 疗效相当, 毒性作用相对减轻, 适合于年老、体弱或有其他合并症的患者。

6.2 一线维持治疗 a

分层 b			Ⅰ级推荐	Ⅱ级推荐	Ⅲ级推荐
一线化疗中联合贝伐珠单抗	化疗后评价为 CR/PR	*BRCA1/2* 突变	PARP 抑制剂维持治疗 c, d	奥拉帕利 + 贝伐珠单抗维持治疗 (1 类) c, d	
		无 *BRCA* 突变	尼拉帕利维持治疗 c, d 或贝伐珠单抗维持治疗		奥拉帕利 + 贝伐珠单抗维持治疗 c, d, e
	化疗后评价为 SD/PD		见耐药复发卵巢上皮癌的治疗		
一线化疗中未联合贝伐珠单抗	化疗后评价为 CR	*BRCA1/2* 突变	PARP 抑制剂维持治疗 (1 类) c, d		
		无 *BRCA1/2* 突变	尼拉帕利维持治疗 c, d, e 或观察		
	化疗后评价为 PR	*BRCA1/2* 突变	PARP 抑制剂维持治疗 (1 类) c, d		按复发卵巢癌治疗
		无 *BRCA1/2* 突变	尼拉帕利维持治疗 c, d, e		按复发卵巢癌治疗
	化疗后评价为 SD/PD		见耐药复发卵巢上皮癌的治疗		

除非特殊标注, 上述证据类别均为 2A 类。

【注释】

a 上述建议适用于Ⅲ～Ⅳ期卵巢癌、输卵管癌及原发腹膜癌，不推荐Ⅰ期患者将 PARP 抑制剂作为初始治疗后的维持治疗。目前国内获批用于一线维持治疗 PARP 抑制剂为奥拉帕利和尼拉帕利。

b 患者在完成既定周期的化疗后，建议复查胸、腹、盆腔增强 CT，评价化疗疗效（有其他远处转移者，酌情评价该处转移灶）。

c PARP 抑制剂的维持治疗可待患者化疗后骨髓等器官功能恢复，于化疗后 4~12 周开始。

d PARP 抑制剂维持治疗主要适用于高级别浆液性癌和 G2、G3 宫内膜样癌（如有 *BRCA1/2* 突变，则不限制组织学类型）。

e 对于 *BRCA1/2* 突变阴性的患者，在 HRD 检测可及的情况下，可以参照 HRD 结果选择维持治疗药物。PAOLA-1 研究显示 HRD 阴性患者一线维持治疗中，奥拉帕利联合贝伐珠单抗，与贝伐珠单抗单药维持治疗相比未能改善 PFS；HRD 阳性患者一线维持治疗中奥拉帕利联合贝伐珠单抗较贝伐珠单抗单药维持治疗明显改善 PFS（中位 PFS 分别为：28.1 个月 vs 16.6 个月）。PRIMA 研究结果显示，一线化疗获得 CR/PR 后尼拉帕利维持治疗对于 HRD 阳性 / *BRCA* 无突变者和 HRD 阴性者均有不同程度 PFS 获益。

7 新辅助化疗 + 中间肿瘤细胞减灭术

分层	Ⅰ级推荐	Ⅱ级推荐	Ⅲ级推荐
新辅助化疗后评价为有效 [a,b,c]	中间肿瘤细胞减灭术 [d]		
新辅助化疗后评价为稳定 [a,b,c]	中间肿瘤细胞减灭术 [d] 或继续化疗后再次评价疗效		
新辅助化疗后评价为进展 [a,b,c]	见耐药复发卵巢上皮癌的治疗		

注：除非特殊标注，上述证据类别均为 2A 类。

【注释】

a 新辅助化疗适用于病理学或细胞学诊断明确且评估无法满意减瘤或无法耐受肿瘤细胞减灭术的患者。

b 术后辅助静脉化疗方案均可用于新辅助化疗，化疗 2~3 周期后评估可否行满意中间肿瘤细胞减灭术。

c 贝伐珠单抗用于新辅助化疗需谨慎。在中间肿瘤细胞减灭术前应停用贝伐珠单抗至少 6 周。

d 中间肿瘤细胞减灭术手术原则同初次肿瘤细胞减灭术。初诊时肿大的淋巴结即使新辅助化疗后缩小，在中间肿瘤细胞减灭术时也应予以切除。

8 复发卵巢上皮癌的治疗

8.1 铂敏感复发卵巢上皮癌的治疗 [a]

分层	Ⅰ级推荐	Ⅱ级推荐	Ⅲ级推荐
生化复发 [b]	延迟治疗，直至临床发现肿瘤复发证据	立即治疗（2B 类）[c]	内分泌治疗
评估可手术切除达到满意减瘤	二次减瘤手术 + 铂类为基础的联合化疗 ± 维持治疗 或铂类为基础的联合化疗 +/- 维持治疗（1 类）		*BRCA1/2* 突变者：PARP 抑制剂治疗 [d] 无 *BRCA1/2* 突变者：尼拉帕利 + 贝伐珠单抗 非铂类药物化疗 [e] 派姆单抗 [f]
评估无法手术切除达到满意减瘤	铂类为基础的联合化疗 ± 维持治疗		*BRCA1/2* 突变者：PARP 抑制剂治疗 [d] 无 *BRCA1/2* 突变者： 尼拉帕利 + 贝伐珠单抗 [g] 非铂类药物化疗 [e] 派姆单抗 [f]

鼓励复发卵巢癌患者参加临床研究。

除非特殊标注，上述证据类别均为 2A 类。

【注释】

a 铂敏感复发是指发现肿瘤复发时间与既往末次化疗时间之间的间隔 ≥ 6 个月。

b 生化复发:CA125 升高而影像学检查未见肿瘤复发证据。

c 如生化复发,而 CA125 持续上升,且排除了其他非肿瘤因素,如炎症等良性疾病,可考虑抗肿瘤治疗。

d PARP 抑制剂可用于既往接受 3 线及以上化疗、携带 *BRCA* 基因突变的患者的治疗。PARP 抑制剂可选择氟唑帕利、帕米帕利、奥拉帕利或者尼拉帕利。

e 对于铂敏感复发卵巢上皮癌患者的化疗首先推荐选择铂类为基础的化疗方案,如果铂类过敏,或者因为不良反应无法耐受时,可考虑选择非铂类药物化疗。

f 派姆单抗适用于 MSI-H、dMMR 或 TMB ≥ 10 突变 /Mb 的实体瘤。

g 参见参考文献 25。

8.1.1 铂敏感复发卵巢上皮癌的治疗可选择化疗方案和内分泌治疗药物

铂类为基础的化疗方案	非铂类药物化疗 [d]	内分泌治疗药物
卡铂 + 紫杉醇 ± 贝伐珠单抗 3 周方案	白蛋白结合型紫杉醇(2B 类)	芳香化酶抑制剂(阿那曲唑、依西美坦、来曲唑)(2B 类)
卡铂 + 多柔比星脂质体 ± 贝伐珠单抗	六甲蜜胺(2B 类)	醋酸亮丙瑞林(2B 类)
卡铂 + 吉西他滨 ± 贝伐珠单抗	卡培他滨(2B 类)	醋酸甲地孕酮(2B 类)
顺铂 + 吉西他滨	环磷酰胺(2B 类)	他莫昔芬(2B 类)
卡铂 + 紫杉醇周疗	多柔比星脂质体(2B 类)	氟维司群(低级别浆液性癌)(2B 类)
卡铂 + 多西他赛	异环磷酰胺(2B 类)	
5-FU+ 甲酰四氢叶酸 + 奥沙利铂 ± 贝伐珠单抗 [a](联合贝伐珠单抗为 2B 类)	伊立替康(2B 类)	
卡培他滨 + 奥沙利铂方案 ± 贝伐珠单抗 [a] (联合贝伐珠单抗为 2B 类)	奥沙利铂(2B 类)	
伊立替康 + 顺铂 [b]	紫杉醇(2B 类)	
紫杉醇 + 奈达铂 [c](2B 类)	培美曲塞(2B 类)	
	长春瑞滨(2B 类)	

注:除非特殊标注,上述证据类别均为 2A 类。

【注释】

a 适用于黏液性癌。

b 适用于透明细胞癌。

c 奈达铂可用于卡铂过敏或因其他毒体作用不能应用卡铂的患者。

d 对于铂敏感复发卵巢上皮癌患者的化疗首先推荐选择铂类为基础的化疗方案,如果铂类过敏,或者因为不良反应无法耐受时,可考虑选择非铂类药物化疗。

8.1.2 铂敏感复发卵巢上皮癌化疗后的维持治疗方案

治疗方案	分层	Ⅰ 级推荐	Ⅱ 级推荐	Ⅲ 级推荐
化疗中联合贝伐珠单抗	化疗后评价为 CR/PR	*BRCA1/2* 突变者 PARP 抑制剂维持治疗 [a,b] 无 *BRCA1/2* 突变者贝伐珠单抗或 PARP 抑制剂维持治疗 [a,b]	化疗后评价为 CR 者可观察	
	化疗后评价为稳定	观察 或见耐药复发卵巢上皮癌的治疗		
	化疗后评价为进展	见耐药复发卵巢上皮癌的治疗		

续表

治疗方案	分层	Ⅰ级推荐	Ⅱ级推荐	Ⅲ级推荐
化疗未联合贝伐珠单抗	化疗后评价为CR/PR	PARP抑制剂维持治疗[a,b]	化疗后评价为CR患者可观察	
	化疗后评价为稳定	观察 或见耐药复发卵巢上皮癌的治疗		
	化疗后评价为进展	见耐药复发卵巢上皮癌的治疗		

a 根据SOLO2、NOVA、NORA以及FZOCUS-2等研究结果,PARP抑制剂可选择尼拉帕利、奥拉帕利和氟唑帕利。

b 对于 *BRCA1/2* 突变阴性的患者,在HRD检测可及的情况下,可以参照HRD结果选择维持治疗药物。NOVA研究结果显示铂敏感复发卵巢上皮癌化疗获得CR/PR后尼拉帕利维持治疗对于HRD阳性/*BRCA* 无突变者(中位PFS:9.3个月 vs 3.9个月)和HRD阴性者(中位PFS:6.9个月 vs 3.8个月)均有不同程度PFS获益。NORA研究的结果显示铂敏感复发卵巢上皮癌化疗获得CR/PR后尼拉帕利维持治疗对于非 *gBRCA* 突变者能够改善PFS(中位PFS:11.1个月 vs 3.9个月)。

8.2 铂耐药复发卵巢上皮癌的治疗[a]

Ⅰ级推荐	Ⅱ级推荐	Ⅲ级推荐
多柔比星脂质体 ± 贝伐珠单抗 紫杉醇周疗 ± 贝伐珠单抗 托泊替康 ± 贝伐珠单抗 多西他赛 口服VP-16 吉西他滨	多柔比星脂质体 + 阿帕替尼[e]	口服CTX+贝伐珠单抗(2B类) 白蛋白结合型紫杉醇(2B类) 奈达铂(2B类) PARP抑制剂[c](2B类) 六甲蜜胺(2B类) 卡培他滨(2B类) 环磷酰胺(2B类) 多柔比星(2B类) 异环磷酰胺(2B类) 伊立替康(2B类) 奥沙利铂(2B类) 紫杉醇(2B类) 培美曲塞(2B类) 长春瑞滨(2B类) 内分泌治疗[b](2B类) 贝伐珠单抗(2B类) 派姆单抗[d](2B类) 索拉菲尼 + 托普替康(2B类)

鼓励复发卵巢癌患者参加临床研究。

注:除非特殊标注,上述证据类别均为2A类。

【注释】

a 铂耐药型复发是指发现肿瘤复发时间与既往含铂方案末次化疗时间之间的间隔 <6个月或者肿瘤在初始治疗或复发治疗过程中进展。

b 内分泌治疗可选择的药物参考铂敏感复发卵巢上皮癌可选择的内分泌治疗药物。

c PARP抑制剂适用于携带 *BRCA* 基因突变的患者。

d 派姆单抗适用于MSI-H、dMMR或TMB ≥ 10突变/Mb的实体瘤。

e 多柔比星脂质体 $40mg/m^2$ 静脉滴注,d1;阿帕替尼250mg口服,每日1次,d1~28。每4周重复。

卵巢癌

中国临床肿瘤学会（CSCO）
黑色素瘤诊疗指南 2021

组　长

郭　军

副组长（以姓氏汉语拼音为序）

梁　军　林桐榆　刘基巍　牛晓辉　潘宏铭
秦叔逵　斯　璐　吴　荻　张晓实

执笔人

斯　璐　连　斌　毛丽丽

专家组成员（以姓氏汉语拼音为序）

陈　誉	福建省肿瘤医院肿瘤内科特需病房／生物免疫治疗中心
陈晓红	首都医科大学附属北京同仁医院耳鼻咽喉头颈肿瘤外科
崔传亮	北京大学肿瘤医院黑色素瘤内科
杜　楠	中国人民解放军总医院第四医学中心肿瘤内科
范　云	浙江省肿瘤医院肿瘤内科
方美玉	浙江省肿瘤医院肿瘤内科
顾康生	安徽医科大学第一附属医院肿瘤科
郭　军	北京大学肿瘤医院黑色素瘤内科
郭　伟	首都医科大学附属北京同仁医院耳鼻咽喉头颈部肿瘤科
胡　毅	中国人民解放军总医院第一医学中心肿瘤内科
姜　愚	四川大学华西医院肿瘤中心
兰世杰	吉林大学白求恩第一医院肿瘤中心
李丹丹	中山大学肿瘤防治中心生物治疗中心
李　航	北京大学第一医院皮肤科
李金銮	福建省肿瘤医院放疗科
李永恒	北京大学肿瘤医院放疗科
李忠武	北京大学肿瘤医院病理科
连　斌	北京大学肿瘤医院黑色素瘤内科
梁后杰	中国人民解放军陆军军医大学西南医院肿瘤内科
梁　军	北京大学国际医院肿瘤内科
梁宪斌	郑州市第三人民医院肿瘤内科
林桐榆	四川省肿瘤医院肿瘤内科
刘　欣	复旦大学附属肿瘤医院肿瘤内科
刘基巍	大连医科大学附属第一医院肿瘤内科
刘佳勇	北京大学肿瘤医院骨与软组织肿瘤科
刘巍峰	北京积水潭医院骨肿瘤科
楼　芳	浙江大学医学院附属邵逸夫医院肿瘤内科
罗志国	复旦大学附属肿瘤医院肿瘤内科
毛丽丽	北京大学肿瘤医院黑色素瘤内科
牛晓辉	北京积水潭医院骨肿瘤科
潘宏铭	浙江大学医学院附属邵逸夫医院肿瘤内科
秦叔逵	中国人民解放军东部战区总医院秦淮医疗区肿瘤内科
任秀宝	天津市肿瘤医院生物治疗科
斯　璐	北京大学肿瘤医院黑色素瘤内科
孙阳春	中国医学科学院肿瘤医院妇瘤科
陶　敏	苏州大学附属第一医院肿瘤内科
王　锋	中国人民解放军东部战区总医院秦淮医疗区肿瘤内科
王宝成	中国人民解放军联勤保障部队第九六〇医院肿瘤内科
王佃灿	北京大学口腔医院口腔颌面外科
王之龙	北京大学肿瘤医院医学影像科
魏文斌	首都医科大学附属北京同仁医院眼科
吴　荻	吉林大学白求恩第一医院肿瘤中心
吴令英	中国医学科学院肿瘤医院妇瘤科
夏　凡	复旦大学附属肿瘤医院放疗科
项晓琳	首都医科大学附属北京同仁医院眼科
徐　宇	复旦大学附属肿瘤医院骨软组织外科
许春伟	南京大学医学院附属金陵医院呼吸与危重症医学科
姚　煜	西安交通大学附属第一医院肿瘤内科
杨　焱	吉林省肿瘤医院肿瘤内科

叶　挺　华中科技大学同济医学院附属协和医院
　　　　肿瘤中心
张　睿　辽宁省肿瘤医院结直肠外科
张晓实　中山大学肿瘤防治中心生物治疗中心

张寅斌　西安交通大学第二附属医院肿瘤内科
朱　骥　浙江省肿瘤医院放疗科
邹征云　南京鼓楼医院肿瘤内科

1 黑色素瘤诊疗总则

黑色素瘤的 MDT 诊疗模式

内容	Ⅰ级推荐	Ⅱ级推荐	Ⅲ级推荐
MDT 学科构成 [a,b]	外科：骨与软组织肿瘤科，头颈外科，结直肠外科，妇瘤科 肿瘤内科 放射治疗科 影像科	介入治疗科 病理科 内镜科 超声科	其他相关学科
MDT 成员要求	高年资主治医师及以上	副主任医师及以上	
MDT 讨论内容 [c,d]	需要局部治疗的晚期患者 转移瘤潜在可切除的晚期患者	需要特殊辅助治疗决策的患者	主管医师认为需要 MDT 的患者（如诊治有困难或争议）；推荐进入临床研究的患者
MDT 日常活动	固定学科 / 固定专家 固定时间（建议每 1~2 周一次） 固定场所 固定设备（投影仪、信息系统）	根据具体情况设置	

【注释】

a 黑色素瘤的诊治应重视多学科团队（multidisciplinary team，MDT）的作用，推荐有条件的单位将尽可能多的黑色素瘤患者的诊疗纳入 MDT 的管理。

b MDT 的实施过程由多个学科的专家共同分析患者的临床表现、影像、病理和分子生物学资料，对患者的一般状况、疾病的诊断、分期 / 侵犯范围、发展趋向和预后做出全面的评估，并根据当前的国内外治疗规范 / 指南或循证医学依据，结合现有的治疗手段，为患者制订最适合的整体治疗策略。

c MDT 原则应该贯穿每一位患者的治疗全程。

d MDT 应根据治疗过程中患者机体状况的变化、肿瘤的反应而适时调整治疗方案，以期最大限度地延长患者的生存期、提高治愈率和改善生活质量。

2 黑色素瘤的诊断原则

2.1 病理诊断原则

目的	Ⅰ级推荐	Ⅱ级推荐	Ⅲ级推荐
获取组织技术	切除活检		
病理学诊断	Breslow 厚度，是否溃疡，有丝分裂率，Clark 分级，切缘，有无微卫星灶，相关免疫组化检测	有无脉管浸润，是否垂直生长期（VGP），肿瘤浸润淋巴细胞（TIL），慢性日光晒伤小体，退行性变，分子检测	–
分子分型	*BRAF*、*CKIT* 和 *NRAS* 基因突变检测	NGS 热点基因检测	–

除非特殊标注，上述证据类别均为 2A 类

【注释】

a 送检标本处理：对于临床初步判断无远处转移的黑色素瘤患者，活检一般建议完整切除，不建议穿刺活检或局部切

除,部分切取活检不利于组织学诊断和厚度测量,增加了误诊和错误分期风险。如病灶面积过大或已有远处转移需要确诊的,可行局部切取活检。标本需完整送检,手术外科医师做好标记切缘,10% 甲醛溶液固定标本达 6~48h。

b 专家组建议病理报告中必须包括的内容为肿瘤厚度、是否伴有溃疡,这两个指标与 T 分期直接相关,也是判断预后最重要的特征[1-4]。在第 8 版 AJCC 肿瘤分期中,对于 T1 期肿瘤进行了重新定义,T1a 为肿瘤厚度 <0.8mm,且不伴有溃疡。T1b 为肿瘤厚度 0.8~1.0mm,无需考虑有无溃疡的形成,或肿瘤厚度 <0.8mm,伴有溃疡。另外,出于精确性和可操作性的目的,肿瘤厚度要求精确到小数点后一位即可[5]。

c 有丝分裂率(mitotic rate,MR)是肿瘤增殖的指标,记为每平方毫米的有丝分裂细胞数。第 8 版 AJCC 分期指南继续沿用 "热点" 技术推算有丝分裂率[4,6],但不再影响肿瘤 T 分期。Barnhill 等比较了 MR 与溃疡作为局限期黑色素瘤预后的重要性,对 MR 和溃疡、肿瘤厚度进行多因素分析,发现 MR(<1、1~6、>6)是最重要的独立预后因素。另外,还有很多研究也证实了 MR 是皮肤黑色素瘤的重要预后因子[7-10]。MR ≥ 1 的患者疾病特异生存期(DSS 较差)是预后的独立不良因素[11,12]。

d 切缘阳性的,需描述范围(如是原位还是浸润性);切缘阴性的,美国病理学家协会(CAP)指南要求以毫米为单位报告显微镜下测量的肿瘤与切缘的横向或纵向距离。

e 微卫星灶指直径大于 0.05mm,距离原发灶至少 0.3mm 的真皮网状层、脂膜或脉管中的瘤巢,与区域淋巴结转移相关性高。初次活检或扩大切除标本中出现局部微卫星灶分期归为 N2c(ⅢB 期);出现微卫星灶的患者需要做前哨淋巴结活检,若前哨淋巴结阳性,则分期为 N3(ⅢC 期)[13,14]。

f 建议所有患者治疗前都做基因检测,目前成熟的靶点是 BRAF、CKIT 和 NRAS,基因检测结果与预后、分子分型和晚期治疗有关。黑色素瘤依基因变异可分为 4 种基本类型:①肢端型;②黏膜型;③慢性日光损伤型(CSD);④非慢性日光损伤型(non-CSD,包括原发病灶不明型)。其中日光损伤型主要包括头颈部和四肢黑色素瘤,日光暴露较多,高倍镜下可观察到慢性日光晒伤小体,国外资料显示 28% 的黑色素瘤患者发生 KIT 基因变异(突变或拷贝数增多),10% 发生 BRAF 变异,5% 发生 NRAS 变异;肢端型和黏膜型发生 KIT 基因变异较多,其次为 BRAF 突变;非慢性日光损伤型,如躯干黑色素瘤,大部分发生 BRAF V600E 突变(60%)或 NRAS 突变(20%)[15-18]。我国 502 例原发黑色素瘤标本 KIT 基因检测结果显示总体突变率为 10.8%,基因扩增率为 7.4%;其中肢端型、黏膜型、慢性日光损伤型、非慢性日光损伤型和原发灶不明型分别为 11.9% 和 7.3%,9.6% 和 10.2%,20.7% 和 3.4%,8.1% 和 3.2% 及 7.8% 和 5.9%。我国 468 例原发黑色素瘤标本 BRAF 突变率为 25.9%,肢端和黏膜黑色素瘤的突变率分别为 17.9% 和 12.5%,其中 15 号外显子的 V600E 是最常见的突变位点(87.3%)。多因素分析显示 KIT 基因和 BRAF 基因突变均是黑色素瘤的独立预后因素,危险系数分别为 1.989(95% CI:1.263~3.131)和 1.536(95% CI:1.110~2.124),P 分别为 0.003 和 0.01[19]。

g 针对皮肤切缘和早期黑色素瘤,不推荐冰冻病理。

2.2 影像诊断原则

目的	Ⅰ级推荐	Ⅱ级推荐	Ⅲ级推荐
筛查	全面的皮肤检查		
影像分期	区域淋巴结超声 胸部 CT 腹盆部超声、增强 CT 或 MRI 全身骨扫描 头颅增强 CT 或增强 MRI[1]	全身 PET/CT[2]	

除非特殊标注,上述证据类别均为 2A 类。

【注释】

影像学检查有助于判断患者有无远处转移,以及协助术前评估(包括 X 线、超声等)。

如原发灶侵犯较深,局部应行 CT、MRI 检查。

如临床怀疑区域淋巴结转移,建议首选淋巴结超声,淋巴结转移的超声表现特征:淋巴结呈类圆形,髓质消失,边缘型血流[3]。

黑色素瘤

2.3 分期[1]

原发肿瘤（T）分期		区域淋巴结（N）分期		远处转移（M）分期	
TX	原发肿瘤厚度无法评估	NX	区域淋巴结无法评估	M0	无远处转移证据
T0	无原发肿瘤证据	N0	无区域淋巴结转移证据		
Tis	原位癌				
T1	厚度 ≤ 1.0mm	N1	1 个淋巴结或者无淋巴结转移但是出现以下转移：移行转移,卫星结节和 / 或微卫星转移	M1	有远处转移
T1a	厚度 <0.8mm 且无溃疡	N1a	1 个临床隐匿淋巴结转移（镜下转移,例如经前哨淋巴结活检诊断）	M1a	转移至皮肤、软组织（包括肌肉）和 / 或非区域淋巴结转移
				M1a(0)	LDH 正常
				M1a(1)	LDH 升高
T1b	厚度 <0.8mm 且有溃疡 0.8~1.0mm	N1b	1 个临床显性淋巴结转移	M1b	转移至肺伴或不伴 M1a 转移
				M1b(0)	LDH 正常
				M1b(1)	LDH 升高
		N1c	无区域淋巴结转移,但是出现以下转移：移行转移,卫星转移和 / 或微卫星转移	M1c	非中枢神经系统的其他内脏转移伴或不伴 M1a 或 M1b 转移
				M1c(0)	LDH 正常
				M1c(1)	LDH 升高
				M1d	转移至中枢神经系统伴或不伴 M1a 或 M1b 或 M1c 转移
				M1d(0)	LDH 正常
				M1d(1)	LDH 升高
T2	厚度 >1.0~2.0mm	N2	2~3 个淋巴结或 1 个淋巴结伴有移行转移,卫星转移和 / 或微卫星转移		
T2a	无溃疡	N2a	2~3 个临床隐匿淋巴结转移（镜下转移,如经前哨淋巴结活检诊断）		
T2b	有溃疡	N2b	2~3 个淋巴结转移中至少 1 个临床显性淋巴结转移		
		N2c	至少 1 个淋巴结转移（临床显性或隐性）伴有移行转移,卫星转移和 / 或微卫星转移		
T3	厚度 >2.0~4.0mm	N3	4 个及以上淋巴结；或 2 个以上淋巴结伴有移行转移,卫星转移和 / 或微卫星转移；融合淋巴结无论是否伴有移行转移,卫星转移和 / 或微卫星转移		

续表

	原发肿瘤(T)分期		区域淋巴结(N)分期		远处转移(M)分期
T3a	无溃疡	N3a	4个及以上临床隐匿淋巴结转移(镜下转移,如经前哨淋巴结活检诊断)		
T3b	有溃疡	N3b	4个及以上淋巴结转移中至少1个临床显性淋巴结转移或可见融合淋巴结		
		N3c	2个及以上临床隐匿淋巴结转移或临床显性淋巴结转移伴/不伴融合淋巴结且伴有移行转移,卫星转移和/或微卫星转移		
T4	厚度 >4.0mm				
T4a	无溃疡				
T4b	有溃疡				

AJCC 第 8 版病理分期

	N0	N1a	N1b	N1c	N2a	N2b	N2c	N3a	N3b	N3c
Tis	0	–	–		–	–		–		
T0	–	–	ⅢB	ⅢB	–	ⅢC	ⅢC	–	ⅢC	ⅢC
T1a	ⅠA	ⅢA	ⅢB	ⅢB	ⅢA	ⅢB	ⅢC	ⅢC	ⅢC	ⅢC
T1b	ⅠA	ⅢA	ⅢB	ⅢB	ⅢA	ⅢB	ⅢC	ⅢC	ⅢC	ⅢC
T2a	ⅠB	ⅢA	ⅢB	ⅢB	ⅢA	ⅢB	ⅢC	ⅢC	ⅢC	ⅢC
T2b	ⅡA	ⅢB	ⅢB	ⅢB	ⅢB	ⅢB	ⅢC	ⅢC	ⅢC	ⅢC
T3a	ⅡA	ⅢB	ⅢB	ⅢB	ⅢB	ⅢB	ⅢC	ⅢC	ⅢC	ⅢC
T3b	ⅡB	ⅢC	ⅢC	ⅢC	ⅢC	ⅢC	ⅢC	ⅢC	ⅢC	ⅢC
T4a	ⅡB	ⅢC	ⅢC	ⅢC	ⅢC	ⅢC	ⅢC	ⅢC	ⅢC	ⅢC
T4b	ⅡC	ⅢC	ⅢC	ⅢC	ⅢC	ⅢC	ⅢC	ⅢD	ⅢD	ⅢD
M1a	Ⅳ	Ⅳ	Ⅳ	Ⅳ	Ⅳ	Ⅳ	Ⅳ	Ⅳ	Ⅳ	Ⅳ
M1b	Ⅳ	Ⅳ	Ⅳ	Ⅳ	Ⅳ	Ⅳ	Ⅳ	Ⅳ	Ⅳ	Ⅳ
M1c	Ⅳ	Ⅳ	Ⅳ	Ⅳ	Ⅳ	Ⅳ	Ⅳ	Ⅳ	Ⅳ	Ⅳ

黑色素瘤

3　皮肤黑色素瘤的治疗原则

3.1　皮肤黑色素瘤的手术治疗原则

3.1.1　0 期、ⅠA、ⅠB 期黑色素瘤的治疗

分期	分层	Ⅰ级推荐	Ⅱ级推荐	Ⅲ级推荐
0 期	原位癌	手术切除,无需辅助治疗,切缘 0.5~1cm		慢 Mohs 显微描记手术
ⅠA 期	厚度 <0.8mm	手术切除,无需辅助治疗,切缘 1cm（1 类）		
ⅠA 期	0.8mm ≤厚度 <1mm,且合并危险因素	手术切除,无需辅助治疗,切缘 1cm（1 类）	原发灶手术 ± 前哨淋巴结活检	
ⅠB 期	T1b	原发灶手术前哨淋巴结活检,切缘 1cm（1 类）		
ⅠB 期	T2a	原发灶手术 + 前哨淋巴结活检,切缘 1~2cm（1 类）		

除非特殊标注,上述证据类别均为 2A 类。

如有合适的临床研究,仍推荐选用临床研究。

【注释】

a　外科切缘是指外科医师进行手术时测量到的临床切缘,而不是病理医师测量的大体或病理切缘。可根据患者具体的原发病灶解剖结构和功能对切缘进行调整[1-7]。通常需要根据活检病理报告的厚度来决定进一步扩大切除的切缘。对于活检病理未能报告明确深度或病灶巨大的患者,可考虑直接扩大切除 2cm。

b　对于面积较大的原位癌,如雀斑痣样黑色素瘤,可能需要大于 0.5cm 的切缘才能保证完整切除[8]。皮肤科的慢 Mohs 显微描记手术对于部分原位癌切除有帮助[9]。对于部分切缘阳性无法手术的患者,可行咪喹莫特外敷或局部放疗（2 类）。

c　外科手术标准:皮肤黑色素瘤的切除要求完整切除皮肤以及深达肌筋膜的皮下组织。对于 T1 及部分 T2 病变,局部复发与 8mm 距离相关,1cm 切缘能降低复发率[10,11],厚度 >2mm 的肿瘤,1cm 的切缘是不够的,需要达到 2cm[9-12]。通常无需切除筋膜,但对浸润较深的原发灶（>4mm）可考虑切除筋膜[13]。

d　危险因素包括溃疡、高有丝分裂率及淋巴与血管侵犯等[14,15]。

e　前哨淋巴结活检是病理分期评估区域淋巴结是否转移的手段。肿瘤厚度 >1mm 推荐行前哨淋巴结活检。通常不推荐对原发肿瘤厚度≤ 0.8mm 的患者行前哨淋巴结活检,传统的危险因素,如溃疡、高有丝分裂率及淋巴与血管侵犯在这些患者前哨淋巴结活检中的指导意义有限。这些危险因素一旦出现,是否行前哨淋巴结活检需考虑患者的个人意愿。病灶厚度为 0.8~1.0mm 的可结合临床考虑行前哨淋巴结活检[16-19]。鉴于我国皮肤黑色素瘤的溃疡发生率高达 60% 以上[20],且伴有溃疡发生的皮肤黑色素瘤预后较差,故当活检技术或病理检测技术受限从而无法获得可靠的浸润深度时,合并溃疡的患者均推荐 SLNB。SLNB 有助于准确获得 N 分期,提高患者的无复发生存率,但对总生存期无影响[21]。前哨淋巴结内低肿瘤负荷（前哨淋巴结的转移灶直径 <0.1mm）的患者无需接受扩大淋巴结清扫[22]。

f　针对皮肤切缘有无肿瘤残留及早期色素性病变的良恶性判断,不推荐冰冻病理诊断。

黑色素瘤

3.1.2　ⅡA、ⅡB、ⅡC 期黑色素瘤的治疗

分期	分层	Ⅰ级推荐	Ⅱ级推荐	Ⅲ级推荐
ⅡA 期	T2b	原发灶手术 + 前哨淋巴结活检，无需辅助治疗，切缘 1~2cm（1 类）		
ⅡA 期	T3a	原发灶手术 + 前哨淋巴结活检，无需辅助治疗，切缘 2cm（1 类）		
ⅡB、ⅡC 期		原发灶手术 + 前哨淋巴结活检，切缘 2cm（1 类）		

除非特殊标注，上述证据类别均为 2A 类。

如有合适的临床研究，仍推荐选用临床研究。

3.1.3　Ⅲ 期黑色素瘤的外科治疗

临床分期	分层	Ⅰ级推荐	Ⅱ级推荐	Ⅲ级推荐
ⅢA、ⅢB、ⅢC	经前哨淋巴结证实的淋巴结微转移	原发病灶扩大切除	区域淋巴结清扫或者区域淋巴结的密切监测	
Ⅲ期	淋巴结存在临床或影像学显性转移	原发病灶扩大切除 + 区域淋巴结清扫		
Ⅲ期	卫星结节 / 移行转移灶（可切除）	原发病灶扩大切除 + 移行转移 / 卫星结节切除	前哨淋巴结活检	转移灶瘤内局部治疗
Ⅲ期	无法手术	参见Ⅳ期系统性治疗	区域淋巴结清扫 + 隔离肢体灌注 或者隔离肢体输注 或者溶瘤病毒瘤内注射	转移灶瘤内局部治疗

除非特殊标注，上述证据类别均为 2A 类。

如有合适的临床研究，仍推荐选用临床研究。

【注释】

a　对于前哨淋巴结阳性的ⅢA~ ⅢC 患者的区域淋巴结处理

以往所有经前哨淋巴结活检（SLNB）证实区域淋巴结存在微转移的患者，都被推荐行即刻的区域淋巴结清扫术（CLND）。预测非前哨淋巴结存在转移风险的因素包括前哨淋巴结内的转移负荷、前哨淋巴结阳性的数目以及原发灶的浸润深度和溃疡情况。

但最新的两项Ⅲ期多中心随机对照临床研究，DeCOG-SLT 研究和 MSLT-Ⅱ临床研究的结果显示，对于前哨淋巴结微转移的患者，即刻的 CLND 与观察组相比，并未能改善患者的总生存时间，在无复发生存时间方面的获益也存在争议[1,2]。故目前对于经 SLNB 证实区域淋巴结微转移的Ⅲ期患者，可考虑行即刻清扫，亦可行区域淋巴结的密切监测。监测内容至少包括每 3~6 个月的区域淋巴结超声检查，可具体根据预测淋巴结复发的风险而定。

中国患者的原发病灶 Breslow 平均浸润深度较深，故前哨淋巴结的阳性率及清扫后非前哨淋巴结的阳性率都较欧美的数据高，为 28%~30%。故对于中国患者前哨淋巴结阳性后，是否可以摒弃区域淋巴结清扫尚存在争议，特别对于 Breslow 浸润深度厚和存在溃疡的患者，临床应谨慎处理。

b　淋巴结清扫原则[3]

（1）区域淋巴结须充分清扫。

（2）受累淋巴结基部须完全切除。

（3）通常来说，各部位清扫的淋巴结个数应达到一定数目：腹股沟 ≥ 10 个，腋窝 ≥ 15 个，颈部 ≥ 15 个。

（4）在腹股沟区，若临床发现有髂窝淋巴结转移迹象或腹股沟淋巴结转移数 ≥ 3 个，可考虑行预防性的髂窝和闭孔区淋巴结清扫。

黑色素瘤

(5) 如果盆腔 CT 检查证实存在转移或证实 Cloquet(股管)淋巴结转移,推荐行髂窝和闭孔区淋巴结清扫。

(6) 对于头颈部原发皮肤黑色素瘤的患者,若存在腮腺淋巴结显性或微转移,都建议在颈部引流区域淋巴结清扫的同时,行浅表腮腺切除术。

(7) 如受客观条件所限仅行转移淋巴结切除,需采用淋巴结超声或 CT、MRI 严密监测淋巴结复发情况。

c 对于存在临界可切除的区域淋巴结转移或术后具有高复发风险性的患者,可考虑推荐参加新辅助治疗研究。已有相关的 I 期和 II 期临床研究证实,免疫或靶向的新辅助研究能够使部分患者疾病降期,甚至出现病理完全缓解,期望能提高手术切除率和延长无病生存和总生存。[4,5]

d 移行转移(in-transit metastasis)指原发病灶(周围直径 2cm 以外)与区域淋巴结之间,通过淋巴管转移的皮肤、皮下或软组织转移结节。

e 卫星灶(satellite)指在原发病灶周围直径 2cm 内发生的转移结节。

f 对于孤立性的可切除的移行转移,若能根治性切除原发病灶和转移灶,且区域淋巴结无显性临床转移证据时,则同样推荐行前哨淋巴结活检。

g 隔离热灌注化疗(ILP)和隔离热输注化疗(ILI)主要用于肢体移行转移的治疗。ILI 是一种无氧合、低流量输注化疗药物的局部治疗手段,通过介入动静脉插管来建立化疗通路输注美法仑(马法兰)。有研究称 III 期 MM 有效率约 80%,CR 率达 31%~63%[6-8]。

h 瘤体内药物注射:其作用机制为局部消融肿瘤和诱导全身抗肿瘤免疫。

i T-VEC 溶瘤病毒瘤内注射治疗:T-VEC 为 HSV-1 衍生的溶瘤免疫治疗药物,已被美国 FDA 批准用于治疗黑色素瘤,并可诱导远处部位肿瘤细胞死亡。最新的研究报道,对部分无法切除的转移性黑色素瘤,T-VEC 瘤内注射持续超过 6 个月的有效率约为 16%,其有效性在 AJCC 第 7 版的 III B 和 III C 中被证实,特别是对于初治的患者[9]。

j 其他的转移灶的局部治疗还包括射频消融、PV-10、BCG、IFN 或 IL-2 的瘤内注射。

k 系统性治疗参见 IV 期。

l 原发灶切缘参见附录 1。

3.1.4 可完全切除的IV期黑色素瘤的治疗

分期	分层	I 级推荐	II 级推荐	III 级推荐
IV期	单个或多个转移病灶可完全切除	原发灶切除 + 转移灶完整切除		

除非特殊标注,上述证据类别均为 2A 类。

如有合适的临床研究,仍推荐选用临床研究。

【注释】

a 转移灶切除应符合 R0 切除的原则[1,2]。如有残余病灶,则应按不可切除的IV期对待。原发灶切缘参见附录 1。

附录 1 手术切缘

肿瘤厚度	临床推荐切除边缘
原位癌	0.5~1cm
≤ 1.00mm	1.0cm(1 类)
1.01~2.00mm	1.0~2.0cm(1 类)
2.01~4.00mm	2.0cm(1 类)
>4.00mm	2.0cm(1 类)

3.2 皮肤黑色素瘤的辅助治疗原则

3.2.1 皮肤黑色素瘤的系统辅助治疗

病理分期	分层	I 级推荐	II 级推荐	III 级推荐
0 期	原位癌	观察		
I A 期	厚度 ≤ 0.8mm	观察		
I A 期	0.8mm< 厚度 <1mm,且合并危险因素	观察		
I B 期	T1b	观察或临床试验		
I B 期	T2a	观察或临床试验		
II A 期	T2b	观察或临床试验		
II A 期	T3a	观察或临床试验		
II B、II C 期		高剂量干扰素 α-2b × 1 年 [a] 或观察 或临床试验	II C 期携带 *BRAF V600* 突变:维莫非尼 [b] 1 年	
III A、III B、III C、III D 期	可切除的淋巴结转移、移行转移或卫星灶	III 期携带 *BRAF V600* 突变:达拉非尼 + 曲美替尼(1 类) [c] 或 观察 或 临床试验	帕博利珠单抗 1 年(1 类) [e] 高剂量干扰素 α-2b × 1 年 [a] III A、III B 期 携带 *BRAF V600* 突变:维莫非尼 [b] 1 年	特瑞普利单抗 1 年 伊匹木单抗 [b] 3 年 淋巴结区辅助放疗
IV 期	单个转移病灶或多个转移病灶可完全切除			帕博利珠单抗 1 年 [e] 特瑞普利单抗 1 年 纳武利尤单抗 1 年(1 类) [d]

除非特殊标注,上述证据类别均为 2A 类。

【注释】

a 对于 II B~ III 期的高危黑色素瘤患者,推荐大剂量干扰素辅助治疗。多项临床研究证实大剂量干扰素 α-2b 能延长患者的无复发生存期,但并未显著改善总生存 [1-3]。大型 Meta 分析同样证实上述观点 [4]。而目前干扰素的给药剂型、最优剂量和给药时间仍在探讨中 [5-11],长期随访数据提示 [12],并不是所有患者获益,存在溃疡 II B~ III 期的患者,大剂量干扰素辅助治疗能降低无复发生存和无远处转移风险。长效干扰素(PEG-IFN)方面,EORTC18991 [13,14] 是迄今为止使用 PEG-IFN 辅助治疗 III 期患者的最大型研究,该研究显示长效干扰素在 RFS 方面有明显优势(P=0.05),但对于 DMFS 和 OS 无差别;亚组分析表明,显微镜下淋巴结转移患者以及原发肿瘤有溃疡的患者在 RFS、OS 和 DMFS 方面有最大的获益。美国食品药品监督管理局(FDA)于 2011 年批准了长效干扰素治疗高危 III 期术后黑色素瘤。但由于长效干扰素国内并没有成熟的临床研究数据,所以本指南不做推荐。

b BRIM8 研究 [15] 是维莫非尼单药辅助治疗的随机、双盲、安慰剂对照 III 期临床研究。入组患者为 II C~ III C 期术后 *BRAF V600* 突变的黑色素瘤患者,结果显示在 II C~ III B 期患者中,安慰剂组中位 DFS 为 36.9 个月,而维莫非尼组尚未达到,维莫非尼可降低 46% 的复发转移风险,但上述获益未在 III C 期患者中观察到。

c 基于 COMBI-AD 临床研究 [16,17] 结果,2018 年 4 月 30 日,FDA 批准达拉非尼联合曲美替尼用于 *BRAF V600* 突变的 III 期黑色素瘤患者的术后辅助治疗。该研究对比达拉非尼联合曲美替尼和安慰剂在 III 期黑色素瘤患者的术后辅助治疗的疗效。与安慰剂组相比,联合治疗组疾病复发或死亡风险显著降低 53%,安慰剂组中位 RFS 16.6 个月,而联合治疗组尚未达到;安慰剂组 3 年、4 年无复发生存率分别为 40% 和 38%,联合治疗组分别为 59% 和 54%。联合治疗在所有患者亚组均表现出了 RFS 治疗受益。

黑色素瘤

d 2017 年 12 月，美国 FDA 批准 PD-1 抑制剂纳武利尤单抗（nivolumab）作为ⅢB、ⅢC 或者Ⅳ期完全切除的皮肤黑色素瘤患者术后的单药辅助治疗。该获批是基于 CheckMate 238 Ⅲ期随机对照研究[18]。该研究对比纳武利尤单抗（3mg/kg）与伊匹木单抗（10mg/kg）在ⅢB、ⅢC、Ⅳ期黑色素瘤患者的术后辅助治疗，12 个月的 RFS 率分别为 70.5% 和 60.8%，纳武利尤单抗组复发或死亡风险较伊匹木单抗组下降 35%（HR 0.65，P<0.001）；而纳武利尤单抗组 3~4 级不良反应发生率只有 14.4%，显著低于伊匹木单抗组的 45.9%。

e 2017 年 2 月 19 日，FDA 批准帕博利珠单抗（pembrolizumab）用于高风险Ⅲ期黑色素瘤手术完全切除患者的辅助治疗。这一获批是基于大型Ⅲ期临床研究 KEYNOTE-054 数据[19]。该研究纳入完全切除的Ⅲ期患者（包括ⅢA、ⅢB、ⅢC 淋巴结转移 1~3 个以及ⅢC 淋巴结转移超过 4 个），结果提示与安慰剂相比，帕博利珠单抗辅助治疗 1 年能显著延长患者的无复发生期。帕博利珠单抗组 1 年无复发生存率为 75.4%，安慰剂组为 61%，无复发风险下降 43%。

f 2015 年 10 月美国 FDA 批准 CTLA-4 单抗伊匹木单抗（ipilimumab）用于Ⅲ期黑色素瘤术后的辅助治疗，该Ⅲ期随机对照研究（NCT00636168）纳入Ⅲ期皮肤恶性黑色素瘤完全切除术后的患者[20]，随机分为伊匹木单抗组和安慰剂对照组，伊匹木单抗组 5 年的无复发生存率是 40.8%，安慰剂组是 30.3%。伊匹木单抗组 5 年的总生存率是 65.4%，安慰剂组是 54.4%。亚组分析显示，伊匹木单抗组可显著提高原发灶溃疡及淋巴结微小转移合并原发灶溃疡（相当于部分ⅢA 和ⅢB 期）患者或大于 3 个淋巴结受累的ⅢC 期患者的生存时间。但伊匹木单抗组免疫相关的 3/4 级不良事件的发生率是 41.6%，而在安慰剂对照组是 2.7%。伊匹木单抗组中 52% 的患者由于不良反应中断，5 例患者（1.1%）死于免疫相关的不良事件。目前该药物国内尚未上市，且缺乏与干扰素的直接对照。同时鉴于 10mg/kg 剂量的高毒性反应及副作用，2019 年 NCCN 并未将其纳入辅助治疗方案。

3.2.2 淋巴结辅助放疗原则

辅助放疗可提高局部控制率，但未能改善无复发生存时间或总生存时间，可能增加不良反应（水肿、皮肤、皮下组织纤维化、疼痛等）。仅推荐用于以控制局部复发为首要目的的患者，或在无法进行全身性辅助治疗的患者中作为备选。淋巴结区复发的高危因素包括：临床显性淋巴结转移的囊外侵犯（肉眼或镜下）；腮腺受累淋巴结 ≥ 1 个；颈部或腋窝受累淋巴结 ≥ 2 个，腹股沟受累淋巴结 ≥ 3 个，颈部或腋窝淋巴结 ≥ 3cm 和 / 或腹股沟淋巴结 ≥ 4cm[21,22]（2B 类）。目前缺乏中国循证医学证据。

目前尚未建立统一的放疗剂量，常用剂量：

- ◆ 50~66Gy/25~33Fxs/5~7 周
- ◆ 48Gy/20Fxs/ 连续 4 周
- ◆ 30Gy/5Fxs/2 周（每周两次或隔天一次）

应由有经验的放射肿瘤医师来确定淋巴结辅助外照射治疗的最佳方案。较新的放射治疗方式，例如 IMRT 或容积调强技术（VMAT）可降低淋巴结辅助放疗的毒性风险，并应在适当可行时加以考虑。

附录2 皮肤黑色素瘤常用的术后辅助治疗方案

大剂量干扰素 α-2b：

剂量 1 500 万 IU/（m²·d），d1~5，×4 周 +900 万 IU 每周 3 次 × 48 周，治疗 1 年。

因既往临床研究中采用的甘乐能停产，国产干扰素建议等量应用。根据说明书给予皮下或肌内注射。

帕博利珠单抗的单药方案：

200mg 或 2mg/kg，每 3 周一次，治疗 1 年。

纳武利尤单抗的单药方案：

3mg/kg，每 2 周一次，治疗 1 年。

达拉非尼联合曲美替尼方案：

达拉非尼（150mg，每日 2 次），曲美替尼（2mg，每日 1 次），治疗 1 年。

维莫非尼的单药方案：

960mg，每日 2 次，治疗 1 年。

伊匹木单抗方案：

10mg/kg，每 3 周一次 ×4 次，序贯 10mg/kg，每 12 周一次，治疗 3 年。

3.3 皮肤黑色素瘤的晚期治疗原则

3.3.1 无脑转移患者的治疗

分期	分层	Ⅰ级推荐	Ⅱ级推荐	Ⅲ级推荐
转移性或不可切除Ⅲ或Ⅳ期患者的治疗	一线	如携带 *BRAF V600* 突变： 达拉非尼＋曲美替尼（1 类） 达卡巴嗪/替莫唑胺 ± 铂类 ± 恩度	帕博利珠单抗 特瑞普利单抗 如携带 *BRAF V600* 突变： 维莫非尼 如携带 *KIT* 突变：伊马替尼 如肿瘤负荷偏大或减瘤为首要目的： 紫杉醇/白蛋白紫杉醇 ± 铂类 ± 抗血管药物	纳武利尤单抗 PD-1 单抗＋伊匹木单抗 一般状况较差的患者可考虑采用最佳支持治疗 如携带 *BRAF V600* 突变： 维莫非尼/考比替尼＋阿替利珠单抗或达拉非尼/曲美替尼＋帕博利珠单抗
	二线	与一线治疗不同的药物治疗 如果一线未使用过 PD-1 单抗，二线推荐帕博利珠单抗（1A 类）或特瑞普利单抗 若急需减瘤，二线首选靶向药物或化疗联合方案 紫杉醇/白蛋白紫杉醇 ± 铂类 ± 抗血管药物	仑伐替尼＋帕博利珠单抗 福莫司汀	伊匹木单抗＋溶瘤病毒瘤内注射（2B 类）

除非特殊标注，上述证据类别均为 2A 类。

如有合适的临床研究，仍推荐选用临床研究。

【注释】

应用于晚期黑色素瘤的化疗药物主要包括达卡巴嗪、替莫唑胺、紫杉醇、白蛋白紫杉醇、顺铂/卡铂、福莫司汀。国内一项多中心随机对照双盲研究证实了达卡巴嗪加恩度（重组人血管内皮抑制素）在晚期黑色素瘤一线治疗中的作用，达卡巴嗪单药组的 PFS 为 1.5 个月，联合恩度组 PFS 提高到 4.5 个月[1]。替莫唑胺也是烷化剂的一种，被证实可以通过血脑屏障[2]。紫杉醇 ± 卡铂在黑色素瘤开展了多项 Ⅱ 期研究[3,4]，显示出一定的抗肿瘤作用。一项 Ⅲ 期研究显示与达卡巴嗪相比，白蛋白紫杉醇提高了患者的 PFS[5]。福莫司汀由于显著的骨髓毒性，通常应用于肝转移的局部治疗[6]。

中国黑色素瘤患者的 BRAF 突变率为 20%~25%，针对 *BRAF V600* 突变的患者，国内率先获批的 BRAF 抑制剂是维莫非尼[7]，此后，达拉非尼＋曲美替尼亦被批准用于 *BRAF V600* 突变患者的治疗，有效率超 60%[8]。国外研究显示 BRAF 抑制剂 +MEK 抑制剂联合 PD-1/PD-L1 亦有较高的有效率，但是否优于单纯靶向治疗还需进一步探索[9,10]。中国黑色素瘤患者的 *KIT* 突变率约为 10%，针对 KIT 突变的患者，已有研究证实伊马替尼[11]、尼洛替尼[12]具有一定疗效。

帕博利珠单抗是首个在国内获批黑色素瘤适应证的 PD-1 单抗，用于不可切除或转移性黑色素瘤的二线治疗[13]。2018 年，特瑞普利单抗亦被国家药品监督管理局批准上市，用于治疗既往接受全身系统治疗失败的不可切除或转移性黑色素瘤患者[14]。对 PD-1 失败的黑色素瘤患者，LEAP004 研究显示，仑伐替尼联合帕博利珠单抗的 ORR 为 21.4%，中位 OS 为 13.9 个月[15]。其他二线治疗选择包括纳武利尤单抗单药[16]、纳武利尤单抗联合伊匹木单抗[17]，但国内尚未获批黑色素瘤适应证，需等待中国临床研究数据进一步证实。PD-1 单抗＋伊匹木单抗联合治疗国外报道有效率高，但不良反应发生率较高[18,19]，临床需谨慎使用。

一般状况较差（PS 评分 3~4 分）的患者应采用最佳支持治疗。

3.3.2 存在脑转移患者的治疗

分期	分层	Ⅰ级推荐	Ⅱ级推荐	Ⅲ级推荐
存在脑转移的播散性（不可切除）Ⅳ期患者	PS 0~2	局部治疗*： 手术 立体定向放疗 全身治疗： 如携带 *BRAF V600* 突变： 达拉非尼 + 曲美替尼 替莫唑胺	全身治疗： 如携带 *BRAF V600* 突变： 维莫非尼 如携带 *KIT* 突变：伊马替尼 帕博利珠单抗 特瑞普利单抗 达卡巴嗪 ± 铂类 ± 恩度 紫杉醇 / 白蛋白紫杉醇 ± 铂类 ± 抗血管药物	局部治疗*： 全脑放疗 纳武利尤单抗 鞘内注射 全身治疗： 纳武利尤单抗 PD-1 单抗 + 伊匹木单抗
	PS 3~4	最佳支持 / 姑息治疗		

* 见黑色素瘤放疗原则。

除非特殊标注，上述证据类别均为 2A 类。

【注释】

a 脑转移灶的治疗

对于存在脑转移的患者，应优先处理中枢神经系统（CNS）的病灶，以延迟或防止出现瘤内出血、癫痫或神经相关功能障碍。黑色素瘤脑转移的局部治疗（手术或放疗）应基于症状、脑转移灶的数目和部位来综合考虑。如患者出现颅内占位效应，首先考虑有无手术切除脑转移灶的可能。在可行的情况下，放疗首选立体定向放疗（SRS）[1-3]，如患者存在软脑膜转移，可考虑行姑息性全脑放疗（WBRT）[4-6]。与 WBRT 相比，SRS 可能具有更好的长期安全性，能更早地使 CNS 病灶达到稳定，因此能使患者更早地接受全身系统性抗肿瘤治疗。待 CNS 病灶稳定后，应尽快给予药物抗肿瘤治疗，如患者存在 *BRAF V600* 突变，首选达拉非尼 + 曲美替尼[7]。对于非 *BRAF V600* 突变患者，药物选择包括可通过血脑屏障的化疗药物[8]，以及研究证实对脑转移有效的免疫检查点抑制剂[9-11]。

b 晚期黑色素瘤的放疗原则[12-15]

对于脑转移灶而言，立体定向放疗可作为一线治疗或辅助治疗。全脑放疗可作为一线治疗，也可考虑作为辅助治疗（3 类推荐），但作为辅助治疗时疗效不确切，需结合患者个体情况综合选择。

（1）立体定向放射外科治疗（SRS）和分次立体定向放射治疗（SRT）作为一线治疗方法

　　1）对于较小的脑转移瘤病灶，基于 RTOG90-05 剂量爬坡试验[16]所制的最大承受剂量的体积指南，建议单次照射最大剂量为 15~24Gy。病灶 >3cm 需谨慎推荐，病灶 >4cm 时，单次 SRS 不作为常规推荐。

　　2）对于较大的脑转移瘤病灶，可行分次立体定向放射治疗（SRT）

　　　　可选择的治疗方案：24~27Gy/3 次或 25~35Gy/5 次[17,18]。

（2）立体定向放射外科治疗（SRS）/ 分次立体定向放射（SRT）作为辅助治疗方法

　　1）对于较小的脑转移瘤病灶，根据 NCCTG N107C 试验[19]，建议单次 SRS 最大剂量为 12~20Gy。

　　2）病灶 >5cm，一般不推荐单次 SRS 作为辅助治疗。

　　3）对于更大的病灶，可行分次 SRT，可选择的方案：24~27Gy/3 次或 25~35Gy/5 次。

　　4）不建议黑色素瘤患者在切除术或立体定向放疗后进行辅助性全脑放疗[20]。

（3）全脑放射治疗（WBRT）作为一线治疗方法

　　1）WBRT 并非黑色素瘤脑转移的首选，SRS/SRT 通常是更优选的治疗方案。

　　2）对于出现瘤负荷症状但无法行 SRS/SRT 的患者，可考虑行 WBRT。

　　3）应充分考虑患者的个体倾向及治疗目标来衡量 WBRT 的利弊。

　　4）临床症状、影像学或病理证实有脑膜转移，可考虑行 WBRT 治疗。

　　5）WBRT 推荐方案：30Gy/10 次，2 周内完成；37.5Gy/15 次，3 周内完成；20Gy/5 次，1 周内完成。

（4）对于其他有症状或即将出现症状的软组织转移灶和 / 或骨转移灶而言，可选择放疗，具体剂量和分次没有统一规定，但低分次照射放疗方案可能会增加长期并发症的风险。

附录 3　皮肤黑色素瘤常用的晚期治疗方案

化疗方案

达卡巴嗪单药：DTIC 250mg/m² d1~5，每 3~4 周一次或 850mg/m² d1，每 3~4 周一次。

替莫唑胺单药：TMZ 200mg/m² d1~5，每 4 周一次。

达卡巴嗪 ± 铂类 ± 恩度：DTIC 250mg/m² d1~5 ± 铂类 ± 恩度 7.5mg/m² d1~14，每 4 周一次。

紫杉醇 ± 卡铂 ± 贝伐珠单抗：紫杉醇 175mg/m² d1 ± 卡铂 AUC=5，± 贝伐珠单抗 5mg/kg d1/15，每 4 周一次。

白蛋白结合型紫杉醇 ± 卡铂 ± 贝伐珠单抗：白蛋白结合型紫杉醇 260mg/m² d1 ± 卡铂 AUC=5，± 贝伐珠单抗 5mg/kg d1/15，每 4 周一次。

靶向治疗方案

达拉非尼（dabrafenib）联合曲美替尼（trametinib）方案：达拉非尼（150mg，每日 2 次）+ 曲美替尼（2mg，每日 1 次）直至进展或不能耐受。

维莫非尼的单药方案：960mg，每日 2 次，直至进展或不能耐受。

伊马替尼：400mg，每日 1 次，直至进展或不能耐受。

免疫治疗方案

帕博利珠单抗（pembrolizumab）：帕博利珠单抗 2mg/kg 或 200mg 静脉输注 30min 以上，每 3 周重复，直至进展或不能耐受或用满 2 年。

纳武利尤单抗（nivolumab）：纳武利尤单抗 3mg/kg 静脉输注 30min 以上，每 2 周重复，直至进展或不能耐受或用满 2 年。

特瑞普利单抗：特瑞普利单抗 240mg 静脉输注 30min 以上，每 2 周重复，直至进展或不能耐受或用满 2 年。

PD-1 单抗 + 伊匹木单抗：纳武利尤单抗 1mg/kg+ 伊匹木单抗 3mg/kg，静脉输注 30min 以上，每 3 周一次 ×4 次→纳武利尤单抗 3mg/kg，每 2 周重复，直至进展或不能耐受或用满 2 年（Checkmate067）；或纳武利尤单抗 3mg/kg+ 伊匹木单抗 1mg/kg，静脉输注 30min 以上，每 3 周重复 ×4 次→纳武利尤单抗 3mg/kg，每 2 周重复，直至进展或不能耐受或用满 2 年（Checkmate511）；或帕博利珠单抗 2mg/kg+ 伊匹木单抗 1mg/kg，静脉输注 30min 以上，每 3 周重复 ×4 次→帕博利珠单抗 2mg/kg，每 3 周重复，直至进展或不能耐受或用满 2 年（Keynote029）。

伊匹木单抗 +T-Vec 瘤内注射：伊匹木单抗 3mg/kg，静脉输注 30min 以上，每 3 周重复 ×4 次，T-Vec ≤ 4ml×10⁶pfu/ml，第一剂→≤ 4ml×10⁸pfu/ml（第一剂后 3 周），每 2 周重复，每个治疗疗程总量 ≤ 4ml，瘤体内注射（内脏病灶除外）。

联合方案：

仑伐替尼 + 帕博利珠单抗：仑伐替尼 20mg，每日一次，直至进展或不能耐受；帕博利珠单抗 2mg/kg 静脉输注 30min 以上，每 3 周重复，直至进展或不能耐受或用满 2 年。

4　肢端黑色素瘤的治疗原则

4.1　肢端黑色素瘤的手术治疗原则

4.1.1　0 期、ⅠA、ⅠB 期黑色素瘤的治疗

分期	分层	Ⅰ级推荐	Ⅱ级推荐	Ⅲ级推荐
0 期	原位癌	手术切除，无需辅助治疗，切缘 0.5~1cm		慢 Mohs 显微描记手术
ⅠA 期	厚度 <0.8mm	手术切除，无需辅助治疗，切缘 1cm（1 类）		
ⅠA 期	0.8mm ≤ 厚度 <1mm，且合并危险因素	手术切除，无需辅助治疗，切缘 1cm（1 类）	原发灶手术 ± 前哨淋巴结活检	
ⅠB 期	T1b	原发灶手术前哨淋巴结活检，切缘 1cm（1 类）		

续表

分期	分层	Ⅰ级推荐	Ⅱ级推荐	Ⅲ级推荐
ⅠB 期	T2a	原发灶手术 + 前哨淋巴结活检，切缘 1~2cm（1 类）		

除非特殊标注，上述证据类别均为 2A 类。

如有合适的临床研究，仍推荐选用临床研究。

【注释】

a 肢端黑色素瘤分期目前参照 AJCC 皮肤黑色素瘤分期。外科切缘是指外科医师进行手术时测量到的临床切缘，而不是病理医师测量的大体或病理切缘。可根据患者具体的原发病灶解剖结构和功能对切缘进行调整[1-7]。通常需要根据活检病理报告的厚度来决定进一步扩大切除的切缘。对于活检病理未能报告明确深度或病灶巨大的患者，可考虑直接扩大切除 2cm。

b 对于面积较大的原位癌，如雀斑痣样黑色素瘤，可能需要大于 0.5cm 的切缘才能保证完整切除[8]。皮肤科的慢 Mohs 显微描记手术对于部分原位癌切除有帮助[9]。对于部分切缘阳性无法手术的患者，可行咪喹莫特外敷或局部放疗。

c 外科手术标准：皮肤黑色素瘤的切除要求完整切除皮肤及深达肌筋膜的皮下组织。对于 T1 及部分 T2 病变，局部复发与 8mm 距离相关，1cm 切缘能降低复发率[10,11]，厚度 >2mm 的肿瘤，1cm 的切缘是不够的，需要达到 2cm[9-12]。通常无需切除筋膜，但对浸润较深的原发灶（>4mm）可考虑切除筋膜[13]。

d 危险因素包括溃疡、高有丝分裂率、淋巴及血管侵犯等[14,15]。

e 厚度 >1mm 的患者可考虑进行 SLNB，可于完整切除的同时或分次进行。鉴于我国皮肤黑色素瘤的溃疡发生率高达 60% 以上[16]，且伴有溃疡发生的皮肤黑色素瘤预后较差，故当活检技术或病理检测技术受限，从而无法获得可靠的浸润深度时，合并溃疡的患者均推荐 SLNB。SLNB 有助于准确获得 N 分期，提高患者的无复发生存率，但对总生存期无影响[17]。如果发现前哨淋巴结阳性，结合 MSLT-Ⅱ结果，对于肢端病灶和具有高危因素患者一般仍建议及时进行淋巴结清扫[18,19]。前哨淋巴结内低肿瘤负荷（前哨淋巴结的转移灶直径 <0.1mm）的患者无需接受扩大淋巴结清扫[20]。

f 针对皮肤切缘有无肿瘤残留及早期色素性病变的良恶性判断，不推荐冰冻病理诊断。

g 肢端黑色素瘤与皮肤黑色素瘤切除和重建原则基本一致，肢端由于在手足部位而解剖位置相对复杂和精细。手足的皮肤和浅筋膜致密、坚厚，尤其以足跟、第一跖骨头和第五跖骨头这三处支持体重的三个支撑点更为明显，浅筋膜中结缔组织致密成束，纵横交错，连接皮肤和深筋膜，束间夹有大量脂肪，形成纤维脂肪垫，有利于耐受压力和横向剪力。这种结构在切除重建过程中造成了与皮肤切除后的差异：①切除后缺损面积难以横向牵拉缩小，也不会因切除后皮肤张力而使自然缺损面积扩大；②负重区或者骨面裸露的部分往往需要皮瓣覆盖，而不能单纯植皮。③手足肢端甲下黑色素瘤需要拔甲，切除和修复甲床，难以重建的病例需要进行截指 / 趾等[21,22]。

4.1.2　ⅡA、ⅡB、ⅡC 期黑色素瘤的治疗

分期	分层	Ⅰ级推荐	Ⅱ级推荐	Ⅲ级推荐
ⅡA 期	T2b	原发灶手术 + 前哨淋巴结活检，无需辅助治疗，切缘 1~2cm（1 类）		
ⅡA 期	T3a	原发灶手术 + 前哨淋巴结活检，无需辅助治疗，切缘 2cm（1 类）		
ⅡB、ⅡC 期		原发灶手术 + 前哨淋巴结活检，切缘 2cm（1 类）		

除非特殊标注，上述证据类别均为 2A 类。

如有合适的临床研究，仍推荐选用临床研究。

4.1.3　Ⅲ期黑色素瘤的外科治疗

临床分期	分层	Ⅰ级推荐	Ⅱ级推荐	Ⅲ级推荐
ⅢA、ⅢB、ⅢC 期	经前哨淋巴结证实的淋巴结微转移	原发病灶扩大切除	区域淋巴结清扫或者区域淋巴结的密切监测	
Ⅲ期	淋巴结存在临床或影像学显性转移	原发病灶扩大切除 + 区域淋巴结清扫		
Ⅲ期	卫星结节 / 移行转移灶（可切除）	原发病灶扩大切除 + 移行转移 / 卫星结节切除	前哨淋巴结活检	转移灶瘤内局部治疗
Ⅲ期	无法手术	参见Ⅳ期系统性治疗	区域淋巴结清扫 + 隔离肢体灌注或隔离肢体输注或溶瘤病毒瘤内注射	转移灶瘤内局部治疗

除非特殊标注，上述证据类别均为 2A 类。

如有合适的临床研究，仍推荐选用临床研究。

【注释】

a　对于前哨淋巴结阳性的Ⅲ A~ Ⅲ C 患者的区域淋巴结处理

　　以往所有经前哨淋巴结活检（SLNB）证实区域淋巴结存在微转移的患者，都被推荐行即刻的区域淋巴结清扫术（CLND）。预测非前哨淋巴结存在转移风险的因素包括前哨淋巴结内的转移负荷、前哨淋巴结阳性的数目及原发灶的浸润深度和溃疡情况。

　　但最新的两项Ⅲ期多中心随机对照临床研究——DeCOG-SLT 研究和 MSLT- Ⅱ临床研究的结果显示，对于前哨淋巴结微转移的患者，即刻的 CLND 与观察组相比，并未能改善患者的总生存时间，在无复发生存时间方面的获益也存在争议[1,2]。故目前对于经 SLNB 证实区域淋巴结微转移的Ⅲ期患者，可考虑行即刻清扫，亦可行区域淋巴结的密切监测。监测内容至少包括每 3~6 个月的区域淋巴结超声检查，可具体根据预测淋巴结复发的风险而定。

　　中国患者的原发病灶 Breslow 平均浸润深度较深，故前哨淋巴结的阳性率及清扫后非前哨淋巴结的阳性率都较欧美的数据高，为 28%~30%。故对于中国患者前哨淋巴结阳性后是否可以摒弃区域淋巴结清扫尚存在争议，特别对于 Breslow 浸润深度厚和存在溃疡的患者，临床应谨慎处理。

b　淋巴结清扫原则[3]

（1）区域淋巴结须充分清扫。

（2）受累淋巴结基部须完全切除。

（3）通常来说，各部位清扫的淋巴结个数应达到一定数目：腹股沟 ≥ 10 个，腋窝 ≥ 15 个，颈部 ≥ 15 个。在腹股沟区，若临床发现有髂窝淋巴结转移迹象或腹股沟淋巴结转移数 ≥ 3 个，可考虑行预防性的髂窝和闭孔区淋巴结清扫。

（4）如果盆腔 CT 检查证实存在转移，或证实 Cloquet（股管）淋巴结转移，推荐行髂窝和闭孔区淋巴结清扫。

（5）对于头颈部原发的皮肤黑色素瘤的患者，若存在腮腺淋巴结显性或微转移，都建议在颈部引流区域淋巴结清扫的同时，行浅表腮腺切除术。

（6）如受客观条件所限仅行转移淋巴结切除，需采用淋巴结超声或 CT、MRI 严密监测淋巴结复发情况。

c　对于存在临界可切除的区域淋巴结转移，或术后具有高复发风险性的患者，可考虑推荐参加新辅助治疗研究。已有相关的Ⅰ期和Ⅱ期临床研究证实，免疫或靶向的新辅助研究能够使部分患者疾病降期，甚至出现病理完全缓解，期望能提高手术切除率和延长无病生存和总生存时间[4,5]。

d　移行转移（in-transit metastasis）指原发病灶（周围直径 2cm 以外）与区域淋巴结之间，通过淋巴管转移的皮肤、皮下或软组织转移结节。

e　卫星灶（satellite）指在原发病灶周围直径 2cm 内发生的转移结节。

f　临床显性淋巴结：指临床查体或影像学可明确的转移淋巴结。

g　对于孤立性的可切除的移行转移，若能根治性切除原发病灶和转移灶，且区域淋巴结无临床显性转移证据时，则同样推荐行前哨淋巴结活检。

h 隔离热灌注化疗（ILP）和隔离热输注化疗（ILI）主要用于肢体移行转移的治疗。ILI 是一种无氧合、低流量输注化疗药物的局部治疗手段，通过介入动静脉插管来建立化疗通路输注美法仑（马法兰）。有研究称，Ⅲ期 MM 有效率约 80%，CR 率达 31%~63%[6-8]。

i 瘤体内药物注射作用机制为局部消融肿瘤和诱导全身抗肿瘤免疫。

j T-VEC 溶瘤病毒瘤内注射治疗：T-VEC 为 HSV-1 衍生的溶瘤免疫治疗药物，已被美国 FDA 批准用于治疗黑色素瘤，并可诱导远处部位肿瘤细胞死亡。最新的研究报道，对部分无法切除的转移性黑色素瘤，T-VEC 瘤内注射持续超过 6 个月的有效率约为 16%，其有效性在 AJCC 第 7 版的Ⅲ B 和Ⅲ C 中被证实，特别是对于初治的患者[9]。

k 其他转移灶的局部治疗还包括射频消融、PV-10、BCG、IFN 或 IL-2 的瘤内注射。

l 系统性治疗参见Ⅳ期。

m 原发灶切缘参见附录 1。

4.1.4 可完全切除的Ⅳ期黑色素瘤的治疗

分期	分层	Ⅰ级推荐	Ⅱ级推荐	Ⅲ级推荐
Ⅳ期	单个或多个转移病灶可完全切除	原发灶切除 + 转移灶完整切除		

除非特殊标注，上述证据类别均为 2A 类。

如有合适的临床研究，仍推荐选用临床研究。

【注释】

a 转移灶切除应符合 R0 切除的原则[1,2]。如有残余病灶，则应按不可切除的Ⅳ期对待。原发灶切缘参见附录 1。

4.2 肢端黑色素瘤的辅助治疗原则

4.2.1 肢端黑色素瘤的系统辅助治疗

病理分期	分层	Ⅰ级推荐	Ⅱ级推荐	Ⅲ级推荐
0 期	原位癌	观察		
Ⅰ A 期	厚度 ≤ 0.8mm	观察		
Ⅰ A 期	0.8mm< 厚度 <1mm，且合并危险因素	观察		
Ⅰ B 期	T1b	观察或临床试验		
Ⅰ B 期	T2a	观察或临床试验		
Ⅱ A 期	T2b	观察或临床试验		
Ⅱ A 期	T3a	观察或临床试验		
Ⅱ B、Ⅱ C 期		高剂量干扰素 α-2b 4 周或 1 年 a,b 或 临床试验	Ⅱ C 期携带 BRAF V600 突变：维莫非尼 c 1 年	观察
Ⅲ A、Ⅲ B、Ⅲ C、Ⅲ D 期	可切除的淋巴结转移、移行转移或卫星灶	高剂量干扰 α-2b×4 周或 1 年 a,b 或 Ⅲ期携带 BRAF V600 突变：达拉非尼 + 曲美替尼 d 1 年 或 临床试验	Ⅲ A、Ⅲ B 期 携带 BRAF V600 突变：维莫非尼 c 1 年	帕博利珠单抗 1 年 f 特瑞普利单抗 1 年 纳武利尤单抗 1 年 e 或 CTLA-4 单抗 3 年 g 或 观察
Ⅳ期	单个转移病灶或多个转移病灶可完全切除			观察

除非特殊标注，上述证据类别均为 2A 类。

【注释】

a 对于ⅡB~Ⅲ期的高危黑色素瘤患者,推荐大剂量干扰素辅助治疗。多项临床研究证实大剂量干扰素 α-2b 能延长患者的无复发生存期,但并未显著改善总生存[1-3]。大型 Meta 分析同样证实上述观点[4]。而目前干扰素的给药剂型、最优剂量和给药时间仍在探讨中[5-11],长期随访数据提示[12],并不是所有患者获益,存在溃疡的ⅡB~Ⅲ期患者,大剂量干扰素辅助治疗能降低局部复发和远处转移风险。长效干扰素（PEG-IFN）方面,EORTC18991[13,14]是迄今为止使用 PEG-IFN 辅助治疗Ⅲ期患者的最大型研究,该研究显示长效干扰素在 RFS 方面有明显优势（P=0.05）,但对于 DMFS 和 OS 无差别,亚组分析表明,显微镜下淋巴结转移患者及原发肿瘤有溃疡的患者在 RFS、OS 和 DMFS 方面有最大的获益。FDA 于 2011 年批准了长效干扰素治疗高危Ⅲ期术后黑色素瘤。但由于长效干扰素国内并没有成熟的临床研究数据,所以本指南不做推荐。

b 有关肢端黑色素瘤（AM）术后辅助研究较少,2011 年郭军教授团队一个专门针对肢端黑色素瘤Ⅱ期临床[10]研究显示,高危（ⅡB~ⅢC）术后 AM 患者随机分为高剂量干扰素辅助治疗 4 周（A组）和 1 年（B组）,两组的中位 RFS 分别为 17.9 个月和 22.5 个月。分层分析显示,ⅢB~ⅢC 期患者的 RFS 曲线在 A 组与 B 组有显著性差异（P=0.02）,淋巴结转移数≥3 的患者中,A 组的中位 RFS（3.3 个月）明显短于 B 组（11.9 个月）,差异有统计学意义（P=0.004）。大剂量干扰素辅助治疗诱导剂量为 $15 \times 10^6 U/m^2$,维持剂量为 $9 \times 10^6 U$,根据此研究结果,对于ⅢB~ⅢC AM 或≥3 淋巴结转移患者,1 年方案可能更加获益,针对ⅡB~ⅢA 的患者或耐受性欠佳的患者,4 周方案亦可选择。

c BRIM8 研究[15]是维莫非尼单药辅助治疗的随机、双盲、安慰剂对照Ⅲ期临床研究。入组患者为ⅡC~ⅢC 期术后 BRAF V600 突变的黑色素瘤患者,结果显示在ⅡC~ⅢB 期患者中,安慰剂组中位 DFS 为 36.9 个月,而维莫非尼组尚未达到,维莫非尼可降低 46% 的复发转移风险,但上述获益未在ⅢC 期患者中观察到。

d 基于 COMBI-AD 临床研究[16,17]结果,2018 年 4 月 30 日,美国 FDA 批准 dabrafenib 联合 trametinib 用于 BRAF V600 突变的Ⅲ期黑色素瘤患者的术后辅助治疗。该研究对比 dabrafenib 联合 trametinib 和安慰剂在Ⅲ期黑色素瘤患者的术后辅助治疗的疗效,与安慰剂组相比,联合治疗组疾病复发或死亡风险显著降低 53%,安慰剂组中位 RFS16.6 个月,而联合治疗组尚未达到;安慰剂组 3 年、4 年无复发生存率分别为 40% 和 38%,联合治疗组分别为 59% 和 54%。联合治疗在所有患者亚组均表现出了 RFS 治疗受益。

e 2017 年 12 月,美国 FDA 批准 PD-1 抑制剂纳武利尤单抗（nivolumab）作为ⅢB、ⅢC 或者Ⅳ期完全切除的皮肤黑色素瘤患者术后的单药辅助治疗。该获批是基于 CheckMate 238 Ⅲ期随机对照研究[18],该研究对比纳武利尤单抗（3mg/kg）与伊匹木单抗（10mg/kg）在ⅢB、ⅢC、Ⅳ期黑色素瘤患者的术后辅助治疗,12 个月的 RFS 率分别为 70.5% 和 60.8%,纳武利尤单抗组复发或死亡风险较伊匹木单抗组下降 35%（HR 0.65,P<0.001）;而纳武利尤单抗组 3~4 级不良反应发生率只有 14.4%,显著低于伊匹木单抗组的 45.9%。

f 2017 年 2 月 19 日,FDA 批准帕博利珠单抗（pembrolizumab）用于高风险Ⅲ期黑色素瘤手术完全切除患者的辅助治疗。这一获批是基于大型Ⅲ期临床研究 KEYNOTE-054 数据[19]。该研究纳入完全切除的Ⅲ期患者（包括ⅢA、ⅢB、ⅢC 淋巴结转移 1~3 个及ⅢC 淋巴结转移超过 4 个）,结果提示与安慰剂相比,帕博利珠单抗辅助治疗 1 年能显著延长患者的无复发生存期。帕博利珠单抗组 1 年无复发生存率 75.4%,安慰剂组为 61%,无复发风险下降 43%。

g 2015 年 10 月美国 FDA 批准 CTLA-4 单抗伊匹木单抗（ipilimumab）用于Ⅲ期黑色素瘤术后的辅助治疗,该Ⅲ期随机对照研究（NCT00636168）纳入Ⅲ期皮肤恶性黑色素瘤完全切除术后的患者[20],随机分为伊匹木单抗组和安慰剂对照组,伊匹木单抗组 5 年的无复发生存率是 40.8%,安慰剂组是 30.3%。伊匹木单抗组 5 年的总生存率是 65.4%,安慰剂组是 54.4%。亚组分析显示,伊匹木单抗组可显著提高原发灶溃疡及淋巴结微小转移合并原发灶溃疡（相当于部分ⅢA 和ⅢB 期）患者或大于 3 个淋巴结受累的ⅢC 期患者的生存时间。但伊匹木单抗组免疫相关的 3/4 级不良事件的发生率是 41.6%,而在安慰剂对照组是 2.7%。伊匹木单抗组中 52% 的患者由于不良反应中断治疗,5 名患者（1.1%）死于免疫相关的不良事件。目前该药物在国内尚未上市,且缺乏与干扰素的直接对照。同时鉴于 10mg/kg 剂量的高毒性反应及副作用,2019 年 NCCN 并未将其纳入辅助治疗方案。

4.2.2 淋巴结辅助放疗原则

辅助放疗可提高局部控制率,但未能改善无复发生存时间或总生存时间,可能增加不良反应（水肿、皮肤、皮下组织纤维化、疼痛等）。仅推荐用于以控制局部复发为首要目的的患者,或在无法进行全身性辅助治疗的患者中作为备选。淋巴结区复发的高危因素包括:临床显性淋巴结转移的囊外侵犯（肉眼或镜下）;腮腺受累淋巴结≥1 个;颈部或腋窝受累淋巴结≥2 个,腹股沟受累淋巴结≥3 个,颈部或腋窝淋巴结≥3cm,和/或腹股沟淋巴结≥4cm[21,22]（2B 类）。目前缺乏中国循证医学证据。

目前尚未建立统一的放疗剂量,常用剂量:

◆ 50~66Gy/25~33Fxs/5~7 周

◆ 48Gy/20Fxs/ 连续 4 周

◆ 30Gy/5Fxs/2 周(每周两次或隔天一次)

应由有经验的放疗肿瘤医师来确定淋巴结辅助外照射治疗的最佳方案。较新的放射治疗方式,如 IMRT 或容积调强技术(VMAT)可降低淋巴结辅助放疗的毒性风险,并应在适当可行时加以考虑。

附录 4 肢端黑色素瘤常用的术后辅助治疗方案

大剂量干扰素 α-2b:

剂量 1 500 万 IU/m^2 d,d1~5, × 4 周 +900 万 IU,每周 3 次 ×48 周,治疗 1 年

因既往临床研究中采用的甘乐能停产,国产干扰素建议等量应用。根据说明书给予皮下或肌内注射

帕博利珠单抗的单药方案:

200mg 或 2mg/kg,每 3 周一次,治疗 1 年。

纳武利尤单抗的单药方案:

3mg/kg,每 2 周一次,治疗 1 年。

dabrafenib 联合 trametinib 方案:

dabrafenib(150mg,每日 2 次),trametinib(2mg,每日 1 次),治疗 1 年。

维莫非尼的单药方案:

960mg,每日 2 次,治疗 1 年。

伊匹木单抗方案:

10mg/kg,每 3 周一次 ×4 次,序贯 10mg/kg,每 12 周一次,治疗 3 年。

4.3 肢端黑色素瘤的晚期治疗原则

4.3.1 无脑转移患者的治疗

分期	分层	I 级推荐	II 级推荐	III 级推荐
转移性或不可切除 III 或 IV 期患者的治疗	一线	如携带 *BRAF V600* 突变: 达拉非尼 + 曲美替尼(1 类) 达卡巴嗪 / 替莫唑胺 ± 铂类 ± 恩度	如携带 *BRAF V600* 突变: 维莫非尼 如携带 *KIT* 突变:伊马替尼 如肿瘤负荷偏大或减瘤为首要目的: 紫杉醇 / 白蛋白紫杉醇 ± 铂类 ± 抗血管药物	帕博利珠单抗 特瑞普利单抗 纳武利尤单抗 阿帕替尼 + 卡瑞利珠单抗 PD-1 单抗 + 伊匹木单抗 一般状况较差的患者可考虑采用最佳支持治疗 如携带 *BRAF V600* 突变:
				维莫非尼 / 考比替尼 + 阿替利珠单抗 或 达拉非尼 / 曲美替尼 + 帕博利珠单抗
	二线	与一线治疗不同的药物治疗 若急需减瘤,二线首选靶向药物或化疗联合方案 紫杉醇 / 白蛋白紫杉醇 ± 铂类 ± 抗血管药物	如果一线未使用过 PD-1 单抗 帕博利珠单抗(1A 类) 特瑞普利单抗 仑伐替尼 + 帕博利珠单抗 福莫司汀	伊匹木单抗 + 溶瘤病毒瘤内注射(2B 类)

除非特殊标注,上述证据类别均为 2A 类。

如有合适的临床研究,仍推荐选用临床研究。

【注释】

应用于晚期黑色素瘤的化疗药物主要包括达卡巴嗪、替莫唑胺、紫杉醇、白蛋白紫杉醇、顺铂/卡铂、福莫司汀。国内一项多中心随机对照双盲研究证实了达卡巴嗪加恩度（重组人血管内皮抑制素）在晚期黑色素瘤一线治疗中的作用，达卡巴嗪单药组的 PFS 为 1.5 个月，联合恩度组 PFS 提高到 4.5 个月[1]。替莫唑胺也是烷化剂的一种，被证实可以通过血脑屏障[2]。紫杉醇 ± 卡铂在黑色素瘤开展了多项 II 期研究[3,4]，显示出一定的抗肿瘤作用。一项 III 期研究显示与达卡巴嗪相比，白蛋白紫杉醇提高了患者的 PFS[5]。福莫司汀由于显著的骨髓毒性，通常应用于肝转移的局部治疗[6]。

中国黑色素瘤患者的 *BRAF* 突变率为 20%~25%，针对 *BRAF V600* 突变的患者，国内率先获批的 BRAF 抑制剂是维莫非尼[7]，此后，达拉非尼＋曲美替尼亦被批准用于 *BRAF V600* 突变患者的治疗，有效率超 60%[8]。国外研究显示 *BRAF* 抑制剂 +MEK 抑制剂联合 PD-1/PD-L1 亦有较高的有效率，但是否优于单纯靶向治疗还需进一步探索[9,10]。中国黑色素瘤患者的 *KIT* 突变率约为 10%，针对 *KIT* 突变的患者，已有研究证实伊马替尼[11]、尼洛替尼[12]具有一定的疗效。

2021 年 ASCO 会议上报道了一线阿帕替尼联合卡瑞利珠单抗针对肢端黑色素瘤一线治疗的研究，ORR 22.2%，PFS 8.0 个月[13]。

帕博利珠单抗是首个在国内获批黑色素瘤适应证的 PD-1 单抗，用于不可切除或转移性黑色素瘤的二线治疗[14]。2018 年，特瑞普利单抗亦被国家药品监督管理局批准上市，用于治疗既往接受全身系统治疗失败的不可切除或转移性黑色素瘤患者[15]。对 PD-1 失败的黑色素瘤患者，LEAP004 研究显示，仑伐替尼联合帕博利珠单抗的 ORR 为 21.4%，中位 OS 为 13.9 个月[16]。其他二线治疗选择包括纳武利尤单抗单药[17]、纳武利尤单抗联合伊匹木单抗[18]，但国内尚未获批黑色素瘤适应证，需等待中国临床研究数据进一步证实。PD-1 单抗＋伊匹木单抗联合治疗国外报道有效率高，但副反应发生率较高[19,20]，临床需谨慎使用。

一般状况较差（PS 评分 3~4 分）的患者应采用最佳支持治疗。

4.3.2 存在脑转移患者的治疗

分期	分层	I 级推荐	II 级推荐	III 级推荐
存在脑转移的播散性（不可切除）IV 期患者	PS 0~2	局部治疗*： 手术 立体定向放疗 全身治疗： 如携带 *BRAF V600* 突变： 达拉非尼＋曲美替尼 替莫唑胺	全身治疗： 如携带 *BRAF V600* 突变：维莫非尼 如携带 *KIT* 突变：伊马替尼 达卡巴嗪 ± 铂类 ± 恩度 紫杉醇/白蛋白紫杉醇 ± 铂类 ± 抗血管药物	局部治疗*： 全脑放疗 纳武利尤单抗 鞘内注射 全身治疗： 帕博利珠单抗 特瑞普利单抗 纳武利尤单抗 阿帕替尼＋卡瑞利珠单抗 PD-1 单抗＋伊匹木单抗
	PS 3~4	最佳支持/姑息治疗		

*见黑色素瘤放疗原则。

除非特殊标注，上述证据类别均为 2A 类。

【注释】

a 脑转移灶的治疗

对于存在脑转移的患者，应优先处理中枢神经系统（CNS）的病灶，以延迟或防止出现瘤内出血、癫痫或神经相关功能障碍。黑色素瘤脑转移的局部治疗（手术或放疗）应基于症状、脑转移灶的数目和部位来综合考虑。如患者出现颅内占位效应，首先考虑有无手术切除脑转移灶的可能。在可行的情况下，放疗首选立体定向放疗（SRS）[1-3]，如患者存在软脑膜转移，可考虑行姑息性全脑放疗（WBRT）[4-6]。与 WBRT 相比，SRS 可能具有更好的长期安全性，能更早地使 CNS 病灶达到稳定，因此能使患者更早地接受全身系统性抗肿瘤治疗。待 CNS 病灶稳定后，应尽快给予药物抗肿瘤治疗，如患者存在 BRAF V600 突变，首选达拉非尼＋曲美替尼[7]。对于非 BRAF V600 突变患者，药物选择包括可通过血脑屏障的化疗药物[8]，以及研究证实对脑转移有效的免疫检查点抑制剂[9-11]。

b 晚期黑色素瘤的放疗原则[12-15]

对于脑转移灶而言，立体定向放疗可作为一线治疗或辅助治疗。全脑放疗可作为一线治疗，也可考虑作为辅助

黑色素瘤

治疗（3 类推荐），但作为辅助治疗时疗效不确切，需结合患者个体情况综合选择。

(1) 立体定向放射外科治疗（SRS）和分次立体定向放射治疗（SRT）作为一线治疗方法

　　1) 对于较小的脑转移瘤病灶，基于 RTOG90-05 剂量爬坡试验[16]所制定的最大承受剂量的体积指南，建议单次照射最大剂量为 15~24Gy。病灶 >3cm 需谨慎推荐，病灶 >4cm 时，单次 SRS 不作为常规推荐。

　　2) 对于较大的脑转移瘤病灶，可行分次立体定向放射治疗（SRT）

　　可选择的治疗方案：24~27Gy/3 次或 25~35Gy/5 次[17,18]。

(2) 立体定向放射外科治疗（SRS）/ 分次立体定向放疗（SRT）作为辅助治疗方法

　　1) 对于较小的脑转移瘤病灶，根据 NCCTG N107C 试验[19]，建议单次 SRS 最大剂量为 12~20Gy。

　　2) 病灶 >5cm，一般不推荐单次 SRS 作为辅助治疗。

　　3) 对于更大的病灶，可行分次 SRT，可选择的方案：24~27Gy/3 次或 25~35Gy/5 次。

　　4) 不建议黑色素瘤患者在切除术或立体定向放疗后进行辅助性全脑放疗[20]

(3) 全脑放射治疗（WBRT）作为一线治疗方法

　　1) WBRT 并非黑色素瘤脑转移的首选，SRS/SRT 通常是更优选的治疗方案。

　　2) 对于出现瘤负荷症状但无法行 SRS/SRT 的患者，可考虑行 WBRT。

　　3) 应充分考虑患者的个体倾向及治疗目标来衡量 WBRT 的利弊。

　　4) 临床症状、影像学或病理证实有脑膜转移，可考虑行 WBRT 治疗。

　　5) WBRT 推荐方案：30Gy/10 次，2 周内完成；37.5Gy/15 次，3 周内完成；20Gy/5 次，1 周内完成。

(4) 对于其他有症状或即将出现症状的软组织转移灶和 / 或骨转移灶而言，可选择放疗，具体剂量和分次没有统一规定，但低分次照射放疗方案可能会增加长期并发症的风险。

附录 5　肢端黑色素瘤常用的晚期治疗方案

化疗方案

达卡巴嗪单药：DTIC 250mg/m^2 d1~5，每 3~4 周一次或 850mg/m^2 d1，每 3~4 周一次。

替莫唑胺单药：TMZ 200mg/m^2 d1~5，每 4 周一次。

达卡巴嗪 ± 铂类 ± 恩度：DTIC 250mg/m^2 d1~5 ± 铂类 ± 恩度 7.5mg/m^2 d1~14，每 4 周一次。

紫杉醇 ± 卡铂 ± 贝伐珠单抗：紫杉醇 175mg/m^2 d1 ± 卡铂 AUC=5，± 贝伐珠单抗 5mg/kg d1/15，每 4 周一次。

白蛋白结合型紫杉醇 ± 卡铂 ± 贝伐珠单抗：白蛋白结合型紫杉醇 260mg/m^2 d1 ± 卡铂 AUC=5，± 贝伐珠单抗 5mg/kg d1/15，每 4 周一次。

靶向治疗方案

达拉非尼（dabrafenib）联合曲美替尼（trametinib）方案：达拉非尼（150mg，每日 2 次）+ 曲美替尼（2mg，每日 1 次）直至进展或不能耐受。

维莫非尼的单药方案：960mg，每日 2 次，直至进展或不能耐受。

伊马替尼：400mg，每日 1 次，直至进展或不能耐受。

免疫治疗方案

帕博利珠单抗（pembrolizumab）：帕博利珠单抗 2mg/kg 或 200mg 静脉输注 30min 以上，每 3 周重复，直至进展或不能耐受或用满 2 年。

纳武利尤单抗（nivolumab）：纳武利尤单抗 3mg/kg 静脉输注 30min 以上，每 2 周重复，直至进展或不能耐受或用满 2 年。

特瑞普利单抗：特瑞普利单抗 240mg 静脉输注 30min 以上，每 2 周重复，直至进展或不能耐受或用满 2 年。

PD-1 单抗 + 伊匹木单抗：纳武利尤单抗 1mg/kg+ 伊匹木单抗 3mg/kg，静脉输注 30min 以上，每 3 周重复 ×4 次→纳武利尤单抗 3mg/kg，每 2 周重复，直至进展或不能耐受或用满 2 年（Checkmate067）；或纳武利尤单抗 3mg/kg+ 伊匹木单抗 1mg/kg，静脉输注 30min 以上，每 3 周重复 ×4 次→纳武利尤单抗 3mg/kg，每 2 周重复，直至进展或不能耐受或用满 2 年（Checkmate511）；或帕博利珠单抗 2mg/kg+ 伊匹木单抗 1mg/kg，静脉输注 30min 以上，每 3 周重复 ×4 次→帕博利珠单抗 2mg/kg，每 3 周重复，直至进展或不能耐受或用满 2 年（Keynote029）。

伊匹木单抗 +T-Vec 瘤内注射：伊匹木单抗 3mg/kg，静脉输注 30min 以上，每 3 周重复 ×4 次，T-Vec ≤ 4ml×10^{6}pfu/ml，第一剂→≤ 4ml×10^{8}pfu/ml（第一剂后 3 周），每 2 周重复，每个治疗疗程总量 ≤ 4ml，瘤体内注射（内脏病灶除外）。

联合方案

仑伐替尼 + 帕博利珠单抗：仑伐替尼 20mg，每日一次，直至进展或不能耐受；帕博利珠单抗 2mg/kg 静脉输注 30min 以

黑色素瘤

上,每 3 周重复,直至进展或不能耐受或用满 2 年。

阿帕替尼 + 卡瑞利珠单抗:阿帕替尼 250mg,每日一次,直至进展或不能耐受;卡瑞利珠单抗 200mg 静脉输注 30min 以上,每 3 周重复,直至进展或不能耐受或用满 2 年。

5 黏膜黑色素瘤的治疗原则

可手术切除黏膜黑色素瘤

分期 [a]	分层	Ⅰ 级推荐	Ⅱ 级推荐	Ⅲ 级推荐
可手术切除的 Ⅰ、Ⅱ、Ⅲ 期(头颈部:Ⅲ 期、ⅣA 期、ⅣB 期)	手术方式	原发灶完整切除术(若临床或影像学可见区域淋巴结转移:同时行区域淋巴结清扫术) [b.c.d.e]		
	术后辅助治疗	辅助化疗 [f] ± 局部放疗 [g](头颈部)		大剂量干扰素 [h] 特瑞普利单抗 [i](PD-L1 阳性) 达拉非尼 + 曲美替尼 [j](*BRAF V600* 突变)

不可手术切除或晚期黏膜黑色素瘤

分期 [a]	分层	Ⅰ 级推荐	Ⅱ 级推荐	Ⅲ 级推荐
不可切除或者 Ⅳ 期	不可手术切除局部晚期	化疗 + 抗血管生成药物 [k] 维莫非尼 [l](BRAF V600 突变) 达拉非尼 + 曲美替尼 [m](BRAF V600 突变)	特瑞普利单抗 + 阿昔替尼 [n] 伊马替尼 [o](CKIT 突变) ± 局部放疗 [g](头颈部)	帕博利珠单抗 [p] 特瑞普利单抗 [p] 阿替利珠单抗 + 贝伐珠单抗 [m]
	任何 T,任何 N,M1			

除非特殊标注,上述证据类别均为 2A 类。

如有合适的临床研究,仍推荐入组临床研究。

【注释】

a 黏膜黑色素瘤(mucosal melanoma,MM)为亚洲人群黑色素瘤第二大亚型(占 22.6%),包括鼻腔 / 鼻窦 / 鼻咽、口腔、直肠及肛管、生殖道、食管、泌尿道等部位来源的黑色素瘤。一项黏膜黑色素瘤全球最大宗队列研究(706 例、前瞻设计、回顾随访)比较了不同原发部位黏膜黑色素瘤自然病程、转移模式。研究结果提示头颈部、消化道、泌尿生殖道等部位来源黑色素瘤的 1/2/5 年生存率相似,提示不同部位来源的黏膜黑色素瘤具有类似的生物学行为、自然病程、转移模式 [1,2]。目前黏膜黑色素瘤的 TNM 分期正在建立中。头颈部来源(鼻腔 / 鼻窦 / 鼻咽、口腔)的黏膜黑色素瘤分期暂可参考 AJCC 分期。直肠及肛管、生殖道来源可暂按照有无肌层侵犯分为 Ⅰ 期和 Ⅱ 期,出现区域淋巴结转移的为 Ⅲ 期,远处转移的为 Ⅳ 期。

b 可切除的鼻腔、鼻窦及鼻咽黏膜黑色素瘤:手术方法包括鼻侧切开入路和内镜手术,具体要根据肿瘤范围和外科医师的内镜技术水平。总体的治疗原则为尽量整块切除,禁忌局部挤压和力求切缘阴性。病灶的黏膜切除范围包括肿瘤边界外 1.5~2cm 外观正常黏膜(包括卫星灶)。部分黏膜黑色素瘤患者伴有色素沉着斑,如沉着斑局限则一并切除;无法切除者,需要密切随访局部变化。病灶的深部切除范围根据病灶不同而各异,一般对深部切缘进行术中冰冻来确定是否干净;对于鼻腔、鼻窦及鼻咽黑色素瘤,瘤床多为骨质,无法在术中经冰冻了解切缘,切除到肿瘤组织周边影像正常毗邻解剖区的组织间隔即可。肿瘤累及上颌骨骨膜时,行上颌骨部分、水平或垂直切除,通常距肿瘤边缘的距离为 2cm 以上 [3]。鼻腔、鼻窦及鼻咽黑色素瘤的颈部淋巴结转移率低,原则上不做预防性清扫 [4-6],建议密切随访。对于临床或影像学检查提示有转移的,常规进行区域性或根治性淋巴结清扫;由于头颈部黏膜淋巴引流复杂,特别是上颈部有咽淋巴环,淋巴结组织非常丰富,因此鼻腔、鼻窦和鼻咽黏膜黑色素前哨淋巴结的定位困难,前哨淋巴结活检不作为常规检查推荐[6,7]。

c 可切除的口腔黑色素瘤：总的原则是广泛切除并获取阴性切缘。切除的边界包括黏膜切缘和深部切缘。黏膜边界通常指包括肿瘤边界外 1.5~2cm 外观正常黏膜，深部边界根据肿瘤的原发部位的变异要求不同，由于口腔内解剖空间有限，应考虑到邻近重要组织器官的保留，因此对切除的边界不必片面追求宽度和深度，此时可通过送检冰冻切片确定切除的安全性；肿瘤累及下颌骨骨膜时，通常切除骨质与肿瘤的距离为 2cm[8,9]。由于头颈部淋巴循环解剖复杂，不建议以前哨淋巴结活检作为颈淋巴清扫的依据。对于 cN0 的患者是否采用同期淋巴清扫还有争议，通常建议观察或延期进行颈淋巴清扫[10]。

d 可切除的直肠及肛管黑色素瘤：R0 切除是外科切除的主要目标。建议手术方法为经腹会阴直肠切除（APR）。APR 局部控制更好，可获得阴性切缘及清扫肠系膜淋巴结，但手术范围大、不保留肛门括约肌影响患者的生活质量。APR 也可用于梗阻患者及需要补救手术者。WLE 要求切缘 ≥ 10mm。两种手术方式预后无显著差别。目前推荐以 APR 作为标准。对于外科切除方式的选择，需权衡能否获得 R0 切除、局部复发风险及患者生活质量等因素[11]。

e 可切除的生殖道黑色素瘤：在保证阴性切缘的前提下，不推荐预防性全子宫和双附件切除，除非有明确受侵[12]。

f 黏膜黑色素瘤的生物学行为有别于皮肤黑色素瘤，其更易侵及血管，更易出现复发转移，术后辅助治疗更为关键。黏膜黑色素瘤全球首个前瞻性辅助治疗研究由北京大学肿瘤医院 2012 年 ASCO 大会发布。该研究前瞻性随机对照比较了黏膜黑色素瘤术后接受观察、大剂量干扰素治疗、替莫唑胺 + 顺铂化疗的辅助治疗方案，研究初步提示替莫唑胺 + 顺铂化疗组延长了无复发生存时间[13,14]。2018 年 ASCO 大会，一项国内多中心、前瞻性、随机对照Ⅲ期黏膜黑色素瘤辅助治疗研究公布，研究共入组 204 例黏膜黑色素瘤术后无远处转移患者，按 1:1 随机至大剂量干扰素组［干扰素 α-2b，静脉注射 15×10^6 U/(m^2·d)，第 1~5 天 / 周，持续 4 周，然后皮下注射 9×10^6U/d，每周 3 次，持续 48 周］和辅助化疗组［口服替莫唑胺 200mg/(m^2·d)，第 1~5 天；顺铂静脉滴注 25mg/(m^2·d)，第 1~3 天，每 21 天重复，持续 6 个周期］。研究结果显示：干扰素组中位 RFS 时间为 9.47 个月，化疗组为 15.53 个月，化疗组复发风险降低 44%（$P<0.001$）。干扰素组 DMFS 时间为 9.57 个月，化疗组为 16.80 个月，化疗组远处转移风险降低 47%（$P<0.001$）[15]。研究结果进一步证实，辅助化疗优于辅助干扰素治疗。

g 对于鼻腔 / 鼻窦 / 鼻咽、口腔黏膜黑色素瘤，术后辅助放疗能够改善肿瘤的局部控制率，但尚无高级别循证医学证据提示术后放疗能延长生存期[16]。放疗时间建议在术后 6 周之内，给予瘤床及颈部淋巴引流区域放疗，口腔原发灶放疗仅限于局部极晚期或为了保护功能无法达到阴性切缘者，颈部高危区域（转移淋巴结数目 ≥ 2 个，直径 ≥ 3cm，淋巴结结外侵犯，淋巴清扫后局部再次复发）可辅助行颈部淋巴引流区域放疗[17,18]。对于不可切除局部晚期，原发灶放疗亦有助于局部肿瘤控制。

h 辅助大剂量干扰素治疗可作为黏膜黑色素瘤患者的备选，总体改善无复发生存时间不如辅助化疗，但部分患者仍可从中获益。具体用法：干扰素 α-2b，静脉注射 15×10^6U/(m^2·d)，第 1~5 天 / 周，持续 4 周，然后皮下注射 9×10^6U/d，每周 3 次，持续 48 周[13-15,19]。因既往临床研究中采用的甘乐能停产，国产干扰素建议等量应用。根据说明书给予皮下或肌内注射。

i 辅助 PD-1 单抗治疗目前已在皮肤黑色素瘤中得到疗效验证。黏膜黑色素瘤辅助 PD-1 单抗 vs. 大剂量干扰素的研究于 2021 年 ASCO 会议发布，研究共入组 145 例黏膜黑色素瘤术后无转移患者，按 1:1 随机至大剂量干扰素组和 PD-1 单抗（特瑞普利单抗）组，研究结果显示：干扰素组中位 RFS 为 13.9 个月，特瑞普利单抗组为 13.6 个月，干扰素组 DMFS 为 14.6 个月，特瑞普利单抗组为 14.4 个月；PD-L1 表达阳性亚组，干扰素组中位 RFS 为 11.1 个月，特瑞普利单抗组为 17.3 个月，干扰素组 DMFS 为 11.1 个月，特瑞普利单抗组为 17.8 个月。研究结果证实，辅助干扰素治疗和辅助 PD-1 单抗治疗均能延长黏膜黑色素瘤患者的 PFS，在 PD-L1 表达阳性（JS311 试剂盒）人群中，辅助 PD-1 单抗治疗可能更能获益[19]。目前具体用法：特瑞普利单抗 3mg/kg，每 2 周一次，治疗 1 年。

j 基于 COMBI-AD 临床研究[20,21]结果，2018 年 4 月 30 日，美国 FDA 批准 dabrafenib（达拉非尼）联合 trametinib（曲美替尼）用于 *BRAF V600* 突变的Ⅲ期黑色素瘤患者的术后辅助治疗。该研究对比 dabrafenib 联合 trametinib 和安慰剂在Ⅲ期黑色素瘤患者的术后辅助治疗的疗效，与安慰剂组相比，联合治疗组疾病复发或死亡风险显著降低 53%，安慰剂组中位 RFS 为 16.6 个月，而联合治疗组尚未达到；安慰剂组 3 年、4 年无复发生存率分别为 40% 和 38%，联合治疗组分别为 59% 和 54%。联合治疗在所有患者亚组均表现出了 RFS 治疗受益。

k 黏膜黑色素瘤易侵及血管，可能是其对抗血管生成药物相对敏感的原因之一[22]。2018 年 ESMO 大会公布的中国回顾性研究分析提示，一线（DTIC+ 顺铂 + 恩度）方案的 PFS 时间为 4 个月，二线（紫杉醇 + 卡铂 + 贝伐珠单抗）的 PFS 时间为 2 个月，因此，化疗 + 抗血管生成药物可作为不可切除或者晚期黏膜黑色素瘤的方案备选[23]。常用化疗 + 抗血管生成药物方案：①达卡巴嗪 + 顺铂 + 恩度方案：DTIC 250mg/m^2 d1~5，顺铂 25mg/m^2 d1~3，恩度 7.5mg/m^2 d1~14，

黑色素瘤

每 4 周一次。②替莫唑胺 + 顺铂 + 恩度方案：TMZ 200mg/m² d1~5，顺铂 25mg/m² d1~3，恩度 7.5mg/m² d1~14，每 4 周一次。③紫杉醇 + 卡铂 ± 贝伐珠单抗方案：紫杉醇 175mg/m² d1，卡铂 AUC=5，± 贝伐珠单抗 5mg/kg d1/15，每 4 周一次。④白蛋白结合型紫杉醇 + 卡铂 ± 贝伐珠单抗方案：白蛋白结合型紫杉醇 260mg/m² d1，卡铂 AUC=5，± 贝伐珠单抗 5mg/kg d1/15，每 4 周一次。

l *BRAF* 突变黑色素瘤患者可从 BRAF 抑制剂维莫非尼治疗中获益，皮肤黑色素瘤相关研究均已证实，详见皮肤黑色素瘤部分。黏膜黑色素瘤中 *BRAF* 突变占 12% 左右，中国的维莫非尼研究及上市后回顾性研究中，同样可看到维莫非尼在 *BRAF* 突变黏膜黑色素瘤的类似疗效。具体用法：维莫非尼 960mg，每日 2 次[24,25]。

m 一项Ⅲ期临床研究纳入了 423 例 *BRAF V600* 基因突变的晚期患者，评价联合治疗（BRAF 抑制剂 +MEK 抑制剂）的安全性和疗效。该研究随机分为两组：dabrafenib（达拉非尼）单药与 dabrafenib 联合 trametinib（曲美替尼）。结果显示，联合用药组的无进展生存（11.0 个月 vs. 8.8 个月；HR 0.67，95% CI 0.53~0.84；*P* = 0.000 4）和 OS（25.1 个月 vs. 18.7 个月；HR 0.71，95% CI 0.55~0.92；*P* = 0.010 7）明显提高。2015 年 ASCO 会议报道了维莫非尼联合 MEK 抑制剂（cobimetinib）的 coBRIM 研究最新结果，截至 2015 年 1 月，中位随访时间 14 个月，维莫非尼 + 安慰剂组的 PFS 时间为 7.2 个月，联合治疗组的为 12.3 个月，联合治疗组显著降低进展风险。常用方案具体用法：dabrafenib 150mg，每日 2 次 +trametinib 2mg，每日 1 次[29-31]。

n 血管内皮生长因子（VEGF）在黏膜黑色素瘤中起着重要的免疫抑制作用，VEGF 抑制剂与 PD-1 抑制剂的组合可能提供治疗机会。2019 年 8 月 12 日，*J Clin Oncol* 在线发表了"特瑞普利单抗联合阿昔替尼一线治疗晚期黏膜黑色素瘤的Ⅰb 期临床研究"，2020 年 ASCO 年会公布了该研究的患者总生存期等结果。该研究共计入组 33 例患者，在 29 例初治黏膜黑色素瘤患者中，14 例出现疾病部分缓解（PR）、11 例疾病稳定（SD），客观有效率（ORR）为 48.3%，疾病控制率（DCR）为 86.2%，中位疾病缓解持续时间（DOR）为 13.7 个月。患者的中位无进展生存（mPFS）为 7.5 个月，中位总生存（mOS）为 20.7 个月。安全性方面，97% 的患者经历了与治疗相关的不良事件（TRAEs），最常见的 TRAEs 为轻度（1 级或 2 级），包括腹泻、蛋白尿、手足综合征、疲劳、AST 或 ALT 升高、高血压、甲减或甲亢及皮疹，39.4% 的患者发生 3 级或 3 级以上 TRAEs[26,27]。基于该研究，特瑞普利单抗联合阿昔替尼方案获得美国 FDA 治疗黏膜黑色素瘤的孤儿药资格认定。目前具体用法：特瑞普利单抗 3mg/kg，每 2 周一次 + 阿昔替尼 5mg，每日 2 次。

其他很多 VEGF 抑制剂与 PD-1 抑制剂联合治疗也进行了尝试。2021 年 ASCO 会议公布了阿替利珠单抗联合贝伐珠单抗在晚期黏膜黑色素瘤的中期研究结果，研究第 1 部分入组 22 例患者，经确认的最佳 ORR 为 36.4%，中位 PFS 5.2 个月，经确认的最佳 DCR 为 59.1%。安全性方面，80% 的患者出现与治疗相关的不良事件（TRAEs），14.3% 的患者发生 3 级或 3 级以上 TRAEs[28]。

o 黏膜黑色素瘤中 CKIT 突变占 10% 左右，C-KIT 抑制剂伊马替尼的Ⅱ期临床研究显示，存在 *KIT* 突变或者扩增的转移性黑色素瘤患者的总体有效率为 20%~30%，疾病控制率为 35%~55%，但是大部分有效的患者维持时间较短。这些Ⅱ期临床研究纳入了相当大比例皮肤亚型以外的黑色素瘤（46%~71% 为黏膜型）。结果显示，黏膜型比肢端或阳光损伤型黑色素瘤具有更好的反应率，并且 *KIT* 突变患者比单纯扩增的患者显示出更好的疗效。中国的一项Ⅱ期单臂临床研究纳入了 43 例 *c-KIT* 突变的转移性黑色素瘤患者，结果显示伊马替尼对 *c-KIT* 突变患者的总体有效率 53.5%，1 年 OS 为 51%。其中达到 PR 的 10 例患者中 9 例存在 11 或 13 外显子突变，疗效达到 PR 和 SD 的患者预后相差较大，PFS 分别为 9.0 个月和 1.5 个月（*P*<0.001），OS 分别为 15 个月和 9 个月（*P*=0.036）。具体用法：伊马替尼 400mg qd[32-35]。

p 对于不可切除的局部晚期黑色素瘤或者远处转移的黏膜黑色素瘤，PD-1 单抗治疗效果欠佳。D'ANGELO SP 等报道了 5 项关于黑色素瘤患者接受 nivolumab 单药或联合 ipilimumab 的临床试验数据，其中 86 例为黏膜型黑色素瘤，结果显示，nivolumab 单药组中位 PFS 为 3 个月，ORR 为 23.3%，nivolumab 联合 ipilimumab 组中位 PFS 为 5.9 个月，ORR 为 37.1%[36]。KEYNOTE-151 研究报道了中国黑色素瘤患者接受帕博利珠单抗作为二线治疗的临床数据，该研究入组 103 例黑色素瘤患者，其中黏膜亚型 15 例，总人群客观缓解率（ORR）为 16.7%，黏膜亚型 ORR 为 13.3%[37]。POLARIS-01 研究报道了中国黑色素瘤患者接受特瑞普利单抗作为二线治疗的临床数据，该研究入组 128 例黑色素瘤患者，其中黏膜亚型 22 例，总人群 ORR 为 17.3%，黏膜亚型 ORR 为 0[38]。黏膜黑色素瘤患者接受 PD-1 单抗治疗疗效欠佳，对部分人群可能获益，可作为治疗选择。

黑色素瘤

6　眼部葡萄膜黑色素瘤的治疗原则

分期 [a]	分层	Ⅰ级推荐	Ⅱ级推荐	Ⅲ级推荐
Ⅰ、Ⅱ、Ⅲ期	手术方式	眼球摘除术 [b] 或巩膜表面敷贴器放射治疗 [c]	肿瘤局部切除术 [d] 或眶内容剜除术 [e]	
	术后辅助治疗	临床研究	大剂量干扰素 [f]	
Ⅳ期	任何 T，任何 N，M1	临床研究	化疗 + 抗血管生成药物 [g] 如有肝转移，同时联合肝动脉化疗栓塞 [h]	如有肝转移，行肝转移灶瘤体注射 [i] ipilimumab [j] MEK 抑制剂 [k] PD-1 单抗 [l]

以上Ⅲ级推荐为 2B 类，其余证据类别均为 2A 类。

如有合适的临床研究，仍推荐入组临床研究。

【注释】

a　参见 AJCC 的眼部葡萄膜黑色素瘤（ureal melanoma，UM）分期（见附录 6）。

b　眼球摘除术：建议大型肿瘤、疼痛无视力的或无光感的眼球采用眼球摘除。

c　巩膜表面敷贴器放射治疗：为国外部分眼科中心的首选疗法，属于一种近距离放疗。具体方法是在局部巩膜表面放置一个含 ^{125}I 或 ^{106}Ru 放射性粒子的金属盘。建议小型和中型肿瘤采用敷贴放射治疗[1]。

d　局部切除术：位于虹膜、睫状体的肿瘤，或者位于周边脉络膜的小基底肿瘤，可考虑肿瘤局部切除术。

e　眶内容剜除术：适宜于较大范围的肿瘤穿出眼球扩散至眼眶的病例。

f　国内外部分研究证实大剂量干扰素可改善眼部黑色素瘤的无复发生存时间，另有一些联合细胞毒化疗和免疫治疗药物的研究在进行之中，对于经转移风险评估为高风险的患者，可考虑入组新的临床研究[2-6]。大剂量干扰素具体用法：干扰素 a-2b，静脉注射 15×10^6U/（m²·d），第 1~5 天 / 周，持续 4 周，然后皮下注射 9×10^6U/d，每周 3 次，持续 48 周。

g　目前研究报道，化疗 + 抗血管生成药物可改善晚期眼部黑色素瘤生存时间[7-9]，常用化疗 + 抗血管生成药物方案：①达卡巴嗪 + 顺铂 + 恩度方案：DTIC 250mg/m² d1~5，顺铂 25mg/m² d1~3，恩度 7.5mg/m² d1~14，每 4 周一次；②替莫唑胺 + 顺铂 + 恩度方案：TMZ 200mg/m² d1~5，顺铂 25mg/m² d1~3，恩度 7.5mg/m² d1~14，每 4 周一次；③紫杉醇 + 卡铂 ± 贝伐珠单抗方案：紫杉醇 175mg/m² d1，卡铂 AUC=5，± 贝伐珠单抗 5mg/kg d1/15，每 4 周一次；④白蛋白结合型紫杉醇 + 卡铂 ± 贝伐珠单抗方案：白蛋白结合型紫杉醇 260mg/m² d1，卡铂 AUC=5，± 贝伐珠单抗 5mg/kg d1/15，每 4 周一次。

h　UM 最常见转移部位为肝。对于肝转移患者，除了全身治疗，另需要行肝局部治疗，目前研究证实肝动脉化疗栓塞（顺铂、福莫司汀）可提高肝转移局控率，延长生存时间[10-14]。

i　肝转移瘤体注射：目前国内单中心研究证实通过超声引导下肝转移灶溶瘤病毒瘤体注射可延长患者 PFS 时间，有效患者可长期获益[15]。

j　ipilimumab：2017 年一项 Meta 分析的结果显示：转移 UM 对 ipilimumab 的反应率较低，建议有必要进一步评估联合免疫检查点抑制剂（ICB）的作用。目前有两个主要的Ⅱ期临床试验结果可参考。2015 年 DeCOG 报道的多中心Ⅱ期临床试验中，中位 OS 为 6.8 个月（95% CI 3.7~8.1），中位 PFS 为 2.8 个月（95% CI 2.5~2.9）。1 年和 2 年 OS 率分别为 22% 和 7%。结论：ipilimumab 对于转移 UM 的临床疗效非常有限。2014 年 GEM 报道 OS 为 10 个月，1 年和 2 年 OS 率分别为 48% 和 25%。这两个研究的区别在于前者的剂量为 3mg/kg，85% 患者曾用过其他治疗，后者用了 10mg/kg 的更高剂量，所有患者均未经治疗。结论：ipilimumab 对 UM 的一线治疗效果与皮肤黑色素瘤相近。与前者相比该结论相对更为乐观[16,17]。英国 UM 指南推荐 ipilimumab 治疗转移 UM。

k　MEK 抑制剂：2018 年一项 Meta 分析的结果显示，转移 UM 对 MEK 抑制剂的反应率很低，不推荐。尽管之前还是有些较为乐观的结果报道。2014 年 Carvajal 等报道一项随机、开放的多中心（美国和加拿大共 15 个临床肿瘤中心）Ⅱ期临床试验在 120 例转移的 UM 患者中比较了 selumetinib 与 dacarbazine 的治疗效果。结果显示：中位 PFS 在 dacarbazine 组为 7 周，在 selumetinib 组为 15.9 周。中位 OS 在 dacarbazine 组为 9.1 个月，在 selumetinib 组为 11.8

个月。dacarbazine 组无客观反应,selumetinib 组客观反应率为 49%。结论:selumetinib 与 dacarbazine 相比,在提高 PFS 和反应率方面有一定的作用,但并没有提高 OS。此后,进一步开展了评价 selumetinib 联合 dacarbazine 治疗转移 UM 的多中心、随机、双盲Ⅲ期临床试验 SUMIT,试验组和对照组的 PFS 分别是 2.8 个月和 1.8 个月,OS 数据不成熟,ORR 从Ⅱ期临床试验的 49% 降至Ⅲ期临床试验的 3%。此外,目前还有两个正在进行中的 selumetinib 的Ⅱ期临床试验[18-20]。

1 抗 PD-1 或抗 PD-L1 单抗:有关临床报道尚少,从一些小样本前瞻性的或者回顾性的研究报道看结果不甚乐观,转移 UM 对抗 PD-1 或抗 PD-L1 单抗的反应率很低。目前还有一些正在进行的临床试验有待验证[21,22]。

7 随访原则

7.1 皮肤和肢端黑色素瘤的随访

目的	Ⅰ级推荐	Ⅱ级推荐	Ⅲ级推荐
0 期 （原位）	随访频率: 每年一次		
	随访内容: 常规随访; 病史和查体(重点检查皮肤); 不推荐行常规影像学检查排除无症状的复发或转移		
Ⅰ A~ Ⅱ A 期 （NED）	随访频率: 前 5 年每 6~12 个月一次; 5 年后根据临床要求每年一次		
	随访内容 常规随访; 病史和查体(重点检查淋巴结和皮肤); 不推荐行常规影像学检查排除无症状的复发或转移;有特殊症状或体征时行影像学检查		
Ⅱ B~ Ⅳ期 （NED）	随访频率: 前 2 年每 3~6 个月一次; 3~5 年每 3~12 个月一次; 5 年后根据临床要求每年一次		
	随访内容: 常规随访; 病史和查体(重点检查淋巴结和皮肤); 浅表淋巴结超声; 胸部 CT; 腹盆腔增强 CT 或 MRI; 头颅增强 MRI 或 CT; 骨扫描; 有特殊症状或体征时行影像学检查	PET/CT	
症状恶化或新发症状者	随时随访		

【注释】

a 目前没有明确的数据表明,何种监测手段及间隔时间是最合适的。

黑色素瘤

b 随访的目的在于尽早发现肿瘤的复发及第二肿瘤的发生。但目前没有明确的证据表明，在出现症状前发现内脏转移，可以改善预后。因此需要权衡随访与生存获益、患者的生活质量、检查所带来的辐射之间的关系[1]。

c 常规随访[2]

- 终生每年至少行 1 次病史问诊和体格检查（重点检查淋巴结和皮肤）。
- 通过对人工智能算法的分析，已经开发了几款用于智能手机的皮肤癌检测应用程序。为普通人群使用这些技术提供了可能。
- 教育患者定期行皮肤和淋巴结自检。
- 教育患者日光安全防护原则。
- 体检时发现可疑淋巴结时，需行区域淋巴结超声检查。
- 对建议行前哨淋巴结活检但没有进行的，或者无法行前哨淋巴结活检的，或者前哨淋巴结活检不成功的，或者前哨淋巴结活检阳性但未行淋巴结清扫的患者，根据淋巴结复发的风险，在确诊后的前 2~3 年每 3~12 个月行区域淋巴结超声检查；对于前哨淋巴结活检阳性但未行淋巴结清扫的患者，也可以参照 MSLT-Ⅱ 和 DeCOG 研究进行体检和区域淋巴结超声检查：前 2 年每 4 个月一次，3~5 年每 6 个月一次。
- 随访安排受以下因素影响：复发风险、新原发黑色素瘤风险、黑色素瘤家族史及不典型痣、患者和医师的关注程度。
- 对于同时存在 3 个及以上侵袭性黑色素瘤，或者侵袭性黑色素瘤、胰腺癌和 / 或星形细胞瘤同时发生的个人或家庭，可以考虑行遗传咨询，检测 p16/CDKN2A 突变；对于一级亲属患胰腺癌的黑色素瘤患者，建议行包含 CDKN2A 的多基因检测；也可考虑检测其他容易诱发黑色素瘤的基因，如 CDK4、TERT、MITF、BAP1、MC1R、BRCA2 和 PTEN 等。

d 常规血液学检查作为可选项目，因为少数复发可以由 LDH 和 S-100 升高发现[3]。

e 患者自查和医师的体检对于发现黑色素瘤局部复发和区域淋巴结转移非常重要。前者发现 17%~67% 的复发，后者发现 14%~55% 的复发[4-7]。

f 影像学检查更容易发现远处转移，对于局部复发的阳性率较低。一项 Meta 分析显示，超声检查对于区域淋巴结转移的阳性发现率最高，PET/CT 对远处转移的阳性发现率最高[8]。

g 分期越早，发生远处转移的风险越低。Ⅰ~Ⅱ期复发患者，局部复发占 15%~20%，区域淋巴结转移占 50%，远处转移占 29%[9,10]。Ⅲ期复发患者，远处转移可以占 50%[11]。

h 初诊患者的分期与复发时间密切相关。Ⅰ~Ⅱ期患者出现复发高峰期在 4.4 年以内[5]，ⅢA~ⅢB 期患者复发高峰期在 3 年以内，ⅢC 期患者复发高峰在 2 年以内[11]。

7.2 黏膜黑色素瘤的随访

目前缺乏黏膜黑色素瘤患者最佳随访策略的数据，随访原则可参考皮肤黑色素瘤的随访原则。基于一项黏膜黑色素瘤全球最大宗队列研究（706 例、前瞻设计、回顾随访）的结果，不同部位来源的黏膜黑色素瘤可以作为同一种疾病对待[12]。另一项回顾性研究分析了 1 012 例华南地区行根治性切除的局限性黑色素瘤患者的复发模式[13]，其中纳入了 298 例黏膜黑色素瘤。总体而言，黏膜黑色素瘤的复发风险高于皮肤黑色素瘤，更需强调随访的重要性。黏膜黑色素瘤患者中位 RFS 为 11 个月，1 年、2 年、3 年、5 年和 10 年复发率分别为 40%、34%、33%、18% 和 0%，与皮肤黑色素瘤推荐的随访时间相吻合。另外黏膜黑色素瘤患者局部复发和 M1c 转移的概率要高于皮肤黑色素瘤，因此建议定期根据原发灶部位行鼻内镜 / 口腔专科检查 / 胃镜 / 肠镜 / 妇科专科检查 / 泌尿外科专科检查等。

7.3 眼部黑色素瘤的随访

目的	Ⅰ级推荐	Ⅱ级推荐	Ⅲ级推荐
患眼的常规随访	随访频率： 前 3~5 年每 3~6 个月一次； 随后每 6~12 个月一次		
	随访内容： 眼科检查（包括眼底镜、裂隙灯、眼压等）； 彩色眼底照相； 眼部超声； 放疗相关视网膜病变及治疗相关并发症		

续表

目的	I 级推荐	II 级推荐	III 级推荐
低危远转风险患者的随访检查： Class 1A 3 号染色体二倍体 6 号染色体短臂扩增 EIF1AX 突变 T1（AJCC）	随访频率： 每 12 个月一次		
	随访内容： 肝功能检查； 肝脏增强 MRI 或超声； 胸部 / 腹部 / 盆腔增强 CT； 有特殊症状或体征时行影像学检查	PET/CT	
中危远转风险患者的随访检查： Class 1B SF3B1 突变 T2 和 T3（AJCC）	随访频率： 10 年内每 3~12 个月一次； 随后根据临床需求决定		
	随访内容： 肝功能检查； 肝脏增强 MRI 或超声； 胸部 / 腹部 / 盆腔增强 CT； 有特殊症状或体征时行影像学检查	PET/CT	
高危远转风险患者的随访检查： Class 2 3 号染色体单体 8 号染色体长臂扩增 BAP1 突变 PRAME 表达 T4（AJCC）	随访频率： 5 年内每 3~6 个月一次； 6~10 年每 6~12 个月一次； 随后根据临床需求决定		
	随访内容： 肝功能检查； 肝脏增强 MRI 或超声； 胸部 / 腹部 / 盆腔增强 CT； 有特殊症状或体征时行影像学检查	PET/CT	

黑色素瘤

【注释】

a 眼部黑色素瘤的局部复发非常少见，因此目前没有明确的数据表明何种间隔时间是最合适的。局部复发的风险与初始肿瘤的直径、厚度和位置相关，如近视神经盘（视乳头）区域和睫状体受累时有较高的复发风险；复发风险还与接受的局部治疗手段相关，如接受眼球摘除后局部复发率仅 1%[14]，接受后装治疗为 9.45%，接受粒子放疗为 3%~10%，接受 SRT 为 2%~16%[15]。局部复查的时间间隔需依据复发风险进行调整。

b 20%~70% 的眼部黑色素瘤患者在接受局部治疗后的 20 年里会发生远处转移，且转移发生的概率随着时间的延长并不能逐渐下降到一个稳定的平台，如 COMS 研究中 5 年和 10 年累积转移率分别为 25% 和 34%[16]，因此往往需要持续随访。

c 眼部黑色素瘤转移风险除了取决于肿瘤的分期外，还与原发肿瘤的基因特征密切相关。染色体变异是最早发现的可以预测转移风险的分子标志物，3 号染色体单体及 8 号染色体长臂扩增是发生转移的高危因素，另外 8 号染色体短臂、1 号染色体短臂、16 号染色体长臂、6 号染色体长臂的丢失，也可以增加转移的风险，而 6 号染色体长臂的扩增则可以降低转移的风险[17,18]。另外一种名为 GEP 的基因表达谱能将眼部黑色素瘤区分为 Class1 和 Class2，前者发生转移的比例为 1.1%，后者为 25.9%[19]。除此之外，部分基因的突变和表达也与转移的风险相关，如 *EIF1AX*、*SF3B1*、*BAP1*、*PRAME* 等。

d 眼部黑色素瘤最常见的转移部位是肝，占所有转移患者的 90%，其次是肺、骨、皮肤 / 软组织和淋巴结。增强 MRI 或超声是排查肝脏转移灶最重要的项目，其敏感性甚至高于 CT[20] 或 PET/CT[21]。其他检查包括胸部 / 腹部 / 盆腔增强 CT。

附录 6　AJCC 第 8 版脉络膜、睫状体黑色素瘤分期

T 分期	分期标准	N 分期	分期标准	M 分期	分期标准
				M0	临床分期无远处转移
T1	肿瘤大小 1 级	N1	区域淋巴结转移或存在眼眶肿瘤	M1	有远处转移
T1a	肿瘤大小 1 级,不伴睫状体累及,无球外生长	N1a	一个或一个以上区域淋巴结转移	M1a	最大转移灶的最大径 ≤ 3.0cm
T1b	肿瘤大小 1 级,伴睫状体累及	N1b	无区域淋巴结转移,但有与眼球不连续的独立肿瘤侵犯眼眶	M1b	最大转移灶的最大径 3.1~8.0cm
T1c	肿瘤大小 1 级,不伴睫状体累及,伴球外生长,且最大径 ≤ 5mm			M1c	最大转移灶的最大径 ≥ 8.1cm
T1d	肿瘤大小 1 级,伴睫状体累及,且球外生长最大径 ≤ 5mm				
T2	肿瘤大小 2 级				
T2a	肿瘤大小 2 级,不伴睫状体累及,无球外生长				
T2b	肿瘤大小 2 级,伴睫状体累及				
T2c	肿瘤大小 2 级,不伴睫状体累及,伴球外生长,且最大径 ≤ 5mm				
T2d	肿瘤大小 2 级,伴睫状体累及,且球外生长最大径 ≤ 5mm				
T3	肿瘤大小 3 级				
T3a	肿瘤大小 3 级,不伴睫状体累及,无球外生长				
T3b	肿瘤大小 3 级,伴睫状体累及				
T3c	肿瘤大小 3 级,不伴睫状体累及,伴球外生长,且最大径 ≤ 5mm				
T3d	肿瘤大小 3 级,伴睫状体累及,且球外生长最大径 ≤ 5mm				
T4	肿瘤大小 4 级				
T4a	肿瘤大小 4 级,不伴睫状体累及,无球外生长				
T4b	肿瘤大小 4 级,伴睫状体累及				
T4c	肿瘤大小 4 级,不伴睫状体累及,伴球外生长,且最大径 ≤ 5mm				
T4d	肿瘤大小 4 级,伴睫状体累及,且球外生长最大径 ≤ 5mm				
T4e	任何肿瘤大小,伴有球外生长,最大径 >5mm				

黑色素瘤

续表

T	N0	N1
T1a	I	IV
T1b-d	IIA	IV
T2a	IIA	IV
T2b	IIB	IV
T3a	IIB	IV
T2c-d	IIIA	IV
T3b-c	IIIA	IV
T4a	IIIA	IV
T3d	IIIB	IV
T4b-c	IIIB	IV
T4d-e	IIIC	IV
M1a-c	IV	IV

黑色素瘤

中国临床肿瘤学会（CSCO）
神经内分泌肿瘤诊疗指南 2021

组　长
徐建明　白春梅

副组长
梁后杰　郝纯毅　白玉贤　徐　农　依荷芭丽·迟
谭煌英

专家组成员（以姓氏汉语拼音为序）（*为执笔人）

白春梅*　北京协和医院肿瘤内科
白雪莉　浙江大学医学院附属第一医院肝胆胰外科
白玉贤　哈尔滨医科大学附属肿瘤医院消化肿瘤内科
毕　锋　四川大学华西医院肿瘤内科
曹　丹　四川大学华西医院肿瘤内科
陈　嘉　江苏省肿瘤医院肿瘤内科
陈　晓*　中国医学科学院肿瘤医院肝胆外科
陈治宇　复旦大学附属肿瘤医院肿瘤内科
程月鹃*　北京协和医院肿瘤内科
郝纯毅*　北京大学肿瘤医院肝胆胰外二科
侯英勇　复旦大学附属中山医院病理科
胡涵光*　浙江大学医学院附属第二医院肿瘤内科
黄　莎　福建省肿瘤医院腹部肿瘤内科
霍　力　北京协和医院核医学科
纪　元*　复旦大学附属中山医院病理科
贾　茹*　中国人民解放军总医院第五医学中心肿瘤内科
姜玉勃　山东省肿瘤医院内四科
蒋力明*　中国医学科学院肿瘤医院影像科
李　刚*　北京大学第三医院普通外科
李　洁*　北京大学肿瘤医院消化肿瘤内科
李恩孝　西安交通大学医学院第一附属医院肿瘤内科
李婷婷　中国人民解放军总医院第二医学中心消化内科
李宇红　中山大学附属肿瘤医院肿瘤内科
梁后杰　中国人民解放军陆军军医大学西南医院肿瘤
　　　　内科
林锦源　福建省肿瘤医院腹部肿瘤内科
林振宇　华中科技大学同济医学院附属协和医院肿瘤
　　　　内科

刘　磊　哈尔滨医科大学附属肿瘤医院消化肿瘤内科
刘天舒　复旦大学附属中山医院肿瘤内科
刘自民　青岛大学附属医院肿瘤科
楼文晖*　复旦大学附属中山医院普外科
陆　明　北京大学肿瘤医院消化肿瘤内科
罗　杰*　中日友好医院病理科
马　冬　广东省人民医院肿瘤内科
马　虹　华中科技大学同济医学院附属协和医院肿瘤
　　　　内科
马怡辉　郑州大学第一附属医院病理科
毛晨宇　浙江大学医学院附属第一医院肿瘤内科
秦叔逵　中国人民解放军东部战区总医院全军肿瘤中心
施伟伟　中国人民解放军总医院第一医学中心肿瘤内科
宋丽杰　郑州大学第一附属医院肿瘤内科
隋　红　哈尔滨医科大学附属肿瘤医院肿瘤内科
谭煌英　中日友好医院中西医结合肿瘤内科
王　攀*　中国医学科学院肿瘤医院胸外科
王　玮*　中山大学肿瘤防治中心胃胰科
王　馨　厦门大学附属中山医院肿瘤科
王贵齐　中国医学科学院肿瘤医院内镜科
王秀问　山东大学齐鲁医院肿瘤内科
王哲海　山东省肿瘤医院内三科
吴　齐　北京大学肿瘤医院内镜中心
吴胤瑛　西安交通大学第一附属医院肿瘤内科
仵　正　西安交通大学第一附属医院肝胆外科
解方为　中国人民解放军联勤保障部队第九〇〇医院仓
　　　　山院区肿瘤三科
修典荣*　北京大学第三医院普通外科
徐　农　浙江大学医学院附属第一医院肿瘤内科
徐建明*　中国人民解放军总医院第五医学中心肿瘤内科
杨建伟*　福建省肿瘤医院腹部肿瘤内科
姚云峰　北京大学肿瘤医院胃肠中心
依荷芭丽·迟*　中国医学科学院肿瘤医院内科
殷　飞*　河北医科大学第四医院消化内科
于江媛*　北京大学肿瘤医院核医学科
曾　珊　中南大学湘雅医院肿瘤科

张　鹏 * 华中科技大学同济医学院附属协和医院胃肠外科

张太平 北京协和医院基本外科

赵　宏 * 中国医学科学院肿瘤医院肝胆外科

赵　峻 * 中国医学科学院肿瘤医院胸外科

周　琪 重庆大学附属涪陵中心医院肿瘤科

周宇红 * 复旦大学附属中山医院肿瘤内科

周志伟 中山大学肿瘤防治中心胃胰科

朱梁军 江苏省肿瘤医院肿瘤内科

朱铁年 中国人民解放军白求恩国际和平医院肿瘤科

秘书组

贾　茹 中国人民解放军总医院第五医学中心肿瘤内科

1 神经内分泌肿瘤的诊疗总则

神经内分泌肿瘤的 MDT 诊疗模式

内容	I 级推荐	II 级推荐	III 级推荐
MDT 学科构成	病理科 肿瘤内科 影像科 核医学科(有条件开展生长抑素受体显像) 外科(涉及原发灶和转移灶手术的科室) 介入治疗科 内分泌科(针对功能性神经内分泌肿瘤) 超声科 内镜室	放疗科 消化内科	营养科 心理科 疼痛科 检验科(生化检查)
MDT 成员要求	高年资主治医师及以上	副主任医师及以上	
MDT 讨论内容	1. 所有疑难复杂的患者 2. 功能性神经内分泌肿瘤 3. 肝、肺及其他部位寡转移的 NETs 4. 可能行减瘤术的 NETs 5. 因医学原因不能耐受手术的可切除患者	需要特殊辅助治疗决策的患者	主管医师认为需要进行 MDT 的特殊情况
MDT 日常活动	固定学科 固定专家 固定场所 固定时间 固定设备(投影仪、信息系统)	根据具体情况设置	

神经内分泌肿瘤(neuroendocrine neoplams,NENs)是一类罕见病,但随着内镜和生物标志物等诊断技术的进步,NENs 的发病率和患病率均呈显著上升趋势。NENs 可以起源于全身各个部位呈高度异质性。按分化程度分为分化良好生长缓慢的神经内分泌瘤(neuroendocrine tumors,NETs)和分化差恶性度高的神经内分泌癌(neuroendocrine carcinoma,NEC);按是否分泌肽类激素分为功能性和无功能性的肿瘤。因此,NENs 患者的症状和体征各异,临床容易误诊,导致患者确诊时往往已到晚期。

规范的临床诊断需要依靠:①病理分级诊断,是确诊 NENs 的关键;②影像学检查,对临床分期具有重要意义。除了传统的超声、CT、MRI、^{18}F-FDG PET/CT 等检查外,生长抑素受体显像已经成为诊断 NENs 的重要检查手段;③生化诊断,功能性 NENs 的诊断除了根据临床症状外,不同生化指标的检测是确诊的主要依据。

由于多数患者确诊时已经转移,加之肝脏、淋巴结和骨是最常见的转移部位,因此,尽管手术是治愈 NENs 最有效的方法,但只有少数患者的肿瘤能被根治性切除。对目前可供临床选择的治疗如手术、介入、消融、药物治疗、肽受体介导的核素治疗(peptide receptor radionuclide therapy,PRRT)、放疗等手段的综合考量、整体规划,为患者量身定制最合适的治疗策略就显得尤为重要。

神经内分泌肿瘤

2 神经内分泌肿瘤的诊断

2.1 病理诊断

2.1.1 胃肠胰神经内分泌肿瘤的命名及分级标准

2.1.1.1 胃肠胰神经内分泌肿瘤的分类及分级

术语	分化程度	分级	核分裂象（数值/2mm²）[a]	Ki-67 增殖指数 [b]
NET，G1	高分化	低级别	<2	<3%
NET，G2	高分化	中级别	2~20	3%~20%
NET，G3	高分化	高级别	>20	>20%
NEC，小细胞型（SCNEC）[c]	低分化	高级别	>20	>20%
NEC，大细胞型（LCNEC）[c]	低分化	高级别	>20	>20%
MiNENs[d]	高或低分化	不一	不一	不一

【注释】

a　核分裂象计数要求：计数 2mm² 核分裂活跃区的核分裂数。一共计数 5 组，即总面积为 10mm²，然后取其平均值。2mm² 等于多少个 40 倍物镜的高倍视野，需要根据个人显微镜的视场数和实际视野直径来换算，请参见附表。

b　Ki-67 增殖指数值：计数热点区域至少 500 个细胞来确定。当核分裂象计数分级结果与 Ki-67 分级结果不一致时，最终分级原则是就高不就低，按级别最高者分级。

c　低分化 NEC 无需再分级，根据定义应被视为高级别。NET G3 与 NEC 鉴别见 2.1.1.2。SCNEC：small cell neuroendocrine carcinoma；LCNEC：large cell neuroendocrine carcinoma。

d　混合性神经内分泌 - 非神经内分泌肿瘤（mixed neuroendocrine-non-neuroendocrine neoplasms，MiNENs）定义：是由神经内分泌肿瘤和非神经内分泌肿瘤组成的混合性上皮性肿瘤，每种成分都是形态学和免疫组化可辨识的独立肿瘤，且每种成分占比 ≥ 30%。在大多数 MiNENs 中，两种肿瘤成分的分化都很差，多是器官特异性癌与 NEC 的混合。但少数情况下也会出现一种或两种成分可能为高分化。因此，每种成分都应单独分级。

2.1.1.2 NET G3 与 NEC 的鉴别

内容	NET G3	NEC
形态分化	保持 NET 的器官样结构 可有小灶性坏死	具有 SCNEC 和 LCNEC 的形态特点，常伴地图样坏死
增殖活性	Ki-67>20%， 但常 <55% 核分裂象极少 >30/2mm²	Ki-67>20%， 但常 ≥ 55% 核分裂象常 >30/2mm²
基因突变	胰腺：*DAXX/ATRX/MEN1*	*TP53/RB1* 结直肠：*KRAS/BRAF/APC*
病程	病程长，常有 NET G1/G2 病史	进展快，可合并有腺癌 / 鳞癌及其他癌成分

2.1.2 胃神经内分泌肿瘤的临床病理分型

胃 NENs 的命名及分级标准与肠道和胰腺一致，但胃 NETs 因其独特的生理病理、发病机制分为三个临床亚型。病理医生在诊断胃 NETs 时，不仅要根据 Ki-67 指数和核分裂象给出明确的病理分级（NET G1/G2/G3），同时还要描述肿瘤周围背景胃黏膜是否正常、是否有萎缩性胃炎或壁细胞增生，以及是否有神经内分泌细胞系列增生等改变，以辅助临床分型。

特征	Ⅰ型 ECL 细胞 a NET	Ⅱ型 ECL 细胞 a NET	Ⅲ型 NET
男：女	0.4：1	1：1	2.8：1
所占比例	80%~90%	5%~7%	10%~15%
高胃泌素血症	是	是	否
胃窦 G 细胞增生	是	否	否
胃酸分泌	低分泌或无分泌	高分泌	正常分泌
背景胃黏膜	萎缩性胃炎	壁细胞肥大 / 增生	无特异性变化
ECL 细胞 a 增殖	是	是	否
分级	G1 G2（罕见） G3（异常病例）	G1 G2（罕见）	G1（罕见） G2 G3（罕见）
转移率	1%~3%	10%~30%	50%
5 年生存率	~100%	60%~90%	<50%

【注释】

　　a　ECL 细胞：肠嗜铬样（Enterochromaffin-like，ECL）细胞。

2.1.3　肺和纵隔(胸腺)神经内分泌肿瘤的命名及分级标准

　　2021 版 WHO 肺及纵隔神经内分泌肿瘤的病理诊断标准及术语基本沿用 2015 版 WHO 分类。分化好的神经内分泌肿瘤根据核分裂象及坏死分为典型类癌（typical carcinoid，TC）、不典型类癌（atypical carcinoid，AC），分别对应于 2019 版胃肠胰神经内分泌肿瘤分类的 NET G1 和 NET G2；分化差的肿瘤再分为大细胞神经内分泌癌（large cell neuroendocrine carcinoma，LCNEC）和小细胞癌（small cell carcinoma，SCC）。由于小细胞肺癌（small cell lung cancer，SCLC）有专门的指南，除病理外本指南中不涵盖 SCLC 的相关内容。

　　对于一些灰区病例，即形态学上像类癌，而核分裂象 >10 个 /2mm^2，Ki-67 指数 >20%，甚至超过 30%，依据 2021 版 WHO 分类标准，仍将其分类为 LCNEC，建议诊断加上备注：LCNEC（具有类癌形态特点的大细胞神经内分泌癌），以便于临床个性化管理。

2.1.3.1　2021WHO 肺神经内分泌肿瘤的主要临床病理特征

内容	TC	AC	LCNEC	SCLC
部位	中央型为主 (1/3 周围型)	中央型为主 (1/3 周围型)	周围型	中央型 (5% 周围)
性别优势	女性	女性	男性	男性
神经内分泌形态	高分化	中分化	低分化	低 - 未分化
核分裂象 (/2mm^2)	<2 个	2~10 个	>10 个（中位 70）	>10 个（中位 80）
坏死	无	灶性	有	有
Ki-67 指数 (仅供参考)	通常 <5%	通常 <30%	通常 30%~100%	30%~100%
TTF1 表达	周围型大多阳性，中央型大多阴性	周围型大多阳性，中央型大多阴性	70% 阳性	85% 阳性
P40				
合并非小细胞癌	无	无	25% 合并	25% 合并

神经内分泌肿瘤

2.1.3.2　2021WHO 胸腺 / 纵隔神经内分泌肿瘤的分类及分级

内容	低级别	中级别	高级别	
神经内分泌肿瘤形态学分类	TC 无坏死 核分裂象 <2 个 /2mm^2 (平均核分裂象 1 个 /2mm^2)	AC 有坏死和 / 或 核分裂象 2~10 个 /2mm^2 (平均核分裂象 6.5 个 /2mm^2)	LCNEC 非小细胞形态 神经内分泌标记物 核分裂象 >10 个 /2mm^2 (平均核分裂象 45 个 /2mm^2) 多发坏死	SCC 小细胞形态 核分裂象 >10 个 /2mm^2 (平均核分裂象 110 个 /2mm^2)

2.1.4　其他脏器原发神经内分泌肿瘤及来源不明的神经内分泌肿瘤的分类

其他脏器原发 NENs 仍参见各器官 WHO 分类标准。来源不明的 NENs 的分类,可以具体写明肿瘤分化程度、坏死、核分裂象计数及 Ki-67 指数,分级方案可以备注参考胃肠胰 NENs 或肺 NENs 标准。

附表: 实际视野直径 = 视场数 ÷ 物镜倍率

目镜视场数	18	20	22	25	26.5
40 倍物镜下 实际视野直径(mm)	0.45	0.5	0.55	0.625	0.66
40 倍物镜下 实际视野面积(mm^2)	0.16	0.20	0.24	0.31	0.34
2mm^2= ? 个高倍视野(40 倍物镜 HPF)	12.5 个 HPF	10 个 HPF	8.3 个 HPF	6.5 个 HPF	6 个 HPF

2.2　影像定位及诊断

目的	Ⅰ级推荐	Ⅱ级推荐	Ⅲ级推荐
影像学检查	多期增强 CT 或多期增强 MRI(2A 类)[a] 生长抑素受体显像(2A 类)[b]	^{18}F-FDG PET/CT(2A 类)[b] CT/MRI 小肠造影(2B 类)[c]	胸片(3 类) 胃肠造影(3 类) 腹部超声(3 类)

【注释】

a　影像学检查适用于神经内分泌肿瘤的诊断、分期、疗效评估及随访等诊疗过程。多数 NENs 为富血供肿瘤,其动脉期肿瘤明显强化特征对于定位及定性诊断具有高度提示作用,若无造影剂禁忌,推荐进行多期增强扫描;如有 CT 增强扫描禁忌,建议 MRI。

　　当 CT 怀疑肝转移时,推荐肝脏增强 MRI 作为进一步检查的手段[1,2]。推荐有条件者采用肝细胞特异性造影剂[2],可提高肝转移诊断的敏感性。对于 CT/MRI 未能检出的肝脏病灶,可选择超声造影或术中超声[3]。

　　MRI 因为对软组织分辨率高、无辐射,对胰腺、脑及骨等特定部位的诊断可酌情考虑[2-4]。

b　生长抑素受体显像因使用的前体化合物、放射性核素以及显像设备的不同,可以包括 ^{111}In/^{99m}Tc-SSA SPECT 显像、^{68}Ga/^{18}F/^{64}Cu-SSA PET/CT 或 PET/MRI 显像等[5,6]。

　　生长抑素受体显像适用于 NET G1/G2 ;^{18}F-FDG PET/CT 适用于 NEC 和疾病快速进展的 NETs;对于 NET G3 推荐联合显像[2,7,8]。

　　某些特殊的 NENs,如胰岛素瘤的生长抑素受体(somatostatin receptor, SSTR)表达阳性表达率较低,因此,生长抑素受体显像诊断胰岛素瘤灵敏度低,目前临床主要依靠 GLP-1 及 DOPA 受体显像剂进行诊断,相应的显像剂分别采用 ^{68}Ga-Exendin-4 和 ^{18}F-DOPA,诊断准确率可以达到 90% 以上[2]。

　　^{68}Ga/^{18}F/^{64}Cu-SSA(如 TATE、TOC 和 NOC)所标记的是生长抑素受体激动剂的类似物,除此之外,生长抑素受体拮抗剂可以与 SSTR$_2$ 特异性结合,肿瘤亲和力高,而正常器官组织的生理性摄取较低,所以对 NENs 原发灶和转移灶的诊断准确性和特异性较高。近年来,^{68}Ga/^{18}F-JR11/LM3 生长抑素受体拮抗剂 PET 显像也得到了应用[9-11]。

　　^{68}Ga/^{18}F/^{64}Cu-SSA PET/CT 或 PET/MRI 是 PRRT 治疗病例筛选的重要手段[2,12]。

　　^{68}Ga/^{18}F/^{64}Cu-SSA PET/CT 或 PET/MRI 与 ^{18}F-FDG PET/CT 或 PET/MRI 联合显像有助于反映肿瘤异质性和判

神经内分泌肿瘤

断预后[13]。

c CT/MRI 小肠造影有助于发现和诊断小肠病变,两种成像的价值相当[1]。

d RECIST 是最常用的疗效评估标准,疗效评估和随访均建议尽量使用同一种检查手段[14]。

2.3 功能性神经内分泌肿瘤的诊断 a,b

内容	原发 NENs 部位	细胞来源	相关激素	临床表现	检测指标
类癌综合征	常见:小肠 少见:肺、胸腺、胰腺、胃	肠嗜铬细胞(entero-chromaffin cell,EC)	5-羟色胺、前列腺素、速激肽、P 物质、激肽	腹泻、皮肤潮红、喘鸣、心脏瓣膜纤维化	24h 尿 5-HIAA c
胰岛素瘤	胰腺	胰岛 B 细胞	胰岛素	Whipple 三联征 d	低血糖发作时同时检测血糖、胰岛素、C 肽、胰岛素原 e
胃泌素瘤	常见:十二指肠、胰腺 少见:胃	G 细胞(胃、十二指肠)异位分泌	胃泌素	卓-艾综合征 f	空腹血清胃泌素 g
血管活性肠肽瘤	常见:胰腺 少见:胃、十二指肠	异位分泌 H 细胞(胃、十二指肠)	血管活性肠肽	分泌性腹泻、低血钾、低胃酸	血清血管活性肠肽、电解质
胰高血糖素瘤	胰腺	胰岛 A 细胞	胰高血糖素	坏死性游走性红斑、高血糖、腹泻、体重减轻	血清胰高血糖素、血糖
异位 ACTH 综合征	常见:肺、胸腺 少见:胰腺	异位分泌 h	ACTH	库欣综合征 i	24h 尿 UFC,血清皮质醇,血清 ACTH j

【注释】

a 功能性 NENs 的确诊包括定性诊断和定位诊断。本部分主要涉及定性诊断,定位诊断通常包括常规影像学检查(CT/MRI)、内镜/超声内镜以及功能影像学(核医学)检查等。异位促肾上腺皮质激素(adrenocorticotropic hormone,ACTH)综合征还包括双侧岩下窦静脉取血。

b 疑诊功能性 NETs 的患者应根据是否存在激素分泌的症状进行相关检查[1],无症状患者通常不需要进行激素筛查。

c 24h 尿 5-羟吲哚乙酸(5-hydroxyindoleacetic acid,5-HIAA)检测前 48h 和留尿期间避免食用的食物:鳄梨、香蕉、哈密瓜、茄子、菠萝、李子、番茄、山核桃、核桃、猕猴桃、枣、葡萄柚[1]。

d Whipple 三联征:低血糖的症状和/或体征;症状或体征存在时测得血糖浓度低;血糖水平升高后缓解[2]。

e 当无法观察到自发性低血糖发作时,需进行 72h 禁食试验,该试验是诊断胰岛素瘤的标准试验。即在禁食长达 72h 期间,出现低血糖症状和/或体征,同时血糖低于 55mg/dl(3.0mmol/L)、胰岛素至少 3.0U/ml(18pmol/L)、C 肽至少 0.6ng/ml(0.2nmol/L)和胰岛素原至少 5.0pmol/L,说明存在内源性高胰岛素血症;除外口服降糖药及胰岛素抗体影响,可进行胰岛素瘤定位诊断[2]。

f 卓-艾综合征(Zollinger-Ellison syndrome)是由于胃泌素瘤分泌大量的胃泌素,导致高胃酸分泌,临床表现包括上腹痛、腹泻、消化性溃疡、恶心/呕吐等,使用质子泵抑制剂(proton pump inhibitors,PPI)可缓解,但停药后复发[3]。

g 接受质子泵抑制剂治疗的患者血清胃泌素浓度常升高,同一患者空腹血清胃泌素浓度也可能波动。胃泌素瘤患者同时伴有胃酸增多,胃 pH<2 且血清胃泌素水平大于正常上限的 10 倍则可诊断胃泌素瘤。胰泌素刺激试验用于区分胃泌素瘤患者与其他原因所致的高胃泌素血症患者,胰泌素能够刺激胃泌素瘤细胞释放胃泌素,而正常的胃 G 细胞分泌胃泌素会受到胰泌素的抑制。

h 伴异位 ACTH 综合征的神经内分泌肿瘤,常见于肺,其次为胸腺、胰腺。当 NENs 患者出现低血钾、血糖升高等,要警惕肿瘤分泌的 ACTH,建议多学科会诊,及时诊治[4]。

i 库欣综合征常见临床表现包括向心性肥胖、皮肤紫纹、高血压、糖代谢异常、低血钾、骨质疏松等。

j 疑诊库欣综合征的筛查试验:①24h 尿游离皮质醇(urinary free cortisol,UFC);②午夜血清/唾液皮质醇测定;③1mg 过夜地塞米松抑制试验;④经典小剂量地塞米松抑制试验。2 项以上异常高度怀疑库欣综合征。定位生化检查包括：①血清 ACTH；②经典大剂量地塞米松抑制试验。详细诊断信息可参照《中国库欣病诊治专家共识 (2015)》[5]。

3 神经内分泌肿瘤的治疗

3.1 非转移性神经内分泌肿瘤的治疗

非转移性神经内分泌肿瘤的治疗以外科手术及内镜下切除治疗为主。如患者因各种原因无法行局部切除，推荐在多学科团队的指导下进行全身系统性治疗为主的综合治疗，如转化为可切除的神经内分泌肿瘤，可积极行外科手术。

3.1.1 胰腺神经内分泌肿瘤

是否有功能	分层	肿瘤特点		Ⅰ级推荐	Ⅱ级推荐	Ⅲ级推荐
功能性 [a]	可根治性切除的局部肿瘤	胰岛素瘤	外生性 非浸润	局部切除或肿物剜除 [b,c] 胰腺节段切除 [b,c]		
			无浸润，且无淋巴结肿大，且非贴近主胰管或胆总管	胰头部：保留十二指肠的胰头切除术或胰十二指肠切除 [c] 胰体尾：胰腺节段切除 [c] 胰体尾 ± 脾切除 [c]		
			肿瘤较大、影像学可疑浸润或影像学区域淋巴结可疑转移	胰头部：胰十二指肠切除 +区域淋巴结清扫 [c,d] 胰体尾：胰体尾 + 脾切除 +区域淋巴结清扫 [c,d]		
		非胰岛素瘤		胰头部：胰十二指肠切除 +区域淋巴结清扫 [c,d] 胰体尾：胰体尾 + 脾切除 +区域淋巴结清扫 [c,d]		
	联合脏器根治性切除 [e]			周围脏器侵犯，可联合脏器切除和 / 或血管重建		
	不可根治性切除的局部肿瘤 [e]			减瘤手术（建议减瘤率 ≥ 90%)	临床研究	
无功能性	<2cm	意外发现、影像学进展缓慢或穿刺病理为 pNET G1 或低 G2，且无局部侵犯、区域淋巴结转移、胰管增宽、黄疸	<1cm	观察 [f]		
			1~2cm		手术 [f] 观察 [f]	
		影像学进展快或穿刺病理为 pNET G1 或G2，伴有局部侵犯、区域淋巴结转移、胰管增宽、黄疸，或穿刺病理为 pNET G3 或 pNEC		胰头部：胰十二指肠切除 +淋巴结清扫 [c,d] 胰体尾：胰体尾切除 + 脾切除 +淋巴结清扫 [c,d]		
	≥ 2cm	外生性、非浸润性、进展缓慢、远离主胰管和胆总管，无黄疸、胰管增宽		肿物切除或剜除 + 淋巴结清扫 [d,g]		
		浸润性、靠近主胰管和胆总管，伴黄疸或胰管增宽		胰头部：胰十二指肠切除 +淋巴结清扫 [c,d] 胰体尾：胰体尾切除 + 脾切除 +淋巴结清扫 [c,d]		

续表

是否有功能	分层	肿瘤特点	Ⅰ级推荐	Ⅱ级推荐	Ⅲ级推荐
无功能性	联合脏器根治性切除[e]		周围脏器侵犯,可联合脏器切除和/或血管重建		
	不可根治性切除的局部肿瘤[e]		除非发生消化道出血、穿孔或梗阻等急诊情况,否则不需要外科干预（全身系统治疗参见 3.2.2 和 3.2.3）	临床研究	

【注释】

a　胰腺神经内分泌瘤（pancreatic neuroendocrine tumors, pNETs）患者术前如出现激素分泌相关症状,应进行相应激素水平的测定,对于激素水平较高和/或激素相关症状明显的患者,应进行积极的术前准备后再行手术。

b　胰岛素瘤大多数为良性肿瘤,若肿瘤情况允许,在保证切缘阴性（R0 切除）的前提下,可考虑局部切除或肿瘤剜除术。现有研究表明,肿瘤局部切除或剜除手术可保留更多的胰腺组织,减少手术时间和术中失血量,虽然该手术方式增加了手术后胰瘘的风险,但并未增加术后死亡率[1,2]。该类手术应严格选择患者,并在高水平胰腺外科中心进行。胰腺节段切除术可保留更多胰腺组织,但可能增加手术并发症和术后住院时间,建议严格选择患者,同样应在高水平胰腺外科中心开展[3]。影像学怀疑区域淋巴结转移的胰岛素瘤患者,应进行根治性手术,即进行胰腺手术的同时应进行淋巴结清扫。

c　在具有丰富的腹腔镜或机器人胰腺手术经验的高水平胰腺外科中心,根据患者一般情况和肿瘤情况,可选择腹腔镜或机器人手术进行胰腺局部切除或肿物剜除、胰腺节段切除、根治性手术（胰十二指肠切除＋淋巴结清扫、胰体尾＋脾切除＋淋巴结清扫）等。

d　推荐区域淋巴结清扫个数 ≥ 8 个[4]。

e　联合脏器根治性切除的肿瘤是指 pNETs 无远处转移,但局部有脏器侵犯,可联合周围脏器切除和/或血管切除重建[5];不可根治性切除的局部肿瘤:特指肿瘤无远处转移,但局部因血管无法切除重建,而无法进行根治性切除的情况。

f　此部分目前尚存争议,<1cm 的肿瘤,^{18}F-FDG PET/CT 扫描可作为判断手术指征的依据,如 ^{18}F-FDG PET/CT 高摄取,提示恶性潜能较高,建议手术。此外,1~2cm 的肿瘤可进行 MDT 讨论,综合权衡利弊后决定进行手术治疗（手术方式可选择肿瘤剜除、节段切除、胰体尾切除手术等,胰十二指肠切除术式的选择应慎重,淋巴结清扫存在争议,专家组建议在淋巴结活检阳性的情况下进行淋巴结清扫）或密切随访复查,密切随访期限建议每 6~12 个月进行一次[6-8]。

g　对该类术式患者需进行严格筛选,对于肿瘤直径 ≥ 2cm 的 pNET G1 或 G2,肿瘤不大、生长缓慢、无区域淋巴结肿大、无胰管扩张、无周围浸润性生长的证据或胰腺任意部位的肿瘤主体呈外生性生长,且与胰管和胆管有一定距离,可选择性进行保留胰腺功能的肿瘤切除术或剜除术。

3.1.2 胃神经内分泌肿瘤

分型	分层	Ⅰ级推荐	Ⅱ级推荐	Ⅲ级推荐
Ⅰ型	肿瘤 <1cm	内镜下切除＋随访[a]	内镜随访[a] SSA[c]	
	肿瘤 ≥ 1cm,浸润黏膜肌层或黏膜下层	内镜下切除＋随访[b]	SSA[c]	
	肿瘤浸润固有肌层（T2）及以上,或伴淋巴结转移	外科手术[d]		
Ⅱ型	原发病胃泌素瘤可切除	外科手术切除胃泌素瘤[e]	切除胃内病灶[g]	
	原发病胃泌素瘤不可切除	高剂量 PPI＋全身系统治疗[f]	切除胃内病灶[g]	
Ⅲ型	肿瘤浸润固有肌层（T2）及以上,或伴淋巴结转移	根治性切除＋淋巴结清扫[h]	胃局部切除[i]	
	肿瘤 <1cm,未侵及固有肌层,G1	内镜下切除[j]		
NEC		根治性切除＋淋巴结清扫[k]		

【注释】

a Ⅰ型胃 NETs 比较常见，多由于自身免疫性萎缩性胃炎引起。绝大多数胃镜下见多发的、小的、息肉样病灶，病理多为 NET G1，少数 NET G2，发展相对缓慢[1]。对于 <1cm 的Ⅰ型胃 NETs 建议内镜下切除加定期随访。也有学者主张 <1cm 的Ⅰ型胃 NETs 单纯内镜随访即可[2]，每 6~12 个月复查胃镜。

b Ⅰ型胃 NETs，最大肿瘤 ≥ 1cm，须行超声内镜（endoscopic ultrasound，EUS）检查，如浸润黏膜肌层或黏膜下层，固有肌层完整，建议内镜下治疗[2]，切除较大病灶并定期随访，每 6~12 个月复查胃镜。

c Ⅰ型胃 NETs 多为散在多发，内镜切除难以清除所有病灶，胃内复发常见[3]。对于多发性病灶、内镜切除后反复复发的患者可考虑使用长效生长抑素类似物（somatostatin analogue，SSA）（包括长效奥曲肽和兰瑞肽）治疗，多个小样本的研究结果显示 SSA 的使用可减少复发[4]。SSA 的具体用法和疗程，还缺乏前瞻性的大样本研究。

d Ⅰ型胃 NETs 患者需要外科手术者较少。外科术式可根据肿瘤的大小、数目、最大病灶所在的部位以及是否伴有淋巴结转移等情况，选择胃局部切除术、胃远端切除术 + 淋巴结清扫或全胃切除术 + 淋巴结清扫等。

e Ⅱ型胃 NETs 是由发生于十二指肠或胰腺的胃泌素瘤引起的。如果胃泌素瘤可以切除，应进行原发病切除[5]。根据患者一般情况以及肿瘤情况（部位 / 大小）选择不同的术式，包括十二指肠局部切除、胰腺局部切除或肿物剜除、胰腺节段切除、胰十二指肠切除 + 淋巴结清扫、胰体尾切除 + 脾切除 + 淋巴结清扫等。Ⅱ型胃 NETs 少见，胃泌素瘤往往是与 MEN1 相关的，患者可能伴发甲状旁腺、垂体、肾上腺等病变，建议对该类患者进行多学科诊治讨论[6]。

f Ⅱ型胃 NETs 患者，如果原发病胃泌素瘤不可切除（如发生 3 型肝转移），则须使用高剂量 PPI 抑酸对症治疗，并给予 SSA 等抗肿瘤增殖药物治疗[6]。

g Ⅱ型胃 NETs 往往是多发的息肉样病灶，原发病胃泌素瘤切除或全身系统治疗控制以后，胃内病灶往往会好转萎缩；胃内病灶大于 1cm 可考虑内镜下切除。

h Ⅲ型胃 NETs 推荐行根治性切除 + 淋巴结清扫[5]，手术切除范围及淋巴结清扫范围参照胃腺癌手术原则，推荐区域淋巴结清扫个数 ≥ 15 枚。

i Ⅲ型胃 NETs，肿瘤侵及固有肌层，在 EUS 及其他影像学充分评估无淋巴结转移的情况下也可考虑行胃肿瘤局部切除术。

j Ⅲ型胃 NETs，如果肿瘤 <1cm，未侵及固有肌层（T1）、低级别（G1 级），且 EUS 以及其他影像学评估无胃周淋巴结转移，可考虑行内镜下切除[5,7]。

k 胃 NEC 恶性程度高，多数患者确诊时已远处转移，因此可手术切除的胃 NEC 患者较少。外科手术切除范围及淋巴结清扫范围同胃腺癌手术原则[8]。

3.1.3　十二指肠神经内分泌肿瘤

部位	分层 a	Ⅰ级推荐	Ⅱ级推荐	Ⅲ级推荐
壶腹周围		局限性手术切除或胰十二指肠切除 b		
非壶腹周围 b	肿瘤 ≤ 1cm，局限于黏膜或黏膜下层，G1，不伴淋巴结转移	内镜切除 c	局限性手术切除 c	观察 d
	1cm< 肿瘤 ≤ 2cm，局限于黏膜或黏膜下层，G1，不伴淋巴结转移	局限性手术切除 e	内镜切除 e	
	肿瘤 >2cm；浸润肌层及以上；G2/G3；伴淋巴结转移 [符合任意一项]	手术切除 f		

【注释】

a 根据 SEER 数据库和一些小样本的单中心回顾性数据分析显示，位于壶腹周围的十二指肠神经内分泌瘤（duodenal neuroendocrine tumors，D-NETs）确诊时恶性程度相对更高，对比非壶腹周围 D-NETs，其肿瘤常较大（18mm vs 10mm，$P<0.001$），病理呈高级别（42% vs 12%，$P<0.001$），远处转移多见（16% vs 7%，$P<0.001$）。其中位总生存期也显著低于非壶腹周围 D-NETs（98 个月 vs 143 个月，$P =0.037$）。但壶腹周围 D-NETs 经手术切除后，中位总生存期与经手术治疗的非壶腹周围 D-NETs 相似（182 个月 vs 164 个月，$P =0.078$）。1 年、3 年、5 年

神经内分泌肿瘤

生存率分别为 82.3%、71.4%、65.9%（壶腹周围 D-NETs）和 91.3%、83.1%、73.9%（非壶腹周围 D-NETs）[1]。除常规增强影像学检查外，需行内镜超声检查（EUS）、核医学检查（生长抑素受体显像、[18]F-FDG PET 等）、病理活检等以准确评估肿瘤病理分级、肿瘤浸润深度、淋巴结和远处转移情况[2]。

b 对于壶腹周围 D-NETs，目前共识多推荐手术治疗，并以胰十二指肠切除为主要治疗方式[3,4]。对于病理低级别，局限于黏膜层或黏膜下层、直径较小的壶腹周围 D-NETs，转移风险低、预后仍较佳。对于经仔细分期、高度选择的壶腹周围 D-NETs，如可保证切缘阴性和手术安全性，可在经验丰富的中心开展局限性手术切除[5]。

c 推荐在经验丰富的内镜中心实施，推荐内镜黏膜下剥离术（endoscopic submucosal dissection，ESD）治疗[6,7]。对于预期内镜治疗风险大或可能内镜治疗失败的患者，可以选择内镜联合腹腔镜／开腹手术切除、或开腹行局限性手术切除[8]。

d 对于某些无功能 D-NETs 高龄患者和不适合手术的患者，可考虑"观察和等待"策略[9]。

e 对于 1cm< 肿瘤 ≤ 2cm、局限于黏膜或黏膜下层、病理 G1、无淋巴结转移的非壶腹周围 D-NETs，治疗方式的选择需基于肿瘤的具体大小和位置、医疗中心及诊治医师的经验水平。此部分肿瘤行内镜切除难度较高，并发症相对多见，切缘阳性风险高。建议外科医师与内镜医师充分沟通，谨慎地选择治疗方案[10-13]。

f 根据肿瘤具体部位及侵犯程度，可以选择局限性肿瘤切除、胰十二指肠切除或其他可达到根治切除效果的手术方式，根据淋巴结转移情况行淋巴结切除或淋巴结清扫。

3.1.4 空回肠和阑尾神经内分泌肿瘤

部位	分级	分层	Ⅰ级推荐	Ⅱ级推荐	Ⅲ级推荐
空回肠	NET G1-G3 及 NEC		空回肠节段切除 + 区域淋巴结清扫 [a]		
阑尾	≤ 1cm 的 NETs		阑尾切除		
	1~2cm 的 NETs	无高危因素 [b]	阑尾切除		
		伴高危因素	右半结肠切除术 + 区域淋巴结清扫		
	NEC 或 >2cm 的 NETs	无远处转移	右半结肠切除术 + 区域淋巴结清扫		

【注释】

a 术中应仔细探查空回肠。淋巴结清扫范围为邻近的两支血管之间的肠系膜淋巴结。

b 高危因素包括：①切除不完全；②伴淋巴结转移；③肿瘤位于阑尾根部；④肿瘤侵犯系膜 >3mm；⑤伴有神经血管侵犯；⑥肿瘤分级为 G2 或 G3[1,2]。

3.1.5 结肠和直肠神经内分泌肿瘤

部位	分级	分层	Ⅰ级推荐	Ⅱ级推荐	Ⅲ级推荐
结肠	<2cm 的 NETs	不伴淋巴结转移且分级为 G1 或 G2 的患者	内镜下切除 [a]	结肠切除术 + 区域淋巴结清扫术	
		伴淋巴结转移或肿瘤分级为 G3 的患者	根治性手术 [b]		
	≥ 2cm 的 NETs		根治性手术 [b]		
	NEC		根治性手术 [b]		
直肠 [c]	<1cm 的 NETs	分期为 T1、不伴淋巴结转移且分级为 G1 或 G2 的患者	内镜下切除 [d]	对于不适宜内镜切除的患者，可考虑局部完整切除	
		分期为 T2、不伴淋巴结转移且分级为 G1 或 G2 的患者	局部完整切除 [e]		

续表

部位	分级	分层	Ⅰ级推荐	Ⅱ级推荐	Ⅲ级推荐
直肠 c	1~2cm 的 NETs	分期为 T1、不伴淋巴结转移且分级为 G1 或 G2 的患者	局部完整切除 f	内镜下切除 f	
		分期 ≥ T2 或伴淋巴结转移	根治性手术 g		
	>2cm 或分级为 G3 的 NETs h			根治性手术 g	
	NEC	不伴远处转移		根治性手术 g	

【注释】

a 由于结肠 NETs 的恶性程度相对较高,内镜下切除不完全者需要行补救性手术,推荐追加结肠切除术 + 区域淋巴结清扫术[1]。

b 根治性手术推荐术式为结肠切除术 + 区域淋巴结清扫术。

c 建议行超声内镜和盆腔 MRI 评估肿瘤分期。

d 对于切除不完全者,若分级为 G1 者可密切随访观察或考虑再次切除,G2 者建议追加局部切除手术[2]。

e 切除不完全者需要行补救手术,肿瘤位于中低位者应该行全直肠系膜切除术[3]（total mesorectal excision,TME）如直肠前切除术（anterior resection,AR）或行腹会阴联合切除术（abdominoperineal extirpation,APE）；肿瘤位于高位者推荐追加广泛系膜切除术（切除肿瘤下缘至少 5cm 的直肠系膜）。

f 切除不完全者可考虑追加肛门全层切除如直接经肛门手术：经肛门微创手术（transanal minimally invasive surgery,TAMIS）和经肛门内镜显微手术（transanal Endoscopic Microsurgery,TEM）或行 TME 术。

g 推荐行 AR 术,对于伴有淋巴结转移、肿瘤分级为 G2~G3 或分期为 T4 的患者,术后考虑全身系统治疗。

h 需要先行影像学分期检查以评估肿瘤状态。

3.1.6　肝胆原发及原发不明神经内分泌肿瘤

3.1.6.1　原发性肝脏神经内分泌肿瘤

原发性肝脏神经内分泌肿瘤（primary hepatic neuroendocrine neoplasms,PHNENs）罕见,绝大多数为继发性肝脏神经内分泌肿瘤。诊断 PHNENs 必须同时满足以下两个条件：①病理明确为神经内分泌肿瘤；②经传统影像学检查联合生长抑素受体显像未能明确其他原发部位[1,2]。

分层		Ⅰ级推荐	Ⅱ级推荐	Ⅲ级推荐
单发	可切除	①首选根治性手术 a ②位置深在、体积较小病灶可考虑消融治疗 b	消融治疗、TAE/TACE c	
	不可切除	全身系统治疗	①经系统性治疗转化为可切除可行根治性手术 d ② TAE/TACE	临床研究
多发	可切除 e	① G1-G3 NETs,可考虑根治性手术切除（或联合消融治疗） ② NEC 建议 MDT 指导下全身系统治疗	消融治疗、TAE/TACE f	临床研究
	不可切除	全身系统治疗	① G1-G3 NETs 经系统性治疗转化为可切除者可考虑行根治性手术（或联合消融治疗）g ②难治性功能性 PHNENs 可行姑息减瘤术 h ③ TAE/TACE	临床研究

【注释】

a 单发可切除 PHNENs（G1-G3 NETs）首选根治性手术,单发可切除 NEC 评估手术安全性后决定是否行根治性手术[3,4]。术前注意评估肝功能，预计残肝体积 ≥ 30%（无肝硬化患者）或 ≥ 40%（肝硬化患者）为可切除标准。根治性切除标准为手术切缘阴性（R0 切除）。

b 位置深、体积较小的病灶可考虑消融治疗[5]，消融途径包括经皮、剖腹及腹腔镜 3 种方式，常见消融方式包括射频消融、微波消融、经皮无水乙醇注射。

c 对于单发可切除 PHNENs，如存在手术禁忌，可考虑消融治疗或经肝动脉栓塞术（trans-arterial embolisation，TAE）/经肝动脉化疗栓塞术（trans-arterial chemoembolisation，TACE）[6,7]。

d 对于初始单发不可切除病灶经全身系统治疗后转化为可切除病灶，可考虑根治性手术切除。

e 对于残肝体积足够、肝内病灶可 R0 切除的多发 G1-G3 NETs，可考虑根治性手术切除（或联合消融治疗）[8]。NEC 建议 MDT 指导下行全身系统治疗。

f 对于多发可切除 PHNENs，如存在手术禁忌，可考虑消融治疗或 TAE/TACE[6,7]。

g 对于初始不可切除肝内多发 G1-G3 NETs，经全身系统治疗后如能达到 R0 切除，且残肝体积足够，可考虑根治性手术切除（或联合消融治疗）。

h 对于不可切除功能性 PHNENs，经全身系统治疗后症状控制不理想者，评估手术安全性后可考虑姑息性减瘤术，减瘤体积 ≥ 90%[9]。

3.1.6.2 胆道神经内分泌肿瘤

胆道神经内分泌肿瘤（包括胆囊和肝外胆管神经内分泌肿瘤）外科处理原则参照相应部位腺癌。

3.1.6.3 原发不明神经内分泌肿瘤

对于原发灶不明的神经内分泌肿瘤应谨慎诊断，结合患者的临床特征（是否伴有类癌综合征）、生化检查（血浆 CgA、24h 尿 5-HIAA、胃泌素、神经激肽 A、胰多肽）、免疫组化（CDX-2、TTF-1、PDX-1、PAX-8、Isl1、NESP55）、常规影像学检查（CT、MRI）、功能影像学检查（生长抑素受体显像、^{18}F-FDG PET/CT）、内镜检查（电子胃肠镜、胶囊内镜）积极寻找原发灶[1-3]。可切除病灶推荐根治性手术治疗，不可切除病灶推荐全身系统性治疗或临床研究[4,5]。

3.1.7 肺和胸腺神经内分泌肿瘤

3.1.7.1 肺神经内分泌肿瘤

一般而言，局限性肺神经内分泌肿瘤（lung neuroendocrine neoplasms，LNENs）的患者，如果有充足的肺储备，则首选治疗是手术完全性切除[a]。具体的手术方式取决于肿瘤大小、位置和术前活检标本评估。

组织学分型	分期	Ⅰ级推荐	Ⅱ级推荐	Ⅲ级推荐
TC 及 AC	Ⅰ-Ⅱ及可手术切除的Ⅲ期[b]	1. 解剖性肺叶切除术 + 肺门纵隔淋巴结清扫[c] 2. 肺叶袖状切除术 + 肺门纵隔淋巴结清扫[c,d]		1. 解剖性肺段切除术 + 肺门纵隔淋巴结清扫[c,e] 2. 原发灶的局部治疗，包括经支气管镜切除[f]
	不可手术切除的Ⅲ期	全身系统治疗[g]		原发灶的局部治疗[h]
LCNEC	Ⅰ~Ⅱ期	解剖性肺叶切除术 + 肺门纵隔淋巴结清扫[i]		临床研究
	Ⅲ期	内科治疗[g]		临床研究

【注释】

a 手术应做到完全性切除。

完全性切除：①切缘阴性，包括支气管、动脉、静脉、支气管周围、肿瘤附近组织；②淋巴结清扫至少 6 组，其中肺内 3 组；纵隔 3 组（必须包括 7 区）；③切除的最高纵隔淋巴结镜下阴性；④淋巴结无结外侵犯。

不完全性切除：①切缘肿瘤残留；②胸腔积液或心包积液癌细胞阳性；③淋巴结结外侵犯；④淋巴结阳性但不能切除。

不确定切除：切缘镜下阴性，但出现下列情况之一者：①淋巴结清扫未达要求；②切除的最高纵隔淋巴结阳性；③支气管切缘为原位癌；④胸腔冲洗液细胞学阳性。

b 对于术前分期为Ⅲ期的 TC 或 AC 患者，可切除性的评估可参考 CSCO 非小细胞肺癌诊疗指南。

c 一般而言，解剖性肺切除术在防止肿瘤复发方面优于楔形切除术，即使是低级别肿瘤也是如此[1]。解剖性肺切除主要包括肺叶切除术、肺段切除术、复合肺叶切除术、全肺切除术及肺叶袖状切除术。选择开放手术还是微创手术取决于外科医生的经验。

d 对于肺叶切除术无法根治性切除的近端肿瘤，为保留肺实质，袖状切除术优于全肺切除术[2]，但须术中冰冻病理检查以除外支气管切缘受侵[3]。

e 对于肺组织外 1/3 且肿瘤直径 <2cm 的周围型病变，若术前或者术中病理诊断为 TC，在保证阴性切缘足够的前提下，解剖性肺段切除术是一种可接受的选择[4]。术中建议对段门淋巴结进行冰冻病理活检；若段门淋巴结已发生肿瘤转移，则应补充行肺叶切除术；若术前或术中无法确认为低级别的 BP-NENs，为确保治疗的彻底性，推荐行解剖性肺叶切除术。

f 经支气管镜进行根治性切除为目的的治疗仅适用于手术风险极高，且无支气管腔外侵犯或转移的支气管内 TC 或 AC[5]。支气管镜切除术后建议进行密切的术后随访[6]。除此以外，支气管内切除肿瘤也可用于在手术前解除或减轻阻塞性肺炎，改善肺功能[7]。其他可用于局部治疗的方法包括放疗、热消融治疗等[8,9]，可选择用于无法手术或拒绝手术的患者，但由于缺乏数据支持，应谨慎选择。

g 全身系统治疗参见 3.2.2 转移性神经内分泌瘤的全身治疗和 3.2.3 转移性神经内分泌癌的治疗。

h 对于局部症状明显的进展期疾病或合并难治性类癌综合征患者，偶尔可考虑对原发肿瘤进行姑息性手术、射频消融、冷冻消融或支气管内的治疗[3]。

i 由于 LCNEC 非常罕见，尚无大型随机试验确定局限性或晚期病例的最佳治疗方法[10]，目前的治疗推荐是从 SCLC 和 NSCLC 患者的治疗方法外推而来。可手术患者（TNM Ⅰ期和Ⅱ期）应首选手术治疗，手术也是获得准确诊断的主要方法，手术方式首选解剖性肺叶切除术 + 肺门纵隔淋巴结清扫术[11]。

3.1.7.2　胸腺神经内分泌肿瘤

所有可能根治性切除的胸腺神经内分泌肿瘤（thymic neuroendocrine neoplasms，Th-NENs）[a] 均首选手术治疗[12]。可切除性判断多基于外科医生在胸腺手术方面的专业知识。切除的完全性是总生存率的强烈预后因素[13,14]，对于可手术的患者应尽量做到原发肿瘤和区域淋巴结的完全切除[b]，不推荐姑息性手术。

分期	Ⅰ级推荐	Ⅱ级推荐	Ⅲ级推荐
Ⅰ~Ⅲ[c]	胸腺肿物切除术 + 区域淋巴结清扫 [d,e]		

【注释】

a 主要指胸腺类癌，包括 TC 和 AC，其他病理类型胸腺神经内分泌肿瘤的治疗可参考胸腺类癌，经 MDT 讨论后进行选择。

b 所有胸腺组织的完全手术切除通常需要切除心包前的所有纵隔组织，从颈部胸腺角至横膈，向外侧至两侧膈神经。

c 肿瘤的可切除性多基于外科医生在胸腺手术方面的专业知识，一般Ⅰ~Ⅱ期肿瘤实现完全切除的几率较大，Ⅲ期肿瘤应谨慎选择手术。

d 一项最近发表的来自中国的多中心前瞻性观察性研究发现，胸腺恶性肿瘤发生淋巴结转移的比例为 5.5%，显著高于回顾性研究的结果（2.2%，$P = 0.002$）[15]。其中，Th-NENs 发生淋巴结转移率为 50%，且倾向双侧、多站转移。这与之前的回顾性研究结果类似[16,17]。我们建议对怀疑或确诊 Th-NENs 的患者，在手术时常规对 N1 及患侧 N2 淋巴结进行清扫，如有可能，病变对侧 N2 淋巴结也应一并清扫。N1 淋巴结指胸腺前淋巴结，N2 淋巴结右侧应包含上气管旁淋巴结（2R 区）、下气管旁淋巴结（4R 区）及肺门淋巴结（10 区），左侧应包含主肺动脉窗淋巴结（5 区）、主动脉旁淋巴结（6 区）、肺门淋巴结（10 区）及下气管旁淋巴结（4L 区）。

e 选择开放手术还是微创手术取决于外科医生的经验。有研究表明，电视胸腔镜辅助的微创手术相比开胸手术能够切除更多站数及更多数量的淋巴结[15]。一般而言，微创手术适用于小于 5cm 的肿块。然而大多数 Th-NENs 在诊断时不适宜微创手术，这些病例需要正中胸骨劈开术甚至联合入路（如胸骨劈开术加前外侧开胸术）以实现完整的肿瘤切除。

3.1.8　神经内分泌肿瘤的术后辅助治疗

分层	Ⅰ级推荐	Ⅱ级推荐	Ⅲ级推荐
GEP-NET G1/G2/G3	观察	临床研究	辅助治疗（3 类）[a]
肺 / 胸腺神经内分泌瘤			
NEC	辅助化疗（2A 类）[b]		辅助放疗（3 类）[c]

【注释】

a 目前尚无高级别证据证实 NETs 术后辅助治疗疗效。部分回顾性研究得到阴性结果[1]。由于数据有限,辅助治疗建议在 MDT 指导下进行。

  (1)对有淋巴结转移、神经血管受侵、胰管扩张、肿瘤 >4cm 等高危复发因素的 pNET G2 患者,可考虑行术后辅助治疗[2]。胃肠道 NETs 目前暂无任何辅助治疗的证据。GEP-NETs 若考虑术后辅助治疗,推荐 SSA(针对生长抑素受体阳性的患者)[2]。

  (2)肺类癌(包括 TC 及 AC)术后不推荐常规进行辅助治疗[3],在具有特别高复发风险(即 AC N2)的患者中经 MDT 讨论后可以考虑使用辅助治疗。高增殖指数、伴淋巴结转移的胸腺不典型类癌,根据术后肿瘤分期及切除的完整性,经多学科讨论决定是否进行辅助放化疗[4]。术后辅助治疗推荐替莫唑胺 / 达卡巴嗪为基础的方案,或依托泊苷联合顺铂(EP)或依托泊苷联合卡铂(EC)方案[5]。NET G3 目前无任何辅助治疗的证据,推荐经 MDT 讨论制定辅助治疗的方案。

b 多项回顾分析显示,局限期手术根治的消化道 NEC,可从术后辅助化疗中获益[6,7]。推荐应用依托泊苷 + 顺铂 / 卡铂辅助化疗 4~6 周期。对于结直肠原发的患者,也可以考虑奥沙利铂、氟尿嘧啶类的方案。肺及胸腺 LCNEC 的术后辅助治疗方案参考小细胞肺癌的化疗方案,即顺铂联合依托泊苷(EP)方案或卡铂联合依托泊苷(EC)[8-11]。

c 术后辅助放疗的指征建议谨慎把握,仅推荐用于有高危复发风险的患者[5]。

3.2 转移性神经内分泌肿瘤的治疗

3.2.1 转移性神经内分泌肿瘤的局部治疗

局部治疗是转移性 NETs 重要的治疗手段之一,建议经 MDT 讨论后进行治疗。对于外科手术无法达到根治的情况的患者,系统性全身治疗(Ⅰ级推荐)是必不可少的,但是目前术前治疗的证据尚不充分。

内容	分级	分型 a	Ⅰ级推荐	Ⅱ级推荐	Ⅲ级推荐
单纯肝转移	NET G1/G2	1 型	原发灶 + 转移灶根治性切除(R0)	消融治疗、TAE/TACE b	
		2 型(功能性)	原发灶 + 转移灶根治性切除(R0),或借助 RFA、PVE、ALPPS 等达到 R0 或至少减瘤 ≥ 90% 的目的 d 原发灶切除(小肠)(2B 类)e	消融治疗、TAE/TACE b	肝移植(3 类)c 原发灶切除(胰腺)(2B 类)f
		2 型(非功能性)	原发灶 + 转移灶根治性切除(R0) 原发灶切除(小肠)(2B 类)e	借助 RFA、PVE、ALPPS 等达到 R0 或至少减瘤 ≥ 90% 的目的 d	肝移植(3 类)c 原发灶切除(胰腺)(2B 类)f
		3 型	原发灶切除(小肠)(2B 类)e	消融治疗、TAE/TACE b	肝移植(3 类)c 原发灶切除(胰腺)(2B 类)f
	NET G3			消融治疗、TAE/TACE b	原发灶 + 转移灶根治性切除(R0)
胃肠道原发灶出现穿孔 / 出血 / 梗阻			原发灶切除	旁路手术 / 血管结扎 / 穿孔修补	

【注释】

a 根据 2017 年 ENETS 肝转移分型:1 型,任何大小的肝脏单发转移灶;2 型,孤立较大肝转移灶伴多个小肝转移灶且双肝叶均受累;3 型,弥漫型,肝脏弥漫转移,左右肝叶受累[1]。应重视对于肝转移个数及部位的评估,推荐采用普美显 MRI,生长抑素受体显像等方式进行全面评估。

b 如存在手术禁忌或不适合手术切除者,可考虑消融治疗或 TAE/TACE。

c 尚缺乏高质量证据支持,对考虑移植的患者需进行严格的筛选,筛选条件:①无肝外转移灶;②组织学分化好(G1/

G2,Ki-67<10%）NETs；③原发灶既往已切除；④转移灶 < 肝脏体积的 50%；⑤患者年龄 <60 岁[2]。

d 2 型是肝转移中最复杂且最需要经 MDT 讨论的类型，原发灶和转移灶切除可选择同期或分期手术[3-5]。

e 转移灶无法切除的晚期空回肠 NETs（G1/G2）患者，首选全身系统治疗联合原发灶切除。与其他部位的 NETs 不同，空回肠 NETs 切除原发灶可预防肠系膜受累以避免出现相关并发症，改善生活质量并可降低肿瘤负荷，有可能改善预后。对于伴有类癌综合征的患者，切除原发灶可减轻症状并为患者带来生存获益[6,7]。但目前尚没有高级别的循证医学证据，前瞻性的研究正在进行中。

f 近期回顾性研究提示切除胰腺原发灶可能有生存获益[8]。建议对此类患者进行 MDT 讨论，慎重决定。

g 如果发生肝外转移，建议行全身系统性治疗为主的综合治疗，必要时 MDT 讨论决定局部治疗时机。

3.2.2 转移性神经内分泌肿瘤的全身治疗

3.2.2.1 治疗原则

全身治疗目的包括抗肿瘤增殖和控制激素相关症状,可结合局部治疗如手术、经肝动脉栓塞或射频消融术等降低肿瘤负荷,特别是针对功能性肿瘤。

3.2.2.2 抗肿瘤增殖治疗[a]

原发灶部位[b]	分层	I 级推荐	II 级推荐	III 级推荐
胰腺	G1/G2	SSA（1A 类）[c,d] 依维莫司（1A 类）[e] 索凡替尼（1A 类）[f] 舒尼替尼（1A 类）[g] CAPTEM（2A 类）[h]	PRRT（2A 类）[i] 链脲霉素为基础的化疗方案（2A 类）[j]	达卡巴嗪 ± 氟尿嘧啶（2B 类）[k] 观察[l]
	G3[m]	临床研究	CAPTEM（2A 类）	舒尼替尼（3 类） 依维莫司（3 类） FOLFOX（2B 类） 链脲霉素为基础的方案（2B 类） PRRT（3 类） SSA（3 类）
胃肠道	G1/G2	SSA（1A 类）[c,d] 索凡替尼（1A 类）[n] 依维莫司（1A 类）[o]	PRRT（1A 类）[i]	观察[l] 化疗（3 类）[p]
	G3[m]	临床研究		化疗（3 类） PRRT（3 类） SSA（3 类）
肺或胸腺	典型类癌 / 不典型类癌	索凡替尼（1A 类）[n] 依维莫司（1A 类）[o] SSA（2A 类）[q]	化疗（2B 类）[r] PRRT（2B 类）[i]	观察[l]

【注释】

a 由于缺少治疗晚期 NETs 不同方法疗效对比的随机对照研究,同时缺乏疗效预测标志物,因此晚期 NETs 最佳治疗顺序尚不确定。可根据肿瘤 SSTR 表达、肿瘤进展速度、瘤负荷、患者体力状态、治疗方法的不良反应及可及性等多种因素选择治疗方法。

b 胃肠胰与肺、胸腺是 NETs 最常见原发部位。原发灶为其他器官的晚期 NETs 由于缺少单独的研究数据,建议治疗参考非胰腺 NETs 的治疗方法。

c 长效生长抑素类似物（somatostatin analogue,SSA）包括长效奥曲肽和兰瑞肽。基于 PROMID 和 CLARINET 两项

神经内分泌肿瘤

Ⅲ期随机安慰剂对照临床研究结果，推荐 SSA 作为一线治疗用于生长缓慢、Ki-67 指数 ≤ 10% 的 SSTR 阳性的晚期 GEP-NETs 治疗[1,2]。

d SSA 一线治疗 Ki-67>10% 的 G2 GEP-NETs 是否优于其他治疗方法，缺少随机对照研究数据支持。推荐用于 SSTR 阳性且疾病进展缓慢的患者。疾病进展缓慢的定义为根据 RECIST 标准，疾病稳定 > 1 年。

e RADIANT-3 研究中，依维莫司治疗晚期疾病进展的 pNETs，中位无进展生存期（progression-free survival，PFS）从安慰剂组的 4.6 个月增加至 11.0 个月（P<0.001）。依维莫司组的总有效率（overall response rate，ORR）为 5%。不良反应包括口腔炎、腹泻、皮疹、高血糖、肺炎[3]。

f SANET-p 研究中，索凡替尼治疗晚期疾病进展的 pNETs，中位 PFS 从安慰剂组的 3.7 个月延长至索凡替尼组 10.9 个月（P = 0.001 1）。ORR 为 19%。不良反应包括高血压、蛋白尿、高甘油三酯血症[4]。

g 随机对照Ⅲ期研究结果显示，与安慰剂对比，舒尼替尼治疗晚期疾病进展的 pNETs 患者的中位 PFS 从 5.5 个月延长至 11.4 个月（P <0.001）。ORR 为 9%。不良反应包括高血压、手足综合征、腹泻、乏力和血细胞减少[5]。

h 根据随机Ⅱ期 ECOG/ACRIN 2211 研究的结果，替莫唑胺联合卡培他滨（CAPTEM）与替莫唑胺（TEM）单药治疗晚期 pNETs，在 PFS 延长方面具有优效性（22.7 个月 vs 14.4 个月，P = 0.023），TEM（27.8%）与 CAPTEM（33.3%）的 ORR 无差异[6]。O(6)- 甲基鸟嘌呤 -DNA 甲基转移酶（MGMT）表达或启动子甲基化预测 CAPTEM 疗效的研究数据相互矛盾，目前不建议常规进行 MGMT 检测指导用药。

i PRRT 治疗在我国尚未获批用于临床治疗，生长抑素受体显像是筛选 PRRT 治疗的必要检查，用于明确病灶 SSTR 表达程度和肿瘤负荷。PRRT 的治疗药物目前主要推荐 ^{177}Lu-DOTATATE，治疗剂量为 200mCi（根据患者体重、肿瘤负荷、肿瘤 SSTR 表达程度、进展速度、血细胞计数等临床因素调整），治疗 4 个周期，间隔 8~12 周。PRRT 主要不良反应是骨髓抑制和肾功能损伤，治疗过程中需密切监测。

前瞻性Ⅲ期 NETTER-1 研究证实了转移性中肠 NETs 在标准剂量的 SSA 治疗进展后，^{177}Lu-DOTATATE PRRT 治疗在 PFS 及 ORR 方面优于高剂量奥曲肽（28.4 个月 vs 8.5 个月，18% vs 3%）[7]。

PRRT 治疗中肠以外 SSTR 阳性 NETs 的数据主要来自大型登记研究及回顾性研究。PRRT 治疗晚期 pNETs 中位 ORR 58%，中位 PFS 为 25~34 个月[8]；治疗中肠以外其他部位的晚期胃肠（gastrointestinal，GI）或肺 / 胸腺 NETs 的 ORR 4%~39%[9]。

j 数项回顾性研究显示链脲霉素（Streptozocin，STZ）联合 5-FU 和 / 或阿霉素治疗晚期 pNETs ORR 为 35%~40%。但链脲霉素尚未获批在我国使用[10-12]。

k 数项回顾性研究显示达卡巴嗪为基础的化疗方案治疗晚期 pNETs ORR 为 36%~50%[13,14]。

l 对于部分肿瘤长期处于疾病稳定状态，特别是 NET G1，或肺或胸腺典型类癌，且低肿瘤负荷患者可采用观察等待策略。

m GEP-NET G3 的治疗缺少大型前瞻性研究数据，因此建议患者参加临床研究。小型回顾性研究采用的治疗方案包括 SSA、化疗（CAPTEM、FOLFOX、链脲霉素为基础方案）、分子靶向药物（依维莫司，舒尼替尼）、PRRT 等。其中 SSA 可考虑用于 SSTR 阳性且肿瘤进展缓慢、瘤负荷较小或不适合其他治疗方法的患者[15-18]。

n SANET-ep 研究中，索凡替尼治疗病情进展的晚期非胰腺 NETs，中位 PFS 从安慰剂组的 3.8 个月延长至索凡替尼组 9.2 个月（P < 0.000 1）。ORR 为 10%[19]。

o RADIANT-4 研究中，依维莫司治疗病情进展的无功能非胰腺 NETs 的中位 PFS 较安慰剂组显著延长（11.0 个月 vs 3.9 个月，P<0.000 01），ORR 2%[20]。

p 化疗治疗晚期 GI-NETs 的疗效较 pNETs 差。在一项系统评价中，化疗治疗晚期 GI-NETs ORR 为 11.5%[21]。在其他治疗方法无效，Ki-67 较高或肿瘤显著进展的患者中可考虑化疗。方案包括 CAPTEM，链脲霉素为基础的方案及 FOLFOX 等[16]。

q SSA 可用于进展缓慢的 SSTR 阳性肺和胸腺 NETs 的一线治疗。两项回顾性研究显示 SSA 治疗晚期肺 NETs PFS 分别为 17 个月和 11 个月。随机Ⅱ期 LUNA 研究中晚期肺和胸腺 NETs 患者，使用帕瑞肽 60mg/4 周，9 个月无进展率为 39%[22-24]。

r 目前缺少大样本随机对照研究结果支持的晚期肺和胸腺 NETs 最佳化疗方案。小型随机对照研究及回顾性研究显示可能有效的化疗方案包括达卡巴嗪或替莫唑胺为基础的化疗、奥沙利铂为基础的化疗、链脲霉素为基础的化疗及依托泊苷 + 顺铂 / 卡铂[25-30]。

3.2.2.3 控制激素相关症状的治疗 [a,b]

分类	Ⅰ级推荐	Ⅱ级推荐	Ⅲ级推荐
类癌综合征	SSA(1A 类)[c]	TE(1A 类)[d]	
胰岛素瘤	调整饮食 依维莫司 [e]	SSA[f] 二氮嗪 [e]	
胃泌素瘤	高剂量 PPI[g]	SSA[g]	
血管活性肠肽瘤	纠正脱水和电解质失衡 SSA[c]		
胰高血糖素瘤	治疗高血糖或糖尿病 SSA[c]		
异位 ACTH 综合征	治疗低血钾、高血糖、高血压 药物治疗(酮康唑、米非司酮、米托坦等)[h] 双侧肾上腺切除 [h]	SSA[i]	

【注释】

a 功能性神经内分泌肿瘤主要包括类癌综合征、胰岛素瘤、胃泌素瘤、血管活性肠肽瘤、胰高血糖素瘤以及异位 ACTH 综合征等,其临床表现及诊断参见 "2.3 功能性神经内分泌肿瘤的诊断"。

b 功能性神经内分泌肿瘤的治疗包括抗肿瘤增殖治疗和控制激素相关症状治疗。此外,功能性神经内分泌肿瘤通过降低肿瘤负荷,如姑息性切除原发灶或局部处理肝转移灶等,可以达到减轻激素相关症状的目的,但这样的治疗模式需要在 MDT 框架下进行。

c SSA 可一线用于类癌综合征、血管活性肠肽瘤和胰高血糖素瘤患者的激素症状控制;类癌综合征使用 SSA 常规剂量患者症状控制不佳时可考虑增加 SSA 剂量[1]。

d TE(telotristat ethyl,特罗司他乙酯)是一种口服的色氨酸羟化酶(5- 羟色胺合成限速酶)抑制剂,TE 250mg,每日 3 次,可用于类癌综合征腹泻的二线治疗,并可与 SSA 联合使用[2,3]。

e 胰岛素瘤低血糖发作,可以通过饮食调整和二氮嗪或依维莫司来稳定血糖[3]。

f 胰岛素瘤低血糖未控制时使用 SSA 需谨慎,部分患者使用 SSA 可能加重低血糖症。

g 胃泌素瘤高胃酸分泌需要高剂量 PPI 治疗,通常每天给药两次;可考虑使用 SSA 控制激素症状。

h 库欣综合征的治疗可参考《中国库欣病诊治专家共识(2015)》[4]。

i 伴异位 ACTH 综合征的神经内分泌肿瘤,常见于肺和胸腺类癌,SSTR 阳性的患者使用 SSA 治疗可能有效[5],但其作用有限,在控制异位 ACTH 综合征时一般不单独应用,可联合其他有效的药物使用[6]。

3.2.3 转移性神经内分泌癌的治疗

神经内分泌癌(NEC)较为罕见,包括小细胞和大细胞型[1,2],可以发生于多种器官,包括肺、消化道(食管、胃、小肠、结直肠、胰腺、胆囊、肝)、膀胱、肾、宫颈、卵巢、子宫、前列腺等部位,也可以原发灶不明。与小细胞肺癌高侵袭转移特征相似,大多数 NEC 在诊断时分期较晚或已伴有远处转移,预后不良[1,3]。本指南中不涵盖小细胞肺癌的相关内容。

治疗线数	分层	Ⅰ级推荐	Ⅱ级推荐	Ⅲ级推荐
一线治疗	体能状态较好 (PS 0~2)	依托泊苷 + 顺铂或卡铂 (3 类)[a] 伊立替康 + 顺铂(3 类)[a]	替莫唑胺 + 卡培他滨 (3 类)[b]	dMMR/MSI-H/TMB-H: 帕博利珠单抗 (1A 类)[d] 临床研究 放疗(3 类)[c]
	体能状态较差 (PS 3~4)	最佳支持治疗	局部姑息放疗	

神经内分泌肿瘤

治疗线数	分层	Ⅰ级推荐	Ⅱ级推荐	Ⅲ级推荐
二线治疗	体能状态较好（PS 0~2）	dMMR/MSI-H/TMB-H：帕博利珠单抗(1A 类)[d]	FOLFOX(3 类)[e] FOLFIRI(3 类)[e] CAPTEM+/– 贝伐珠单抗(3 类)[e] 依托泊苷 + 顺铂或卡铂(3 类)[e] 伊立替康 + 顺铂(3 类)[e] 替莫唑胺单药(3 类)[e]	PD-1/PD-L1+/–CTLA4 单抗(3 类)[f] 临床研究
	体能状态较差（PS 3~4）	最佳支持治疗	局部姑息放疗	

【注释】

a 对于局部晚期、不可切除或转移性 NEC，一线治疗推荐采用顺铂或卡铂联合依托泊苷方案[4-10]。多个小样本或回顾性研究显示，依托泊苷联合顺铂或卡铂化疗的 ORR 为 30%~70%，mOS 11~19 个月。一线治疗也可考虑伊立替康联合顺铂方案[11-14]。

b NORDIC NEC 研究显示，Ki-67 指数与化疗反应显著相关[3]。Ki-67 ≥ 55% 较 Ki-67<55% 的患者对铂类为基础的化疗有更高的应答率(42% vs 15%)，但是 Ki-67 ≥ 55% 患者的总生存期显著低于 Ki-67<55% 的患者(10 个月 vs 14 个月)。因此，在选择化疗方案时，可同时参考 Ki-67 指数。对于 Ki-67 ≥ 55% 的患者，首选 EP/EC，而 Ki-67<55% 的患者，一线治疗可考虑以替莫唑胺为主的方案[15]。

c 对于局部晚期不可手术切除的分化差 NEC，经 MDT 讨论，必要时可考虑局部放射治疗[16]。

d 如果存在 dMMR/MSI-H 或 TMB-H，可考虑帕博利珠单抗治疗[17]。

e 目前二线治疗缺乏标准方案，可考虑采用 FOLFOX、FOLFIRI、替莫唑胺联合卡培他滨(CAPTEM)、依托泊苷 + 顺铂、伊立替康 + 顺铂、替莫唑胺单药等方案[18-21]。

f 对于既往已接受过系统治疗且持续进展，缺乏标准治疗的转移性 NEC 患者，也可以考虑免疫检查点抑制剂如伊匹木单抗联合纳武和 / 或单抗治疗[22]或其他免疫检查点抑制剂治疗[23-26]。

附：不可切除转移性神经内分泌肿瘤常用全身治疗方案

［奥曲肽 LAR］
奥曲肽 LAR 20mg 或 30mg，深部肌内注射，每 4 周重复

［兰瑞肽 Autogel］
兰瑞肽 Autogel 120mg，皮下注射，每 4 周重复

［兰瑞肽］
兰瑞肽 40mg，肌内注射，每 2 周重复

［索凡替尼］
索凡替尼 300mg，口服，每天 1 次

［舒尼替尼］
舒尼替尼 37.5mg，口服，每天 1 次

［依维莫司］
依维莫司 10mg，口服，每天 1 次
（基于临床药物使用经验，建议 5mg，口服，每天 1 次作为起始剂量）

〔CAPTEM〕
卡培他滨 750mg/m²，口服，每天 2 次，第 1~14 天
替莫唑胺 150~200mg/m²，口服，每天 1 次，第 10~14 天
每 4 周重复
（注意两种药物的服药顺序）

〔mFOLFOX6〕
奥沙利铂 85mg/m²，静脉输注 2h，第 1 天
LV 400mg/m²，静脉输注 2h，第 1 天
5-FU 400mg/m²，静脉推注，第 1 天；然后 1 200mg/（m²·d）×2d 持续静脉输注（总量 2 400mg/m²，输注 46~48h）
每 2 周重复

〔CAPOX〕
奥沙利铂 130mg/m²，静脉输注大于 2h，第 1 天
卡培他滨 1 000mg/m²，口服，每天 2 次，第 1~14 天
每 3 周重复

〔IP〕
伊立替康 60mg/m²，静脉输注第 1,8,15 天
顺铂 60mg/m²，静脉输注第 1 天
每 4 周重复，共 4~6 周期

伊立替康 65mg/m²，静脉输注第 1,8 天
顺铂 30mg/m²，静脉输注第 1,8 天
每 3 周重复，共 4~6 周期

〔EP〕
依托泊苷 100mg/m²，静脉输注第 1~3 天
顺铂 75mg/m²，静脉输注第 1 天
每 3 周重复，共 4~6 周期

依托泊苷 80mg/m²，静脉输注第 1~3 天
顺铂 80mg/m²，静脉输注第 1 天
每 3 周重复，共 4~6 周期

依托泊苷 100mg/m²，静脉输注第 1~3 天
顺铂 25mg/m²，静脉输注第 1~3 天
每 3 周重复，共 4~6 周期

〔EC〕
依托泊苷 100mg/m²，静脉输注第 1~3 天
卡铂 AUC=5，静脉输注第 1 天
每 3 周重复，共 4~6 周期

神经内分泌肿瘤

4 神经内分泌肿瘤的随访

4.1 胃、肠和胰腺神经内分泌肿瘤的随访 [a]

原发灶	肿瘤情况	临床和影像随访 [b]	CgA	标志物 [c]	内镜检查	CT/MRI	生长抑素受体显像/^{18}F-FDG PET [d]
胃	内镜随访和治疗	1 型胃 NET 患者,建议每 6~12 个月随访 1 次共 5 年,包括胃镜和相关化验(维生素 B$_{12}$ 和甲状腺功能),5 年后每年随访 1 次	是	肿瘤相关激素/NSE	胃镜检查 [f]	是	是(根据病情需要)
	R0/R1 术后	1~3 型胃 NET 和 NEC 患者,建议每 3~6 个月随访 1 次共 5 年,以后每年随访 1 次					
	姑息切除或未切除或转移	2~3 型 NETs 和 NEC 患者,应每 2~3 个月随访 1 次					
肠 [a]	R0/R1 术后	对于 G1 或 G2(Ki-67<5%)患者,可每 6 个月随访 1 次共 5 年 [e];5 年后可每年随访 1 次 对于 ≥ G2(Ki-67 ≥ 5%)患者,可每 3~6 个月随访 1 次共 5 年 [e];5 年后可每年随访 1 次	是	肿瘤相关激素/NSE	肠镜检查 [f]	是	是
	姑息切除或未切除或转移	NETs 和 NEC 患者,应每隔 2~3 个月随访 1 次					
胰腺	R0/R1 术后	对于 G1 或 G2(Ki-67<5%)患者可每 6 个月随访 1 次共 5 年 [e];5 年后可每年随访 1 次 对于 ≥ G2(Ki-67 ≥ 5%)患者,可每 3 个月随访 1 次共 5 年 [e];5 年后可每年随访 1 次	是	肿瘤相关激素/NSE	/	是	是
	姑息切除或未切除或转移	NETs 和 NEC 患者,应每隔 2~3 个月随访 1 次					

【注释】

a 除来源于阑尾或直肠的 G1 且最大径 <1cm 的神经内分泌瘤患者,R0 切除后可不进行长期随访外,其余的神经内分泌肿瘤患者均建议终身随访。

b 所有患者的随访是基于临床检查(肿瘤和功能综合征的控制情况均需要评估)和常规影像学检查。对 MEN1 患者进行专门的随访。

c 如果 CgA 不升高,则 NSE 作为替代性生物标志物主要用于 NET G2 或 NEN G3 肿瘤中。NSE 在诊断时升高,可能对晚期 NENs 有预后价值。

d 生长抑素受体显像最好为 ^{68}Ga/^{18}F/^{64}Cu-SSA PET 显像,其次可选择生长抑素受体 SPECT 显像,如肿瘤第一次评估时 ^{18}F-FDG PET/CT 显像优于生长抑素受体显像,随访时选择 ^{18}F-FDG PET/CT。肿瘤切除后,在常规影像学结果异常或可疑的情况下使用 ^{68}Ga/^{18}F/^{64}Cu-SSA PET 显像。如果先前影像证实 SSTR 表达,12~36 个月后建议复查 ^{68}Ga/^{18}F/^{64}Cu-SSA PET 显像。

e G1-G2 R0 切除术后的随访时间可适当延长至 6~12 个月随访一次。

f 根据临床需要,如肿瘤在胃镜及肠镜下可见。

神经内分泌肿瘤

4.2　肺和胸腺神经内分泌肿瘤的随访

原发灶		肿瘤情况	第一次随访(月)	临床和影像随访[a]	CgA	标志物[b]	内镜检查	CT/MRI	生长抑素受体显像/ [18F]-FDG PET[c]
肺	TC	R0 术后	6 或 12[d]	pT1-T2N0,每年 1 次随访 2 年;每 3 年 1 次随访 10 年;10 年后每 5 年 1 次 pT3-T4 或 N 阳性,每 6 个月 1 次随访 2 年;每 2~3 年 1 次随访 10 年;10 年后每 3~5 年 1 次 影像可疑/异常时行 PET 成像[c]	是	肿瘤相关激素/NSE	支气管镜[e]	是	是
		姑息切除或转移	3	每 3~24 个月(逐步增加时间间隔) 每 1~5 年重复一次 PET 成像[c]					
	AC	R0 术后	3	每 6~12 个月 1 次随访 5 年;每 1~2 年随访 10 年;10 年后根据 N 状态每 2~5 年随访 1 次 影像可疑/异常时行 PET 成像[c]	是	肿瘤相关激素/NSE	支气管镜[e]	是	是
		姑息切除或转移	3	每 3~12 个月 1 次(逐步增加时间间隔) 每 6 个月 ~2 年重复一次 PET 成像[c]					
	LCNEC	R0 术后	3	第 1~2 年每 3 个月,第 3 年每 6 个月,然后每年随访		NSE	支气管镜[e]	是	是
		姑息切除或转移	1.5~3	根据治疗及疾病控制情况决定		NSE	支气管镜[e]	是	是
胸腺		R0 术后	3~6[d]	每 6 个月 1 次随访 5 年;每 1~2 年 1 次随访 10 年 10 年后根据切缘和 TN 分期,每 2-5 年 1 次 影像可疑/异常时行 PET 成像[c]	是	肿瘤相关激素/NSE		是	是
		姑息切除或转移	3	每 3~12 个月(逐步增加时间间隔) 每 6 个月 ~2 年重复一次 PET 成像[c]					

【注释】

a　所有患者的随访是基于临床检查(肿瘤和功能综合征的控制情况均需要评估)和常规影像学检查。对 MEN1 患者进行专门的随访。

b　NSE 在诊断时升高,可能对晚期 NENs 有预后价值。

c　生长抑素受体显像最好为 [68Ga]/[18F]/[64Cu]-SSA PET 显像,其次可选择生长抑素受体 SPECT 显像,如肿瘤第一次评估时 [18F]-FDG PET/CT 显像优于生长抑素受体显像,随访时选择 [18F]-FDG PET/CT。肿瘤切除后,在常规影像学结果异常或可疑的情况下使用 [68Ga]/[18F]/[64Cu]-SSA PET 显像。

d　淋巴结阳性或者 pT3-T4:每 6 个月随访一次;pT1-T2 N0:每 12 个月随访一次。对于胸腺类癌,如果是 R0 切除的 TC,第 1 次评估可以推迟到 6 个月。

e　根据临床需要,如肿瘤在支气管镜下可见。

神经内分泌肿瘤

5 遗传综合征相关性神经内分泌肿瘤

95% 神经内分泌肿瘤为散发性，不会遗传。但约有 5% 神经内分泌肿瘤的发生发展与遗传因素密切相关，具有明确的基因突变或缺失甚至染色体的改变，常为常染色体显性遗传，临床表现为包括神经内分泌肿瘤在内的多发性肿瘤综合征，临床表现形式多样，称为遗传综合征相关性神经内分泌肿瘤。如多发性神经内分泌肿瘤（multiple endocrine neoplasia，MEN）1 型（MEN1）和 2 型（MEN2），Von Hippel-Lindau syndrome（VHL）综合征，Ⅰ型多发性神经纤维瘤病（Neurofibromatosis type 1，NF1），结节性硬化（Tuberous sclerosis，TSC），家族孤立性 2 型甲状旁腺功能亢进（hyperparathyroidism 2，HRPT2）综合征，SDH 基因相关的孤立性嗜铬细胞瘤和副神经节瘤等。

5.1 MEN1

	临床评估	治疗	监测
诊断或临床疑似 MEN1[a、b、c]	甲状旁腺： • 血清 Ca^{2+} 如果血钙升高：甲状旁腺激素（PTH）和 25-OH 维生素 D • 影像学检查： 颈部 US、甲状旁腺双时像 sestamibi SPECT 检查	甲状旁腺次切除术 ± 冷冻保留甲状旁腺 ± 胸腺切除术或全甲状旁腺切除术与自体移植 ± 冷冻保留甲状旁腺 ± 胸腺切除术[f]	每年检测血钙；如有升高，PTH、25-OH 维生素 D 及 US
	胃肠胰： • 根据临床指征行生化评估（胃泌素、胃酸、血糖） • 腹部/盆腔增强 CT 或 MRI • 基于生长抑素受体显像	参照散发性胃肠胰神经内分泌肿瘤治疗[g,h,i]	监测既往升高激素；CT/MRI；超声内镜（参照散发性胃肠胰神经内分泌肿瘤）
	垂体[d]： • 垂体或鞍区 MRI 平扫加增强扫描 • 根据临床指征行生化评估（生长激素、皮质醇、IGF-1 等）	与内分泌科医师协作治疗	3~5 年复查异常激素及垂体增强 MRI
	肾上腺增生或腺瘤[e]： • 24h 尿儿茶酚胺、血浆肾上腺素、US、CT 等	15%~20% 肾上腺皮质肿瘤发展成恶性，直径 ≥ 3cm 时积极手术治疗	–
	肺支气管/胸腺： • 根据临床指征进行生化评估 • 胸部/腹部/盆腔平扫及增强 CT	参照散发肺部神经内分泌肿瘤	参照散发肺部神经内分泌肿瘤

【注释】

a 临床诊断 MEN1 需要满足单一个体同时患有 2 种或 2 种以上 MEN1 相关的肿瘤[1,2]。

  最常见的 MEN1 肿瘤是甲状旁腺功能亢进（≥ 95% 患者），其次是 pNETs 和垂体肿瘤，MEN1 还可能与肺和胸腺类癌（<8% 患者）、肾上腺腺瘤或肾上腺癌（27%~36%）、甲状腺腺瘤（<10%）、多发脂肪瘤和皮肤血管瘤（胶原瘤和血管纤维瘤；60%~90%）相关。

b 对已经确诊或疑似 MEN1 患者，临床评估内容

  (1) 行生化检查以评估激素水平。

  (2) 需要行影像学检查，以定位肿瘤或增生的病灶。

  (3) 行遗传咨询和基因检测（附录 1）。

c 以下个体，应接受遗传咨询及 MEN1 相关的基因检测（附录 1）[2-4]

（1）临床确诊或疑似 MEN1 的个体。

（2）存在风险的已知有 MEN1 胚系基因突变的个体的亲属。

（3）患者年龄小于 50 岁，过早发生和 / 或术后复发的原发性甲状旁腺功能亢进（primary hyperparathyroidism，pHPT），或十二指肠和胰腺的多发性神经内分泌肿瘤。

d 具有分泌功能的垂体瘤依次为泌乳素瘤（60%）、生长激素瘤（10%~20%）、产 ACTH 瘤（5% 左右）。

e 20%~40% 的 MEN1 患者存在肾上腺皮质增生，多为双侧弥漫性增生，大多无分泌功能。

f MEN1 的甲状腺外科治疗、管理同散发肿瘤患者。

g MEN1 相关的转移性胰腺神经内分泌肿瘤生长速度较散发患者慢；无症状、惰性肿瘤可进行观察。

h 胰腺[5,6]神经内分泌肿瘤手术适应证：①有症状的功能性肿瘤；②肿瘤直径 >2cm；③6~12 个月内肿瘤增长速度增快。

i 推荐胰腺神经内分泌肿瘤术前行超声内镜进行评估、定位。

附录 1 MEN1 基因筛查流程

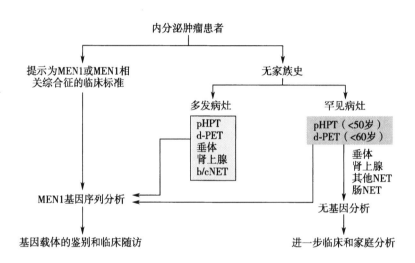

5.2 MEN2

分类	临床评估		治疗	监测
	临床表现	检查内容		
MEN2 • MEN2A[a,b] • MEN2B[c,d,e]	甲状腺[f]髓样癌[g]	Ca^{2+}、降钙素、CEA、US 等	参照甲状腺髓样癌治疗	–
	嗜铬细胞瘤[h]	24h 尿儿茶酚胺、血浆肾上腺素、US、CT、[131]I MIGB 等	参照嗜铬细胞瘤和副神经节瘤指南[i,j]	–
	原发性甲状旁腺功能亢进	Ca^{2+}；如果 Ca^{2+} 高，查 PTH、25-OH 维生素 D 及 US 等	甲状旁腺切除术[k]	每年监测血钙

【注释】

a 临床诊断 MEN2A 需要满足在单一个体（或近亲）或在一级亲属中患有 ≥ 2 种 MEN2A 相关的肿瘤[1,2]。最常见的 MEN2A 是甲状腺髓样癌（98%），其次为嗜铬细胞瘤（50%）及甲状旁腺功能亢进（25%）[3]。

b 部分 MEN2A 患者表现为苔藓淀粉样变、Hirschsprung 病（巨结肠，仅 2%~5%MEN2A 和家族孤立性甲状腺髓样癌患者出现）。

c 临床诊断 MEN2B 需要存在甲状腺髓样癌（medullary thyroid carcinoma，MTC）、嗜铬细胞瘤、分布在舌和唇的黏膜神经瘤、有髓鞘角膜神经纤维、晶状体异位、口唇增厚的独特面容、Marfanoid 体型、不能流泪[1,2]。

　　最常见的 MEN2B 是甲状腺髓样癌（98%），其次是黏膜神经瘤或肠神经瘤（95%）、肾上腺嗜铬细胞瘤（50%）及甲状旁腺功能亢进（<1%）[3]。

d 需进行 *RET* 基因检测情况[1,2]

  (1) 诊断为 MTC 或临床诊断为 MEN2 或原发性 C 细胞增生的个体。

  (2) 已知种系 RET 突变个体的危险亲属。

e 需进行 MEN2 临床评估情况

  (1) 有临床诊断或怀疑为 MEN2 的个体，即使 *RET* 基因测试呈阴性。

  (2) 即使风险亲属没有在受影响的家庭成员中发现 *RET* 突变，或没有在受影响的或高危的家庭成员也需进行 *RET* 基因检测。

f 对于 *RET* 癌基因检测呈阳性但无其他症状的患者，根据遗传性 *RET* 突变的侵袭性或诊断时间，在生命的前 5 年内进行预防性甲状腺切除术。

g MTC 几乎见于所有 MEN2A 和 MEN2B 患者中，而且常为首发症状。

h 嗜铬细胞瘤更可能是多灶性。评估嗜铬细胞瘤应在任何麻醉前或有创操作前进行。

i 对双侧同时发病的嗜铬细胞瘤，推荐行双侧肾上腺切除术。

j 对于同时存在的肿瘤，手术切除治疗嗜铬细胞瘤要优先于甲状腺切除术治疗甲状腺髓样癌。

k 当所有甲状旁腺都有异常时，推荐行甲状旁腺次全切除术。有些甲状腺外科医生建议行甲状旁腺全切除术和甲状旁腺自体移植；但是，也有一些外科医生认为该术式发生甲状旁腺功能减退的风险太高（约 6%）。

5.3　VHL 综合征

分型	突变基因	临床表现	诊断	治疗原则
Ⅰ型	*VHL* 基因 a（删失或截断）	可发生视网膜和中枢神经系统血管母细胞瘤、肾透明细胞癌、胰腺囊性或神经内分泌肿瘤等，不发生嗜铬细胞瘤	满足以下任何一条： ① *VHL* 基因突变 ② VHL 综合征家族史 + 一个 VHL 综合征相关肿瘤 b	①多学科讨论 c ②早期以手术为主 d ③复杂病灶可选择放疗 ④晚期胰腺神经内分泌肿瘤或肾透明细胞癌可采用靶向药物（如舒尼替尼、依维莫司等）或参照散发性病例
ⅡA 型	*VHL* 基因（错义突变）	可发生血管母细胞瘤、嗜铬细胞瘤等，较少出现肾透明细胞癌	③两个或以上部位血管母细胞瘤 ④一个血管母细胞瘤 + 嗜铬细胞瘤 ⑤一个血管母细胞瘤 + 肾透明细胞癌	
ⅡB 型	*VHL* 基因（错义突变）	可发生各种类型 VHL 相关肿瘤，例如血管母细胞瘤、肾透明细胞癌、嗜铬细胞瘤及胰腺神经内分泌肿瘤等		
ⅡC 型	*VHL* 基因（错义突变）	多仅有嗜铬细胞瘤		

【注释】

a VHL 综合征为常染色体遗传病，是 *VHL* 基因失活或错义突变引起，基因位于染色体 3p25-26，是一种抑癌基因，可编码 pVHL 蛋白，这种蛋白与缺氧诱导因子的降解以及调控细胞周期蛋白 Jade-1 有关。因此 VHL 综合征肿瘤均富含血管，并过表达 HIF-1α、VEGF 等[1]。

b VHL 综合征相关肿瘤均富含血管，包括血管母细胞瘤、肾透明细胞癌、嗜铬细胞瘤、副神经节瘤、胰腺神经内分泌肿瘤等，发病年龄平均约 28 岁。

c 多学科讨论应根据病灶累及器官决定参与的科室，包括眼科、神经外科、内分泌科、泌尿外科、胰腺外科、消化内科、肿瘤内科、放疗科等。

d 视网膜血管母细胞瘤应及早采取手术治疗；中枢神经系统血管母细胞瘤出现占位效应引起症状时才需采取手术治疗；VHL 综合征相关肾透明细胞癌较散发病例侵袭性低，可在肿瘤直径 ≥ 3cm 时才手术切除；VHL 综合征相关嗜铬细胞瘤（或副神经节瘤）的恶性程度较散发病例低，多为无功能性，手术是主要治疗方式。胰腺神经内分泌肿瘤直径 ≥ 3cm 或肿瘤快速生长或怀疑有淋巴结转移时应采取手术切除（若肿瘤位于胰头，直径 ≥ 2cm 时就应手术治疗）[2,3]。

　　随访原则：目前无统一的标准，可参照散发性病例。

神经内分泌肿瘤

5.4 Ⅰ型多发性神经纤维瘤病

突变基因	临床表现	诊断	治疗原则
NF1 基因 [a]（失活突变）	①皮肤或虹膜色素异常：牛奶咖啡斑、虹膜 Lisch 结节 ②神经系统和非神经系统多发肿瘤形成：皮肤多发神经纤维瘤、丛状神经纤维瘤 [b] ③骨骼、心血管系统异常 ④认知缺陷 ⑤发生其他肿瘤的风险明显升高，例如视通路神经胶质瘤、恶性外周神经鞘瘤、胃肠道间质瘤等	满足以下两条或以上： ①≥6 个牛奶咖啡斑 ②≥2 个神经纤维瘤或 1 个丛状神经纤维瘤 ③腋窝或腹股沟斑点 ④视神经胶质瘤 ⑤≥2 个视网膜虹膜色素缺陷瘤 ⑥骨质病变（蝶窦发育不全或假性关节病） ⑦一级亲属患有 ≥1 个以上病变	①皮肤色素性疾病及皮肤神经纤维瘤往往无需特殊治疗 ②丛状神经纤维瘤有恶变风险，尽早手术 ③其他肿瘤可参照散发肿瘤的治疗原则，手术为主，药物治疗可选 mTOR 抑制剂 ④NF1 相关胃肠道间质瘤对伊马替尼疗效欠佳，新一代的 MEK 抑制剂正在研究中

注：NF1：neurofibromatosis type 1，Ⅰ型多发性神经纤维瘤病。

【注释】

a　NF1 为常染色体显性遗传病，是最常见的发展成外周神经系统肿瘤的家族性疾病。NF1 基因位于染色体 11q11.2，为一种抑癌基因，可编码神经纤维瘤蛋白。*NF1* 基因的失活突变激活了 RAS 及其下游激酶，包括 MEK-MAPK 通路以及 mTOR 活性异常，进而促进 NF1 相关肿瘤的发生发展[1]。

b　皮肤多发神经纤维瘤是一种良性施万细胞肿瘤，是 NF1 特征性的临床表现，多起病于青少年期，一般不会恶变。而丛状神经纤维瘤可发生于 30%~50% 的 NF1 患者，多于出生时即出现，可沿神经生长，有发生恶变的风险[2]。

　　随访原则：目前无统一的标准，可参照散发性病例。

5.5　结节性硬化

突变基因	临床表现 [b]	诊断	治疗原则
TSC1 或 *TSC2* 基因 [a]（胚系突变）	①全身多器官错构瘤和低级别肿瘤 ②因错构瘤继发癫痫、精神障碍、肾衰竭、皮肤色素减退	有明确 *TSC1* 或 *TSC2* 基因突变者可确诊 TSC，满足以下标准中的 2 个主要标准或一个主要标准 + 2 个次要标准也可诊断 ①主要标准：a. 血管纤维瘤（≥3 个）或前额白斑 b. 色素减退斑（≥3 个）；c. 非外伤性指甲或甲周纤维瘤；d. 鲨样斑；e. 多发性视网膜结节性错构瘤；f. 皮质发育不良；g. 室管膜下结节；h. 室管膜下巨细胞星形细胞瘤；i. 心脏横纹肌瘤；j. 淋巴管肌瘤病；k. 肾错构瘤 ②次要标准：a. 牙釉质凹陷（≥3 个）；b. 口腔纤维瘤（≥2 个）；c. 非肾脏错构瘤；d. 视网膜色素缺乏斑；e. 彩色皮肤病变；f. 肾多发囊肿	①多学科讨论 ②手术为主 ③皮肤及肿瘤病变可选择 mTOR 抑制剂依维莫司

注：TSC：tuberous sclerosis，结节性硬化。

【注释】

a　*TSC1* 基因位于染色体 9q34，*TSC2* 基因位于染色体 16p13.3，分别编码 Hamartin 及 Tuberin 蛋白，这两种蛋白是 Rheb 小 G 蛋白的 GTP 酶激活蛋白，而 Rheb 小 G 蛋白是 mTOR 通路的主要负性调控蛋白。因此，*TSC1/TSC2* 基因突变可引起 mTOR 通路激活，刺激细胞生长与增殖，导致 TSC 的发生[1,2]。

b　胰腺神经内分泌肿瘤包括胃泌素瘤、胰岛素瘤、无功能胰岛细胞瘤，可发生于 1%~5% 的 TSC 患者[3]。

随访原则：目前无统一的标准，可参照散发性病例。

5.6 家族孤立性内分泌肿瘤

5.6.1 家族孤立性 2 型甲状旁腺功能亢进综合征

突变基因	临床表现	诊断	治疗原则
HRPT2 基因 a	①多腺体、多灶性甲状旁腺腺瘤和甲状旁腺癌，血钙及甲状腺旁腺素升高 ②上下颌骨纤维瘤 ③肾错构瘤或囊性肾脏病 ④子宫息肉 ⑤少见：胰腺癌、肾皮质或乳头状细胞癌、睾丸混合性生殖细胞瘤和 Hirthle 细胞甲状腺腺瘤	临床表现 + 家族史或基因检测，需排除 MEN1 基因突变	①手术治疗为主 ②少见部位的疾病如胰腺癌、肾皮质或乳头状细胞癌、睾丸混合性生殖细胞瘤参照散发性疾病 ③一级亲属常规行基因检测 ④有 HRPT2 基因突变者应定期随访

注：HRPT2：hyperparathyroidism 2，家族孤立性 2 型甲状旁腺功能亢进综合征。

5.6.2 SDH 基因相关的孤立性嗜铬细胞瘤和副神经节瘤

突变基因	临床表现	诊断	治疗原则
SDH 基因	①副神经节瘤和 / 或嗜铬细胞瘤形成 ②发生于头颈部多为无功能性，发生在交感神经节常有功能性症状：儿茶酚胺分泌过量引起的症状（包括高血压、头痛、出汗、心悸等）	①从头部到盆腔的 CT 或 MRI 或 68Ga PET/CT ②部分患者血浆异丙肾上腺素水平升高 ③ SDH 基因突变，免疫组化检测 SDHB、SDHA b	①对分泌儿茶酚胺的肿瘤应采取手术治疗，术前使用 α 受体拮抗剂 ②不分泌儿茶酚胺的肿瘤，可采取手术、放疗、消融等局部治疗

【注释】

a 常染色体遗传病，HRPT2 基因位于染色体 1q25-31，编码 parafibromin 蛋白，作为人 Paf1 复合物的一部分，成为 RNA 聚合酶 II 的辅助因子[1]。一级亲属常规行基因检测有 HRPT2 基因突变者应定期随访。

b 免疫组化检测 SDHB 阴性，可提示 SDHx 基因突变，SDHA 阴性可提示 SDHA 基因突变[2]。对一级亲属进行基因检测，SDH 基因突变携带者，应每年监测血压、血浆 / 尿儿茶酚胺 / 甲氧肾上腺素检测、每 2~3 年接受影像学检查（包括腹部、盆腔、颈部、胸部）。

6 附录

以下仅列出 GEP-NETs（包含 G1/G2/G3）的 AJCC 第 8 版分期。肺和胸腺的 NENs 参照肺癌和胸腺瘤 / 癌。所有 NEC 的分期均参照相应部位腺癌的分期。

6.1 胃 NETs 的 TNM 分期

原发肿瘤（T）*

TX　原发肿瘤无法评估

T0　无原发肿瘤的证据

T1　侵犯黏膜固有层或黏膜下层，且肿瘤直径 ≤ 1cm

T2　侵犯固有肌层，或肿瘤直径 >1cm

T3　侵透固有肌层到达浆膜下层，未穿透浆膜

T4　侵犯脏层腹膜(浆膜)或其他器官或邻近结构

＊注：对任意 T 分期,加(m)表示多发肿瘤 [TX(#)或 TX(m)],X=1-4,#= 原发肿瘤的数量。多发肿瘤如 T 分期不同,则使用分期最高者。举例：如果有两个原发肿瘤,其中一个侵至浆膜,定义原发肿瘤 T3(2)或 T3(m)。

区域淋巴结(N)

NX　区域淋巴结无法评估

N0　无区域淋巴结转移

N1　有区域淋巴结转移

远处转移(M)

M0　无远处转移

M1　有远处转移

　M1a　仅有肝转移

　M1b　至少有一处肝外转移(如肺、卵巢、非区域淋巴结、腹膜、骨)

　M1c　同时有肝和肝外转移

预后分期分组

T	N	M	分期
T1	N0	M0	Ⅰ 期
T2-3	N0	M0	Ⅱ 期
T4	N0	M0	Ⅲ 期
任何 T	N1	M0	Ⅲ 期
任何 T	任何 N	M1	Ⅳ 期

6.2　十二指肠 / 壶腹部 NETs 的 TNM 分期

原发肿瘤(T)

TX　原发肿瘤无法评估

T0　无原发肿瘤的证据

T1　侵犯黏膜固有层或黏膜下层,且肿瘤直径≤ 1cm(十二指肠)

　　局限于 Oddi 括约肌,且肿瘤直径≤ 1cm(壶腹部)

T2　侵犯固有肌层,或肿瘤直径 >1cm(十二指肠)

　　侵犯十二指肠黏膜下层或固有肌层,或肿瘤直径 >1cm(壶腹部)

T3　侵犯胰腺或胰周脂肪组织(十二指肠、壶腹部)

T4　侵犯脏层腹膜(浆膜)或其他器官(十二指肠、壶腹部)

注：多发肿瘤应具体指明(用最大肿瘤评估 T 分期)：如原发肿瘤数目确定,使用 T(#),如 pT3(4)N0M0,如原发肿瘤数目不确定或数目太多,使用 T(m),如 pT3(m)N0M0。

区域淋巴结(N)

NX　区域淋巴结无法评估

N0　无区域淋巴结转移

N1　有区域淋巴结转移

远处转移(M)

M0　无远处转移

M1　有远处转移

　M1a　仅有肝转移

　M1b　至少有一处肝外转移(如肺、卵巢、非区域淋巴结、腹膜、骨)

M1c 同时有肝和肝外转移

预后分期分组

T	N	M	分期
T1	N0	M0	Ⅰ 期
T2-3	N0	M0	Ⅱ 期
T4	N0	M0	Ⅲ 期
任何 T	N1	M0	Ⅲ 期
任何 T	任何 N	M1	Ⅳ 期

6.3 空回肠 NETs 的 TNM 分期

原发肿瘤(T)*

TX 原发肿瘤无法评估

T0 无原发肿瘤的证据

T1 侵犯黏膜固有层或黏膜下层,且肿瘤直径≤ 1cm

T2 侵犯固有肌层,或肿瘤直径 >1cm

T3 侵透固有肌层达浆膜下组织,未穿透浆膜

T4 侵犯脏层腹膜(浆膜)或其他器官或邻近结构

*注:对任意 T 分期,加(m)表示多发肿瘤[TX(#)或 TX(m)],X=1–4,#= 原发肿瘤的数量。多发肿瘤如 T 分期不同,则使用分期最高者。举例:如果有两个原发肿瘤,其中一个侵透固有肌层达浆膜下组织,未穿透浆膜(空肠和回肠),定义原发肿瘤 T3(2)或 T3(m)。

区域淋巴结(N)

NX 区域淋巴结无法评估

N0 无区域淋巴结转移

N1 区域淋巴结转移 <12 个

N2 较大的肠系膜结节(>2cm)和 / 或多发淋巴结转移(≥ 12 个),尤其是包绕肠系膜上动静脉的淋巴结

远处转移(M)

M0 无远处转移

M1 有远处转移

　M1a 仅有肝转移

　M1b 至少有一处肝外转移(如肺、卵巢、非区域淋巴结、腹膜、骨)

　M1c 同时有肝和肝外转移

预后分期分组

T	N	M	分期
T1	N0	M0	Ⅰ 期
T2-3	N0	M0	Ⅱ 期
T4	N0	M0	Ⅲ 期
任何 T	N1-2	M0	Ⅲ 期
任何 T	任何 N	M1	Ⅳ 期

神经内分泌肿瘤

6.4 结直肠 NETs 的 TNM 分期

原发肿瘤(T)*

TX 原发肿瘤无法评估

T0 无原发肿瘤的证据

T1 侵犯黏膜固有层或黏膜下层,且肿瘤直径≤ 2cm

  T1a 肿瘤直径 <1cm

  T1b 肿瘤直径 1~2cm

T2 侵犯固有肌层,或侵犯黏膜固有层或黏膜下层,且肿瘤直径 >2cm

T3 侵透固有肌层达浆膜下组织,未穿透浆膜

T4 侵犯脏层腹膜(浆膜)或其他器官或邻近结构

*注:对任意 T 分期,加(m)表示多发肿瘤[TX(#)或 TX(m)],X=1~4,#= 原发肿瘤的数量。多发肿瘤如 T 分期不同,则使用分期最高者。举例:如果有两个原发肿瘤,其中一个侵透固有肌层达浆膜下组织,未穿透浆膜,定义原发肿瘤 T3(2)或 T3(m)。

区域淋巴结(N)

NX 区域淋巴结无法评估

N0 无区域淋巴结转移

N1 有区域淋巴结转移

远处转移(M)

M0 无远处转移

M1 有远处转移

  M1a 仅有肝转移

  M1b 至少有一处肝外转移(如肺、卵巢、非区域淋巴结、腹膜、骨)

  M1c 同时有肝和肝外转移

预后分期分组

T	N	M	分期
T1	N0	M0	Ⅰ 期
T2	N0	M0	Ⅱ A 期
T3	N0	M0	Ⅱ B 期
T4	N0	M0	Ⅲ A 期
任何 T	N1	M0	Ⅲ B 期
任何 T	任何 N	M1	Ⅳ 期

6.5 胰腺 NETs 的 TNM 分期

原发肿瘤(T)

TX 原发肿瘤无法评估

T1 局限于胰腺内*,且肿瘤直径 <2cm

T2 局限于胰腺内*,且肿瘤直径 2~4cm

T3 局限于胰腺内*,且肿瘤直径 >4cm;或侵犯十二指肠或胆管

T4 侵犯邻近器官(胃、脾、结肠、肾上腺)或大血管壁(腹腔动脉或肠系膜上动脉)

*局限于胰腺内指未侵犯邻近器官(胃、脾、结肠、肾上腺)或大血管壁(腹腔动脉或肠系膜上动脉)。肿瘤侵犯胰周脂肪不是分期的依据。

注:多发肿瘤应具体指明(用最大肿瘤评估 T 分期):如原发肿瘤数目确定,使用 T(#),如 pT3(4)N0M0,如原发肿瘤数目不确定或数目太多,使用 T(m),如 pT3(m)N0M0。

区域淋巴结（N）

NX　区域淋巴结无法评估

N0　无区域淋巴结转移

N1　有区域淋巴结转移

远处转移（M）

M0　无远处转移

M1　有远处转移

　M1a　仅有肝转移

　M1b　至少有一处肝外转移（如肺、卵巢、非区域淋巴结、腹膜、骨）

　M1c　同时有肝和肝外转移

预后分期分组

T	N	M	分期
T1	N0	M0	Ⅰ 期
T2-3	N0	M0	Ⅱ 期
T4	N0	M0	Ⅲ 期
任何 T	N1	M0	Ⅲ 期
任何 T	任何 N	M1	Ⅳ 期

6.6　阑尾 NETs 的 TNM 分期

原发肿瘤（T）

TX　原发肿瘤无法评估

T0　无原发肿瘤的证据

T1　肿瘤直径 ≤ 2cm

T2　2cm< 肿瘤直径 ≤ 4cm

T3　肿瘤直径 >4cm，或侵犯浆膜下层，或侵犯阑尾系膜

T4　穿透腹膜或直接侵犯邻近器官或结构（侵犯邻近肠管的浆膜下层粘连除外），例如腹壁或骨骼肌

区域淋巴结（N）

NX　区域淋巴结无法评估

N0　无区域淋巴结转移

N1　有区域淋巴结转移

远处转移（M）

M0　无远处转移

M1　有远处转移

　M1a　仅有肝转移

　M1b　至少有一处肝外转移（如肺、卵巢、非区域淋巴结、腹膜、骨）

　M1c　同时有肝和肝外转移

预后分期分组

T	N	M	分期
T1	N0	M0	Ⅰ 期
T2-3	N0	M0	Ⅱ 期
T4	N0	M0	Ⅲ 期
任何 T	N1	M0	Ⅲ 期
任何 T	任何 N	M1	Ⅳ 期

神经内分泌肿瘤

中国临床肿瘤学会（CSCO）
中枢神经系统转移性肿瘤诊疗指南 2021

组　长
牟永告　中山大学肿瘤防治中心神经外科

副组长（以姓氏汉语拼音为序）
陈佳艺　上海交通大学医学院附属瑞金医院放疗科
董志强　华中农业大学生物医学与健康学院
郭玎玎　中山大学肿瘤防治中心神经外科／神经肿瘤科
秦智勇　复旦大学附属华山医院神经外科
邱晓光　首都医科大学附属北京天坛医院放疗科
杨云鹏　中山大学肿瘤防治中心内科
斯　璐　北京大学肿瘤医院黑色素瘤科
万经海　中国医学科学院肿瘤医院神经外科
王　涛　中国人民解放军总医院肿瘤医学部

秘书组
郭玎玎　中山大学肿瘤防治中心神经外科／神经肿瘤科

专家组成员及执笔人（以姓氏汉语拼音为序，* 为执笔人）
陈佳艺　上海交通大学医学院附属瑞金医院放疗科
陈丽昆　中山大学肿瘤防治中心内科
陈媛媛 *　中山大学肿瘤防治中心放疗科
初曙光 *　复旦大学附属华山医院影像科
郭玎玎 *　中山大学肿瘤防治中心神经外科／神经肿瘤科
李　智　广东省人民医院病理科
林　根 *　福建省肿瘤医院内科
毛丽丽 *　北京大学肿瘤医院黑色素瘤科
苗　茜　福建省肿瘤医院内科
秦智勇　复旦大学附属华山医院神经外科
邱晓光　首都医科大学附属北京天坛医院放疗科
赛　克 *　中山大学肿瘤防治中心神经外科／神经肿瘤科
斯　璐 *　北京大学肿瘤医院黑色素瘤科
王　涛 *　中国人民解放军总医院肿瘤医学部
吴敬勋 *　厦门大学附属第一医院肿瘤内科

1 中枢神经系统转移性肿瘤的 MDT 模式

诊断方法	Ⅰ级推荐	Ⅱ级推荐	Ⅲ级推荐
MDT 模式	临床 - 护理模式	临床 - 护理 - 心理 - 社会模式	
MDT 团队构成	放射科专家、病理科专家、外科专家（和原发肿瘤相关的肿瘤外科及神经外科等）、放射肿瘤学专家、神经肿瘤学专家、肿瘤内科专家、介入性疼痛专科医生、营养师、神经内科专家、临床检验人员、护理师、临终关怀护理人员	物理治疗师、职业和语言治疗师、护理师、心理专家社会工作人员、生物样本库、病案库人员	
MDT 的内容	脑转移患者均接受多模态的影像学综合评估、病理学确诊（原发灶与转移灶）、治疗模式探讨（手术、放射治疗、药物治疗及介入时机、临终关怀的时机）	主管医生认为需要 MDT 的患者（例如诊治有困难或争议）	需要特殊辅助治疗决策（例如需要手术、放疗或更换内科治疗手段）的患者需要参加某个临床试验的患者
MDT 会议频率	每周或每 2 周 1 次	每月 1 次	每 3 个月 1 次
MDT 主要组织形式	联合门诊	新型移动医疗模式，但需要注意医疗安全和患者隐私保护	

【注释】

a 强烈推荐每位脑转移患者均接受多学科团队（multidisciplinary team，MDT）诊治模式。大多数脑转移患者在就诊过程中将接触到多个专科医生，因此 MDT 将有助于医生之间的密切和定期沟通，最终为肿瘤患者制定精准有效的个体化治疗方案。

b MDT 的核心成员应包括放射科专家、病理科专家、外科专家（和原发肿瘤相关的肿瘤外科及神经外科等）、放射肿瘤学专家、神经肿瘤学专家、肿瘤内科专家、介入性疼痛专科医生、神经内科专家、营养师、临床检验人员及医护人员。

c 由于脑转移患者在诊治方面存在较高的复杂性，将涉及多个影像学方法的评估、病理学再次确诊、手术、放射治疗（放疗）、药物治疗等方面，因此每个诊治流程及措施的介入时机、交替治疗的方式、风险、治疗副作用及可能的获益及疗效等方面，需要详细与患者及家属沟通，使其充分理解及知情同意。

d 在条件允许的情况下，推荐多学科临床 - 护理 - 心理 - 社会模式，包括联合医疗服务人员，如物理治疗师及康复治疗、职业和语言治疗、护理、心理学、临终关怀护理人员、社会工作人员，以优化治疗及患者社会再适应的需要。

e 强烈鼓励患者选择参与临床试验，鼓励参与大型合作试验，以便为患者提供适当的选择。

2 中枢神经系统转移性肿瘤的影像学检查

脑转移瘤的影像评价与其他肿瘤有些不同，主要包含两个部分，一是首诊病灶检测，二是病灶治疗后反应评价[1]。2006 年前，脑转移瘤的影像评价大部分依据 CT 成像。随着 MRI 的普及应用，NCCN 指南已明确要求，把 MRI 作为脑肿瘤治疗前、后评价的首选影像检查方法，并建议进行标准化 MRI 扫描[2]。

影像检查方法及影像表现

检查方法	分层	Ⅰ级推荐	Ⅱ级推荐	Ⅲ级推荐
MRI	最低标准扫描序列（minimum standard）	平扫：2D FLAIR、2D DWI、2D 或 3D T1 注射造影剂后：2D T2、2D T1 或 3D T1		
	优化扫描序列（ideal protocol）	平扫：2D FLAIR、2D DWI、3D T1 注射造影剂后：2D T2、2D T1、PWI		
	影像表现	可单发或多发，见于幕上及幕下多种信号改变，常见为 T1 低信号、T2 高信号；DWI 常有弥散受限成分；出血见于 20% 以上转移瘤 除囊变、坏死、出血外，转移瘤组织均可见强化 强化结节伴周围水肿是转移瘤最常见 MRI 表现		
CT	扫描		无法完成头颅 MRI 检查的患者可行 CT 平扫及增强检查	
	影像表现		平扫时脑转移瘤多表现为等密度或低密度，少数为高密度灶 增强 CT 上典型脑转移瘤多强化明显，周围可见水肿	
PET	PET/CT		可检测发生脑转移的原发肿瘤及其他部位的转移	
	PET/MRI		PET/MR 一体机在脑转移中具有良好的应用前景	
	示踪剂		新显像剂 ^{68}Ga-FAPI 诊断脑转移瘤较 ^{18}F-FDG 有一定优势	
功能影像组学				如 APT、人工智能分析等功能影像组学检测

中枢神经系统转移性肿瘤

【注释】

a 总体来说，3T 磁共振优于 1.5T 磁共振，尤其在小病灶检出方面。不同磁共振扫描机的序列名称不同，但序列的本质一致。

b 最低 MRI 扫描标准中，核心是薄层扫描，建议行 3D 扫描；首选 SE 序列；DWI 由于非常有诊断价值，且扫描时间短，建议始终放在平扫序列里。优化扫描标准中，增加的 DSC 灌注扫描可能对鉴别肿瘤复发和放射性坏死有用。增强后长时间延迟扫描(60~105min)，可能对小病灶检出有利。

c 目前使用的磁共振对比剂均为钆的螯合物。不同厂家造影剂有弛豫率方面的一定差异，但不影响诊断效能。双倍或者三倍剂量可以提高病灶显示程度，但考虑到可能的钆在体内沉积和肾纤维化风险，推荐单倍剂量。注射造影剂后扫描 DSC PWI 和 T2，然后再扫描增强 T1，相当于一定程度的延迟扫描，可以使病灶显示更明显。

d 治疗后 MRI 评估：采用 2015 年发布的 RANO-BM 建议，依据 2009 年发布的 Recist1.1 标准，评估中只测量脑实质内转移病灶，基线测量时靶病灶总数最多 5 个，可测量靶病灶需要实性强化最大单径 ≥ 10mm，不包括囊和腔[3]。

e 鉴别治疗反应和肿瘤复发：CT、MRI 灌注成像有一定价值。肿瘤复发多呈现血流增加，表现为高灌注，而放疗后坏死多呈低灌注。但是一部分患者放疗后短期或免疫治疗后，病灶对治疗的反应复杂多样，病灶内部可能包含不同程度的炎症、血管反应等,也会造成灌注的异常增高或减低。目前 CT、MRI 灌注成像鉴别两者的价值尚未得到充分验证。对免疫治疗后的患者进行评估时,RANO 标准认为,治疗后 6 个月内如果显示 MRI 强化增加或者出现新强化灶,需要再等待 3 个月后复查 MRI 来验证,即以 MRI 比较病灶改变,并结合临床,决策下一步治疗方案[4]。PET 可以增加诊断信息,尤其标记氨基酸示踪剂的 PET/CT 在肿瘤复发病灶中多呈高代谢。但也存在假阳性,解读时依然需要综合考虑。

f MRI 用于评估软脑膜转移:常规增强 T1SE 序列常难以发现软脑膜转移。GRE 序列,由于血管增强效应,会导致脑沟内多发的条状或者点状高信号,即高估效应,带来假脑膜转移瘤征象。推荐采用增强后 Flair 序列,很多研究认为其在显示脑膜转移瘤方面显示出一定优势,尤其在一定时间的延迟后,更可以确认脑膜转移的有无[5]。

3 中枢神经系统转移性肿瘤的病理学诊断

3.1 肺癌脑转移 a 病理学诊断基本原则

诊断方法	Ⅰ级推荐	Ⅱ级推荐	Ⅲ级推荐
组织形态学（HE 染色）	腰椎穿刺脑脊液细胞病理学检查,发现肿瘤细胞可明确诊断; 在有明确适应证的前提下行脑活检术或病灶切除术,经组织病理明确诊断		
免疫组化检测	免疫组化检测 CK、Ki-67、TTF-1、NapsinA、P40、CK5/6、CD56、Syn、CgA 等抗体,必要时需通过黏液染色（PAS 或黏液卡红）鉴别腺、鳞癌或小细胞癌 b,ALK（D5F3）免疫组化检测（伴随诊断）c	组织标本行 PD-L1 检测 d	
分子检测	非鳞癌组织标本 EGFR 突变、ALK 融合及 ROS1 融合检测; 无组织标本或量少不能行基因检测时,可通过外周血游离 / 肿瘤 DNA（cf/ctDNA）进行 EGFR 突变检测 e	RET、KRAS、BRAF、HER2、NTRK、MET（扩增及 14 号外显子跳跃缺失突变）等基因检测; 小细胞癌的 MGMT 甲基化检测 f	肿瘤突变负荷（TMB）的 NGS 检测 g

【注释】

a 肺癌脑转移性肿瘤包括脑实质转移和脑膜转移。脑实质转移瘤最常见的发生部位为大脑半球,其次为小脑和脑干,脑膜转移较脑实质转移少见,但预后更差。不同组织学类型的肺癌脑转移发生率不同,非小细胞肺癌转移率为 10% 左右,腺癌和大细胞癌发生脑转移的概率较高,小细胞癌首次就诊时脑转移的发生率为 10%,诊疗过程中为 40%~50%,生存 2 年以上的患者脑转移达 60%~80%,是影响 SCLC 患者生存和生活质量的重要因素之一。

b 组织学分型不明确的肺癌（NSCLC）脑转移病灶,通过免疫组化检测 CK、Ki-67、TTF-1、NapsinA、P40、CK5/6、CD56、Syn、CgA 等标记抗体,必要时需通过黏液特殊染色（PAS 或黏液卡红）鉴别腺、鳞癌或小细胞癌,诊断原则遵循《WHO 胸部肿瘤分类（2021 版）》[1]。

c 采用免疫组化方法检测 ALK 时应遵循《中国非小细胞肺癌 ALK 检测临床实践专家共识（2019 版）》[2]的检测和判读原则,对转移灶中包括含腺癌成分的肿瘤组织或非腺癌的非小细胞肺癌进行检测。

d 由于绝大多数肺癌免疫治疗的前瞻性临床研究均排除了脑转移患者,目前 PD-1/PD-L1 单抗治疗肺癌脑转移的研究多为回顾性分析,显示出有一定的疗效,采用帕博利珠单抗对 PD-L1 TPS 评分 ≥ 50% 的非小细胞脑转移有抑制作用[3]。但 PD-L1 在转移癌中表达是否能够作为用药指标尚不明确,也未建立权威机构认证的伴随诊断判读标准。建议检测时采用 FDA/NMPA 认证的检测抗体和平台进行检测,并与原发灶的 PD-L1 表达水平进行对比（附表 1）。

附表 1　已获批适用于非小细胞肺癌 PD-L1 表达的检测试剂和平台

	DAKO 22C3	DAKO 28-8	罗氏 SP142	罗氏 SP263
检测平台	DAKO Autostainer Link48	DAKO Autostainer Link48	罗氏 Ventana Benchmark Ultra	罗氏 Ventana Benchmark Ultra
适用诊断	伴随诊断	补充诊断	伴随诊断	伴随 / 补充诊断 *
适用药物	帕博利珠单抗	纳武利尤单抗	阿替利珠单抗	帕博利珠单抗、度伐利尤单抗、纳武利尤单抗
判读阈值	TPS ≥ 1%	TPS ≥ 1%	TPS ≥ 50% 或 IC ≥ 10%	TPS ≥ 1%

注：*，欧盟批准用于帕博利珠单抗和度伐利尤单抗的伴随诊断，纳武利尤单抗的补充诊断，美国食品药品监督管理局（FDA）批准用于度伐利尤单抗的补充诊断；TPS（tumor proportion score），肿瘤细胞阳性比例分数，任何强度完整或部分肿瘤细胞的细胞膜染色阳性的评分；IC（immune cell）免疫细胞评分，限定于 PD-L1 阳性免疫细胞的肿瘤区域。

e 对于腺癌或含腺癌成分的其他类型肺癌，应在进行病理诊断的同时常规进行 *EGFR* 基因突变、*ALK* 和 ROS1 融合基因检测。无组织标本或量少不能行基因检测时，可通过外周血游离 / 肿瘤 DNA（cf/ctDNA）进行 *EGFR* 突变检测。必要可进行 *RET* 融合基因、*KRAS*、*BRAF V600E*、*HER2* 基因突变，*NTRK* 融合基因，*MET* 基因扩增及 *MET* 基因 14 号外显子跳跃缺失突变等分子检测。

f 目前针对小细胞癌尚无批准的靶向药物或指导治疗的标志物。替莫唑胺（temozolomide）在复发性 SCLC 中有一定的疗效，脑转移、MGMT（O6- 甲基鸟嘌呤 -DNA- 甲基转移酶）基因甲基化阳性患者可能疗效更好。可采用荧光 PCR 法检测 *MGMT* 基因甲基化水平。脑脊液标本经细胞病理学诊断后，如发现肿瘤细胞，可以应用脑脊液标本中肿瘤细胞和 / 或无细胞脑脊液上清作为基因检测的标本。

g 肿瘤突变负荷（tumor mutational burden，TMB）可能预测免疫检查点抑制剂疗效。利用 *NGS* 多基因组合估测 TMB 是临床可行的方法。在组织标本不足时，利用 ctDNA 进行 TMB 估测是潜在可行的技术手段。

3.2　乳腺癌脑转移 a 病理学诊断基本原则

诊断方法	Ⅰ级推荐	Ⅱ级推荐	Ⅲ级推荐
组织形态学（HE 染色）	腰椎穿刺脑脊液细胞病理学检查，发现肿瘤细胞可明确诊断；在有明确适应证的前提下行脑活检术或病灶切除术，经组织病理明确诊断		
免疫组化检测	乳腺癌脑转移灶组织标本应进行 ER、PR、Ki-67 b-d；HER2 免疫组化检测（伴随诊断）e	PD-L1 的免疫组化检测 f	
分子检测	荧光原位杂交 HER2 基因扩增		组织标本可行 NGS 高通量基因检测；无组织标本或量少不能行基因检测时，脑脊液循环肿瘤细胞或循环肿瘤DNA 进行 NGS 检测 g

【注释】

a 晚期乳腺癌可以发生脑转移（包括脑实质转移和脑膜转移），但不同类型乳腺癌脑转移发生率不同，通常三阴性乳腺癌、HER2 阳性乳腺癌发生脑转移风险相对较高。此外，组织学分级高（Nottingham 分级系统）、肿瘤高增殖活性、年轻、肿瘤负荷大、携带 *BRCA* 基因突变等也是脑转移发生的高危因素。脑转移好发部位大脑，其次是小脑，脑干部位最少。

b 乳腺癌的组织学分型遵循《WHO 乳腺肿瘤分类（2019 版）》原则[1]。乳腺癌脑转移形成过程中会发生基因表型的改变，与原发灶相比，乳腺癌脑转移中 *EGFR* 基因和 *HER2* 基因扩增明显增加，20% 左右的 HER2 阴性乳腺癌脑转移组织会转变成 *HER2* 扩增和 / 或突变，50% 的激素阳性乳腺癌脑转移组织会发生激素受体表达缺失，但脑转移不同部位病灶的重要基因突变几乎都是一致的，故有必要对乳腺癌脑转移病灶重新进行基因检测并与原发灶的分子分型进行对比（附表 2）。

附表 2　乳腺癌分子分型原则

乳腺癌分子分型	检测指标			
	ER	PR	HER2	Ki-67
Luminal A 型	+	+ 且高表达	–	低表达
Luminal B 型	+	– 或低表达	–	高表达
HER2 阳性型（HR 阴性）	–	–	+	任何
HER2 阳性型（HR 阳性）	+	任何	+	任何
三阴型	–	–	–	任何

c 经验证的免疫组化染色是预测内分泌治疗获益的标准检测，不建议使用其他检测方法。ER、PR 免疫组织化学检测的阳性阈值为 ≥ 1%，阳性应报告染色强度和阳性肿瘤细胞的百分比，还应注意 1%~10% 核着色的 ER 弱阳性判读。PR 免疫组化 20% 阳性作为 Luminal A 型和 Luminal B 型的临界值（附表 3）。

附表 3　内分泌指标判读标准

ER 免疫组化检测*		PR 免疫组化检测*	
阴性	<1% 细胞核着色	阴性	<1% 细胞核着色
弱阳性	1%~10% 细胞核着色	低表达	<20% 细胞核着色
阳性	>10% 细胞核着色	高表达	≥ 20% 细胞核着色

注：* 除评估阳性肿瘤细胞的百分比外，还应评估染色强度（1+，2+，3+）。

d Ki-67 阳性定义为浸润癌细胞核任何程度的棕色染色，采用 2021 年"乳腺癌 Ki-67 国际工作组评估指南"[2,3] 推荐的标准化的视觉评估法进行判读，Ki-67 临界值定义应根据各实验室具体情况，大部分中国专家认可 <15% 为低表达，>30% 为高表达。当 Ki-67 为 15%~30% 时，建议再次行病理会诊或依据其他指标进行临床决策。

e HER2 检测参考我国《乳腺癌 HER2 检测指南（2019 版）》[3]，分为 HER2 阳性、低表达和阴性三个层次，HER2 阳性为 IHC3+ 或 FISH 阳性；HER2 低表达为 IHC 1+ 或 2+ 且 FISH 阴性；HER2 阴性为 IHC 0；HER2 低表达患者可能从新型抗体偶联药物治疗中获益。

f 鉴于免疫治疗对乳腺癌患者预后的重要意义，建议采用 FDA 或 NMPA 批准的 PD-L1 试剂在规定的检测平台进行免疫组化检测，其中 SP142 抗体的 IC（Immune cell）阳性阈值为 ≥ 1%；22C3 抗体的 CPS（combined positive score）阳性阈值为 ≥ 10（附表 4）。

附表 4　乳腺癌脑转移灶 PD-L1 免疫组化检测标准

	PD-L1（22C3）	PD-L1（SP142）
抗体克隆号	DAKO 22C3	罗氏 SP142
检测平台	DAKO Autostainer Link48	罗氏 Ventana Benchmark Ultra
阳性阈值	CPS ≥ 10	IC ≥ 1%
判读要点	参与评分细胞为任何强度的完整或不完整的明确膜染色的浸润性活的肿瘤细胞和（任何强度的）胞质或胞膜染色的瘤巢内及肿瘤相关间质内淋巴细胞和巨噬细胞	参与评分免疫细胞包括淋巴细胞、巨噬细胞、树突状细胞和粒细胞，阳性细胞聚集分布或单个细胞散在分布，阳性信号为线状、点状以及完整或不完整的环状
排除计数范围	正常组织、中性粒细胞、嗜酸性粒细胞、浆细胞、坏死的肿瘤细胞、其他坏死细胞、细胞碎片、间质细胞	正常组织、坏死细胞、细胞碎片、间质细胞

注：CPS，联合阳性分数（combined positive score），结合了肿瘤细胞的 PD-L1 阳性结果和肿瘤相关免疫细胞 PD-L1 阳性结果而得出的评分；IC 免疫细胞评分（immune cell），限定于 PD-L1 阳性免疫细胞的肿瘤区域。

g 高通量基因检测对临床病理分型、预后评估和疗效预测有一定的作用,但往往针对某一特定类型起决策参考作用,对于乳腺癌脑转移的高通量基因检测数据目前尚不充分,因此并不提倡所有脑转移患者都进行高通量基因检测,应根据临床具体情况合理选择使用。

3.3 黑色素瘤脑转移[a]病理学诊断基本原则

诊断方法	Ⅰ级推荐	Ⅱ级推荐	Ⅲ级推荐
组织形态学(HE 染色)	腰椎穿刺脑脊液细胞病理学检查,发现肿瘤细胞可明确诊断 在有明确适应证的前提下行脑活检术或病灶切除术,经组织病理明确诊断 评估肿瘤浸润淋巴细胞[b]		
免疫组化检测	对于诊断不明确的病例采用免疫组化法检测黑色素细胞特征性标志物 S100、SOX10、HMB45、Melan-A、PNL2、Tyrosinase、MITF 等明确诊断[c]		PD-L1 的免疫组化检测[e]
分子检测	良、恶性无法鉴别时通过分子检测 CCND1、RREB1、MYB、MYC 和 CDKN2A 协助诊断[d]	分子检测 BRAF、NRAS、C-KIT 等基因变异协助分子分型[f]	组织标本可行 NGS 高通量基因检测; 无组织标本或量少不能行基因检测时,脑脊液循环肿瘤细胞或循环肿瘤 DNA 进行 NGS 检测[g]

【注释】

a 脑是黑色素瘤的好发转移部位,黑色素瘤脑转移的发生率为 8%~46%,约 1/3 黑色素瘤患者在治疗过程中出现脑转移,在尸检中约有 2/3 的黑色素瘤患者有脑转移。原发于头颈部或黏膜的黑色素瘤、原发病灶较厚且伴有溃疡、核分裂活跃是脑转移的高危因素,转移部位最多见于大脑(80%),其次是小脑和脑膜(15%),脑干(5%)最少见。

b 黑色素瘤的病理诊断遵循《WHO 皮肤肿瘤分类(第 4 版)》[1] 和《黑色素瘤病理诊断临床实践指南(2021 版)》[2] 规范和标准。脑转移性黑色素瘤的诊断较为困难,特别是无色素性黑色素瘤脑转移除了与低分化癌、肉瘤和淋巴瘤等多种肿瘤进行鉴别外,对于首发脑转移的黑色素瘤患者尚需与脑或硬脑膜原发性黑色素细胞病变(黑色素细胞瘤、黑色素性神经鞘瘤等)相鉴别。常用的黑色素细胞特征性标志物包括 S100、SOX10、Melan-A、HMB45、PNL2、Tyrosinase、MITF 等。其中 SOX10 和 S-100 蛋白灵敏度最高,是黑色素瘤的筛选指标,但其特异度相对较差,一般不能单独用作黑色素瘤的确定指标。Melan A、HMB45、PNL2 及 Tyrosinase 等特异度较高,进行鉴别诊断时建议同时选用上述多个标记物,以提高黑色素瘤诊断的准确性。

c 黑色素细胞增生性病变的良、恶性可通过免疫组织化检测和分子检测进一步明确。一般而言,黑色素瘤 Ki-67 指数和 cyclin D1 表达率都较高,HMB45 弥漫阳性,p16 表达缺失。荧光原位杂交法(FISH)检测 CCND1、RREB1、MYB、MYC 和 CDKN2A 作为皮肤黑色素细胞肿瘤良恶性鉴别的一种辅助手段,具有较好的灵敏度和特异度,推荐在良恶性鉴别诊断困难的病例中选择性使用。其中 RREB1 和 CCND1 基因拷贝数增加是较为敏感指标。但鉴于黑色素瘤细胞形态的多样性和组织结构的复杂性,免疫组织和 FISH 检测结果必须紧密结合临床信息和组织学特点加以正确判读。

d 肿瘤浸润淋巴细胞(tumor-infiltrating lymphocytes,TILs)是指在肿瘤细胞之间浸润、破坏肿瘤细胞巢的淋巴细胞,不包括围绕肿瘤周边的淋巴细胞。TILs 与黑色素瘤预后呈正相关,也可作为转移性黑色素瘤免疫治疗反应的预测因子。TILs 只计算淋巴细胞,其余炎症细胞一律不计算在内;淋巴细胞必须分布于肿瘤内部和 / 或直接与肿瘤细胞接触,如果仅是位于肿瘤外围的周边或者位于肿瘤内的间质中,都不能计算在内,TILs 的评估标准见附表 5。

附表 5　黑色素瘤肿瘤浸润性淋巴细胞分级标准（AJCC 标准）

分级	释义
缺如（absent）	没有淋巴细胞，或者虽有淋巴细胞，但淋巴细胞没有浸润至肿瘤中，即没有与肿瘤细胞直接接触 *
有但不活跃（non-brisk）	有一灶或多灶淋巴细胞浸润于肿瘤细胞之间
活跃（brisk）	淋巴细胞弥漫分布于肿瘤内部，或淋巴细胞弥漫浸润肿瘤内靠周边的区域

注:* 如果淋巴细胞位于肿瘤结节内，但排列在纤维束中或小血管周围，而并非浸润至肿瘤细胞之间与肿瘤细胞直接接触，也应判定为缺乏肿瘤浸润淋巴细胞。

e　尽管多种 PD-1/PD-L1 抑制剂在晚期黑色素瘤免疫治疗中表现出确切的疗效，但 PD-1/PD-L1 的表达与疗效的关系仍有争议，目前已有针对黑色素瘤原发病灶 PD-L1 22C3 和 28-8 抗体的补充诊断，但尚无获批的伴随诊断。有研究显示对于无法切除或转移性黑色素瘤患者，PD-L1 高表达（> 5%）可能是 "纳武利尤单抗" 单药治疗与 "伊匹单抗 + 纳武利尤单抗" 联合治疗疗效等同的一种标志。PD-L1 低表达可能是 "纳武利尤单抗" 单药治疗疗效逊于 "伊匹单抗 + 纳武利尤单抗" 联合治疗的一种标志[3]。但目前尚无公认的 PD-L1 抗体种类和检测平台以及阳性阈值用于黑色素瘤检测，还需要进一步积累临床实践经验。目前不建议常规使用 PD-1/PD-L1 表达来决定治疗方案。

f　鉴于黑色素瘤患者可以从靶向治疗中获益，建议所有患者治疗前都做基因检测，由于 BRAF 和 KIT 基因突变是黑色素瘤的早期遗传驱动因素，因此在复发或转移病灶中的阳性率会降低，有必要对转移病灶再次进行分子检测。目前对于黑色素瘤有多个分子分型，包括 Curtin JA 的 "肢端型、黏膜型、慢性日光损伤型和非慢性日光损伤型"[4]，以及 CGAT（Cancer Genome Atlas Network）的 "BRAF 型、RAS 型、NF1 型和三野生型"[5] 等，目前较成熟的靶点是 BRAF、C-KIT 和 NRAS，此外也包括一些少见或罕见基因变异，如 NTRK1-3 基因融合和 ALK、ROS1 基因融合等。基因检测结果与预后、分子分型和晚期治疗有关（附表 6）。

附表 6　黑色素瘤相关基因检测

	BRAF 基因	NRAS 基因	C-KIT 基因
变异类型	点突变，V600E、V600K 多见，少见 V600R/M/D/G，或其他位点 D594、L597、K601D 等	点突变，第 12、13 和 61 密码子	点突变 / 缺失，第 11、13 外显子常见，第 9、17、18 外显子少见
临床特征	皮肤黑色素瘤中最常见（40%~ 60%），年轻患者多见，浅表播散或结节型黑色素瘤多见，预后更差，且易发生脑转移	15%~30% 的皮肤黑色素瘤发生 NRAS 突变，预后差	突变率约为 10.8%，肢端型和黏膜型黑色素瘤中多见，预后差
敏感药物	BRAF 和 MEK 抑制剂	MEK 抑制剂部分有效	伊马替尼
检测方法	免疫组化 *、Sanger 测序、NGS 等	荧光定量 PCR、Sanger 测序、NGS 等	荧光定量 PCR、Sanger 测序、NGS 等

注:* 只适用于 BRAF V600E 突变。

g　有和 / 或无肿瘤细胞的脑脊液标本以及转移灶组织学标本可进行循环肿瘤细胞（CTC）、循环肿瘤 DNA（ctDNA）和二代测序（NGS）高通量分子检测。

3.4　胃肠道癌脑转移 ª 病理学诊断基本原则

诊断方法	Ⅰ级推荐	Ⅱ级推荐	Ⅲ级推荐
组织形态学（HE 染色）	腰椎穿刺脑脊液细胞病理学检查，发现肿瘤细胞可明确诊断 在有明确适应证的前提下行脑活检术或病灶切除术，经组织病理明确诊断		

续表

诊断方法	Ⅰ级推荐	Ⅱ级推荐	Ⅲ级推荐
免疫组化检测	组织标本行 MLH1、MSH2、MSH6 和 PMS2 免疫组化检测 b 胃癌转移标本行 HER2 免疫组化检测（伴随诊断）c	PD-L1 免疫组化检测 e	结直肠癌 HER2 检测 g
分子检测	分子检测 MSI d	分子检测 KRAS、NRAS、BRAF 等基因变异 胃癌转移标本行原位杂交 EBERs 检测 f	NTRK 基因变异 组织标本可行 NGS 高通量基因检测 无组织标本或量少不能行基因检测时，脑脊液循环肿瘤细胞或循环肿瘤 DNA 进行 NGS 检测 h

【注释】

a 胃肠道癌脑转移包括脑实质转移和脑膜转移，脑实质转移常见的部位依次是大脑半球、小脑、脑干；软脑膜转移比较少见但预后更差。

b 胃肠道癌脑转移病理组织学诊断遵循《WHO 消化系统肿瘤分类 2019 版》[1] 分型和分级原则，并通过免疫组化方法检测 4 个常见 MMR 蛋白（MLH1、MSH2、MSH6 和 PMS2）的表达，阳性表达定位于细胞核。任何 1 个蛋白表达缺失为 dMMR（错配修复功能缺陷），所有 4 个蛋白表达均阳性为 pMMR（错配修复功能完整）。

c 胃腺癌和胃食管交界腺癌 HER2 的表达检测遵循《胃癌 HER2 检测指南（2016 版）》[2] 的检测和判读标准，采用免疫组化法和荧光原位杂交法检测。

d 分子检测微卫星不稳定（MSI）推荐检测 5 个（2B3D）微卫星位点（BAT25、BAT26、D5S346、D2S123 和 D17S250）。判断标准为三级：所有 5 个位点均稳定为 MSS（微卫星稳定），1 个位点不稳定为 MSI-L（微卫星低度不稳定），2 个及 2 个以上位点不稳定为 MSI-H（微卫星高度不稳定）。MSI 多由 MMR 基因突变及功能缺失导致，也可以通过检测 MMR 蛋白缺失来反映 MSI 状态，但两者并非完全一致。研究表明中国人群采用 2B3D 微卫星位点的检测方案比其他检测方案的检出率更高[4]。

e 作为 PD-1/PD-L1 免疫检查点抑制剂药物的疗效预测标志，胃腺癌、胃食管交界性腺癌和食管鳞状细胞癌已经有 FDA/NMPA 批准的 PD-L1 免疫组化伴随诊断检测标准和阳性阈值，但对于结直肠癌，目前尚无经权威机构认证的伴随诊断标准，但可通过补充诊断（非必需检测）预测药物的疗效，但应注意不同的样本类型和肿瘤部位（原发癌与转移癌）会存在一定的差异性，附表 7 显示了目前用于胃肠道癌 PD-L1 免疫组化检测的基本情况。

附表 7　PD-L1 免疫组化检测在胃肠道癌的适用情况

肿瘤类型	批准类型	适用药物	检测抗体	检测平台	判读方法和阈值
胃腺癌	伴随诊断	Pembrolizumab	DAKO 22C3	均 为 DAKO Autostainer Link48 平台，EnVision Flex 检测系统	CPS ≥ 1
胃食管交界性腺癌	伴随诊断	Pembrolizumab	DAKO 22C3		CPS ≥ 1
食管鳞状细胞癌	伴随诊断	Pembrolizumab	DAKO 22C3		CPS ≥ 10
结直肠癌	补充诊断	Nivolumab	DAKO 28-8		TPS 或 CPS* 1%、5%、50%
MSI-H 或 dMMR 肿瘤	补充诊断	Pembrolizumab	DAKO 22C3		TPS 或 CPS* 1%、50%

注：CPS，联合阳性分数（combined positive score），结合了肿瘤细胞的 PD-L1 阳性结果和肿瘤相关免疫细胞 PD-L1 阳性结果而得出的评分；TPS，肿瘤细胞阳性比例分数（tumor proportion score），任何强度完整或部分肿瘤细胞细胞膜染色阳性的评分；*：临床研究中的判读方法和阳性阈值。

f 分子检测 RAS 和 BRAF 基因突变主要针对 KRAS 和 NRAS 基因的第 2、3、4 号外显子及 BRAF 基因的 V600E，采用组织标本通过 DNA 直接测序法、ARMS 法或 NGS 方法检测。由于一些靶向罕见基因变异药物的问世，罕见的 NTRK 基因融合也可通过 FISH 或 NGS 方法进行检测，但不作为常规检测指标。另外，鉴于 EBV 阳性的胃癌对部分免疫检查点抑制剂有效[5],应采用原位杂交法(ISH)对胃癌进行 EBERs 检测。

g 结直肠癌的 HER2 免疫组化检测结果仅来自于个别临床研究,尚未建立经过权威机构认证的伴随诊断的判读标准。研究中定义"结直肠癌免疫组织化学检测 HER2 阳性为大于 50% 的肿瘤细胞呈现 3+ 阳性(细胞膜的基底、侧边或侧边或整个胞膜呈强阳性着色);HER2 评分为 2+ 的患者应通过 FISH 检测进一步明确 HER2 状态,HER2 基因扩增的阳性定义为大于 50% 的肿瘤细胞 HER2/CEP17 比值 ≥ 2.0[3]",但尚需要在临床实践中积累更多的数据证实。

h 脑脊液样本的 CTC、ctDNA 或 NGS 液体活检可用于无法进行组织活检胃肠道癌晚期脑转移患者。

4 中枢神经系统转移性肿瘤的脑脊液及血清学检查

诊断方法	Ⅰ级推荐	Ⅱ级推荐	Ⅲ级推荐
肺癌	脑脊液及血清学的癌胚抗原(carcinoembryonic antigen,CEA)、细胞角蛋白片段 19(cytokeratin fragment,CYFRA21-1)、鳞状上皮细胞癌抗原(squamous cell carcinoma antigen,SCC)、神经元特异性烯醇化酶(neuron-specific enolase,NSE)、ctDNA 检测脑脊液中查找脱落肿瘤细胞[1-8]	促胃泌素释放肽前体(progastri-nrelea sing peptide,ProGRP)、肌酸激酶 BB(creatine kinaseBB,CK-BB)、嗜铬蛋白 A(chromograninA,CgA)等	
乳腺癌	脑脊液及血清学的 CEA、CA153、CA125 等脑脊液中查找脱落肿瘤细胞	ctDNA 检测等[9,10]	
消化道肿瘤	脑脊液及血清学的 CEA、CA199、CA724 等脑脊液中查找脱落肿瘤细胞	ctDNA 检测等	
黑色素瘤	脑脊液中查找脱落肿瘤细胞	NSE、ctDNA 检测等	

【注释】

腰椎穿刺及脑脊液检查对于脑转移患者的治疗前诊断、治疗期间的肿瘤标记物及脱落细胞学的监测、治疗上(如脑室及脑膜系统播散的患者进行鞘内注射化疗)有一定作用。

腰椎穿刺的检查行脑脊液压力检测,收集脑脊液并完善脑脊液常规、生化及细胞学病理诊断检查脑转移尤其是软脑膜转移的患者可出现脑脊液压力增高、蛋白含量增高,如细胞学检查见癌细胞可明确诊断。

颅内压升高、有可疑脑疝的患者须避免进行腰椎穿刺术。

5 中枢神经系统转移性肿瘤的手术治疗

	Ⅰ级推荐	Ⅱ级推荐	Ⅲ级推荐
a. 手术目的	获取组织学诊断及分子诊断;缓解颅内压,降低脑疝风险;提高局控率		
b. 手术适应证	其他部位无法取得组织的脑转移瘤;脑内病灶影像学表现不典型;脑转移瘤导致颅内压增高,有脑疝倾向[1-3]		
c. 手术禁忌证	颅内压增高不明显,且对放疗及化疗等非手术治疗高度敏感的脑转移瘤;不能耐受手术	手术风险大,术后严重降低脑转移瘤患者生活质量	患者预期寿命短,脑转移瘤术后无有效辅助治疗手段
手术定位	CT 或 MRI 影像学资料、神经导航	术中超声[4]术中荧光技术	
切除方式	整块切除(En bloc)[5,6]		
脑功能保护		术中电生理监测清醒开颅手术[7]	

【注释】

a 手术目的:①对于原发灶及其他部位转移灶无法取得组织的情况下,通过活检或切取脑转移灶,取得病理诊断及分子诊断,指导治疗;②对于同期发现或既往癌症病史患者,脑内病灶影像学表现与脑转移不相符或不典型,通过活检或切取脑内病灶,取得病变组织,明确诊断;③在化疗、靶向治疗或免疫治疗过程中,颅外病灶治疗有效,而脑转移病灶进展,通过活检或切取脑转移灶,进行分子特征分析,指导治疗;④对于颅内压明显增高,保守治疗无效,有脑疝倾向的脑转移瘤,通过切除脑转移病灶,迅速降低颅内压,延长寿命,改善生活质量,为其他治疗争取时间;⑤通过手术与术后辅助放疗和/或辅助化疗,提高脑转移瘤的局控率。

b 手术适应证

(1) 立体定向活检术:适用于原发灶及其他部位转移灶无法取得组织,或需要对脑转移灶进行分子诊断,用于指导治疗。包括:①脑转移灶位置深在,占位效应不明显;②脑转移瘤占位效应虽然较明显,但预估原发肿瘤病理类型对放化疗高度敏感,明确病理诊断后行后续治疗,转移灶有快速缩小的可能。

(2) 切除术:适用于局部占位效应明显的转移瘤。包括①对放化疗非高度敏感的单个脑转移病灶;或虽为多个转移灶,但位置邻近;②虽对放化疗高度敏感,但预估非手术治疗无法快速起效,治疗过程中有脑疝倾向的脑转移瘤;③脑转移灶手术可及,预估手术切除不会显著降低患者生活质量;④脑转移瘤卒中,颅内压明显增高,保守治疗效果欠佳。

(3) 脑室外引流及脑室-腹腔分流术:①脑转移瘤造成梗阻性脑积水,颅内压增高,且无法通过手术切除转移瘤改善。此种情况下,对于放化疗高度敏感的脑转移瘤可采用行脑室外引流或脑室-腹腔分流术;对于放化疗非高度敏感的转移瘤建议采用脑室-腹腔分流术;②脑膜转移造成交通性脑积水,导致弥漫性颅内压增高者,建议行脑室-腹腔分流术。

c 手术禁忌证:①病情稳定,颅内压增高不明显,且对放疗及化疗等非手术治疗高度敏感的脑转移瘤;②全身情况差。心、肝、肺、肾、凝血功能不良,无法耐受麻醉,以及存在其他神经外科手术禁忌;③位于脑干、丘脑基底核区等深部脑组织,预估术后并发症发生率较大,严重降低脑转移瘤患者生活质量;④患者预期寿命短,脑转移瘤术后无有效辅助治疗手段。

d 手术方法

(1) 病变定位技术:可根据 CT 或 MRI 影像学资料、神经导航、术中超声以及黄荧光技术对脑转移瘤进行解剖定位。

(2) 脑功能保护:术中电生理监测及清醒开颅手术等措施能够最大限度避免手术造成的脑功能损害,对功能区脑转移瘤的切除具有重要价值。

(3) 手术入路:选取距离短,脑功能影响小的路径进入。①经颅内自然间隙进入,可通过分离脑沟、侧裂、纵裂、小脑幕下、额底及颞底等自然间隙到达脑转移瘤进行切除;②经皮层入路,对位于非功能区,位置表浅的脑转移瘤,可切除肿瘤表面薄层脑组织,暴露肿瘤组织。对于位于功能区的脑转移瘤,应根据术前功能磁共振(如 DTI 及 BOLD 等)、术中电生理监测(如中央沟定位等)及术中电刺激等方式确定功能区的位置,入路设计时,选择避开功能区的最短路径进行切除。

(4) 无瘤原则。脑转移瘤切除过程中,应遵循无瘤原则。①连续整块切除:对于体积较小的脑转移瘤,应充分暴露肿瘤主体,沿肿瘤周边水肿带完整切除,避免分块切除。对位于功能区的转移瘤,应紧贴肿瘤边界切除。对位于非功能区的转移瘤,可适当扩大范围切除。②不接触的隔离技术(no-touch isolation technique):脑转移瘤切除过程中,应使用棉片保护脑组织,充分与肿瘤组织隔离。对于需要分块切除、体积较大脑转移瘤,分块切除过程中尽量不使用超声吸引及大量液体冲洗,避免医源性肿瘤扩散种植。分块切除脑肿瘤后,更换吸引器头、双极电凝、镊子等手术器械以及覆盖术野之棉片。

(5) 原位复发脑转移瘤的再次手术。对于原位复发的脑转移瘤,应分析复发的原因及复发的时间间隔;评估患者全身情况、可否行非手术治疗、再次手术后是否有相应辅助治疗手段,以及再次手术的风险与获益,再行决定。

6 中枢神经系统转移性肿瘤的放射治疗

	分层 1	分层 2	分层 3	分层 4	I 级推荐	II 级推荐	III 级推荐
脑转移瘤	预期寿命 ≥ 3 个月	单发	>3~4cm	易切除	WBRT+ 手术[1-6]（1A 类）		手术 +SRS/ 瘤床推量[7-22]（2B 类）
				不易切除			WBRT[23-25]（2B 类）
			≤ 3~4cm	易切除	SRS[4,26]（1A 类）/WBRT+ SRS[27,28]（1A 类）/ WBRT+ 手术[1-6]（1A 类）		
				未手术 / 术后残留	WBRT+SRS[27,28]（1A 类）/SRS[4,26]（1A 类）		
		多发	所有病灶均 ≤ 3~4cm		SRS[4,26]（1A 类）/WBRT+ SRS[27,28]（1A 类）/ WBRT[23,24]（2A 类）		手术 +WBRT[29]/WBRT[23,24]（2B 类）
	预期寿命 <3 个月	无论单发多发					姑息治疗[23,24]（2B 类）/ 姑息治疗 +WBRT[23,24]（2B 类）

注：WBRT，whole brain radiotherapy 全脑放疗；SRS，stereotactic radiosurgery 立体定向放射治疗。

【注释】

立体定向放射治疗（stereotactic radiotherapy，SRT）：脑转移的 SRT 治疗主要包括立体定向放射外科（stereotactic radiosurgery，SRS）、分次立体定向放射治疗（fractionated stereotactic radiotherapy，FSRT）和大分割立体定向放射治疗（hypofractionated stereotactic radiotherapy，HSRT）。数十年来，WBRT 广泛应用于脑转移瘤患者的治疗，但会给他们造成不同程度的认知功能损害[30]。基于此，医生们的观念在过去十年发生了很大的改变：对 1~4 个新诊断且一般情况良好的脑转移瘤患者，SRS 比 WBRT 更有优势，在 OS 无明显差异的情况下，不增加患者的神经认知毒性[31,32]。SRS 给予脑转移病灶精准及高剂量的照射，对周围正常组织的伤害极小[33]，所以局限性脑转移瘤首选 SRS[34,35]。目前，SRS 的主要适应证[35]：①单发直径 4~5cm 以下的转移瘤（小细胞肺癌除外）的初始治疗；②≤ 4 个转移灶的初始治疗；③ WBRT 失败后的挽救治疗；④颅内转移灶切除术后的辅助治疗；⑤既往接受 SRS 治疗的患者疗效持续时间超过 6 个月，且影像学认为肿瘤复发而不是坏死，可再次考虑 SRS；⑥局限的脑膜转移灶 WBRT 基础上的局部加量治疗；⑦多发性脑转移（均小于 3~4cm）且预后良好（预期生存期 ≥ 3 个月）的特定患者[31]。虽然有两项研究将适用于 SRS 的脑转移瘤病灶个数扩大到 ≤ 10 个[36]，甚至 ≤ 15 个[33]，但也有学者建议不应仅以脑转移瘤数量来决定使用 SRS 或者 WBRT，而根据脑转移瘤的总累积体积 >12cm^3 或 13cm^3 时作为参考标准[37,38]。

术后 WBRT 可提高颅内局部控制率，总生存率与 SRS 无明显差别。但在保护认知功能方面，术后 SRS 优于 WBRT[39,40]。手术会影响术后瘤床靶区勾画的准确性，所以术后 SRS 更容易局部失败、软脑膜播散和放射性坏死。为了避免这些影响，术前 SRS 也开始被探索与手术联合治疗脑转移。但目前尚处于研究阶段，需要更多、更高质量的研究来证实其疗效。

单次 SRS 不能治疗直径 >2cm 的脑转移瘤[41,42]，通常会选择 FSRT[34]。FSRT 常规分割 2~5 次，主要适应证：①脑转移灶较大（直径 >2cm）；②既往 SRS 后复发的患者；③术后肿瘤残留的患者；④病灶毗邻重要结构的患者[43]。根据肿瘤体积推荐 15~24Gy 的最大边际剂量[33,36,44,45]，推荐的分割方案包括 16~20Gy/1F、27Gy/3F、30Gy/5F[34]。

中枢神经系统转移性肿瘤

6.1 脑转移瘤全脑放疗

	分层		I 级推荐	II 级推荐	III 级推荐
SRS 和手术不可行或不适用的脑转移瘤	KPS ≥ 60%	预期寿命<4 个月	HA-WBRT：30Gy/10F（首选）（2A）或 37.5Gy/15F	WBRT：30Gy/10F（首选）（2A）或 37.5Gy/15F	
		预期寿命≥ 4 个月	HA-WBRT+ 美金刚辅助治疗 6 个月 HA-WBRT：30Gy/10F（首选）（2A）或 37.5Gy/15F		
	KPS<60%	伴颅内症状	WBRT：20Gy/5F		
		无颅内症状	系统性全身治疗或最佳支持治疗		

注：除非特殊标注，上述证据类别均为 1 类；SRS，立体定向放射外科；WBRT，全脑放疗；HA-WBRT，海马回避全脑放疗。

【注释】

过去，全脑放疗（WBRT）是脑转移瘤的主要治疗方法。近几十年里，越来越多的证据显示在局限性、预后良好的脑转移瘤中，SRS 相比 WBRT 对认知功能具有更好的保护作用，WBRT 的适用范围逐渐缩小。WBRT 在脑转移瘤中的主要适应证是在 SRS 和手术不可行或不适用的情况下使用（如多发脑转移瘤）。WBRT 的标准剂量是 30Gy/10F 或 37.5Gy/15F。NCCTG N107C III 期临床试验事后分析结果显示：长疗程 WBRT（37.5Gy/15F）对比短疗程（30Gy/10F）未能降低认知损伤风险、提高肿瘤控制率、延长生存时间。相反，随着 WBRT 时程延长，发生不良事件的机会增加。对于接受 WBRT 的脑转移患者，30Gy/10F 仍然是当前首选的放疗分割方案[46]。当患者一般情况欠佳，预后较差，无法耐受标准剂量，也可考虑大分割短疗程放疗（20Gy/5F）用于缓解症状[47]。WBRT 可治疗已知和肉眼看不见的病灶，但全脑受照，预后较好的患者会出现明显的认知功能恶化、听力损伤等晚期毒性[48-50]。考虑到 WBRT 对认知功能损伤等影响，开展了包括延迟 WBRT、神经功能保护剂、海马解剖回避策略保护脑转移瘤患者认知功能的一系列研究。

一项 III 期临床试验评估手术或 SRS 局部治疗后辅助 WBRT 在恶性黑色素瘤脑转移患者中减少新转移灶方面的价值[30]。215 例黑色素瘤患者具有 1~3 个脑转移病灶，手术或 SRS 局部治疗后随机接受 WBRT 或观察。虽然 WBRT 组的局部复发率较低（20.0% vs 33.6%，P=0.03），但 WBRT 组和观察组 12 个月颅内新病灶发生率（42% vs 50.5%，OR 0.71；95% CI 0.41~1.23；P=0.22）、1 年 OS（52.0% vs 57.9%，P=0.39）均无显著差异。而 WBRT 组患者头 2~4 个月内 1~2 级毒性反应，如厌食、恶心、脱发、皮炎、乏力、疼痛等更为常见。III 期随机对照临床试验 EORTC 22952 评估辅助 WBRT（30Gy/10F）是否延长脑转移瘤患者术后或 SRS 后功能独立性的持续时间[4]。结果显示对比观察组（n=180），辅助 WBRT 组（n=179）具有较好的颅内控制率和较少的颅内进展相关死亡事件，但辅助 WBRT 未能改善认知功能独立的持续时间和总生存期。EORTC 22952 临床试验的二次分析，颅外疾病控制良好和 GPA 预后评分良好（2.5~4 分）患者的亚组也显示相同的结果[51]。此外，多个随机对照研究评估了 SRS 联合 WBRT 的疗效[4,26,27,44,48]。2018 年 Cochrane 对既往随机对照临床试验进行 meta 分析，结果显示 SRS 联合 WBRT 改善了颅内局控，减少颅内新发病灶，但未能改善总生存期，而且与单独接受 SRS 的患者相比，接受 SRS+WBRT 的患者学习和记忆功能下降的可能性更大[50]。总之，对于接受手术或 SRS 治疗的脑转移瘤患者，联合 WBRT 增加认知功能和生活质量毒性，且缺乏 OS 获益。推荐 1~3 个脑转移瘤的患者首选手术或 SRS 治疗，延迟 WBRT。

美金刚是一个经 FDA 批准用于治疗阿尔茨海默病和脑血管性痴呆的药物。辐射致脑损伤的机制与血管性痴呆所见的小血管疾病相似。RTOG 0614 评估接受 WBRT 的脑转移瘤患者（n=554），同期及辅助美金刚对比安慰剂对认知功能的保护作用，结果显示美金刚推迟了接受 WBRT 患者出现认知功能损伤的时间（HR 0.78，95% CI 0.62~0.99；P=0.01），美金刚组和安慰剂组 24 周认知功能损伤发生率分别为 54% 和 65%[52]。对比安慰剂，美金刚组 8 周和 16 周执行能力、24 周反应速度和延迟识别的结果更好。而且美金刚耐受性良好，毒性反应发生率、治疗依从性与安慰剂相似。但即使使用美金刚，50% 的患者仍然在 6 个月内发生明显的认知损伤。RTOG-0933 单臂 II 期临床试验，通过历史对照评估海马解剖回避策略对认知功能的保护作用（n=113），该研究认为海马解剖回避，减少海马神经干细胞受照剂量，HVLT-R DR 从基线到 4 个月平均下降 7.0%，显著低于历史水平（WBRT：30%）（P<0.001），表明回避海马区域的 WBRT（HA-WBRT）可有效保护记忆力[53]。2015 年

至 2018 年间,中国台湾地区开展了一项单盲 II 期随机对照临床试验,评估 HA-WBRT 对神经认知功能的保护作用,共招募受试者 65 例,随机分配到 HA-WBRT 组（n=33）和 WBRT 组（n=32）。相比 WBRT 组,HA-WBRT 组的 6 个月 HVLT-R 回忆总分变化具有获益趋势（P=0.079）,HA-WBRT 组 HVLT-R 识别指数（P=0.019）和记忆得分（P=0.020）的变化显著优于 WBRT 组。两组患者的颅内无进展生存和总生存率无显著差异。HA-WBRT 患者在记忆方面表现更好,而在语言流利性和执行功能方面无显著改善[14]同时期的另一项研究,NRG-CC001 III 期临床试验评估了 WBRT 联合美金刚 ± 海马保护对认知功能的影响[54]。HA-WBRT+ 美金刚组与 WBRT+ 美金刚组相比,认知功能损伤风险显著降低（HR:0.74；95% CI,0.58~0.95；P=0.02）,获益于 4 个月执行能力恶化发生率降低（23.3% vs 40.4%；P=0.01）,6 个月时学习（11.5% vs 24.7%,P=0.049）及记忆功能（16.4% vs 33.3%,P=0.02）减退减少。HA-WBRT+ 美金刚组患者报告相关症状如乏力、语言障碍等明显减少。两组总生存、无疾病进展生存及毒性反应无显著差异。因此,对于预期寿命 >4 个月,且海马或邻近区域不受累的患者,推荐 WBRT 时回避海马区照射,放疗开始后的 6 个月可考虑联合美金刚以减少晚期认知功能衰退。HA-WBRT 的海马区剂量限制目前尚无统一标准,可以参考 NRG-CC001 临床试验,双侧海马 $D_{100\%}$ ≤ 9Gy,双侧海马 D_{max} ≤ 16Gy[55]。美金刚在放疗同时及放疗结束后继续使用,共 6 个月。短效疗法:第 1 周,5mg,每日 1 次,晨服;第 2 周,5mg,每日 2 次,早晚各 1 次;第 3 周,晨服 10mg,晚服 5mg,每日 2 次;第 4~24 周,10mg,每日 2 次,早晚各 1 次。长效疗法:第 1 周,7mg,每日 1 次;第 2 周,14mg,每日 1 次;第 3 周,21mg,每日 1 次;第 4~24 周,28mg,每日 1 次。对于预后不良的患者,最佳的脑转移瘤治疗策略是高度个体化治疗,包括最佳支持治疗、WBRT、SRS,鼓励符合条件的患者参加药物临床试验。2016 年 QUARTZ 非劣效、随机对照 III 期临床试验,纳入非小细胞肺癌（NSCLC）脑转移瘤的患者,因年龄、一般情况、广泛的全身疾病而不适合手术或 SRS,对比 WBRT（n=269）与最佳支持治疗（n=269）,结果显示两组患者总生存（HR:1.06,95% CI 0.90~1.26）、生活质量（平均 QALYs 差值为 4.7d,90% CI 12.7~3.3）以及地塞米松的用量无显著差异,表明这一人群从 WBRT 中获益微乎其微[47]。推荐一般情况差,无法耐受标准剂量 WBRT 的患者首选最佳支持治疗,WBRT 仅用于对症支持治疗。

未来临床试验的神经认知功能客观评价测试量表可包括 Hopkins Verbal Learning Tests（HVLT）、Controlled Oral Word Association Test（COWAT）、Grooved Pegboard test、Trail Making Tests Parts A 和 Trail Making Tests B[43]。

6.2 脑膜转移瘤放疗

分层	I 级推荐	II 级推荐	III 级推荐
I/IIA 型			WBRT 可选 同时伴脑实质转移瘤患者,推荐 WBRT
I/IIB 型			局部放疗可选
I/IIC 型			局部放疗或 / 和 WBRT 可选 同时伴脑实质转移瘤患者,推荐 WBRT,或局部联合 WBRT

注:除非特殊标注,上述证据类别均为 3 类。

【注释】

a 上述建议仅用于解决实体瘤来源的脑膜转移瘤,不包括颅内原发肿瘤、淋巴瘤、白血病来源的脑膜转移瘤。

b 目前,尚无随机临床试验评估放疗在脑膜转移瘤中的疗效和耐受性。局部分次放疗（如累及野放疗）、立体定向放疗或立体定向放射外科,可用于治疗结节性病灶和大脑 / 脊髓有症状的部位。在特殊情况下,即使没有相应的 MRI 表现,在排除其他原因后,也可以对马尾神经综合征或颅神经麻痹的患者进行局部放疗。存在颅神经病变的情况下,放疗靶区应包括颅底、椎间池和第一、二颈椎。马尾神经综合征的靶区应包括腰骶椎[56]。累及野放疗剂量可参考前瞻性 II 期临床试验:颅脑及腰椎以上病灶给予 40Gy/20F,第一腰椎及以下病灶给予 40Gy/20F 或 50Gy/20F[57,58]。

c 尽管,在脑膜转移瘤患者的回顾性研究中没有观察到 WBRT 与生存的相关性[59]。有症状的广泛结节性或线样改变脑膜转移瘤或同时存在脑实质转移的患者可考虑 WBRT 对症治疗,剂量参考本指南全脑放疗部分。

d I D 型脑膜转移瘤患者目前不推荐放疗。

e 由于放疗导致的骨髓毒性、肠炎、黏膜炎以及同时存在全身多发转移等因素,成人实体瘤脑膜转移很少选择全脑全脊髓放疗。如特殊情况下必须使用该治疗方案,应避免全脑全脊髓放疗与全身治疗或鞘内化疗同时进行,以避免严重的毒性反应。

LM 诊断 标准		分型	细胞学	MRI	明确诊断	很可能 a	可能 a
Ⅰ型	细胞学 或 活检确诊	Ⅰ A	(+)	线性	是	NA	NA
		Ⅰ B	(+)	结节型	是	NA	NA
		Ⅰ C	(+)	线性 + 结节型	是	NA	NA
		Ⅰ D	(+)	正常	是	NA	NA
Ⅱ型	临床 或 影像学诊断	Ⅱ A	(-) 或 可疑	线性	NA	典型临床表现	无典型临床表现
		Ⅱ B	(-) 或 可疑	结节型	NA	典型临床表现	无典型临床表现
		Ⅱ C	(-) 或 可疑	线性 + 结节型	NA	典型临床表现	无典型临床表现
		Ⅱ D	(-) 或 可疑	正常	NA	NA	典型临床表现

ª 必须有肿瘤病史

f 未来临床试验中可进一步探索放射性同位素或放射性标记的单克隆抗体鞘内治疗的作用。

6.3 脑转移瘤放疗结合靶向治疗

内容	Ⅰ级推荐	Ⅱ级推荐	Ⅲ级推荐
RT 联合靶向治疗	–	–	推荐明确分子突变状态，在选择合适的靶向药物基础上联合 RT
联合时序	–	–	推荐早期联合 RT； 对于颅外无转移患者,RT 方式优选 SRS 或 SRT

【注释】

越来越多的临床研究显示,靶向药物能够部分透过血脑屏障,颅内治疗有效[60,61]。对于不同原发来源的脑转移瘤,根据分子突变情况选择合适的靶向治疗药物能够改善脑转移瘤的局部控制和预后[62]。

临床前研究认为放疗与靶向药物具有协同抗肿瘤作用,但目前临床研究数据并不完全一致,尚缺乏高质量证据得出明确结论[63,64]。一系列回顾性及Ⅱ期临床研究[65-67]均提示放疗联合表皮生长因子受体酪氨酸激酶抑制剂（EGFR-TKIs）能提高 EGFR 突变型 NSCLC-BM 患者的疗效。264 例接受伽马刀的 NSCLC-BM 患者,EGFR 突变型和野生型 2 年局控分别为 75.0% 和 24.5%,EGFR 突变型的颅内反应率是野生型的 3 倍,放疗联合 TKI 是 OS 的重要预测因素[65]。纳入 24 项研究 2 810 例脑转移患者的 Meta 分析[68]也提示,RT+EGFR-TKIs 具有更高的 ORR、DCR 以及更长的 iPFS 和 OS。然而,RTOG 0320 认为放疗联合替莫唑胺或厄罗替尼并没有改善生存,但该研究并未明确入组患者的 EGFR 突变状态,无法得出有效结论[69]。一项Ⅲ期随机研究中 EGFR 突变的患者亚组,WBRT 联合 TKIs 组的 iPFS（14.6 个月 vs 12.8 个月；$P=0.164$）、PFS（8.8 vs 6.4 个月；$P=0.702$）和 OS（17.5 个月 vs 16.9 个月；$P=0.221$）均优于 WBRT 组,优势没有统计学意义[70]。但该研究 EGFR 突变的亚组是入组后分析,并未进行有计划随机。对于明确 EGFR 突变状态的患者,联合治疗的优势似乎更明显。一项研究筛选了 1 384 例 NSCLC-BM 患者,在 141 例发现 EGFR 突变患者中,WBRT+TKIs 组和单用 TKIs 组的中位 OS 分别为 14.3 个月和 2.3 个月，1 年 OS 分别为 81.9% 和 59.6%（P=0.002）[71]。来自 6 个中心的 351 例 EGFR 突变的 NSCLC-BM 患者[72]，分别接受先 SRS 后 EGFR-TKI（n=100），先 WBRT 后 EGFR-TKI（n=120），或者先 EGFR-TKI 进展后再行 SRS/WBRT（n=131）；3 组的中位 OS 分别为 46，30 和 25 个月（P <0.001），多因素分析发现 EGFR 第 19 号外显子突变，和颅外无转移与良好预后明显相关。该研究提示对于 *EGFR* 突变的脑转移患者早期使用 SRS 联合 TKI 能带来更大的生存获益，分子突变状态和有无颅外转移对于预后的影响最大。

对于其他瘤种，放疗与靶向的联合也显示出良好的生存优势和安全性，但仍需前瞻性的 III 期研究提供高级别证据。一项涉及 80 例黑色素瘤脑转移（MBMs）患者的前瞻性研究[73]表明，SRS 联合 BRAF 抑制剂治疗 BARF 突变患者能够明显改善 OS。另一项研究回顾 182 例恶黑脑转移患者接受 GKRS 联合靶向或免疫治疗，生存及远程控制明显受益，安全性也可耐受[74]。Kim 等[75]入组了 84 例乳腺癌脑转移患者同样发现，拉帕替尼同步 SRS 组较单用 SRS 组 CR 率更高（35% vs 11%，P=0.008）且并不增加 2 级以上放射性脑坏死的发生（1.0% vs 3.5%，P=0.27），拉帕替尼组对颅内进展并没有改善（48% vs 49%，P=0.91）。但在接受 WBRT 的乳腺癌 BM 患者中[76,77]，拉帕替尼的应答率仅为 18%~38%。

靶向治疗联合颅脑放疗是否可获益、最佳联合时序，仍存在争议，可能与入组人群选择、治疗方案不同有关，建议结合基因表达状态、组织学和临床数据（尤其是体能状态评分、其他颅外转移病灶情况和脑转移数目等）区分获益人群，并选择合适时机进行联合治疗。基于现有证据，对于驱动基因阴性的患者，暂不考虑联合靶向治疗，可参照上述脑转移瘤放疗指南选择最佳治疗方式；而驱动基因阳性的患者推荐在靶向治疗的基础上尽早联合颅脑放疗，尤其是颅外无转移的患者推荐采用 SRS 或 SRT。脑转移瘤体积越小时，采用 SRS 能获得更好的局部控制和对周围脑组织较小的损伤。

6.4 脑转移瘤放疗结合免疫治疗

内容	I 级推荐	II 级推荐	III 级推荐
ICIs+RT	–	–	推荐 RT 联合 ICIs，RT 方式以 SRS 为主
联合时机	–	–	推荐 SRS 治疗前后 1 月或 3 个月内同步联合 ICIs
毒性	–	–	RT 联用 ICIs 安全性可，并不增加 RN 等放疗相关毒性

【注释】

免疫检查点抑制剂（immune checkpoint inhibitors，ICIs）给肺癌、恶性黑色素瘤等实体瘤带来了革命性改变。尽管缺乏明确的药代 / 效动力学试验，仍有研究表明 ICIs 具有潜在的颅内活性。越来越多的研究认为，ICIs 能够改善脑转移瘤患者的预后，且耐受性可[78,79]。

单独应用 ICIs 治疗脑转移瘤有效率欠佳，近期的基础和转化研究均认为，放疗联合 ICIs 不仅具有协同抗肿瘤作用且安全性好。联合治疗时，放疗多为 SRS，也有少数研究采用 SRT、大分割放疗（hypofractionated radiotherapy，hRT）和 WBRT。研究涉及的 ICIs 主要包括纳武利尤单抗（Nivolumab）、帕博利珠单抗（Pembrolizumab）、阿替利珠单抗（Atezolizumab）、德瓦鲁单抗（Durvalumab）等。Kotecha 等[80]入组了 150 例脑转移患者（包含 1 003 个转移灶）发现接受 SRS 同步联用 ICIs 组比单用 SRS 组的客观缓解更高和缓解持续时间更长，亚组分析认为 SRS 前后 1 个 ICIs 半衰期内联合的效果最好（BOR：–100% vs. –57%，CR：50% vs. 32%，12 月 DCR：94% vs. 71%，P<0.001）。因此，许多研究把同步治疗定义为 ICIs 前后 1 个月内接受放疗[81]；也有部分研究认为放疗前后 3 个月内联用 ICIs 即为同步治疗。Enright 等[82]比较了 77 例 NSCLC 脑转移患者接受 SRS 和 SRS 治疗前后 3 个月内同步使用 ICIs，发现同步治疗组颅内进展和神经毒性相关死亡率更低，2 年的 OS（62% vs 35%，P=0.023）以及局部控制率更佳（97% vs 86%，P=0.046）。另一项病例配对研究也提示，SRS 前后 3 个月内接受 ICIs 治疗的患者较仅接受 SRS 的患者，虽然 OS 和颅内 PFS 上无差异，但是颅内 CR 率更高（50% vs 15.6%，P=0.012），且肿瘤退缩更快（2.5 个月 vs 3.1 个月，P< 0.000 1），两组瘤周水肿发生率无明显差异[83]。Qian 等[84]的研究认为，ICIs 同步联用 RT 对比在 ICIs 使用的 90d 内联合 RT，前者应答率更高（70% vs 47%；P < 0.001），疾病进展率也更低（5% vs 26%；P <0.001）。此外，RT 与 ICIs 联合应用的时序也仍不确定。Srivastava 等[85]研究发现接受同步 ICIs 或先 ICIs 后 SRS 的 NSCLC 脑转移患者与先 SRS 后 ICIs 患者 OS 差别不大，但接受同步 ICIs 或先 ICIs 后 SRS 组的 LC 和大脑控制率（distant brain control，DBC）更高（1 年 LC：100% vs. 52%，P=0.02；1 年 DBC：70% vs. 28%，P=0.01；HR=0.41，P=0.03）。Ahmed 等[86]研究显示，先 ICIs 后放疗比放疗同期或之后行 ICIs 治疗的 OS（P=0.06）和颅内控制率（distant brain control，DBC）都更差（6 个月 DBC：57% vs. 0，P=0.05）。

目前多数研究表明放疗联合 ICIs 治疗脑转移瘤的安全性良好[6,7]。放射性坏死（radiation necrosis，RN）、瘤内出血、瘤周水肿等放疗相关毒性与是否联合 ICIs 及联合的时机无明显关系。Kotecha 等[80]的研究中 1 003 处脑转移灶接受 RT 联合

ICIs,1 年 RN 累积发生率仅为 3.5%,其中仅 7 例患者出现 SRN,且无需手术切除。另一项研究也证实,242 例接受 SRS 及 ICIs 的患者,治疗相关不良反应较 SRS 组并未增加,3~4 级不良反应发生率分别为 7% 和 6%[87]。

虽然缺乏前瞻性高质量证据明确放疗联合免疫的最佳时机、联合时序以及协同作用机制,但现有数据认为 ICIs 联合 RT 治疗脑转移瘤可以提高疗效,改善生存且不明显增加放疗相关毒性,具有颅内放疗指征的患者可联合 ICIs。在不同联合时机上,RT 同步 ICIs 似乎是最优选择,RT 分割方式上优选大分割放疗,不建议在没有明确证据的情况下降低放疗剂量。

7 肺癌脑转移的内科治疗

7.1 非小细胞肺癌伴热点突变脑(脑膜)转移的内科治疗原则

分类	Ⅰ级推荐	Ⅱ级推荐	Ⅲ级推荐
EGFR 突变一线治疗(脑/脑膜)	吉非替尼(1A 类) 厄洛替尼(1A 类) 埃克替尼(1A 类) 阿法替尼(1A 类) 奥希替尼(优先推荐,1A 类)[1-5]	吉非替尼 + 化疗(PS 评分 0-1,1A 类)[6] 厄洛替尼 + 贝伐珠单抗(1A 类)[7] 脑膜转移患者可行 Ommaya 囊/脑室导管(2A 类)[8]	
EGFR 突变靶向进展治疗(脑/脑膜)	一/二代 TKI 一线治疗失败再次活检 T790M 阳性者:奥希替尼(1A 类)[9] 再次活检 T790M 阴性者或者三代 TKI 治疗失败:含铂双药化疗或含铂单药化疗 + 贝伐珠单抗(非鳞癌)*、局部进展,继续原 TKI+ 局部放疗(2A 类);三代 TKI 一线治疗失败再次活检明确耐药机制	一/二代 TKI 一线治疗失败再次活检 T790M 阳性者:阿美替尼(2A 类)[10] 脑脊液 NGS 检测,根据耐药原因制定个性化处理(2A 类)[11]	一/二代 TKI 一线治疗失败再次活检 T790M 阳性者:伏美替尼(3 类)[12]
EGFR 突变靶向及化疗进展后治疗(脑/脑膜)	进入临床研究		高剂量奥希替尼(3 类)[13] 高剂量厄洛替尼(3 类)[14] 鞘注治疗(培美曲塞、甲氨蝶呤、阿糖胞苷、塞替派,3 类)[15,16]

注:*,具体注释可参考本指南驱动基因阴性脑/脑膜转移 NSCLC 内科治疗部分。

【注释】

多项前瞻性及回顾性临床研究分析均显示,EGFR-TKI 单药治疗 EGFR 突变伴有脑转移具有较好的颅内病灶控制率。一代 EGFR-TKI 如吉非替尼及厄洛替尼单药治疗伴有脑转移携带 EGFR 突变的 NSCLC 的有效率为 50%~80%,总生存时间为 12~24 个月[17,18]。国产一代 EGFR-TKI 埃克替尼在 BRAIN 研究[19]头对头比较了 EGFR-TKI 和全脑放疗联合化疗治疗 EGFR 突变阳性 NSCLC 脑转移数目 ≥ 3 个患者的疗效,结果显示埃克替尼显著延长了颅内无进展生存期,PFS 也优于全脑放疗 ± 化疗组。二代 EGFR-TKI 阿法替尼在 LUX-Lung6 研究中有纳入脑转移患者,较化疗有显著延长 PFS,为 8.2 个月 vs. 5.4 个月[4]。三代 EGFR-TKI 奥希替尼显示出了更好的颅内病灶控制效果[9,20],与一代 EGFR-TKI 相比,奥希替尼将脑转移患者的中位 PFS 延长至 15.2 个月,并降低了中枢神经系统进展风险,因此作为优先推荐。脑膜转移随着患者生存时间的逐渐延长,发生率也在逐渐升高,EGFR 突变的患者中脑膜的发生率可高达 9.4%。奥希替尼虽然为 P-gp 蛋白底物,但是其小分子的结构优势可以有良好的血脑屏障渗透,在脑膜转移患者中进行优先推荐[21]。

NEJ009 研究纳入了 88 例脑转移患者,化疗加吉非替尼的联合组在脑转移亚组中获得 PFS 的优势,但是在 OS 中未获得差异[6]。贝伐珠单抗联合厄洛替尼对伴有脑转移 EGFR 突变患者,具有更优的疗效[7]。但由于 NMPA 尚未批准该适应证,本次指南维持将厄洛替尼联合贝伐珠单抗的治疗方案定为 Ⅱ级推荐。

中枢神经系统转移性肿瘤

Ommaya 囊泵在脑膜患者外引流脑脊液减轻颅高压症状,反复抽取脑脊液行细胞学检测以及鞘注化疗药物中均较传统腰穿有优势,在中枢神经系统肿瘤指南中做强烈推荐[8]。但由于其手术操作技术限制其使用,放在Ⅱ级推荐。

EGFR-TKI 靶向治疗进展后分为 T790M 突变与未检测到 T790M 突变,除了奥希替尼,阿美替尼为国产第三代 EGFR-TKIs,在Ⅱ期关键注册临床研究中均纳入了脑转移患者,阿美替尼治疗 EGFR T790M 突变阳性伴脑转移 NSCLC 患者的颅内 ORR 为 60.9%,颅内 DCR 为 91.3%,颅内中位 PFS 为 10.8 个月[10]。并在其Ⅲ期研究 AENEAS 研究中进一步证实其在脑转移亚组中有较好疗效,疾病进展风险降低了 62%。由于其Ⅲ期研究文献尚未发表,因此做Ⅱ级推荐。

伏美替尼也为国产三代 EGFR-TKI,治疗 EGFR T790M 突变阳性伴脑转移 NSCLC 患者的颅内 ORR 为 65.2%,颅内 DCR 为 91.3%,颅内中位 PFS 未达到;其中 160 mg 剂量组的颅内 ORR 为 84.6%,颅内中位 PFS 为 19.3 个月[12]。但为Ⅱ期研究,因此做Ⅲ级推荐。

若一/二代 EGFR-TKI 耐药后不存在 T790M 突变或三代 EGFR-TKI 耐药进展,化疗目前仍为经典的治疗选择。其他 EGFR-TKI 耐药的原因还包括 EGFR 扩增、MET 扩增、HER2 扩增、PIK3CA 突变、BRAF 突变以及 SCLC 转换等原因,目前针对 BRAF、HER2、MET 等多个靶点都有相应的临床试验在进行中,EGFR-TKI 耐药后可进行再活检明确耐药原因以指导下一步治疗。

对于已行奥希替尼治疗后进展的患者可以选择 TKI 药物的剂量加量甚至冲击治疗模式以达到增加脑脊液内药物浓度的目的控制疾病。BLOOM 研究结果显示[13],对于既往应用第一代或第二代 EGFR-TKIs 治疗后进展且伴脑膜转移的晚期 NSCLC 患者,后续应用奥希替尼治疗的颅内 ORR 为 62%,颅内缓解时间为 15.2 个月。厄洛替尼的冲击治疗也有小样本研究的报道[14]。

鞘内注射是将药物直接注入蛛网膜下腔,优势在于药物可以直接渗透血脑屏障并最大化暴露在脑脊液中。目前鞘注药物使用最多的甲氨蝶呤、阿糖胞苷和塞替派,但这些药物主要用于治疗血液系统肿瘤,对于肺癌不敏感。目前有研究尝试了在肺癌脑膜患者中鞘注拓扑替康、阿糖胞苷脂质体及依托泊苷,但都是小样本临床试验或个案报道[15]。培美曲塞鞘注治疗在目前国内多个中心已进行尝试[16],有一定的有效率及应用前景,但由于在脑膜转移队列中极难进行随机对照研究,且鞘注治疗对技术要求难以全面推广,因此目前仅进行Ⅲ级推荐。

分类	Ⅰ级推荐	Ⅱ级推荐	Ⅲ级推荐
ALK 突变一线治疗(脑/脑膜)	克唑替尼(1A 类) 塞瑞替尼(1A 类) 阿来替尼(优先推荐,1A 类)[1-5]		Brigatinib(1A 类)[6] Lorlatinib(1A 类)[7]
ALK 突变靶向进展治疗(脑/脑膜)	塞瑞替尼(克唑替尼进展后,1A 类)[2] 阿来替尼(克唑替尼或塞瑞替尼进展后,1A 类)[8,9] 恩沙替尼(克唑替尼进展后,2A 类)[10] 含铂双药化疗或含铂双药化疗+贝伐珠单抗(一代及二代靶向进展,非鳞癌)* 治疗失败再次活检明确耐药机制[11]	脑膜转移患者可行 Ommaya 囊/脑室导管(2A 类)[12]	
ALK 突变靶向及化疗进展后治疗(脑/脑膜)	进入临床研究	脑膜转移患者可行 Ommaya 囊/脑室导管(2A 类)[12]	鞘注治疗(培美曲塞、甲氨蝶呤、阿糖胞苷、塞替派)(3 类)[13,14]

注:* 具体注释可参考本指南驱动基因阴性脑/脑膜转移 NSCLC 内科治疗部分。

【注释】

a　ALK 融合的患者脑转移发生率在 30%~50%,脑膜转移的发生率在 5% 左右[5]。早期对于克唑替尼用于 ALK 融合基因阳性 NSCLC 脑转移患者的治疗效果主要是与化疗进行对比,与化疗相比克唑替尼对 ALK 融合基因阳性的 NSCLC 脑转移患者颅内转移瘤控制率更高[11],但是与二代 ALK-TKIs 比较,颅内转移病灶的疗效欠佳。

b　ASCEND7 研究入组的患者全部为有症状或进展期的脑转移和/或脑膜转移 ALK 融合基因阳性的 NSCLC 患者,结果显示,无论之前是否接受过克唑替尼治疗或脑部放疗,塞瑞替尼均显示较好的颅内疗效。对于伴脑膜转移的 NSCLC 患者,塞瑞替尼颅内 ORR 为 20%。

c　阿来替尼为新一代 ALK-TKI 药物,为非 P-gp 蛋白底物,可以自由进入血脑屏障,对脑转移病灶控制良好。在亚洲人群中进行的阿来替尼与克唑替尼头对头比较的Ⅲ期临床研究 ALESIA 的结果与 ALEX 一致,颅内客观缓解率阿来替尼组达 73%,显著优于克唑替尼组的 22%,降低脑转移发生风险 86%(HR 0.14,$P<0.0001$)。基于该研究结果,我国 NMPA2018 年批准阿来替尼用于 ALK 阳性的局部晚期或转移性 NSCLC,包括一线及克唑替尼治疗进展后的二线用药。本指南将其作为 ALK 阳性患者脑及脑膜转移一线治疗的 Ⅰ 级优先推荐。Ⅱ 期临床研究结果显示,国产恩沙替尼用于克唑替尼治疗后进展的 *ALK* 融合基因阳性 NSCLC 脑转移患者的颅内 ORR 为 70%[10],因此在克唑替尼进展后可考虑使用。

d ALTA-1L 研究结果显示,在亚洲和非亚洲人群中,与克唑替尼相比,Brigatinib 均有显著 PFS 改善趋势,亚洲人群 Brigatinib 疾病进展风险下降 59%(中位 PFS 未达到 vs 11.1 个月,HR=0.41,$P=0.0261$),基线伴脑转移患者的颅内 PFS 在亚洲人群(HR=0.15,$P=0.0037$)较克唑替尼也均有显著改善[6]。基于此,FDA 已近期批准 Brigatinib 一线治疗 ALK 阳性 NSCLC 患者,但我国尚未上市,本指南更新 Brigatinib 一线治疗予以 Ⅲ 级推荐。CROWN 研究结果显示,在具有可测量的脑转移的患者中,劳拉替尼组的颅内 ORR 为 82%,颅内 CR 率为 71%;克唑替尼组的颅内 ORR 为 23%,颅内 CR 率为 8%[7]。基于此,FDA 已近期批准 Lorlatinib 一线治疗 ALK 阳性 NSCLC 患者,但我国尚未上市,本指南建议给予 Lorlatinib 一线治疗予以 Ⅲ 级推荐。

e 一代及二代 ALK-TKI 治疗失败后可再次活检明确耐药原因,耐药突变较 EGFR 类型更为零散而复杂,根据不同耐药突变及药物覆盖 IC50 值更换另外一种 TKI 药物,如 G1202G 选择 Lorlatinib[11]。出现颅高压以及需要鞘注治疗时建议 Ommaya 囊泵的使用。多线靶向治疗及化疗均失败的难治性脑 / 脑膜转移研究数据非常少,往往为病例报告,并往往以靶向药物加量模式为主。脑膜转移患者可以尝试鞘注治疗,但 ALK 突变鞘注治疗临床数据较少。

ROS1 及其他基因突变由于目前无高级别循证医学证据临床研究,参照非小细胞肺癌驱动基因阴性脑 / 脑膜转移的内科治疗原则。

7.2 非小细胞肺癌驱动基因阴性脑（脑膜）转移的内科治疗原则

分期	分类	Ⅰ级推荐	Ⅱ级推荐	Ⅲ级推荐
晚期非鳞癌驱动基因阴性一线治疗	无症状脑 / 脑膜转移	可先进行系统性治疗(方案可参考 NSCLC 驱动基因阴性系统性治疗方案),后进行脑部放疗	脑膜转移患者可行 Ommaya 囊 / 脑室导管(2A 类)[9]	
	有症状脑 / 脑膜转移	可先进行脑部放疗,待症状稳定后,再进行系统性治疗(方案可参考 NSCLC 驱动基因阴性系统性治疗方案)	脑膜转移患者可行 Ommaya 囊 / 脑室导管(2A 类)[9]	
晚期 NSCLC 驱动基因阴性二 / 三线治疗(包含一线治疗进展出现脑 / 脑膜转移)	PS 评分 0~2	系统性治疗(方案可参考 NSCLC 驱动基因阴性系统性治疗方案)	脑膜转移患者可行 Ommaya 囊 / 脑室导管(2A 类)[9]	鞘注治疗(培美曲塞、甲氨蝶呤、阿糖胞苷、塞替派)(3 类)[10-14]
	PS 评分 3~4	最佳对症治疗		

【注释】

化疗是驱动基因阴性非小细胞肺癌脑 / 脑膜转移患者重要且不可或缺的综合治疗手段之一。虽然传统观念认为化疗药物分子量大被认为难以透过血脑屏障,但临床试验数据表明化疗似乎在颅内及颅外可以取得类似的疗效。多个单臂或随机对照Ⅱ期临床试验提示以顺铂、卡铂为主的铂类药物为基础,联合第三代细胞毒类药物可给 NSCLC 脑转移患者带来生存获益。GFPC07-01 研究纳入初治 NSCLC 脑转移患者,应用标准剂量的顺铂联合培美曲塞方案化疗 6 个周期,化疗结束或者脑转移进展时进行 WBRT,脑转移病灶的有效率为 41.9%,颅外病灶的 ORR 为 34.9%,中位 OS 为 7.4 个月。前瞻性单臂Ⅱ期临床试验 BRAIN 研究显示贝伐珠单抗联合紫杉醇 + 卡铂在初次治疗的无症状脑转移患者中位 PFS 7.1 个月,中位 OS 16.0 个月,颅内与颅外病灶有效率为 61.2% 及 64.2%。

替莫唑胺是一种新型咪唑四嗪类烷化剂,可在人体内转化成有活性的烷化剂前体,能透过血脑屏障,对于控制 NSCLC 脑转移有较好的疗效。对于既往接受过 WBRT 或全身化疗的 NSCLC 脑转移患者,可应用替莫唑胺以提高 DCR、延长 OS。替莫唑胺(或联合其他化疗药物)与 WBRT 序贯或同步应用,尤其是同步应用,可提高颅内转移灶的 DCR,为 NSCLC 脑转移患者提供新的治疗手段。但目前联合化疗应用相关报道多为 Ⅱ 期临床研究,样本量较少,尚需大规模的 Ⅲ 期临床研究进一步证实。

驱动基因阴性的脑膜转移是预后不良因素。目前标准治疗方案尚未确定,培美曲塞及贝伐珠单抗在脑膜转移患者中的治疗地位还需要进一步确立。一项荟萃分析提示接受鞘注治疗的患者脑脊液细胞学好转率为 55%,临床缓解率为 64%,提示鞘注治疗对于局部控制脑膜转移有一定疗效。近年来,数个 Ⅰ 期临床试验和回顾性研究显示培美曲塞鞘注对于局部控制脑膜转移有一定疗效。

免疫检查点抑制剂程序性死亡受体 1(programmed death protein-1,PD-1)和程序性死亡受体配体 1(programmed death ligand-1,PD-L1)对于肺癌脑转移有一定治疗效果,但大多数研究数据基于回顾性分析。纳武利尤单抗单药二线及二线以后治疗 NSCLC 脑转移患者的颅内 ORR 为 9%~28.1%,颅内 PFS 为 2.2~3.9 个月,中位 OS 为 7.5~14.8 个月。OAK 研究对比了阿特珠单抗或多西他赛二线治疗 NSCLC 患者的疗效,在脑转移的患者中,阿特珠单抗组与多西他赛化疗组的中位 OS 分别为 16 个月和 11.9 个月,虽然差异无统计学意义,但阿特珠单抗组患者出现新发脑转移灶的中位时间比化疗组明显延长,分别为未达到和 9.5 个月。KEYNOTE-189 研究中对脑转移患者的亚组分析显示,与安慰剂联合培美曲塞和铂类相比,帕博利珠单抗联合培美曲塞和铂类显著延长了脑转移患者的 OS,分别为 19.2 个月和 7.5 个月(HR=0.41,95% CI 0.24~0.67)。一项前瞻性单臂 Ⅱ 期临床试验观察帕博利珠单抗治疗初治或经治的 PD-L1 ≥ 1% 的 NSCLC 脑转移患者,其中约一半患者未进行过脑部放疗,颅内 ORR 为 29.7%,2 年生存率 34%。

几乎所有随机对照研究中脑膜转移患者都被剔除,免疫治疗在脑膜转移患者中的有效率目前并不明朗。PD-1/PD-L1 单抗分子量大(>140 000Da),难以透过血脑屏障,但是 PD-1/PD-L1 单抗作用机制为通过激活效应 T 细胞,特异性识别肿瘤的 T 细胞进入瘤体进行杀伤肿瘤,因此,理论上药物治疗疗效与单抗药物是否可以透过血脑屏障无关。肿瘤浸润的 T 淋巴细胞及 PD-L1 表达在肺癌脑转移标本中均有表达,可能可以预测 PD-1/PD-L1 单抗作用,但在脑膜转移标本中表达情况还未可知。

7.3 小细胞肺癌脑(脑膜)转移的内科治疗原则

分期	分层	Ⅰ级推荐	Ⅱ级推荐	Ⅲ级推荐
小细胞肺癌脑(脑膜)转移一线系统性治疗	无或有症状脑/脑膜转移	Atezolizumab+EC 方案(1A 类)[1] 或 EP/EC/IP/IC 方案(1A 类)[2,3],后进行脑部放疗	Durvalumab+EC/EP 方案(1A 类)[4],后全脑放疗	脑膜转移患者可进行 Ommaya 囊/脑室内导管(2A 类)[5]
	有症状脑/脑膜转移	先进行脑部放疗,症状稳定后 Atezolizumab+ EC 方案(1A 类)[1] 或 EP/EC/IP/IC 方案(1A 类)[2,3]	先进行脑部放疗,症状稳定后,Durvalumab+EC/EP 方案(1A 类)[4]	
二线系统性治疗(包括一线治疗后出现脑/脑膜转移)	PS 评分 3-4	最佳对症治疗		
	PS 评分 0~2 ≥ 6 个月复发或进展	未接受放疗患者,根据肿瘤具体情况可考虑放疗	选用原方案(不包括免疫联合化疗)(2B 类)[6,7]	
	PS 评分 0~2 ≤ 6 个月复发或进展	未接受放疗患者,根据肿瘤具体情况可考虑放疗 参加临床研究 拓扑替康(2A 类)[8-10]	紫杉醇(2A 类)[11,12] 多西紫杉醇(2A 类)[13] 伊立替康(2A 类)[14] 替莫唑胺(2A 类)[15,16] 口服依托泊苷(2A 类)[17,18] 长春瑞滨(2A 类)[19,20] 吉西他滨(2A 类)[21,22]	

【注释】

广泛期小细胞癌脑/脑膜转移的初始治疗缺乏高级别循证医学证据,目前尚无专门入组广泛期小细胞癌脑/脑膜转移的初始治疗大样本随机对照研究,绝大多数随机对照临床试验允许纳入无症状脑转移或经过治疗的无症状脑转移患者,且样本量小。

广泛期小细胞肺癌在初始诊断时出现脑转移,如果没有症状,可以先以系统化疗为主,化疗 3~4 周期后择期进行脑部放疗;如果有明显脑转移症状,则应尽快进行脑部放疗。脑部放疗建议全脑放疗(WBRT),建议剂量 30Gy/10 次。患者预期生存 4 个月以上,可以采用放疗外科(SRS)或者立体定向放疗(SRT)局部巩固治疗残留病灶,或者采用全脑放疗的同时局部病灶加量的调强放疗方式(SIB-IMRT)。

广泛期小细胞肺癌的免疫治疗已经成为一线治疗,但是免疫治疗在脑转移患者的地位不明确,2020 年 2 月我国国家药品监督管理局基于 IMpower133 研究的结果,正式批准了 PD-L1 抑制剂 Atezolizumab+EC 一线治疗广泛期小细胞肺癌的适应证,但该研究中只纳入了 35 例无症状脑转移患者,有脑转移与无脑转移患者的 PFS 及 OS 均无差异,由于例数少,难以存在统计效能。

在另外一项类似的 CASPIAN 研究中,Durvalumab+EC/EP 方案在总人群中取得生存优势,但基于 Durvalumab 尚未在国内获批广泛期小细胞适应证,目前为 II 级推荐。该研究纳入了 55 例脑转移患者,但由于其中部分患者接受了不均衡的 PCI 治疗(仅化疗组允许接受 PCI 治疗),无法对脑转移患者的免疫治疗获益得出结论。

小细胞肺癌脑/脑膜转移二三线治疗数据较少,主要推荐依据按照小细胞肺癌二三线系统治疗。小细胞脑/脑膜转移为预后不良因素,病程短进展快,进行 Ommoya 囊泵植入术的意义不如非小细胞肺癌,因此放在 III 级推荐。

8 乳腺癌脑转移的内科治疗

分层	I 级推荐	II 级推荐
有限脑转移病灶数目[2]		HER2 阳性患者,局部症状可控,可以首先考虑抗 HER2 药物治疗(2B 类)
弥散脑转移病灶		HER2 阳性患者,局部症状可控,可以首先考虑抗 HER2 药物治疗(2B 类)
脑膜转移		鞘内注射(2B 类)

【注释】

总体来讲,乳腺癌脑转移药物治疗效果并不理想。有研究显示,化疗药物,包括卡培他滨、拓扑替康、替莫唑胺等,对脑转移有一定疗效但缺乏随机对照研究,不做常规推荐。II 期临床研究结果显示,拉帕替尼联合卡培他滨对 HER2 阳性乳腺癌脑转移颅内病灶和颅外病灶都显示一定疗效,拉帕替尼联合卡培他滨先于 WBRT,中位总生存可达 17 个月可以推迟进行全脑放疗,且药物治疗后再行 WBRT 并不影响总疗效。HER2CLIMB 研究中显示了图卡替尼联合曲妥珠单抗、卡培他滨较仅曲妥珠单抗联合卡培他滨治疗,能明显改善脑转移患者的总生存。其他抗 HER2 的小分子酪氨酸激酶类药物,如奈拉替尼、吡咯替尼等也显示了对脑转移病灶有一定疗效。

对症支持治疗是乳腺癌脑转移的主要治疗手段之一,可以改善患者生活质量,有助于放疗和药物治疗的进行。对于有颅高压表现的患者,应常规给予甘露醇、糖皮质激素(如地塞米松)、利尿剂等治疗,以减轻脑水肿症状。放疗后出现顽固性脑水肿者,可给予贝伐珠单抗减轻脑水肿,通常采用 7.5mg/kg,2 周 1 次,中位使用 4 个周期。出现癫痫发作患者,应予以抗癫痫药物治疗。

9 消化系统肿瘤脑转移的内科治疗

分层	I 级推荐	II 级推荐	III 级推荐
化疗			
靶向治疗			对于部分存在特定基因突变的消化道肿瘤患者,可能可以采用某些能够传统通过血脑屏障的靶向药物治疗脑转移病灶(3 类)
免疫治疗			
对症治疗	皮质激素(如地塞米松)、抗癫痫药物(1B 类)		贝伐珠单抗(3 类)

中枢神经系统转移性肿瘤

【注释】

消化道肿瘤脑转移的药物治疗效果不甚理想。不论是化疗、靶向药物或者免疫检查点抑制剂,均无充足依据推荐用于消化道肿瘤脑转移的治疗。对症治疗仍是目前主要的药物治疗手段。

由于血脑屏障、血肿瘤屏障及特异性的跨膜外排泵的存在,传统的化学治疗药物在消化道肿瘤脑转移治疗中的地位有限,因此不作为常规推荐。但回顾性分析也同时指出,在患者确诊脑转移之后进行化疗仍有可能延长患者的生存[1,2]。

虽然在晚期消化道肿瘤患者中进行了大量靶向药物临床研究,但大多数脑转移患者均被排除在外。在这些靶向药物当中,针对 NTRK 基因的恩曲替尼既显示出了较好的中枢神经系统穿透性,也展现较佳的疗效[3]。其他靶向药物在晚期消化道肿瘤脑转移患者中的作用仍有待进一步研究。

免疫治疗是众多脑转移药物治疗方法中的新兴手段,目前仍缺少消化系统肿瘤脑转移的临床研究数据,仅能参考肝、肺转移的研究结论。

皮质激素(如地塞米松),是最重要的对症治疗手段,通常用于降低颅内压和减轻瘤周水肿。但鉴于类固醇类药物的副作用(如肥胖、满月脸、伤口愈合延迟和高血糖等),建议在症状控制之后尽快减量。如果考虑到需尽量避免类固醇类药物对肿瘤免疫的抑制作用,贝伐珠单抗也是可选择的对症治疗手段[4]。抗癫痫药物也是常用的用于治疗和预防症状性癫痫发生的脑转移对症治疗药物。

10 黑色素瘤脑转移的内科治疗

分期	分层	I级推荐	II级推荐	III级推荐
存在脑转移的播散性(不可切除)IV期患者	PS 0~2	局部治疗*: 手术 立体定向放疗 全身治疗: 如携带 *BRAF V600* 突变:BRAF抑制剂 +MEK 抑制剂	全身治疗: 替莫唑胺 帕博利珠单抗 特瑞普利单抗 如携带 *BRAF V600* 突变: BRAF 抑制剂单药 如携带 *KIT* 突变:伊马替尼 达卡巴嗪 ± 铂类 ± 恩度 紫杉醇 / 白蛋白紫杉醇 ± 铂类 ± 抗血管药物	局部治疗*: 全脑放疗 纳武利尤单抗鞘内注射 全身治疗: 抗 PD-1+ 伊匹木单抗
	PS 3~4	最佳支持 / 姑息治疗		

注:* 见黑色素瘤放疗原则。

除非特殊标注,上述数据级别均为 2A 类证据。

【注释】

脑转移灶的治疗:对于存在脑转移的患者,通常应优先进行局部治疗,以延迟或防止出现瘤内出血、癫痫或神经相关功能障碍。黑色素瘤脑转移的局部治疗(手术或放疗)应基于症状、脑转移灶的数目和部位来综合考虑。如患者出现颅内占位效应,首先考虑有无手术切除脑转移灶的可能。在可行的情况下,放疗首选立体定向放疗(SRS)[1-3],如患者存在软脑膜转移,可考虑行姑息性全脑放疗(WBRT)[4-6]。与 WBRT 相比,SRS 可能具有更好的长期安全性,能更早地使 CNS 病灶达到稳定,因此能使患者更早地接受全身系统性抗肿瘤治疗。待 CNS 病灶稳定后,应尽快给予药物抗肿瘤治疗,如患者存在 *BRAF V600* 突变,首选达拉非尼 + 曲美替尼[7]。对于非 *BRAF V600* 突变患者,药物选择包括可通过血脑屏障的化疗药物[8],以及研究证实对脑转移有效的免疫检查点抑制剂[9-11]。

中枢神经系统转移性肿瘤

中国临床肿瘤学会（CSCO）
肿瘤恶病质诊疗指南 2021

组　长

潘宏铭　秦叔逵　蔡三军

副组长

王杰军　季加孚　梁后杰　江志伟　林　锋　潘　勤
丛明华

秘书组

潘　勤　彭俊杰

专家组成员（以姓氏汉语拼音为序）（* 为执笔人，** 为主执笔人）

步召德*	北京大学肿瘤医院胃肠肿瘤中心
蔡三军	复旦大学附属肿瘤医院大肠外科
陈建新*	衢州市人民医院肿瘤内科
陈洁文	上海交通大学医学院附属第九人民医院临床营养科
陈锦飞	泰康仙林鼓楼医院肿瘤中心
陈凌翔*	江苏省肿瘤医院肿瘤内科
陈映霞*	南京一民医院肿瘤内科
崔玖洁	上海交通大学医学院附属仁济医院肿瘤科
丛明华*	中国医学科学院肿瘤医院综合科
方　玉*	北京大学肿瘤医院营养科
冯　霁*	南昌大学第二附属医院营养科
傅健飞*	金华市中心医院肿瘤科
郭增清	福建医科大学附属肿瘤医院干部特需病房 / 临床营养科
胡建莉	华中科技大学同济医学院附属协和医院肿瘤中心
季加孚	北京大学肿瘤医院胃肠肿瘤中心
江志伟	江苏省中医院普外科
李　玲*	郑州市第九人民医院姑息与安宁疗护中心
李恩孝	西安交通大学第一附属医院肿瘤内科
梁后杰	中国人民解放军陆军军医大学西南医院肿瘤中心
廖正凯	武汉大学中南医院肿瘤放化疗科

林　锋	中山大学附属第六医院胃肠外科
刘　波	山东省肿瘤医院肿瘤内科
柳　珂*	中国人民解放军海军军医大学长征医院肿瘤科
陆建伟	江苏省肿瘤医院肿瘤内科
潘　勤**	浙江大学医学院附属邵逸夫医院肿瘤内科
潘宏铭	浙江大学医学院附属邵逸夫医院肿瘤内科
彭俊杰	复旦大学附属肿瘤医院大肠外科
秦叔逵	中国人民解放军东部战区总医院秦淮医疗区全军肿瘤中心
孙晓南	浙江大学医学院附属邵逸夫医院放疗科
陶　敏	苏州大学附属第一医院肿瘤科
王　鑫*	中国医学科学院肿瘤医院放疗科
王杰军	中国人民解放军海军军医大学长征医院肿瘤科
吴　瑾*	哈尔滨医科大学附属肿瘤医院肿瘤内科
吴　燕	浙江大学医学院附属邵逸夫医院药学部
谢　琳*	云南省肿瘤医院消化肿瘤内科
解方为*	中国人民解放军联勤保障部队第九〇〇医院仓山院区肿瘤科
夏　青*	上海交通大学医学院附属仁济医院肿瘤科
熊竹娟	四川省肿瘤医院临床营养中心
徐　烨	复旦大学附属肿瘤医院大肠外科
杨　剑*	重庆医科大学附属第三医院临床营养科
杨秋安	山东大学齐鲁医院肿瘤中心
杨祖立	中山大学附属第六医院胃肠外科
姚庆华*	中国科学院大学附属肿瘤医院中西医结合科
余　震*	同济大学附属第十人民医院胃肠外科
于　壮	青岛大学附属医院肿瘤内科
于江泳	北京医院肿瘤科
游良琨*	浙江大学医学院附属邵逸夫医院肿瘤内科
宗　红*	郑州大学第一附属医院肿瘤科
周　岚	云南省肿瘤医院临床营养科
张片红	浙江大学医学院附属第二医院营养科
张小田	北京大学肿瘤医院消化肿瘤内科
张晓伟*	复旦大学附属肿瘤医院肿瘤内科
章　真	复旦大学附属肿瘤医院放疗中心

1 肿瘤恶病质概述

1.1 肿瘤恶病质概念

恶病质（cachexia）源自古希腊语，即 kakos 和 hexis 的合称，又称恶液质，意思为坏的状况。可见于许多慢性疾病（如恶性肿瘤、慢性阻塞性肺病、慢性心力衰竭、慢性肾衰竭、艾滋病及风湿性关节炎等）病情进展的过程中，其中以肿瘤伴发的恶病质最为常见，称为肿瘤恶病质。关于恶病质的定义比较公认的是 2011 年 Fearon 等为代表的多个学会联合发布在《肿瘤恶病质定义和分类国际专家共识》提出的定义：恶病质以持续性骨骼肌丢失（伴有或不伴有脂肪组织丢失）为特征，不能被常规营养支持完全缓解，逐步导致功能损伤的多因素综合征。临床根据肿瘤患者的体重下降、代谢及厌食情况进行分期，可分为恶病质前期、恶病质期、恶病质难治期。恶病质患者常伴有厌食、体重下降、骨骼肌丢失。恶病质病理生理学特征为多种原因引起的摄食减少和代谢异常，从而导致的负氮及负能量平衡[1]。

1.2 肿瘤恶病质的发病机制

肿瘤恶病质的发病机制较复杂，迄今仍未完全了解。目前认为，多种因素共同驱动恶病质的发生发展，包括肿瘤因素（如炎症和代谢改变）、抗肿瘤治疗、能量负平衡等。此外，患者的心理状况会使恶病质进一步复杂化[2]。

1.3 肿瘤恶病质流行病学调查

在恶性肿瘤中恶病质非常普遍，其中消化系统肿瘤的恶病质发生率最高，如胰腺癌 71%，胃食管癌 65%，结直肠癌 56%，肝癌和胆管癌 40% 等。同一肿瘤不同分期的恶病质发生率也不同，晚期肿瘤患者恶病质发生率更高[3]。我国前十大高发肿瘤中肺癌、结直肠癌、胃癌、肝癌、食管癌、胰腺癌常伴发恶病质。

1.4 肿瘤恶病质的危害

（1）治疗效果及预后：肿瘤恶病质的发生将严重影响抗肿瘤治疗效果、患者生命质量（quality of life）和生存时间，伴恶病质的恶性肿瘤患者较无恶病质的预后更差。20%~30% 的肿瘤患者直接死于恶病质[4]。

（2）对经济状况的影响：恶病质也会加重患者及其家庭的经济负担。恶病质患者的住院时间更长、并发症更多、医疗支出更高[5]。

1.5 肿瘤恶病质的治疗目标和治疗方式

肿瘤恶病质总体治疗目标是逆转体重下降和肌肉减少。不同分期的治疗目标和治疗方式各有侧重。

恶病质前期的治疗目标是维持患者体重、预防体重丢失和肌肉丢失。治疗方式包括动态监测体重、人体成分（尤其是肌肉量），采取预防性措施，包括营养教育和膳食指导、口服补充营养素等。

恶病质期的治疗目标是改善体重丢失和肌肉丢失，减轻恶病质相关症状，提高生命质量；治疗方式为纠正可逆因素和给予多模式管理。

恶病质难治期的治疗目标主要是改善患者不适症状、减轻痛苦。治疗方式包括缓解症状的治疗和心理社会支持治疗，以增加患者幸福感[5,6]。

1.6 肿瘤恶病质多模式管理

在临床实践中，对于肿瘤患者特别是晚期患者均应进行恶病质筛查和评估，患者在接受抗肿瘤治疗和其他相关医疗服务时，一旦确诊为恶病质，应进行多模式管理（multimodal care of cancer cachexia）。肿瘤恶病质多模式管理由临床肿瘤、姑息治疗、临床护理、临床营养、临床药学、康复医学、心理学等多学科专家团队组成，与患者及其家人共同协作，通过营养、运动、心理干预、症状管理，以及药物治疗等措施，以达到减轻恶病质相关症状、减少肌肉丢失、增加体重、提高生命质量、延长生存时间、改善预后的目的[1,7]。

肿瘤恶病质

2　肿瘤恶病质的诊断及分期

2.1　营养不良、恶病质和肌少症的区别 [a]

		营养不良 [b]	恶病质	肌少症 [c]
定义		营养风险筛查阳性 且符合至少一项表现型指标和至少一项病因型指标	是一种伴有炎症且与疾病相关的营养不良 营养风险筛查阳性 且符合一项表现型指标和存在系统性炎症	肌肉量减少 同时伴有肌力低下 和/或同时伴有躯体功能低下
诊断标准	营养风险筛查	营养风险筛查阳性 用验证有效的营养风险筛查工具，如 NRS 2002、MUST、MST 或其他工具	同营养不良	疑似肌少症： SARC-F 问卷调查或临床怀疑
	表现型指标	至少符合以下一项： A1：近 6 个月非自主体重下降 >5%，或超过 6 个月体重下降 >10% A2：年龄 <70 岁，BMI< 18.5kg/m²，或年龄 >70 岁，BMI< 20kg/m² A3：低肌肉量	同营养不良	①肌肉量减少 ②肌力低下 ③躯体功能低下 在①基础上加上②③中任一项即可诊断肌少症
	病因型指标	至少符合以下一项：能量摄入减少（B1）和/或吸收障碍（B2） B1（饥饿类型） B1a：摄入能量 <50% 持续 >1 周 B1b：任何程度的能量摄入量减少超过 2 周 B1c：慢性胃肠道疾病影响食物吸收 B2（恶病质型）：疾病负荷或急性/慢性系统性炎症	B2（恶病质型）：急性或慢性系统性炎症	

【注释】

a　营养不良、恶病质、肌少症三者的症状十分相似，常有重叠，临床上这三种病症也常常同时存在，难以完全区分。全国科学技术名词审定委员会发布的《肠外肠内营养学名词》（2019 版）中，将营养不良、恶病质、肌少症分别定义为：①营养不良是由于摄入不足或利用障碍引起能量或营养素缺乏的状态，进而导致人体组成改变、生理和精神功能下降，有可能导致不良临床结局；②恶病质是因饥饿或疾病造成严重人体耗竭的状态，其病理生理学特征是摄入食物量减少、营养素代谢异常和肌肉萎缩，往往给疾病的临床结局带来不利影响；③肌少症是由于进行性、广泛性骨骼肌量减少、肌力下降伴有人体功能下降的一类综合征；与运动能力减弱、生命质量下降及病死率增加等不良结局的风险升高相关。由此可见，营养不良、恶病质、肌少症三者之间既有联系，也有所区别。

b　2018 年 9 月美国肠外肠内营养学会（American Society for Parenteral and Enteral Nutrition，ASPEN）和欧洲临床营养与代谢学会（European Society for Clinical Nutrition and Metabolism，ESPEN）分别发表了营养不良诊断的 GLIM 标准[1,2]。GLIM 标准明确在营养筛查阳性的基础上，至少符合 3 项表现型指标（非自主性体重下降、低 BMI、低肌肉量）和 2 项病因型指标（能量摄入减少或吸收障碍、疾病负荷/炎症）各 1 项，方可诊断为营养不良。病因型指标用于区分饥饿型与疾病相关性或恶病质型营养不良，后者的特征是蛋白质分解加速和由代谢改变（主要是系统性炎症）驱动的标志性的肌肉丢失。

c　2019 年亚洲肌少症工作组（Asian Working Group for Sarcopenia，AWGS）发表共识，建议使用 SARC-F 问卷调查或临床怀疑发现可疑肌少症病例；认为肌肉量减少伴有肌力低下或肌肉量减少伴有躯体功能低下均可诊断为肌少症，肌肉量减少同时伴有肌力低下、躯体功能低下诊断为严重肌少症。建议采用双能 X 线吸收仪（dual energy x-ray absorptiometry,DEXA)或生物电阻抗分析仪(bioelectrical impedance analysis,BIA)确认肌肉量,用握力评估肌肉力量；通过步速、简易机体功能评估法(short physical performance battery,SPPB)、5 次起立时间测试躯体功能。2019 AWGS 推荐的肌少症四肢骨骼肌肌量的诊断界值为 DEXA：男性 7.0kg/m²，女性 5.4kg/m²；BIA：男性 7.0kg/m²，女性 5.7kg/m²；握力界值：男性 <28.0kg，女性 <18.0kg；6m 步速界值 <1.0m/s 或 SPPB ≤ 9 分或 5 次起立时间 ≥ 12s 反应躯体功能下降[3]。

2.2 肿瘤恶病质的诊断及分期 a

		Ⅰ级推荐	Ⅱ级推荐	Ⅲ级推荐
诊断标准 b		①近 6 个月非自主体重下降 >5% ②BMI<18.5kg/m²(中国人)时体重下降 >2% ③存在肌肉量减少时体重下降 >2% 上述任一条同时合并食欲减退或系统性炎症即可诊断(1A 类)		
分期 c		**恶病质前期：** 体重下降 ≤ 5% 伴代谢改变(如厌食、糖耐量异常) **恶病质期：** ①近 6 个月非自主体重下降 >5% ②BMI<18.5kg/m²(中国人)时体重下降 >2% ③存在肌肉量减少时体重下降 >2%,上述任一条同时合并食欲减退或系统性炎症反应 **恶病质难治期：** 肿瘤持续进展,对抗肿瘤治疗无反应；分解代谢活跃,体重持续下降无法纠正；WHO 体力评分 3 或 4 分,预计生存时间小于 3 个月(1A 类)		简明恶病质分期评分表 d (2B 类)
诊断相关症状 /炎症评估	厌食 e	数字模拟评分法 f(2A 类)或 食欲视觉模拟量表 f(2A 类)或 厌食 / 恶病质状况亚表 g(2A 类)		
	骨骼肌丢失 h		DEXA 或 BIA 或 CT 或 MRI 测量第 3 腰椎骨骼肌指数 i(2A 类)	
	炎症评估	CRP(2A 类)		

【注释】

a 明确恶病质的诊断和分期对恶病质的治疗及预测预后都有重要意义。在恶病质前期即应开始预防或延缓恶病质进展的治疗；在恶病质期应进行积极的多模式管理；在恶病质难治期,应更多关注症状管理和姑息治疗；明确诊断和分期也可为临床研究的纳入标准提供指导等；然而,由于恶病质病理生理学机制复杂,病理变化经常是连续性的,且不是所有患者都完整经历,要确立准确的肿瘤恶病质分期标准显得尤为困难。

一项前瞻性研究显示,依据肿瘤类型(低危：乳腺癌、淋巴瘤、白血病；高危：胰腺癌和胃癌；中危：其他癌症)、食欲减退和慢性阻塞性肺疾病等信息,可预测恶病质的发生风险[4]。主要是针对体重未下降或下降很少(<3%)的患者,可以将恶病质发生风险分为五个级别。①风险级别 1：体重下降 <3%,低危肿瘤类型,无 / 少食欲下降；②风险级别 2：体重下降 <3%,低危肿瘤类型,相当 / 严重食欲下降,或中危肿瘤类型和无 / 少食欲下降；③风险级别 3：体重下降 <3%,中风险肿瘤类型,相当 / 严重食欲下降；④风险级别 4：高危肿瘤类型；⑤风险级别 5：体重下降 3%~5%。风险级别 1 提示发生恶病质的可能性小,风险级别 ≥ 3 提示发生恶病质的风险很高。临床上参考风险级别可密切关注高风险患者,帮助及早发现恶病质并及时进行充分的干预。

b 目前较公认的是 2011 年 Fearon 等为代表的多个学会联合发布的《肿瘤恶病质的定义和分期国际共识》中提出的诊

断标准[5]：①近 6 个月非自主体重下降 >5%；②BMI<18.5（中国人）kg/m² 时体重下降 >2%；③存在肌肉量减少时体重下降 >2%；符合上述任一条同时合并食欲减退或系统性炎症即可诊断为恶病质；特殊情况下，如伴有体液潴留、巨大肿瘤或肥胖症 / 超重患者，建议采用骨骼肌指数代替。

c 肿瘤恶病质是一个连续的过程，分为恶病质前期、恶病质期和恶病质难治期[1]，由 2011 年 Fearon 等为代表的多个学会联合发布的《肿瘤恶病质的定义和分期国际共识》中提出，后续有临床试验证实了该分期的合理性。在恶病质前期，代谢改变（如厌食、糖耐量异常）可以发生在非自主体重显著减轻之前（即 ≤ 5%）。恶病质进展的风险各不相同，取决于以下因素：肿瘤类型和分期、系统性炎症、食物摄入量和对抗肿瘤治疗的反应。在恶病质难治期，其临床难治可能是由于肿瘤很晚期或肿瘤快速进展而对抗肿瘤治疗无反应；这一阶段分解代谢活跃，或存在某些因素使得体重下降无法逆转，此期特征是患者体力状态差（WHO 评分 3 或 4 分）、预计生存时间小于 3 个月。

d 2018 年，国内于世英等[6] 提出了一个简明恶病质分期评分表，采用以下 5 项指标：近 6 个月体重下降程度（0~3）、SARC-F 量表评估肌肉功能（0~3）、ECOG 体力状况评分（0~2）、数字模拟评分法评估食欲下降程度（0~2）、血液学指标异常（0~2）。根据评分将恶病质分为 4 期，0~2 分为非恶病质期，3~4 分为恶病质前期，5~8 分为恶病质期，9~12 分为恶病质难治期。研究显示，与传统方法相比，此简明恶病质分期评分表对恶病质各期临床区分能力更强，预后预测更准，操作更为简便。但这是一单中心临床研究，样本量不大，其准确性仍需在临床中不断验证。

e 在恶性肿瘤患者，厌食与生命质量降低、病死率增加显著相关。以往多凭借患者主观感受和医务人员经验判断，现已开发多个可靠、有效、实用的评估工具用于衡量厌食及后续的治疗效果。

f 目前临床使用较多的厌食评估工具：①安德森症状评估量表中的数字模拟评分法；②食欲视觉模拟量表（visual analogue scale，VAS）；③厌食 / 恶病质状况亚表（FAACT-A/CS）。

安德森症状评估量表由症状程度及症状干扰两个子量表构成，其中症状程度子量表由 13 个肿瘤患者常见症状（包括食欲）构成，每个条目采用数字模拟评分法（NRS：Numeric Rating Scale）以 0~10 分进行计分，分值越大表明患者该症状越重。

VAS 是画出一条 100mm 长的线，起点为“我完全没有食欲”（0mm）到末端“我的食欲非常好”（100mm）。测量从起点到患者画出点之间的距离（以毫米为单位），即厌食的 VAS 评分。VAS 定量测量更适合跟踪患者食欲随时间的变化。荷兰阿姆斯特丹大学医学中心验证了 VAS 最佳临界值为 70，即 ≤ 70 分可判断患者处于厌食状态[7]。

g 恶病质功能评估量表—厌食 / 恶病质状况亚表（functional assessment of anorexia/cachexia therapy-anorexia/cachexia subscale，FAACT-A/CS）是一种患者自报告的评估表，目前较多肿瘤恶病质相关临床研究使用此工具评估食欲。ESPEN 建议 FAACT-A/CS ≤ 30 为临界值，荷兰阿姆斯特丹大学医学中心验证的 FAACT-A/CS 最佳临界值为 37，即 ≤ 37 分可判断患者为厌食[4]。FAACT-A/CS 亚表见附录 1。

h 任何情况下，骨骼肌丢失与临床结局差、生存时间短密切相关，严重影响患者生命质量、身体功能和抗肿瘤治疗耐受性。骨骼肌丢失（伴或不伴有脂肪丢失）是肿瘤相关营养不良的主要问题，骨骼肌丢失超过 40%，则患者 100% 死亡[8]。采用 DEXA 或 BIA 进行检测诊断肌肉量减少的参考界值见 2.1 中注释 c。

i 第 3 腰椎骨骼肌指数（skeletal muscle index，SMI）为应用电子计算机断层扫描（computed tomography，CT）或磁共振成像（magnetic resonance imaging，MRI）检查获取第 3 腰椎椎体层面所有骨骼肌（腰大肌、竖脊肌、腰方肌、腹横肌、腹外斜肌、腹内斜肌）的总面积，除以身高平方获得的数值。第 3 腰椎 SMI= 第 3 腰椎横截面骨骼肌总面积 / 身高²（cm²/m²）。肌肉量减少第 3 腰椎 SMI 参考界值为男性 <55cm²/m²，女性 <39cm²/m²[9]。

3　肿瘤恶病质的评估 ᵃ

	I 级推荐	II 级推荐	III 级推荐
肿瘤状态评估 ᵇ	评估肿瘤类型、肿瘤分期和进展状态，对抗肿瘤治疗反应的可能性（2A 类）	进行抗肿瘤治疗时需谨慎调整剂量。如果抗肿瘤治疗可能导致营养不良的风险高，应考虑预防性营养治疗（2A 类）	
药物的不良反应 ᶜ	评估药物可能产生的不良反应，及时发现、尽早干预（2A 类）		

肿瘤恶病质

续表

		Ⅰ级推荐	Ⅱ级推荐	Ⅲ级推荐
营养筛查和评估		所有肿瘤患者应定期进行营养筛查和评估[d]（1A 类） 监测体重变化[e]（1A 类） 监测进食量[f]（1A 类） 评估肌肉量[g]（2A 类）		应用记录法或回忆法等标准膳食调查方法，或简明膳食自评工具或基于软件的分析工具评估宏量营养素、微量营养素的缺乏情况[f]（2B 类）
影响营养的症状[h]		①评估影响营养的症状和潜在可治疗因素 ②关注胃肠道功能相关症状（2A 类）		
代谢状态[i]			应用改良格拉斯哥预后评分评估系统性炎症（2A 类）	
机体功能[j]	体力状态[k]	应用卡氏评分或 ECOG PS 或 WHO 体力状态评分评估（2A 类）		
	功能状态[l]		日常生活活动能力评估（2A 类）	
	肌肉力量[m]		握力测试（2A 类）	
	躯体功能[n]		6m 步速测定、简易机体功能评估法（SPPB）或 5 次起坐时间（2A 类）	
生命质量评估工具[o]			EORTC QLQ-C30 量表（2A 类） 或 恶病质功能评估量表（FAACT）（2A 类）	

【注释】

a 晚期肿瘤患者约半数并发恶病质，目前恶病质未被充分诊断及治疗，临床上需要充分评估其“客观”部分（如食物摄入不足、体重下降、不活动、肌肉量减少和代谢紊乱、分解代谢活跃等）和“主观”部分（如厌食、早饱、味觉改变、慢性恶心、痛苦、疲乏和注意力不集中等），以尽早发现恶病质并评估其严重程度。恶病质严重程度常与进行性体重下降、能量，以及蛋白质的消耗速度相关[1]。

b 肿瘤类型和肿瘤分期不同，选用的抗肿瘤治疗方式不同。一般来说，如果抗肿瘤治疗有效，恶病质的症状和体征通常会得到改善，如果抗肿瘤治疗无效则可能会增加分解代谢并加重恶病质。恶病质患者进行抗肿瘤治疗时，需要谨慎调整剂量，如果抗肿瘤治疗引起营养不良的风险高（如联合治疗、大剂量化疗，以及高致吐性药物），应考虑预防性营养治疗[2]。

c 重度营养不良及恶病质的患者接受抗肿瘤治疗时，抗肿瘤药物相关不良反应的风险增加，可能影响食欲、胃肠道、中枢神经系统的功能，引起或加重疲乏等，导致患者生命质量下降、治疗耐受性及有效率降低、手术并发症增加、病死率更高。因此，需要积极评估、及时发现药物相关不良反应，尽早干预（包括用药前预处理、减量、停药、调整药物，对症治疗等）。

d 所有肿瘤患者应定期进行营养筛查和评估[3]。目前常用的营养筛查工具包括营养风险筛查 2002（nutritional risk screening 2002，NRS 2002）、微型营养评估简表（mini-nutritional assessment short form，MNA-SF）、营养不良通用筛查工具（malnutrition universal screening tools，MUST）和营养不良筛查工具（malnutrition screening tools，MST）等。2010 年 CSCO 肿瘤营养治疗专家委员会在全国肿瘤专科医院和专科病房中开展了纳入 2 248 例患者的大样本的前瞻性观察研究，结果显示 NRS 2002 ≥ 3 分可以较好地预示抗肿瘤治疗不良反应发生率，提示 NRS 2002 ≥ 3 分的切点适合于中国住院肿瘤患者[4]。常用的营养评估工具包括主观整体评估（subjective globe assessment，SGA）、患者主观整体评估（patient-generated subjective globe assessment，PG-SGA）。PG-SGA 是根据 SGA 修改而成，是专门为肿瘤患者设计的营养状况评估方法，由患者自我评估和医务人员评估两部分组成，内容包括体重、摄食情况、症状、活动和身体功能、疾病与营养需求的关系、代谢需求、体格检查 7 个方面，评估结果包括定性评估及定量评估两种。定性评估结果分 A（营养良好）、B（可疑或中度营养不良）、C（重度营养不良）三个等级。定量评估结果分为：0~1 分，无营养不良，不需要进行营养干预；2~3 分，可疑或轻度营养不良，进行营养指导；4~8 分，中度营养不良，需要营养干预及对症治疗；≥ 9 分，重度营养不良，需要积极营养干预及对症治疗。

e 体重是肿瘤患者营养状况评估的核心指标，应监测恶病质患者体重变化，特别是近 3~6 个月体重下降的程度和速度。一项纳入 8 160 例晚期肿瘤患者的大样本国际研究的结果，证实体重丢失量和低体重指数（BMI）可独立于年龄、性别、肿瘤部位、肿瘤分期和体力状态等因素，预测肿瘤患者的生存。该研究根据患者的体重丢失量和 BMI，将患者分为 0~4 级，发现级别越高，即体重丢失量越大、BMI 越低的患者生存期越短[5]。

f 食物摄入不足是体重减轻的主要驱动因素，应定期评估患者膳食摄入情况，并重点关注能量和蛋白质摄入量。可应用记录法或回忆法等标准膳食调查方法，或简明膳食自评工具或基于软件的分析工具评估宏量营养素、微量营养素的缺乏情况[6]。

g 代谢改变和活动减少主要导致肌肉量减少。在过去十年已经认识到低肌肉量是影响临床结局的重要因素，抗肿瘤药物也是引起肌少症的重要原因。肌肉量减少和肌力下降可能在早期和临床明显的体重减轻之前就已经出现，也可能与肥胖共存。通过 DEXA、BIA、CT 或 MRI 可评估肌肉量（详见 2.1 注释 c 和 2.2 注释 i）。

h 肿瘤恶病质患者一般会伴有明显的临床表现，且随时间的推移而加重，往往同时伴有多种症状，多维度影响患者功能和生命质量，增加照护者的负担。其中胃肠道功能障碍在肿瘤患者中十分常见，化疗、放疗等基本抗肿瘤治疗方式均会不同程度地影响胃肠道功能，影响膳食摄入和消化吸收。因此，评估肿瘤恶病质患者的症状及胃肠道功能有重要意义。目前埃德蒙顿症状评估系统（Edmonton Symptom Assessment System，ESAS）广泛用于肿瘤恶病质患者的症状评估[7,8]，能够同时收集多个症状，包含了疼痛、疲乏、恶心、抑郁、焦虑、嗜睡、食欲、幸福感及气短等诸多内容，收集的是过去 24h 内症状的平均强度（0~10）。在临床工作中，医护人员一般通过面对面交流、营养状态的评估（如 PG-SGA）、影像检查等，可评估患者的咀嚼、味觉和嗅觉、黏膜炎、吞咽、胃肠动力、便秘、腹泻、吸收不良等消化道功能是否失调，以及程度。通过系统评估影响营养的相关症状，有助于发现更多的干预机会，制定个体化的干预措施，更好地控制症状，缓解阻碍营养充分摄入和 / 或消化吸收的因素。

i 系统性炎症与不良临床结局相关。一个经广泛验证且简单的评分，即改良格拉斯哥预后评分，用于系统性炎症分类，它是基于 C- 反应蛋白和血清白蛋白的评分（CRP ≤ 10mg/L、白蛋白 ≥ 35g/L 均正常为 0 分，其中任何 1 个指标异常为 1 分，2 个指标均异常为 2 分），对临床结局有高度预测能力。建议应用改良格拉斯哥预后评分评估系统性炎症[9]。其他炎症相关指标有 TNF-2、IL-6 等。

j 肿瘤恶病质患者体力状态低下会加剧肌肉萎缩、机体功能衰退，导致独立性丧失。应常规评估肿瘤恶病质患者的机体功能，包括体力状态、功能状态、肌肉力量和躯体功能。

k 体力状态评估常用的工具为卡氏评分（Karnofsky，KPS）、美国东部肿瘤协作组体力状态评分（Eastern Cooperative Oncology Group Performance Status，ECOGPS）以及 WHO 体力状态评分[10]。

l 肿瘤患者可能因无力完成日常生活活动而丧失自尊心、自信心，进而严重地影响患者的生命质量。日常生活活动能力评估（activities of daily living，ADL）可全面准确地了解患者日常生活的基本能力及功能障碍对其日常活动的影响。日常生活活动的主要内容包括①自理方面：进食、穿衣、个人卫生、如厕；②运动方面：床上运动、转移、行走、交通工具的使用；③家务劳动方面：比如购物、炊事、洗衣、打扫卫生、使用家具及家用电器、安排家庭财务等；④交流方面：包括理解、表达、阅读、听广播、看电视、书写、打电话及使用电脑等；⑤社会认知方面：包括记忆、解决问题、社会交往等。ADL 分为基础性日常生活活动（basic activities of daily living，BADL）和工具性日常生活活动（instrumental activities of daily living，IADL）。BADL 是指人们为了维持基本的生存、生活而每天必须反复进行的活动，包括进食、更衣、个人卫生等自理活动和转移、行走、上下楼梯等身体活动。BADL 反映较粗大的运动功能，评估目的为确定患者是否需要长期护理，适用于较重的残疾者，常用于住院患者。IADL 是指人们为了维持独立的社会生活所需完成的较高级活动，包括购物、炊事、洗衣、交通工具的使用、处理个人事务、休闲活动等，体现人的社会属性的一系列活动。IADL 反映较精细的功能，评估目的为决定患者可否独立生活，适用于较轻的残疾者，常用于社区残疾患者及老年人[11]。

m 肌肉力量详见 2.1 注释 c。

n 躯体功能详见 2.1 注释 c。

肿瘤恶病质

o 生命质量也是反映恶病质严重程度的一项指标,提高肿瘤恶病质患者的生命质量业已成为衡量肿瘤治疗效果的重要指标之一。目前临床试验中常用的肿瘤患者生命质量评估工具是欧洲癌症治疗与研究组织生命质量问卷（EORTC Quality of Life Questionnaire-Core30,EORTC QLQ-C30）(附录2)。第 3 版 EORTC QLQ-C30 从多维度对患者的生命质量进行评估,能较好反映生活质量内涵,由 5 个功能方面(躯体、角色、认知、情绪和社会功能)、3 个症状方面(疲劳、疼痛、恶心呕吐)、1 个总体健康和 6 个单一条目(呼吸困难、食欲减退、睡眠障碍、便秘、腹泻和经济状况)组成。在此基础上增加不同肿瘤的特异条目即构成不同肿瘤的特异量表。EORTC QLQ-C30 在肿瘤恶病质患者中已得到了很好的应用[12]。此外,FAACT 已广泛地应用于恶病质患者,由五个子量表构成:生理状况子量表(physical well-being,PWB,含 7 个子条目)、社会 / 家庭状况子量表(social well-being,SWB,含 7 个子条目)、情感状况子量表(emotional well-being,EWB,含 6 个子条目)、功能状况子量表(functional well-being,FWB,含 7 个子条目),以及厌食 / 恶病质状况亚表(Anorexia/Cachexia Subscale,A/CS,含 12 个子条目)。FAACT 评分越高表示生命质量越好[13]。

4 肿瘤恶病质的症状管理 [a]

			Ⅰ级推荐	Ⅱ级推荐	Ⅲ级推荐
常用症状评估工具			安德森症状评估量表(2A 类)[b]	记忆症状评估量表(2A 类)[c] Edmonton 症状评估量表(2A 类)[d]	
厌食[e]	评估[f]		数字模拟评分法(2A 类) 食欲视觉模拟量表(2A 类) 厌食 / 恶病质状况亚表(2A 类)		
	治疗[g]	病因治疗	针对可逆性原因进行治疗[h] (2A 类)		
		药物治疗[i]	刺激食欲:孕酮类(1A 类)	刺激食欲:糖皮质激素 (1B 类) 改善早饱:促胃肠动力药 (2A 类) 神经科药物:奥氮平、米氮平 等(2A 类)	刺激食欲:二十碳五烯酸(2B 类)
		非药物治疗[j]	营养教育和膳食指导(1A 类)	心理治疗(2A 类)	针灸疗法、穴位按摩等中医疗法(3 类)
疲乏[k]	评估[l]			肿瘤相关性疲乏量表(CFS) (2A 类)	
	治疗[m]	非药物干预	运动锻炼[n](2A 类) 营养治疗[n](2A 类)	认知行为疗法(CBT)[o] 心理教育疗法[p] 表达支持疗法[q] 物理治疗,如按摩治疗[n] (2A 类)	
		药物干预[r]	对症治疗(2A 类)	激素类药物(2A 类)	兴奋剂类(2B 类) 中医药治疗(2B 类)
肿瘤相关抑郁状态[s]	评估内容[t]		对存在抑郁症状的患者,应当进行完整的生物、心理和社会学评估(2A 类) 评估内容包括病史评估、精神检查、抑郁症状严重性评估		

肿瘤恶病质

续表

			Ⅰ级推荐	Ⅱ级推荐	Ⅲ级推荐
肿瘤相关抑郁状态 s	评估工具 u			医院焦虑抑郁量表（HADS）（2A 类） 贝克抑郁自评量表（BDI）（2A 类） 患者健康问卷 -9（PHQ-9）（2A 类）	
	治疗	轻度	心理治疗 v（2A 类）： 支持心理治疗 认知行为治疗 团体心理治疗	其他心理治疗方式 w（2A 类）： 阶梯护理 音乐疗法 花疗（养殖花鸟鱼虫） 群疗（参加群体治疗）	
		中度、重度	心理治疗（2A 类）； 药物治疗 x： 选择性 5-HT 再摄取抑制剂，如氟西汀（2A 类） NE 及特异性 5-HT 能抗抑郁药，如米氮平（2A 类）	阶梯护理 w（2A 类） CALM 心理治疗 y（1B 类）	

【注释】

a 肿瘤恶病质患者的相关症状主要包括厌食、疲乏、疼痛、恶心呕吐、口干、嗅觉和味觉改变、便秘、腹泻、腹胀和腹痛、肠梗阻、抑郁、睡眠 / 觉醒障碍、注意力下降、指端麻木、震颤、痉挛、不自主运动、谵妄等[1]。这些症状可独立或多个同时存在，持续存在往往会加重恶病质的发展，如厌食、疲乏、抑郁状态严重影响肿瘤恶病质患者预后[2]。建议定期评估肿瘤恶病质患者的这些症状，尽量在恶病质前期即有所发现，以便及时干预和纠正。

b 安德森症状评估量表（M.D.Anderson Symptom Inventory，MDASI）包括 13 个肿瘤患者病程中发生频率高和 / 或程度严重的症状[3]。与其他症状评估量表相比有以下优点：①同时评估症状严重程度和对日常生活的干扰；②可应用于各种类型的肿瘤；③可适应特定肿瘤类型、部位和治疗；④ 0~10 量表填写模式，患者易于理解和完成；⑤有多种语言形式。MDASI 是目前应用非常广泛的评估量表（附录 3）。

c 记忆症状评估量表（memorial symptom assessment scale，MSAS）是美国纪念斯隆 - 凯特琳癌症中心于 1994 年研制的多维度、多症状评估工具[4]，用于评估过去 1 周内 32 个症状的发生情况、严重程度和困扰程度（附录 4）。

d Edmonton 症状评估量表（edmonton symptom assessment scale，ESAS）由 Bruera 等于 1991 年编制[5,6]，主要用于评估晚期肿瘤患者及其治疗期间常见的躯体及心理症状，它包含 9 个既定症状和 1 个可选症状（附录 5）。

e 厌食，即食欲下降，是恶病质患者中发生率最高、程度最严重的症状，伴随恶病质的进展而加重，高达一半的初诊肿瘤患者存在厌食。有研究显示，非恶病期厌食发生率约 37%，恶病质前期、恶病质期和恶病质难治期厌食的发生率约 60%[1]。厌食与生命质量降低和病死率增加直接相关。

f 厌食评估详见 “2 肿瘤恶病质的诊断及分期”。

g 针对厌食的治疗，包括病因治疗、药物治疗和非药物治疗。推荐早期干预、多模式干预和个体化综合治疗。

h 首先评估并确定导致患者厌食的原因，针对可逆性原因进行治疗。疼痛、肿瘤治疗引起的恶心、呕吐、疲乏等均可导致患者出现厌食。应积极控制疼痛，改善放化疗引起的恶心呕吐，改善疲乏等症状。评估患者是否存在口腔问题，如口腔溃疡、口腔念珠菌感染、牙齿问题等，给予对症治疗。抑郁患者也会发生食欲减退，建议精神科医生协助诊治，若符合抑郁诊断应行抗抑郁治疗。

i 药物治疗详见 “5 肿瘤恶病质的药物治疗”。

j 非药物治疗优先选择营养教育和膳食指导，以达到能量和蛋白质的日需要量。多项随机对照临床试验（randomized control trial，RCT）已经证实，与传统饮食相比，营养教育和膳食指导可改善肿瘤患者营养摄入，维持体重及生命质量，避免治疗中断，甚至有生存获益[7,8]。

对恶病质不可逆的本质缺乏认识、尝试通过营养治疗增加体重失败等都会影响恶病质患者的心理状态,引起厌食,早期识别这些心理并给予正确的引导,有助于改善患者食欲和生命质量。

小型随机对照研究显示,在常规治疗的基础上联合针灸疗法、穴位按摩等中医疗法,可能有效地改善患者厌食、体重,提高生命质量[9]。

k 肿瘤相关性疲乏(cancer related fatigue,CRF)表现为身体疲乏、精神上的疲乏、注意力下降、情绪低落、短期记忆缺失、生理性疼痛、恶心、失眠等。可发生于恶性肿瘤任一阶段。它可以由肿瘤引起,也可以是肿瘤治疗的结果,与患者个性及社会因素也密切相关,严重影响肿瘤患者的身体、心理、家庭和社会功能,以及他们对生命质量的满意度。

l CRF 发生率高,对肿瘤患者的影响显著,但往往未能引起足够的重视。应对肿瘤恶病质患者定期评估 CRF,并确定其严重程度。CRF 评估量表可以分为三类:第一种是作为生命质量的一部分进行评估,如 EORTC QLQ-30,肿瘤治疗功能评估量表(the functional assessment of cancer therapy-general,FACT-G);第二种是单维度量表只评估 CRF 的程度,如等级量表或数字量表,简短疲乏量表(brief-fatigue inventory,BFI);第三种是 CRF 的多维度量表。第一种量表不适合 CRF 的专门评估,量表条目过多且不具有针对性;第二类量表评估内容单一,只能评估 CRF 的程度,无法反映它的表现和特点;第三类量表是多维度量表,能对 CRF 进行较为全面的评估。目前有报道的 CRF 多维评估量表有肿瘤相关性疲乏量表(cancer fatigue scale,CFS)、疲乏症状量表(fatigue symptom inventory,FSI)、Piper疲乏量表(Piper fatigue scale,PFS)和 Schwartz 癌症疲乏量表(schwartz cancer fatigue scale,SCFS)。与 FSI,PFS 和SCFS 相比,CFS 有以下优点:①是唯一起源于亚洲国家(日本)的多维度评估量表;②该量表长度适中,易于理解和完成;③包括躯体、情感和认知三方面,从多个方面评估 CRF;④在中国已证实有较高的信度和效度。CFS 量表见附录6。

m 绝大多数恶病质患者受到 CRF 的困扰。恶病质患者合并的 CRF 发展快、程度重、难以通过休息来缓解,严重影响患者的生命质量。医护人员需全面、动态评估 CRF,了解病因,及时给予治疗。CRF 的治疗包括非药物干预和药物干预。非药物治疗包括鼓励患者进行运动锻炼、对患者及其家人进行 CRF 相关知识的健康教育。

n 多项研究表明,适度的运动锻炼可改善疲乏症状[10-12]。肿瘤患者每周进行 3~5 小时中等强度的运动可能会获得更好的治疗效果。根据有无骨转移、骨髓抑制、活动性感染、感冒、其他合并症等来选择运动方式和运动强度。

CRF 非药物干预还包括营养治疗、物理治疗(如按摩治疗)。研究显示,营养治疗通过维持/改善机体营养和功能状况,更好耐受抗肿瘤治疗的打击,对改善疲乏起到重要作用[13]。

o 认知行为疗法(cognitive behavioral therapy,CBT)是通过认识和改变不良的思想和行为,来减少负面情绪和行为,并促进心理调适的心理治疗方法。CBT 常用于解决以下问题,如何应对肿瘤及担心肿瘤复发、睡眠障碍、活动异常和低社会支持/负社会互动等,可显著改善肿瘤患者的疲乏[14]。

p 心理教育侧重于确定应对策略,以优化患者应对焦虑、抑郁和心理社会困扰的能力。①首先解释疲乏产生的原因、持续时间及形式、普遍性和相关的治疗措施,告知抗肿瘤期间可能会出现中重度疲乏,但不代表治疗无效或病情加重;②教会患者自我监测疲乏水平;③帮助患者制定个性化的活动计划,同时考虑 CRF 的限制,可采用节约体能法(精力充沛时活动,推迟不必要的活动)、任务优先顺序、分散注意力法(如游戏、阅读、听音乐、进行社交活动等)减轻疲乏;④帮助患者寻找当下的意义,如加强有意义的互动、提升患者的尊严等。

q 表达支持疗法,如加入支持小组,能够促进情感表达,并从一个或多个人那里获得支持。

r CRF 的可治疗因素包括疼痛、情感障碍、贫血、睡眠障碍、营养不良及并发症(如器官功能障碍、感染)等,积极治疗癌痛、纠正贫血等;积极治疗抗肿瘤引起的恶心、呕吐、骨髓抑制、神经毒性等不良反应,以及迟发性不良反应,如心肌病。兴奋剂类[15]:哌甲酯为中枢兴奋药,NCCTG-N05C7 Ⅲ期临床研究的亚组分析显示,哌甲酯可改善严重疲乏和进展期肿瘤患者的疲乏。激素类药物[16]:泼尼松、地塞米松等可改善 CRF 的炎症状态,但长期使用有安全风险,建议仅用于终末期合并厌食、脑转移、骨转移的患者。研究显示,一些中成药,如贞芪扶正颗粒[17]、参附注射液[18]、参花扶正注射液[19]、正元胶囊[20]有一定缓解 CRF 的作用。

s 肿瘤相关抑郁状态是指在恶性肿瘤诊断与治疗过程中出现的病理性抑郁状态或综合征,主要表现为情绪低落、兴趣减退、精力不足、体力缺乏、悲观伤感、自罪观念与自杀倾向,并非精神病性抑郁。肿瘤患者发生抑郁的概率是普通人的 3~4 倍,而肿瘤恶病质患者更容易处于抑郁状态。

目前国内依据 ICD-10 精神与行为障碍分类诊断标准,很多学者常参照美国精神疾病诊断标准(DSM-V)诊断。肿瘤患者如出现下列 9 种症状中的 5 项,每天大部分时间存在,持续至少 2 周,排除既往抑郁障碍、自杀、躁狂和家族精神病等病史、排除药物相关性(如镇静催眠药、类固醇药、避孕药等),可做出诊断。9 种症状包括:①情绪低落;

②缺乏兴趣；③体重减轻或增加；④失眠或睡眠过多；⑤激惹或运动迟缓；⑥疲乏或精力减退；⑦自我评价过低或有内疚感；⑧注意力集中困难；⑨有想死或自杀的念头。

t 对存在抑郁症状的患者，应当进行完整的生物、心理和社会学评估，准确的评估有助于指导治疗。评估内容：①病史评估，包括现病史、目前症状、是否有自杀意念，既往是否有过躁狂发作或精神病性症状发作，目前的治疗情况及疗效、既往治疗史、个人史、家庭史等；②精神检查，包括一般表现（意识、定向力、接触情况、日常生活表现等）、认知过程（感知综合障碍、注意力、思维障碍、记忆力、智能、自知力等）、情感活动、意志及行为表现等，应更关注患者的情绪及其相关症状。评估患者是否伴有躁狂症状、认知缺陷和精神病性症状，是否有自杀风险和暴力倾向；③抑郁症状严重性评估。

u 目前还没有明确的适用于肿瘤临床的评估工具，临床或科研中常采用的筛查评估工具有：

医院焦虑抑郁量表（hospital anxiety and depression scale，HADS）[21]，广泛用于综合医院患者焦虑和抑郁情绪的筛查和研究，可推荐用于晚期肿瘤或缓和医疗患者（附录 7）。

贝克抑郁自评量表（beck depression rating scale，BDI）[22] 广泛用于临床流行病学调查，它更适用于不同肿瘤类型和不同分期的肿瘤患者，能更好地筛查出抑郁患者（附录 8）。

患者健康问卷 -9（patient health questionnaire-9，PHQ-9）[23] 内容简单且操作性强，广泛用于精神疾病的筛查和评估。肖水源等将该量表用于恶性肿瘤患者的抑郁筛查，证实该量表具有良好的信效度，是简单方便的抑郁筛查量表。患者健康问卷 -9 见附录 9。

v 常用的心理治疗方法有支持性心理治疗、认知行为治疗、团体心理治疗等。支持性心理治疗主要包括倾听、解释与建议、鼓励与保证、情感释放等方法；认知行为治疗是一组通过改变思维或信念和行为的方法来改变不良认知，达到消除不良情绪和行为的短程心理治疗方法；团体心理治疗一般是由 1~2 名治疗师主持，治疗对象可由 8~15 名具有相同或不同问题的成员组成，以聚会的方式，可每周 1 次，每次时间 1.5~2h，团体成员就大家所共同关心的问题进行讨论，观察和分析有关自己和他人的心理与行为反应、情感体验和人际关系，从而使自己的行为得以改善。多项 RCT 和荟萃分析发现心理治疗可以有效治疗成人抑郁症[24]。

w 其他心理治疗方式有阶梯护理、音乐疗法、花疗、群疗。研究显示，阶梯护理能够有效缓解肿瘤患者焦虑、抑郁等心理困扰[25]。阶梯护理分为 4 个步骤：①普通护理：最小到轻微的焦虑 / 抑郁；②支持性护理：轻度到中度焦虑 / 抑郁；③长期护理：中度焦虑 / 抑郁；④专科护理：中度到重度焦虑 / 抑郁；每一阶梯如果效果不佳则转入下一阶梯。音乐疗法在改善肿瘤患者负面情绪方面有重要作用，花疗（鼓励患者养殖花鸟鱼虫等），以及群疗（积极组织患者参加群体活动）在临床应用中也均收到良好效果，群体对抗肿瘤比个体对抗肿瘤的疗效更加突出。

x 在肿瘤相关抑郁状态的治疗中，临床症状的缓解是前提，社会功能和生命质量的恢复是最终目标。药物治疗包括选择性 5-HT 再摄取抑制剂（SSRI），如氟西汀[26]，NE（norepinephrine，去甲肾上腺素）及特异性 5-HT 能抗抑郁药（NaSSA），如米氮平[27] 等。抗抑郁治疗不仅能改善患者情绪，增强机体免疫力，对恶病质患者的生命质量与疾病预后都具有重要意义。抗抑郁药物与阿片类药物联合应用有协同作用，可延长阿片类药物镇痛时间。

y CALM 心理治疗（managing cancer and living meaningful）[28] 是专门针对晚期肿瘤患者的一种心理治疗模型，即"癌症疾病管理与有意义地生活"，是一种短程个体心理治疗模型，适用于处于疾病晚期，但预期生命 ≥ 6 个月的患者。CALM 心理治疗为患者提供了一个机会来谈论他们的想法和情绪，关注患者在当下疾病阶段仍然可能的心理成长。研究显示该治疗可以改善肿瘤终末期患者的抑郁情绪和心理状态。

5 肿瘤恶病质的药物治疗

5.1 用于改善肿瘤恶病质相关症状的药物

	Ⅰ级推荐	Ⅱ级推荐	Ⅲ级推荐
刺激食欲	孕酮类 a,b,c（1A 类）	糖皮质激素 d,e（1B 类） 精神科药物：奥氮平、米氮平 f（2A 类）	二十碳五烯酸（EPA）h（2B 类）
改善早饱		促胃肠动力药 g（2A 类）	

【注释】

a 需排除是否存在孕酮类药物使用禁忌证，如伴有血栓栓塞性疾病、严重心脏疾病或严重水潴留风险[1]，或对该类药物过敏。

b 一项包括 38 项临床研究、4 304 例受试者的荟萃分析显示，醋酸甲地孕酮组较安慰剂组或未治疗组能明显增加患者体重，与治疗恶病质的其他药物相比，也显示出体重增加的优势，但患者生命质量无明显提高[2]。孕酮类为基础的联合方案也被尝试用于改善肿瘤恶病质。有研究显示，4 药联合方案（醋酸甲地孕酮 320mg/d 或醋酸甲羟孕酮 500mg/d、二十碳五烯酸 2.2g/d、沙利度胺 200mg/d 及左旋肉碱 4.0g/d，共 4 个月）优于单一用药[3]。

c 孕激素治疗期间发生血栓栓塞事件、外周水肿、女性突发阴道出血、高血糖、高血压和库欣综合征的风险增加；另外需密切关注肾上腺功能不全、阳痿的可能。在考虑应用孕激素改善恶病质之前，应结合患者肿瘤状态及合并症、基础疾病、日常活动情况、合并用药、预期寿命等具体情况，充分评估发生不良反应的风险，做到充分告知和密切监测。

d 糖皮质激素相关多项临床研究显示，甲泼尼龙、泼尼松及地塞米松可以改善肿瘤患者食欲和生命质量，但体重增加不明显[4]。糖皮质激素改善食欲的机制不详，可能与抑制炎性细胞因子的释放相关。

e 应用糖皮质激素改善食欲前，应权衡风险和获益，尤其是预期寿命较长的患者。对于预期寿命只有几周的患者，如同时存在适用糖皮质激素治疗的其他症状（疼痛、恶心或疲乏等），短期应用是比较合适的选择。如果患者预期寿命较长，若无禁忌，建议首选醋酸甲地孕酮改善食欲。研究显示地塞米松 0.75mg，每日 4 次对比醋酸甲地孕酮 800mg/d[5]，或者地塞米松 4mg/d 对比醋酸甲地孕酮 480mg/d[6]在增强食欲方面的效果相似或略低，而地塞米松因不良反应停药率更高[5]。

f 精神类药物，如治疗精神分裂症的药物奥氮平、治疗抑郁症的药物米氮平，有研究显示低剂量的奥氮平或米氮平单独使用，或者联合孕激素可显著改善肿瘤患者的厌食症状，增加体重[7,8]。

g 促胃肠动力药物可刺激胃排空，常用于改善恶病质患者的早饱。与孕酮类、糖皮质激素联合使用可改善食欲及增加体重。需关注甲氧氯普胺的中枢系统不良反应（如锥体外系反应）和多潘立酮的心脏不良反应，存在机械性消化道梗阻的患者禁用。

h 研究认为，包括二十碳五烯酸（EPA）在内的多不饱和脂肪酸可能通过改变脂质摄取和代谢、减少蛋白质水解途径的激活、拮抗炎症、增加肿瘤细胞凋亡、减少肿瘤血管生成、改善胰岛素敏感性，与抗肿瘤药物有协同作用，增加食欲等，在肿瘤恶病质中发挥积极作用[9]。同时，补充 EPA 能减轻抗肿瘤治疗带来的营养风险及其他不良反应[10]。但 EPA 改善肿瘤恶病质的临床研究结果存在不一致性，且该类临床研究的质量不高，故仅作为Ⅲ级推荐。EPA 安全性较好，但接受伊布替尼治疗的患者不建议使用，以免增加伊布替尼的出血风险[11]。

5.2 肿瘤恶病质药物的具体用法

药物分类	药物名称	推荐剂量及使用途径	推荐治疗期
孕酮类	醋酸甲地孕酮片 醋酸甲地孕酮混悬液 c	160~800mg/d a,b 口服	1~12 周 d
	醋酸甲羟孕酮片	500~1 000mg/d e 口服	1~12 周 d
糖皮质激素类	地塞米松片/注射液	3~8mg/d f 口服/静脉	1~3 周 f
	泼尼松片	15~30mg/d f 口服	1~3 周 f
	甲泼尼龙片	32mg/d f 口服	1~3 周 f
促胃肠动力药	甲氧氯普胺片/注射液 g	5~10mg 餐前/睡前 15min 或 5~ 20mg 口服/静脉/肌注，每 6h 一次	根据需要
	多潘立酮片	10mg 口服，每日 3 次	根据需要
营养素	二十碳五烯酸 h	≥ 2g/d 口服	持续服用

肿瘤恶病质

【注释】

a 临床研究发现，不同剂量醋酸甲地孕酮（160mg/d、480mg/d、800mg/d 和 1 280mg/d）均能不同程度改善食欲、增加体重，最佳剂量是 800mg/d，超过 800mg/d 没有进一步获益[12]。

b 有研究采用醋酸甲地孕酮 160mg/d 和 320mg/d 治疗 1 个月，如果疗效不佳则增加剂量（分别增加至 320mg/d 和 480mg/d），结果显示初始治疗疗效不佳的患者，增加剂量后部分患者食欲和体重有改善，提示可根据患者的治疗反应逐步增加剂量[13]。

c 研究显示，甲地孕酮混悬液能够改善晚期肿瘤患者的食欲和生命质量[14]。混悬液剂型服用方便，可能提高肿瘤恶病质患者的治疗依从性。

d 研究发现，醋酸甲地孕酮 480mg/d 治疗的第 1 周，约 80% 的患者食欲明显改善[6]。多数醋酸甲地孕酮临床研究的治疗期为 12 周，少数研究长达 18 周甚至 2 年，2~8 周的治疗期也有获益[4]。考虑经济效益比及不良反应，推荐 1~12 周的治疗期。如果因病情需要延长给药时间，应重新评估风险和获益，并取得患者同意。

e 临床研究显示甲羟孕酮的有效剂量为 500~1 000mg/d[15,16]。

f 临床研究采用糖皮质激素的剂量和时间分别是地塞米松 3~8mg/d、泼尼松 15~30mg/d，以及甲泼尼龙（MP）32mg/d，持续给药 2~5 周或至不可耐受 / 死亡或疗效明显后降低剂量[5,6,17-20]。考虑到长期应用糖皮质激素的健康风险，推荐使用时间为 1~3 周。如需延长使用，应重新评估风险和获益，并取得患者同意。未有证据显示哪一种糖皮质激素更优。可结合患者病情、药物可及性、经济效益比进行选择，并根据等效关系计算具体使用剂量。等效剂量换算参考如下：泼尼松 5mg= 氢化可的松 20mg= 甲泼尼龙 4mg= 地塞米松 0.75mg。

g 两项 RCT 比较了甲氧氯普胺缓释剂 40mg，每 12h 一次，对照安慰剂或甲氧氯普胺即释制剂 20mg，每 6h 一次在晚期肿瘤和慢性恶心患者中的作用，观察到甲氧氯普胺可改善恶心症状[21,22]。

h EPA 摄入需要达到一定的剂量和持续摄入。多项小样本 RCT 证实 EPA 摄入量 >2.0g/d 时[23-25]，患者的食欲、能量摄入、体重、瘦体重和 / 或体力活动等方面得到改善。

6 肿瘤恶病质的多模式管理 a

		Ⅰ级推荐	Ⅱ级推荐	Ⅲ级推荐
营养干预 b	营养风险筛查与评估	营养风险筛查与评估要贯穿于恶性肿瘤诊疗的全过程（1A 类）		
	营养教育和膳食指导 c	营养教育和膳食指导是营养治疗的首选，要贯穿于恶性肿瘤诊疗的全过程（2A 类）		
	营养治疗路径的选择	①患者经口进食不足时，推荐补充性肠内营养，首选口服营养补充（1A 类）；对于消化道功能基本正常，因进食障碍等原因而摄入不足时可考虑管饲喂养（1A 类）；②经口进食 + 肠内营养超过 7d，仍不能满足 50% 目标需要量时，应考虑给予补充性肠外营养（1A 类）；③肠内营养不可行或不耐受时，给予全肠外营养（1A 类）	管饲喂养：对于需要管饲肠内喂养超过 4 周的患者，推荐通过造口留置营养管（2A 类） 肠外营养：如果营养不良严重损害了患者的生命质量和 / 或预计生存时间，应向患者提供肠外营养；对于存在肠道功能的患者，肠外营养时不应完全放弃肠内营养 e（2A 类）	

		Ⅰ级推荐	Ⅱ级推荐	Ⅲ级推荐
营养干预 b		管饲喂养: 对于需要管饲喂养的患者,建议筛查和管理吞咽困难,鼓励和教育患者保持吞咽功能 d(1A 类)		
	营养治疗指征 f	存在膳食摄入不足的肿瘤恶病质患者,均应接受营养治疗(1A 类)。接受抗肿瘤治疗且预计存活数月以上的患者,根据需要进行营养干预;终末期患者,首选营养教育和膳食指导、ONS(1A 类)		
	营养素 g	①建议能量摄入按至少 25~30kcal/(kg·d)估算,根据需要调整(1A 类) ②蛋白质摄入至少 1g/(kg·d),建议达到 1.5~2.0g/(kg·d)(1A 类) ③合并急、慢性肾功能不全的患者,蛋白质摄入量应不超过 1.0 或 1.2g/(kg·d)(2A 类) ④肿瘤恶病质患者,推荐高脂低碳能量供给,建议脂肪供能占非蛋白质供能的一半及以上(2A 类)		
	特殊营养素 h			接受化疗和/或放疗的患者,补充富含蛋白质及 n-3 多不饱和脂肪酸的 ONS 有助于维持体重、瘦体重及改善生命质量(2B 类)
药物治疗 i		孕激素可改善肿瘤恶病质患者的食欲和体重(1A 类)		
			糖皮质激素短期使用可刺激食欲、改善恶心症状、增加能量摄入、降低疼痛和增强幸福感,随着治疗时间的延长,这些作用消失(1B 类)	
			奥氮平可改善晚期肿瘤患者的食欲和恶心(2A 类)	
			甲氧氯普胺和多潘立酮可治疗早饱、慢性恶心、消化不良综合征和胃轻瘫(2A 类)	

肿瘤恶病质

续表

		Ⅰ级推荐	Ⅱ级推荐	Ⅲ级推荐
运动锻炼 [j]		恶病质患者应每周进行 2~3 次抗阻运动，以及适度的有氧运动或耐力训练（1A 类）	运动处方应包括专业人员的指导，选择的运动模式（有氧、抗阻力、柔韧性）、频率、强度和持续时间，以及再评估时间点（2A 类）	
社会心理支持 [k]			由专业人员定期评估患者及家人，及时发现任何社会心理问题（2A 类）	
			心理支持的措施包括开放式谈话或讲故事、心理暗示等方式；指导和教育患者家人不要强迫患者进食进水等（2A 类）	
			为患者及其家人提供恶病质不同阶段相应的信息，使其了解恶病质的性质、病程、机制及其负面作用（如体重减轻、食欲下降、早饱），提高对病情的认识，以及了解早期多模式管理的必要性（2A 类）	
特殊人群	老年患者 [l]	蛋白质摄入量至少 1.2g/(kg·d)，建议达到 2g/(kg·d) 以维持蛋白质平衡（1A 类）	应综合评估老年患者的体重、营养、肌肉量、肌肉力量、身体机能等因素，干预措施以营养、运动，减轻不适症状为主（2A 类）	
		孕激素、糖皮质激素用于改善老年肿瘤患者的食欲时，需密切关注其不良反应（1A 类）		
	临终患者 [m]	以症状控制、心理支持和人文关怀为主，大部分患者仅需少量的食物和水来减少饥渴感（2A 类）		

【注释】

a　肿瘤恶病质是一种与肿瘤相关的复杂的代谢综合征，成因复杂，严重地影响患者的生命质量及预后。一旦确诊为恶病质，应进行多模式管理。肿瘤恶病质多模式管理团队应时刻关注抗肿瘤治疗和多学科综合治疗对患者的积极意义；应与患者及其家人积极沟通信息和治疗计划；注意倾听患者的问题、意愿及担忧，确定患者对于治疗信息的理解和参与决策的水平；告知患者可选择的治疗方式，以及患者可能获得的支持，让患者参与治疗决策[1,2]。

b　临床研究显示，稳定体重可以显著延长患者的生存时间[3]。在恶病质前期及恶病质期，需全面评估了解患者面临的营养风险和问题，通过多模式管理帮助患者达到营养素摄入充足、稳定体重的目的。营养风险筛查与评估、营养教育和膳食指导要贯穿于恶性肿瘤诊疗的全过程。①营养治疗首选营养教育和膳食指导；患者经口进食不足时，推荐补充性肠内营养，首选口服营养补充；对于消化道功能基本正常，因进食障碍等原因而摄入不足时可考虑管饲喂养；②经口进食＋肠内营养超过 7d，仍不能满足 50% 目标需要量时，应考虑给予补充性肠外营养；③对肠内营养不可行或不耐受时,给予全肠外营养(total parenteral nutrition,TPN)[4,5]。

c 营养教育和膳食指导,通过使患者摄入正常膳食来确保能量和营养素的日需要量,同时享受进食乐趣,保留与他人一起用餐的社交生活,是营养治疗的首选。对能够进食的恶病质或高危患者,营养教育和膳食指导有助于改善经口摄入量和增加体重。建议由受过充分培训的专业人员指导,选择高能量、高蛋白物、营养丰富的食物,食物的选择应多样化,限制精制糖摄入,增加每天用餐次数,治疗影响营养的症状[6]。

d 梗阻、运动功能障碍或黏膜炎引起的吞咽困难可能会损害或阻止正常食物摄入,是管饲喂养的指征。头颈部或上消化道肿瘤患者由于肿瘤阻塞,以及积极抗肿瘤治疗(如联合治疗)引起的严重黏膜炎,是发生吞咽困难的高风险人群。早期识别吞咽困难、及时和个体化的干预,对于保证充足喂养至关重要。由于肠内途径更符合生理、更安全经济,只要患者的胃肠道功能未严重受损,就使用它。在某些情况下,补充性肠外营养(supplemental parenteral nutrition,SPN)优于管饲喂食,如患者伴有恶心、呕吐、腹部不适或严重腹泻时。对于肠内管饲喂养 >4 周的患者,推荐应用经皮胃 / 空肠造口,如内镜下经皮胃 / 空肠造口(percustanous endoscopic gastrostomy/jejunostomy,PEG/PEJ)而不是经鼻胃管喂养(nasogastric tube feeding,NTF)。对于需要管饲喂养的患者,建议筛查和管理吞咽困难,鼓励和教育患者如何保持吞咽功能。

e 肠外营养(parenteral nutrition,PN)有潜在严重并发症的风险,包括但不限于导管相关感染、血栓形成、电解质紊乱、再喂养综合征、脱水、体液超负荷、慢性肝病和骨病。临床应用时需要权衡 PN 的潜在益处与相关风险(如代谢紊乱、败血症并发症)和负担(如每天连续输液长达 14 个小时)。如果进行性营养不良严重损害了患者的生命质量和 / 或预计生存时间,应向患者提供 PN。PN 潜在效益的指标是 ECOG PS 0-2,低水平的系统性炎症(血清白蛋白水平正常,改良格拉斯哥预后评分 <2)和无转移性疾病。

此外,研究显示,接受 TPN 的晚期肿瘤患者,其肠内喂养超过 250kcal/d 要比低于 250kcal/d 有更好的治疗效果。因此对于存在肠道功能的患者,在进行 PN 时不应完全放弃肠内营养[7]。

f 存在膳食摄入不足的肿瘤恶病质患者,均应接受营养治疗。接受抗肿瘤治疗且预计存活数月以上的患者,根据需要进行营养干预;终末期患者,首选营养教育和膳食指导、ONS。

g ①建议能量摄入按至少 25~30kcal/(kg·d) 估算,根据需要调整,②蛋白质摄入至少 1g/(kg·d),建议达到 1.5~2.0g/(kg·d)(1A 类);③合并急、慢性肾功能不全的患者,蛋白质摄入量应不超过 1.0 或 1.2g/(kg·d)(2A 类);④伴有体重减轻的肿瘤患者的脂肪利用率非常高,可能涵盖静息能量消耗的大部分,而在系统性炎症和胰岛素抵抗存在的情况下,碳水化合物利用受损。因此,肿瘤恶病质患者,推荐高脂低碳能量供给,建议脂肪供能占非蛋白质供能的一半及以上。

h 大多数试验表明,对于接受化疗和 / 或放疗的患者,补充富含蛋白质及 n-3 多不饱和脂肪酸的 ONS(N3P-ONS)有助于维持体重、瘦体重、改善生命质量。而未接受抗肿瘤治疗的患者,未发现 N3P-ONS 的益处。

i 详见"5 肿瘤恶病质的药物治疗"。

j 目前认为运动通过调节肌肉代谢、胰岛素敏感性、贫血、性腺机能和系统性炎症来减轻肿瘤恶病质的影响,减轻患者的痛苦。在患者耐受的情况下,运动锻炼有助于提升食欲、改善肿瘤相关的疲乏、减少焦虑和抑郁、缓解疼痛、气短、便秘和失眠等症状,可提高生命质量和维持肌肉量、肌肉功能,改善临床结局,尤其是进行中到高强度的抗阻力训练和有氧运动组合时[8-11]。

在专业人员指导下,适度运动锻炼对肿瘤恶病质患者是安全的,无论是在治疗期间还是治疗之后,以不过度疲劳为宜。

根据患者的跌倒风险选择运动方式,每次运动强度及运动时长应遵循个体化、循序渐进的原则。可选择有氧训练如步行,饭前 30~60min 的放松运动[11];中等强度的运动被描述为 5~8 代谢当量(metabolic equivalents,METS,用于量化能量消耗的活动),包括 5km/h 的快走、轻便的自行车运动以及居家锻炼等;抗阻力训练应上肢和下肢交替进行,关注运动质量及重复组数,有氧运动时应连续或间歇性监测心率[9]。当患者发热 >38℃、合并感染、血小板计数 <20 × 10⁹/L、血红蛋白 < 8g/dl 或存在其他禁忌证时暂停[9]。

建议恶病质患者每周进行 2~3 次抗阻运动,以及适度的有氧运动或耐力训练。运动处方应包括经充分培训的专业人员,结构化的方法包括运动模式(有氧、抗阻力、柔韧性)、频率、强度和持续时间,以及再评估的时间点。

k 恶病质患者出现厌食、疲乏等相关症状时,患者及其家人会经历饮食习惯改变的压力,患者想要并尝试进食但无法进食时,家人经常误会患者因恶病质导致的厌食表现,并强迫他们进食,从而增加了患者和家人的紧张和冲突。体重和功能的持续下降改变了患者的外表,影响了他们的自我形象和自尊。早期识别社会心理问题和恶病质对患者的影响,有助于及时干预,解决恶病质相关的社会心理困扰,改善生命质量。因此,建议由专业人员定期评估患者及家人,及时发现任何社会心理问题[12]。

肿瘤恶病质

在恶病质管理中应尽早开始社会心理干预,社会心理干预的目的是,通过使患者及其家人能够应对恶病质相关功能障碍和精神错乱,减少与肿瘤恶病质相关的情绪负担,改善生命质量。社会心理支持的措施包括采用开放式谈话、讲故事、心理暗示等方式;由专业人员进行,指导患者及其家人放松身体和心情,促进两者之间的良性互动;帮助患者及其家人应对体重下降,分享他们对进食相关问题的看法,指导和教育患者家人不要强迫患者进食进水,鼓励患者在愉快的环境用餐、自主选择喜欢的食物等[13]。

对34位爱尔兰医务人员的半结构化访谈显示,医生、护士和营养师倾向于回避肿瘤恶病质问题,认为向患者传达其复杂且通常不可逆的性质和不良预后较困难,担心会降低患者的希望。一项对日本702例肿瘤患者遗属的大型调查(回应率为76%)表明,医务人员可以通过简单地解释肿瘤恶病质的机制来缓解患者及其家人的心理和情绪问题[1]。一篇包含19项恶病质患者饮食相关问题的调查研究的综述发现,负性社会心理作用的主要原因是缺乏肿瘤恶病质性质的相关知识,以及尝试增加体重而未成功。缺乏相关的知识常常误导患者家人并令其感觉孤立无援,与医护人员沟通不畅会削弱患者及其家人对恶病质的理解。这些发现表明,患者及其家人需要根据疾病阶段进行诚实的和以问题为导向的沟通,如根据恶病质阶段为患者及其家人提供相应的营养治疗相关信息,是他们之间达成一致治疗目标的基础。结构化和信息丰富的干预措施可防止家庭成员感觉被亲人的疾病压垮,以及感觉在体重和饮食问题的管理方面势单力薄。因此,向患者及其家人传递清晰明确的信息是首选。推荐根据恶病质的不同分期,以问题为中心与患者及家人进行坦诚的沟通,帮助其了解恶病质的性质、病程、发生机制及其负面作用(如体重减轻、食欲减退、早饱等),为其提供预防和改善恶病质的相关知识与信息,提高对其病情的认识,以及了解早期多模式管理的必要性[9]。通过社会心理支持,能使患者更加积极地面对疾病与治疗[14,15]。

l 老年肿瘤患者恶病质的发生率约为65%,与生存率显著低相关,若合并认知和精神障碍,则护理需求和反复住院的风险增加。老年肿瘤恶病质多集中表现为体重下降、肌少症和虚弱,增加了恶病质的复杂性和治疗难度。应综合评估老年患者的体重、营养、肌肉量、肌肉力量、身体机能等因素,对其的干预措施以营养、运动、减轻不适症状为主。研究显示,营养治疗联合运动干预,能够在安全前提下,有效改善老年晚期非小细胞肺癌或胰腺癌恶病质患者的依从性和生命质量[16]。

由于老年患者存在合成代谢抵抗,往往需要高于正常量的蛋白质,蛋白质摄入量至少 1.2g/(kg·d),建议达到 2g/(kg·d)以维持蛋白质平衡。

老年患者更易受到药物毒性的影响,孕激素、糖皮质激素用于改善老年肿瘤患者的食欲时,需密切关注其不良反应[15]。

m 预期生存时间为数天至数周的临终患者,此时期患者体内分解代谢异常增强,外表发生明显变化,提示其预生存期较短,在生命的最后几周,应提供及时有效的症状控制、心理支持和人文关怀[12],很少需要营养干预,大部分患者仅需少量的食物和水来减少饥渴感。

7 肿瘤恶病质的预防 [a]

	Ⅰ级推荐	Ⅱ级推荐	Ⅲ级推荐
一级预防 [b]	①全面评估肿瘤,最大限度地实现根治性或姑息性治疗 ②预防并治疗并发症 ③治疗影响营养的相关症状 ④定期接受营养筛查和评估 ⑤给予营养教育和膳食指导,保证能量和蛋白质摄入量 ⑥监测并尽力维持健康体重 ⑦避免久坐、适量运动锻炼(1A 类)		
二级预防 [c]	经筛查有营养风险或营养不良的患者,应进一步行营养评估和综合评估,进行规范的营养治疗(1A 类)		
三级预防 [d]	有效的抗肿瘤治疗基础上采用多模式管理,即针对恶病质的药物治疗、全程营养管理、症状管理、运动锻炼及心理支持等(1A 类)		

【注释】

a　肿瘤类型、临床分期、合并症、系统性炎症、食物摄入减少，以及对于抗肿瘤治疗的反应均会影响患者恶病质的发生和进展，恶病质甚至在肿瘤早期就会出现，且贯穿疾病全程。恶病质需要积极预防，对恶病质的早期发现和早期干预是预防其恶化的关键手段，越早发现、越早干预，治疗效果越好。

b　一级预防旨在针对恶病质的病因预防，包括积极治疗肿瘤原发病、尽可能避免或消除潜在的可导致恶病质的危险因素，给予营养教育和膳食指导、有效维持患者的营养状况。①肿瘤患者一经诊断，需要全面评估肿瘤病情（包括部位、病理类型、分期、分型、基因特征等），结合患者基础疾病、体力状态等，为患者制订合适的治疗方案，最大限度地实现根治性或姑息性治疗；②预防并治疗肿瘤相关和治疗相关并发症；③治疗影响营养的相关症状；④定期接受营养风险筛查和营养不良评估，门诊患者可用 BMI 及 MST、住院患者可用 NRS 2002 等进行营养风险筛查，NRS 2002<3 分的患者住院期间每周筛查营养风险；⑤由营养师或受专业训练的医务人员为患者提供营养教育和膳食指导，保证能量和蛋白质摄入量，降低发生恶病质的风险；⑥至少每 1~2 周测量一次体重，BMI 尽力维持在 18.5~23.9kg/m² ；⑦避免久坐、适量运动锻炼。

　　研究显示，营养教育和膳食指导可以帮助患者树立正确的营养观念、纠正患者不良饮食习惯、改善患者的营养状态（营养素摄入、体重）、生命质量、减少治疗相关不良反应、避免治疗中断、甚至有生存获益[1]。对于中国患者，要特别注意加强营养教育，避免盲目忌口、使用偏方、保健品等不正确的营养习惯。将规范的营养教育和膳食指导从医院延伸到家庭、社区，从患者延伸到家庭成员、社区群体十分必要；重视居家患者的营养状况，对预防营养不良的发生有积极作用。肿瘤患者病程全程接受营养教育和膳食指导对预防恶病质有积极意义。

　　肿瘤患者低运动量、不运动和接受抗肿瘤治疗，都会严重影响患者的肌肉量。在疾病早期，尚未出现肌肉萎缩时，运动锻炼是一个有效的预防恶病质的手段。对许多出现生理和 / 或病理性肌肉萎缩的肿瘤患者，运动锻炼也是治疗的核心。运动锻炼可以增加瘦体重、肌肉力量、心血管健康、减轻炎症反应和乏力症状。抗阻力运动能够刺激蛋白质合成，增加肌纤维横断面面积，刺激肌纤维和线粒体蛋白合成[2]。Markofski 等[3]研究显示，健康老年人补充必需氨基酸（EAA）+ 有氧运动 6 个月后增加了腿部肌肉力量。

c　二级预防即临床前预防，是对肿瘤营养风险和 / 或营养不良早诊早治，维持进食量、体重或瘦体重是肿瘤恶病质二级预防的关键。经筛查有营养风险或营养不良的患者，及早、全程、规范的营养干预是有效改善患者一般状况、增加患者抗肿瘤治疗耐受性及疗效的关键一步，也是预防营养不良进一步恶化导致恶病质的有效措施[4,5]。

d　三级预防是针对已经发生恶病质的患者，给予积极的治疗。针对不同的恶病质分期应采取不同的治疗方案，恶病质前期和恶病质期是比较有效的治疗窗，也是防止病情进一步恶化、避免并发症发生或加重的时期。根据恶病质的发病机制，目前主张在有效的抗肿瘤治疗基础上，采用多模式管理的方式，即针对恶病质的药物治疗、全程营养管理、症状管理、运动锻炼和心理支持等多种措施。

　　总之，肿瘤恶病质的发生更多与肿瘤进展有关，也与抗肿瘤治疗的不良反应等有关。重视肿瘤患者营养风险筛查和评估，进行规范化的营养干预可以避免和 / 或延缓营养不良的发生，尤其针对肌肉减少的预防和治疗，对预防肿瘤恶病质均有一定价值。恶病质应预防为主、防治结合、更早干预和重视多模式管理。

8　附录

附录 1　厌食 / 恶病质状况亚表

　　厌食 / 恶病质状况亚表共 12 个问题，由患者主观回答。5 级评分法，评分时正向条目记 0~4 分，负向条目的得分需逆转计算，总分 48 分。

	一点也不	有一点	有一些	相当	非常
我食欲很好 +	0	1	2	3	4
我吃的足够我的需要了 +	0	1	2	3	4
我担心我的体重	0	1	2	3	4
大多数食物对我来说都不好吃	0	1	2	3	4

续表

	一点也不	有一点	有一些	相当	非常
我担心自己看起来很瘦	0	1	2	3	4
我一试着吃东西,对食物的兴趣就下降了	0	1	2	3	4
我吃丰富或油腻的食物很困难	0	1	2	3	4
我的家人或朋友都强迫我吃东西	0	1	2	3	4
我一直在呕吐	0	1	2	3	4
我吃东西的时候似乎很快就饱了	0	1	2	3	4
我肚子疼	0	1	2	3	4
我感觉正在变健康 +	0	1	2	3	4

+ 代表正向条目

附录2　欧洲癌症治疗与研究组织生命质量问卷

	完全不	有一点	很多	非常多
1. 您从事一些费力的活动有困难吗,比如说提很重的购物袋或手提箱?	1	2	3	4
2. 长距离行走对您来说有困难吗?	1	2	3	4
3. 户外短距离行走对您来说有困难吗?	1	2	3	4
4. 您白天需要待在床上或椅子上吗?	1	2	3	4
5. 您在吃饭、穿衣、洗澡或上厕所时需要他人帮忙吗?	1	2	3	4

在过去的一星期内:	完全不	有一点	很多	非常多
6. 您在工作和日常生活中是否受到限制?	1	2	3	4
7. 您在从事您的爱好和休闲活动时是否受到限制?	1	2	3	4
8. 您有气促吗?	1	2	3	4
9. 您有疼痛吗?	1	2	3	4
10. 您需要休息吗?	1	2	3	4
11. 您睡眠有困难吗?	1	2	3	4
12. 您觉得虚弱吗?	1	2	3	4
13. 您食欲不振(没有胃口)吗?	1	2	3	4
14. 您觉得恶心吗?	1	2	3	4
15. 您有呕吐吗?	1	2	3	4
16. 您有便秘吗?	1	2	3	4
17. 您有腹泻吗?	1	2	3	4
18. 您疲劳吗?	1	2	3	4
19. 疼痛影响您的日常活动吗?	1	2	3	4
20. 您集中精力做事有困难吗? 如读报纸或看电视?	1	2	3	4
21. 您觉得紧张吗?	1	2	3	4

肿瘤恶病质

在过去的一星期内：	完全不	有一点	很多	非常多
22. 您觉得忧虑吗？	1	2	3	4
23. 您觉得易怒吗？	1	2	3	4
24. 您觉得沮丧吗？	1	2	3	4
25. 您感到记忆困难吗？	1	2	3	4
26. 您的身体状况或医学治疗干扰了您的家庭生活吗？	1	2	3	4
27. 您的身体状况或医学治疗干扰了您的社交活动吗？	1	2	3	4
28. 您的身体状况或医学治疗导致了您陷入经济困难吗？	1	2	3	4

对下列问题，请在 1~7 之间选出一个最适合您的数字并画圈。

	非常差					非常好	
29. 您如何评价在过去一星期内您总的健康情况？	1	2	3	4	5	6	7
30. 您如何评价在过去一星期内您总的生活质量？	1	2	3	4	5	6	7

附录3 安德森症状评估量表

第一部分：您的症状有多严重？

　　肿瘤患者经常会因其他疾病或治疗引发各种症状，若过去 24 小时内发生了下列症状，请为其严重程度评级。由数值 0（没有发生该症状）至 10（症状已达您所想象的最严重程度）表示严重程度，请为每个项目选择代表的数字。

	0	1	2	3	4	5	6	7	8	9	10
1. 经历最严重的疼痛程度为？											
2. 感到极度疲累（乏力）程度为？											
3. 感到最严重的眩晕恶心程度为？											
4. 经历最严重的睡眠不安程度为？											
5. 感到最为忧虑（心烦）程度为？											
6. 经历最严重的呼吸急促症状为？											
7. 健忘最严重的程度为？											
8. 胃口最差的程度为？											
9. 瞌睡最严重的程度为？											
10. 口干最严重的程度为？											
11. 悲伤感最严重的程度为？											
12. 呕吐最严重的程度为？											
13. 麻木感最严重的程度为？											

肿瘤恶病质

第二部分：症状妨碍生活的程度？

症状常常干扰您的感受和功能，请选择过去 24 小时内发生的症状干扰您各项活动的严重程度。

	0	1	2	3	4	5	6	7	8	9	10
14. 一般活动？											
15. 情绪？											
16. 工作（包括家务劳动）？											
17. 与他人的关系？											
18. 走路？											
19. 生活乐趣？											

附录 4　记忆症状评估量表

中文版第一部分

填表说明：下面列出了二十四种症状，请仔细阅读每一项。如果您在过去一周曾出现过这些症状，请圈出适当的数字，表明此症状出现的频率、严重程度，以及给您带来的痛苦或困扰。如果您没有这些症状，请在"没有"一栏中填上"☒"。

过去一周，您有否出现下列一种症状？	没有	如果有，它出现有多频繁？				如果有，它通常有多严重？				如果有，它给您带来多少痛苦或困扰？				
		极少	中间	经常	几乎一直有	轻度	一般	严重	很严重	完全没有	少许	一些	很多	非常多
1. 难以集中精神		1	2	3	4	1	2	3	4	0	1	2	3	4
2. 疼痛		1	2	3	4	1	2	3	4	0	1	2	3	4
3. 精力不足		1	2	3	4	1	2	3	4	0	1	2	3	4
4. 咳嗽		1	2	3	4	1	2	3	4	0	1	2	3	4
5. 感到紧张		1	2	3	4	1	2	3	4	0	1	2	3	4
6. 口干		1	2	3	4	1	2	3	4	0	1	2	3	4
7. 作呕		1	2	3	4	1	2	3	4	0	1	2	3	4
8. 感到昏昏欲睡		1	2	3	4	1	2	3	4	0	1	2	3	4
9. 手／脚麻木或刺痛		1	2	3	4	1	2	3	4	0	1	2	3	4
10. 难以入睡		1	2	3	4	1	2	3	4	0	1	2	3	4
11. 感到腹胀		1	2	3	4	1	2	3	4	0	1	2	3	4
12. 排尿困难		1	2	3	4	1	2	3	4	0	1	2	3	4
13. 呕吐		1	2	3	4	1	2	3	4	0	1	2	3	4

肿瘤恶病质

续表

过去一周,您有否出现下列一种症状?	没有	如果有,它出现有多频繁?				如果有,它通常有多严重?				如果有,它给您带来多少痛苦或困扰?				
		极少	中间	经常	几乎一直有	轻度	一般	严重	很严重	完全没有	少许	一些	很多	非常多
14. 气促		1	2	3	4	1	2	3	4	0	1	2	3	4
15. 腹泻		1	2	3	4	1	2	3	4	0	1	2	3	4
16. 感到困扰		1	2	3	4	1	2	3	4	0	1	2	3	4
17. 冒汗		1	2	3	4	1	2	3	4	0	1	2	3	4
18. 担心		1	2	3	4	1	2	3	4	0	1	2	3	4
19. 性欲/性生活有问题		1	2	3	4	1	2	3	4	0	1	2	3	4
20. 瘙痒		1	2	3	4	1	2	3	4	0	1	2	3	4
21. 食欲不振		1	2	3	4	1	2	3	4	0	1	2	3	4
22. 眩晕		1	2	3	4	1	2	3	4	0	1	2	3	4
23. 吞咽困难		1	2	3	4	1	2	3	4	0	1	2	3	4
24. 感到烦躁		1	2	3	4	1	2	3	4	0	1	2	3	4

中文版第二部分

填表说明:下面列出了八种症状,请仔细阅读每一项。如果您在过去一周出现过这些症状,请圈出适当的数字,表明此症状的严重程度,以及给您带来的痛苦或困扰。如果您没有这些症状,请在"没有'一栏中填上'⊠"。

过去一周,您有否出现下列一种症状?	没有	如果有,它通常有多严重?				如果有,它给您带来多少痛苦或困扰?				
		轻度	一般	严重	很严重	完全没有	少许	一些	颇多	非常多
25. 口腔溃疡		1	2	3	4	0	1	2	3	4
26. 食物味道改变		1	2	3	4	0	1	2	3	4
27. 体重下降		1	2	3	4	0	1	2	3	4
28. 脱发		1	2	3	4	0	1	2	3	4
29. 便秘		1	2	3	4	0	1	2	3	4
30. 手或脚肿胀		1	2	3	4	0	1	2	3	4
31. "我不像我自己"		1	2	3	4	0	1	2	3	4
32. 皮肤改变		1	2	3	4	0	1	2	3	4

肿瘤恶病质

附录 5　Edmonton 症状评估量表

每个症状的评分范围为 0~10 分，0 分表示无症状，10 分表示症状最严重程度，患者根据自己的主观感受选择数字表达，数字越大症状越严重。

	0	1	2	3	4	5	6	7	8	9	10
1. 疼痛											
2. 疲乏											
3. 恶心											
4. 抑郁											
5. 焦虑											
6. 嗜睡											
7. 食欲											
8. 无幸福感											
9. 气短											
10. 其他											

附录 6　肿瘤相关性疲乏量表

	完全没有	极少	有一点	相当多	非常多
你容易疲劳吗	1	2	3	4	5
你有强烈的想躺下休息的愿望吗	1	2	3	4	5
你觉得疲惫吗	1	2	3	4	5
你觉得自己变粗心了吗	1	2	3	4	5
你感到精力充沛吗	1	2	3	4	5
你觉得肢体沉重、乏力吗	1	2	3	4	5
你觉得说错话的时候增多了吗	1	2	3	4	5
你对日常活动感兴趣吗	1	2	3	4	5
你有没有做事情时觉得很勉强、不情愿	1	2	3	4	5
你觉得自己记忆力下降了吗	1	2	3	4	5
你做事情能集中注意力吗	1	2	3	4	5
你有没有觉得缺乏激情、情绪低落	1	2	3	4	5
你觉得自己的思维变迟钝了吗	1	2	3	4	5
你能激励自己去做事情吗	1	2	3	4	5
你有没有觉得自己实在太疲劳了，所以不知道干什么吗	1	2	3	4	5

附录 7　医院焦虑抑郁量表

医院焦虑抑郁量表由 14 个评分项目来计算出患者的综合评分情况，其中 7 个为焦虑相关评分，另外 7 个是抑郁相关。问卷中的每个问题的得分均为 0~3 分，因此患者在焦虑和抑郁上的评分范围均是 0-21。

---

1. 我感到紧张（或亢奋）（A）

3：几乎所有时候　2：大多数时候　1：有时　0：根本没有

---

2. 我对以往感兴趣的事情还是有兴趣（D）

3：基本没有了　2：只有一点儿　1：不像以前那样多　0：肯定一样

---

3. 我感到有点害怕，好像预感到有什么可怕的事情要发生（A）

3：非常肯定和十分严重　2：有，但不是太严重　1：有一点，但并不是使我苦恼　0：根本没有

---

4. 我能够哈哈大笑，并看到事物好的一面（D）

3：根本没有　2：现在肯定是不太多了　1：现在已经不大这样了　0：我经常这样

---

5. 我的心中充满烦恼（A）

3：大多数时间　2：常常如此　1：时时，但并不经常　0：偶然如此

---

6. 我感到愉快（D）

3：根本没有　2：并不经常　1：有时　0：大多数

---

7. 我能够安心而轻松地坐着（A）

3：根本没有　2：并不经常　1：经常　0：肯定

---

8. 我对自己的外表（打扮自己）失去兴趣（D）

3：肯定　2：并不像我应该做到的那样关心　1：我可能不是非常关心　0：我仍像以往一样关心

---

9. 我有点坐立不安，好像感到非要活动不可（A）

3：确实非常多　2：是不少　1：并不是很多　0：根本没有

---

10. 我对一切都是乐观的向前看（D）

3：几乎从来不这样做　2：很少这样做　1：并不完全是这样做的　0：差不多是这样做的

---

11. 我突然发现恐慌感（A）

3：确实很经常　2：时常　1：并不经常　0：根本没有

---

12. 我好像感到情绪在渐渐低落（D）

3：几乎所有的时间　2：很经常　1：有时　0：根本没有

---

13. 我感到有点害怕，好像某个内脏器官变坏了（A）

3：非常经常　2：很经常　1：有时　0：根本没有

---

14. 我能欣赏一本好书或一项好的广播或电视节目（D）

3：很少　2：并不经常　1：有时　0：常常

得分　A：_____　D：_____

附录 8 贝克抑郁自评量表

1. 仔细阅读每项,结合您最近一周内的情绪(包括今天)作出符合自己情况的选择,再接着做下一题。
2. 选择 4 种情况中的一种(0、1、2、3)
3. 建议时间约 5~10 分钟

序号	选择 4 种情况中的一种(0、1、2、3)	
一	0：我没有感到悲伤。 2：我总是感到悲伤,而且不能摆脱它。	1：我有时感到悲伤。 3：我感到极度悲伤或不愉快,不堪忍受。
二	0：我对未来有足够的信心。 2：我感到对未来没有什么可期望。	1：我对未来信心不足。 3：我感到未来毫无希望,情况也不会改善。
三	0：我没有失败的感觉。 2：当我回顾过去时,我看到的都是失败。	1：我感到我比一般人失败的多些。 3：我感到自己总是失败,毫无出息。
四	0：我对做过的事,没有什么不满意的。 2：我对任何事情都感到不满意。	1：我对做过的事,不太满意。 3：我对一切都感到厌倦。
五	0：我不感到有什么罪恶感。 2：大部分时间内,我感到自己有罪。	1：有时,我感到自己有罪。 3：我总是感到自己有罪。
六	0：我不认为我会受罚。 2 我预感到我会受罚。	1：我感到我可能受罚。 3：我感到我正受到惩罚。
七	0：我从没有大失所望的感觉。 2：我对自己感到厌恶。	1：我有时有对自己感到失望。 3：我十分怨恨自己。
八	0：我从不人为我比别人差。 2：对自己的失败总是在责备自己。	1：对自己的缺点和错误总是感到不满。 3：对所有的过错总是在谴责自己。
九	0：我从没有想过要自杀。 2：我想要去自杀。	1：我想过自杀,但没有干过。 3：如果有机会,我会自杀的。
十	0：我不像一般人那样爱哭。 2：我近来爱哭了。	1：我比过去爱哭了。 3：我过去总爱哭,但现在想哭也哭不出来了。
十一	0：和过去相比,我现在生气并不更多。 2：我觉得现在所有的时间都容易生气。	1：我现在比过去更容易生气发火。 3：过去使我生气的事,现在一点也不能使我生气了。
十二	0：我对别人没有失去兴趣。 2：我对别人已没有多大兴趣了。	1：与过去相比,我对别人的兴趣减退了。 3：我对别人已经毫无兴趣。
十三	0：我仍像往常一样自己可以决定事情。 2：与过去相比,我常难以作出决定。	1：与过去相比,我常推迟作出决定。 3：我不能做成任何决定。
十四	0：我感到自己各方面跟过去一样。 2：我感到青春已逝而失去魅力。	1：我担心自己在变老或失去魅力。 3：我确信自己很丑。
十五	0：我能和往常一样地工作。 2：我不得不强迫自己去做事情。	1：开始去做某些事时要付出很大的努力。 3：我什么事也干不成。
十六	0：我像往常一样睡得香。 2：我比过去早 1~2 小时醒来,而且再难入睡。	1：我不如以前睡得香。 3：我比过去早几小时醒来,而再也不能入睡。
十七	0：我并不感到比往常更容易疲倦。 2：我做什么事情都容易疲倦。	1：我比过去容易疲倦。 3：我疲乏得不愿意做什么事了。

序号	选择 4 种情况中的一种(0、1、2、3)	
十八	0：我的食欲和以前一样好。	1：我的食欲不如以前好。
	2：我的食欲很差。	3：我没有一点食欲。
十九	0：近来我的体重没有减轻多少。	1：我的体重减轻了 2 公斤多。
	2：我的体重减轻了 5 公斤多。	3：我的体重减轻了 7 公斤多。
二十	0：我对自己的健康并不比往常更担心。	1：我担心自己的健康，如胃不舒服，便秘。
	2：我很担心自己的健康，很难去顾及其他。	3：我非常担心自己的健康，根本不能想别的事情。
二十一	0：最近我的性兴趣跟过去一样没有变化。	1：我不像往常那样对性感兴趣。
	2：我现在对性没有多大兴趣。	3：我对性完全失去了兴趣

评分：各项均为 0~3 分四级评分。"0"代表 0 分，"1"代表 1 分，"2"代表 2 分，"3"代表 3 分，将 21 道题目的得分相加，可以用总分来区分抑郁症状的有无及其严重程度：0~4(基本上)无抑郁症状，5~13 轻度，14~20 中度，21 以上严重。

附录 9　患者健康问卷 -9

姓名：_____　年龄：_____

性别：□男性　　□女性　　日期：_____

在过去的两周里，你生活中以下症状出现的频率有多少？把相应的数字总和加起来。

序号	问题	没有	有几天	一半以上时间	几乎每天
1	做事时提不起劲或没有兴趣	0	1	2	3
2	感到心情低落、沮丧或绝望	0	1	2	3
3	入睡困难、睡不安稳或睡眠过多	0	1	2	3
4	感觉疲倦或没有活力	0	1	2	3
5	食欲不振或吃太多	0	1	2	3
6	觉得自己很糟，觉得自己很失败，或让自己或家人失望	0	1	2	3
7	对事物专注有困难，例如阅读报纸或看电视时不能集中注意力	0	1	2	3
8	动作或说话速度缓慢到别人已经觉察？或正好相反，烦躁或坐立不安、动来动去的情况更胜于平常	0	1	2	3
9	有不如死掉或用某种方式伤害自己的念头	0	1	2	3

总分：

0~4 分：没有忧郁症

5~9 分：可能有轻微忧郁症

10~14 分：可能有中度忧郁症

15~19 分：可能有中重度忧郁症

20~27 分：可能有重度忧郁症

中国临床肿瘤学会（CSCO）
肿瘤治疗相关心血管毒性防治指南 2021

顾问

秦叔逵　马　军

专家组组长

刘基巍　夏云龙

副组长（以姓氏汉语拼音为序）

褚晓源　黄　镜　潘宏铭　潘跃银　束永前
孙　涛　伍　钢

秘书组（以姓氏汉语拼音为序）

方凤奇　刘　莹

专家组成员（以姓氏汉语拼音为序）（* 为执笔人）

毕　楠	中国医学科学院肿瘤医院放疗科
陈　曦	中国人民解放军联勤保障部队第九〇〇医院肿瘤科
陈佳艺	上海交通大学医学院附属瑞金医院放射治疗科
陈建华	湖南省肿瘤医院胸部内一科
程蕾蕾	复旦大学附属肿瘤医院心脏超声诊断科
褚晓源	中国人民解放军东部战区总医院肿瘤科
丛　涛	大连医科大学附属第一医院心内超声科
邓晓琴*	大连医科大学附属第一医院放疗科
方凤奇*	大连医科大学附属第一医院肿瘤科
郭人花	江苏省人民医院肿瘤科
韩琤波	中国医科大学附属盛京医院头颈和胸部肿瘤一病房
黄　镜	中国医学科学院肿瘤医院肿瘤内科
金　波	中国医科大学附属第一医院肿瘤内科
李　佳	大连医科大学附属第一医院肿瘤科
李晓玲	辽宁省肿瘤医院胸内一科
梁　莉*	北京大学第三医院肿瘤化疗与放射病科
刘　健	福建省肿瘤医院乳腺肿瘤内科
刘　彤*	天津医科大学第二医院心脏科
刘　莹*	大连医科大学附属第一医院心力衰竭与结构性心脏病科

刘海霞*	重庆大学附属肿瘤医院肿瘤心脏病科
刘基巍	大连医科大学附属第一医院肿瘤科
马　军	哈尔滨血液病肿瘤研究所血液内科
潘宏铭	浙江大学医学院附属邵逸夫医院肿瘤内科
潘跃银	中国科学技术大学附属第一医院肿瘤科
秦叔逵	中国人民解放军东部战区总医院秦淮医疗区全军肿瘤中心
邵　群	哈尔滨医科大学附属肿瘤医院心内科
史铁英*	大连医科大学附属第一医院护理部
束永前	江苏省人民医院肿瘤科
隋　红	哈尔滨医科大学附属肿瘤医院消化内科
孙　涛*	辽宁省肿瘤医院乳腺内科
孙秀丽	大连医科大学附属第一医院血液科
王　锋	中国人民解放军东部战区总医院秦淮医疗区肿瘤内科
王　兢	锦州市中心医院肿瘤科
王阿曼	大连医科大学附属第一医院肿瘤科
王洪江	大连医科大学附属第一医院乳腺外科
王晓稼	中国科学院大学附属肿瘤医院乳腺内科
王延风	中国医学科学院肿瘤医院综合科
王艺茜	大连医科大学附属第一医院放疗科
魏红梅	青岛市中心医院肿瘤综合二科
吴　荻	吉林大学白求恩第一医院肿瘤中心肿瘤科
伍　钢	华中科技大学同济医学院附属协和医院肿瘤中心
夏云龙	大连医科大学附属第一医院心内科
谢晓冬*	中国人民解放军北部战区总医院肿瘤科
信　涛	哈尔滨医科大学附属第二医院肿瘤内科
张　力	北京协和医院呼吸与危重症医学科
张　梅	山东大学齐鲁医院心内科
张　曦	中国人民解放军陆军军医大学第二附属医院血液病医学中心
张会来	天津医科大学肿瘤医院淋巴瘤内科
张晓实	中山大学附属肿瘤医院生物治疗中心
张宇辉*	中国医学科学院阜外医院心力衰竭中心
张艳丽	大连医科大学附属第一医院心血管重症科
张志仁	哈尔滨医科大学附属肿瘤医院心内科

1 概述

1.1 肿瘤心脏病学

近年来肿瘤治疗领域的巨大变革，使得肿瘤患者的远期预后显著改善，甚至达到治愈。近年来国内外流行病学数据显示，肿瘤与心血管疾病是发病率和死亡率最高的两种疾病，两者存在共同的危险因素如吸烟、肥胖、糖尿病和高脂血症等，使得肿瘤伴发心血管疾病患者数量庞大[1]。此外，随着治疗时间和生存期的延长，抗肿瘤治疗导致的心脏毒性得到越来越多的认识与关注，已成为除复发转移外肿瘤患者的第二大死因。基于此，一门新兴的交叉学科——肿瘤心脏病学（Cardio-Oncology）应运而生，其定位主要包括：①抗肿瘤治疗引起的心血管毒性；②肿瘤合并心血管疾病；③肿瘤与心血管疾病的共同危险因素与干预；④心脏占位病变（良性与恶性）。

2016 年国际学者对肿瘤心脏病学的关注达到高峰，美国临床肿瘤学会[2]、加拿大心血管学会[3]、欧洲心脏病学会[4]分别发布了临床指南。建立我国早期全面的心血管风险评估体系，将肿瘤患者的心血管生物学特点转化为临床诊断及管理的工具[5]，对肿瘤治疗相关心血管毒性的管理进行规范化推荐是本指南撰写的初衷。

1.2 肿瘤治疗相关心血管毒性

根据病理改变和临床表现将抗肿瘤治疗相关的心脏毒性分为两种类型：Ⅰ型心脏毒性和Ⅱ型心脏毒性[6]。Ⅰ型心脏毒性多伴有不可逆的心肌损伤，呈剂量依赖性，更易导致心力衰竭的发生，多见于传统化疗药物如蒽环类、烷化剂和抗微管类药物治疗后。Ⅱ型心脏毒性可导致心肌收缩力的暂时性丧失但无超微结构异常，非剂量依赖性，多数为可逆性，多见于曲妥珠单抗治疗后，VEGF 抑制剂和酪氨酸激酶抑制剂等其他靶向药物治疗后也可发生。目前，抗肿瘤药物的心血管并发症分为九大类[4]：心肌功能障碍与心力衰竭、冠心病、瓣膜病、心律失常、高血压、血栓栓塞性疾病、外周血管疾病与卒中、肺动脉高压、心包疾病。伴有心血管并发症的肿瘤患者可能无法完成完整的抗肿瘤治疗计划，影响患者的预后。因此，抗肿瘤治疗时需要对心血管毒性进行长期监测及防治[7]。

化疗药物心血管毒性及机制[7-9]

药物	心血管毒性	病理生理机制
蒽环类 （多柔比星、伊达比星、表柔比星、米托蒽醌）	心力衰竭和冠状动脉疾病(3%~ 48%)、心动过缓、窦性心动过速、房室传导阻滞、心房颤动、室上性心动过速、室性心动过速 / 心室颤动、急性心肌炎	1. 氧自由基引起的 DNA 损伤 2. 铁代谢和钙信号的变化 3. 心肌细胞受损，抑制心肌细胞拓扑异构酶 2-β
烷化剂 （环磷酰胺、异环磷酰胺、顺铂、美法仑）	心力衰竭、心动过缓、房室传导阻滞、心房颤动、室上性心动过速、室性心动过速 / 心室颤动、肺静脉阻塞性疾病（环磷酰胺）、急性心包炎、冠状动脉疾病、缺血性卒中（顺铂）、高血压	1. 直接引起内皮损伤、氧化应激、线粒体损伤 2. 谷胱甘肽巯基转移酶缺乏 3. 肉毒碱棕榈酰转移酶缺乏 4. 心脏脂肪酸结合蛋白的表达减少 5. 血小板活化和聚合
抗代谢药物 （5- 氟尿嘧啶、卡培他滨、吉西他滨、阿糖胞苷）	心肌梗死、心肌病、心律失常、心源性休克、心包疾病（阿糖胞苷）、高血压（吉西他滨）	1. 内皮细胞功能障碍，一氧化氮释放减少，内皮素增加，血小板聚集和纤维蛋白形成，冠状动脉痉挛，心肌缺血 2. 红细胞形态改变，携氧能力下降 3. 氧化磷酸化减少，三磷酸腺苷减少，氧自由基增加，抗氧化酶减少，二氢嘧啶脱氢酶突变，5-FU 代谢产物所致的心肌毒性 4. 儿茶酚胺引起的心肌功能障碍（Takotsubo 心肌病） 5. 血栓性微血管病（吉西他滨）

药物	心血管毒性	病理生理机制
抗微管药物（紫杉醇、多西他赛）	心力衰竭、心动过缓、房室传导阻滞、心房颤动、室上性心动过速、室性心动过速／心室颤动（紫杉醇）、缺血性卒中（紫杉醇）	1. 浦肯野系统或自主控制受损 2. 诱导组胺释放 3. 多柔比星毒性物质的代谢增强（蒽环类治疗史）

靶向、免疫药物心血管毒性及机制[7,9,10]

药物	心血管毒性	病理生理机制
抗 HER-2 单克隆抗体（曲妥珠单抗）	心力衰竭和冠状动脉疾病（1.7%～20.1%）、高血压（4%）、心律失常、血栓栓塞（2%～3%）	1. 减弱酪氨酸激酶受体／神经调节蛋白-1 激活途径：心肌细胞功能及活性下降 2. 抑制 Notch 信号通路：细胞增殖及活性降低
抗 HER-2 单克隆抗体（帕妥珠单抗）	心力衰竭和冠状动脉疾病（0.7%～1.2%）、血栓栓塞	3. 细胞内抗氧化／氧化失衡 4. 循环血管紧张素 II 升高
抗 VEGF 单克隆抗体（贝伐单抗）	高血压（7.5%）、心力衰竭（1.6%～4%）、冠状动脉疾病（3.8%）、血栓栓塞（3%～21%）、血栓微血管病	1. 血管内皮生长因子介导的血管生成中断：毛细血管密度减少、内皮功能障碍、氧化应激 2. 心肌细胞收缩功能降低 3. 动脉压力增高
抗 CD20 单克隆抗体（利妥昔单抗）	心力衰竭、冠状动脉疾病、心动过缓、房室传导阻滞、房颤、室性心动过速／室颤	1. 细胞因子释放增多，白细胞介素-6-神经激素激活明显、交感神经过度激活和微血管功能障碍 2. 心肌细胞网状蛋白纤维形成增多，心肌细胞和传导减弱
多靶点小分子酪氨酸激酶抑制剂（卡博替尼、帕唑帕尼、瑞戈非尼、索拉非尼、舒尼替尼、凡德他尼）	高血压、心力衰竭、QT 间期 >500ms、尖端扭转型室性心动过速（帕唑帕尼、凡德他尼）、冠状动脉疾病、血管痉挛（索拉非尼）、心房颤动、血栓栓塞	1. 一氧化氮减少 2. 微血管稀疏 3. 内皮素-1 增多
ALK 抑制剂（阿来替尼、克唑替尼）	QT 间期 >500ms、心动过缓	窦房结细胞中 I_f 电流减弱
BTK 抑制剂（阿卡替尼、依鲁替尼）	心房颤动、室性心律失常、高血压	1. 抑制心肌磷脂酰肌醇 3-激酶（PI3K）-丝氨酸苏氨酸激酶（Akt）-通路 2. 心房纤维化 3. 钙处理失调
BCR-ABL（伊马替尼、尼洛替尼、博舒替尼、达沙替尼、普纳替尼）	冠状动脉疾病、心力衰竭、QT 间期延长、高血压（尼洛替尼、达沙替尼）、胸腔积液（伊马替尼、达沙替尼）、心包炎和心包积液（博舒替尼）、外周动脉疾病（普纳替尼、尼洛替尼）、血栓栓塞事件（普纳替尼）	1. 加速动脉粥样硬化和内皮功能障碍 2. 血栓性微血管病 3. 高脂血症、高血糖
BRAF 抑制剂（达拉非尼、维莫非尼）	QT 间期 >500ms（1.6%）、尖端扭转型室速	1. 血管内皮细胞生长因子信号传导通路和一氧化氮生成降低 2. 心肌细胞肥大与病理重塑

续表

药物	心血管毒性	病理生理机制
MEK 抑制剂 （比美替尼、康米替尼、曲美替尼）	高血压、心肌功能不全和心力衰竭、QT 间期延长	1. 抑制心脏细胞外信号调节激酶 1/21/2 活性 2. 血管内皮细胞生长因子信号传导通路和 NO 生成降低 3. 心肌肥大和病理性重塑
CDK4/6 抑制剂 （瑞博西尼）	心律失常	1. 长 QT 综合征相关基因表达异常（*KCNH2*、*SCN5A*、*SNTA1*） 2. 钾和钠通道的改变
蛋白酶体抑制剂 （卡非佐米）	心力衰竭（11%~25%）、冠状动脉疾病、室性心动过速/颤动、高血压（5%~27%）、肺动脉高压（1%）	1. 内皮型一氧化氮合酶活性和一氧化氮水平下降：血管舒张功能受损、内皮功能紊乱、氧化应激 2. 对血管、平滑肌的不良影响：斑块不稳定
免疫检查点抑制剂 PD-L1 抑制剂（阿替利珠单抗、阿维单抗） PD-1 抑制剂（纳武单抗、帕博利珠单抗） CTLA-4 抑制剂（伊匹单抗）	心肌炎、心包炎、Takotsubo 心肌病、扩张型心肌病	1. 肿瘤和心肌细胞之间的共同抗原，T 细胞活性增加 2. 自身抗体水平增加 3. 炎性细胞因子水平增加，补体介导的炎症增加 4. 加速动脉粥样硬化

其他药物心血管毒性及机制[7]

药物	心血管毒性	病理生理机制
免疫调节剂 （沙利度胺）	心动过缓、房室传导阻滞、血栓栓塞（8%~22.5%）	1. 肿瘤坏死因子的表达和活性降低，副交感神经系统（迷走神经背侧运动神经元）过度活跃 2. 内皮细胞损伤和功能障碍，高凝状态
（来那度胺）	血栓栓塞（4%~9%）、冠状动脉疾病（0%~1.9%）、高血压（7%~8%）、低血压（7%）	内皮细胞损伤和功能障碍，高凝状态
内分泌药物 （来曲唑、阿那曲唑、依西美坦、他莫昔芬）	冠状动脉疾病、高血压、血栓栓塞	雌激素介导的血脂、凝血、纤溶、抗氧化系统、一氧化氮和前列腺素产物对心脏保护作用降低
类固醇药物 （地塞米松、泼尼松）	高血压	1. 钠潴留 2. 血管反应性改变
放射治疗	心律失常、心肌病、动脉血管疾病、肺动脉疾病、高血压、心包疾病、瓣膜性心脏病	1. 心肌细胞氧化应激和代谢异常 2. 冠状动脉微循环改变：冠状动脉微血管细胞活化（NF-κB 信号通路），心肌细胞纤维化，血管通透性增加 3. 瓣膜和心包炎症及纤维化 4. 压力感受器功能障碍

2 肿瘤治疗相关心血管毒性诊疗总则

2.1 抗肿瘤治疗心血管毒性的筛查管理流程

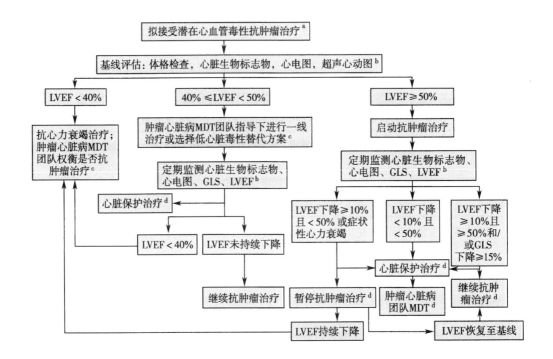

【注释】

a 化疗、分子靶向治疗、免疫检查点抑制剂、胸部和纵隔放疗、内分泌治疗均可导致心血管毒性，接受上述治疗前需进行基线心血管毒性风险筛查评估，充分评估并适当干预有助于预防和降低心血管毒性发生率[1]。

b 心肌肌钙蛋白 I（cardiac troponin I，cTnI）、肌钙蛋白 T（cardiac troponin T，cTnT）、B 型利钠肽（B-type natriuretic peptide，BNP）或 N 末端 B 型利钠肽前体（N-terminal pro B-type natriuretic peptide，NT-proBNP）等心脏生物标志物是心血管毒性风险基线评估和诊断的重要工具，可用于心肌损伤的早期识别、监测和预后判断，然而最佳监测频率和阳性阈值仍不明确[2]。基线和治疗期间需密切随访心电图（electrocardiogram，ECG）以早期发现 QT 间期延长和其他心律失常。左室射血分数（left ventricular ejection fraction，LVEF）是最常用于监测肿瘤治疗相关心血管毒性的诊断指标，建议有条件加做左心室总体纵向应变（Global longitudinal strain，GLS）检查，对于早期识别亚临床心肌损害更为敏感[3]。

c 基线心功能异常者（40% ≤ LVEF<50%）建议在肿瘤心脏病多学科综合治疗（MDT）团队指导下进行一线治疗或考虑低心脏毒性替代方案，同时加用心脏保护治疗。严重的症状性心功能不全者（LVEF<40%）建议积极进行抗心力衰竭治疗，由肿瘤心脏病 MDT 团队讨论权衡是否行抗肿瘤治疗[1,4]。

d 目前多数观点以 LVEF 绝对值下降 ≥ 10% 且 LVEF<50% 界定为心血管毒性。抗肿瘤治疗期间出现心血管毒性者建议暂停抗肿瘤治疗并启用心脏保护治疗；对于 LVEF 下降 ≥ 10% 且 LVEF ≥ 50% 和 / 或 GLS 下降 ≥ 15% 的亚临床心肌损害，可在心脏保护治疗基础上继续抗肿瘤治疗[1,4,5]。LVEF 绝对值下降 <10% 且 LVEF<50% 建议由肿瘤心脏病 MDT 团队决定是否继续抗肿瘤治疗，同时启动心脏保护治疗。右雷佐生、血管紧张素转换酶抑制剂（angiotensin-converting enzyme inhibitors，ACEIs）、血管紧张素 II 受体阻滞剂（angiotensin receptor blockers，ARBs）、β受体阻滞剂等药物在预防和改善心血管毒性方面有一定的临床获益[1,4]。

2.2 肿瘤治疗相关心血管毒性的风险因素

风险因素 [a,b]

潜在心血管毒性抗肿瘤药物 [c]

化疗（蒽环类、氟尿嘧啶类、长春碱类、紫杉类、喜树碱类、铂类等）、靶向治疗（HER-2 抑制剂、VEGF 抑制剂、BCR-ABL 抑制剂、蛋白酶体抑制剂、BRAF 抑制剂 +MEK 抑制剂、CDK4/6 抑制剂等）、免疫检查点抑制剂（PD-1/PD-L1 抑制剂、CTLA-4 抑制剂）、内分泌治疗（AI）等

胸部放疗（纵隔、左胸部）[c]

心脏疾病史 [d]

心力衰竭、无症状左心室功能不全（LVEF<50% 或高利钠肽）、冠心病（心肌梗死、心绞痛、曾接受冠脉血运重建、心肌缺血）、中重度心脏瓣膜病伴左心室肥厚或左心室受损、高血压性心脏病伴左心室肥厚、肥厚性心肌病、扩张性心肌病、限制性心肌病、心脏结节病累及心肌、严重的心律失常等

基线心脏生物标志物异常 [d]

cTn 升高

BNP/NT-proBNP 升高

年龄 [d]

儿童或青少年（<18 岁）、曲妥珠单抗 :>45 岁、蒽环类药物 :>60 岁

基础疾病 [d]

高血压、糖尿病、血脂异常、慢性肾病、血栓性疾病等

生活方式 [e]

吸烟、酗酒、肥胖、久坐

【注释】

a 应用潜在心血管毒性抗肿瘤治疗前建议进行心血管毒性风险评估，目前已有一些队列研究探索心血管毒性风险评分系统，高风险患者的定义和分层管理策略仍有一定争议[1,2]。

b 心血管毒性风险的初始评估由肿瘤科医生进行，存在风险因素者建议肿瘤心脏病 MDT 团队多学科会诊再次评估，权衡治疗获益与风险后决定是否进行心脏保护治疗及更换低心血管毒性替代方案[3]。

c 高剂量蒽环类药物、抗 HER-2 靶向药物、高剂量放疗（放射剂量 ≥ 30Gy）与心血管毒性的关系已有大量研究证实[3,4]。其他靶向药物（如 VEGF 抑制剂、BCR-ABL 抑制剂、蛋白酶体抑制剂、CDK4/6 抑制剂、BRAF 抑制剂 +MEK 抑制剂）、免疫检查点抑制剂（PD-1/PD-L1 抑制剂、CTLA-4 抑制剂）治疗后也可出现不同类型的心血管毒性[5]。乳腺癌内分泌治疗（如芳香化酶抑制剂）可导致高脂血症[6]。

d 基线伴有心血管疾病、基础疾病、年龄等风险因素可能与抗肿瘤治疗心血管毒性有关[3]。多项研究证实基线心脏标志物（如 TnI/T、BNP/NT-proBNP）升高的患者接受蒽环类化疗、曲妥珠单抗治疗后心血管毒性发生率明显增加[7]。

e 生活方式如吸烟、酗酒、肥胖、久坐，与心血管毒性风险可能有关[3]，但需进一步研究证实。

2.3 多学科诊疗模式

	主要科室	相关科室	可加入科室
学科构成 [a-d]	肿瘤内科 心内科 放疗科 血液科 心脏外科 普外科 风湿免疫科	药学 超声科 放射科 核医学科 病理科	营养科 心理科 护理部
MDT 成员要求	高年资主治医师及以上	高年资主治医师及以上	
MDT 讨论内容	抗肿瘤治疗心血管毒性的筛查、监测、诊断、治疗、预防、随访		
MDT 日常活动	固定学科、固定专家和固定时间（建议每 1~2 周 1 次）,固定场所		

【注释】

  a 肿瘤心脏病学诊疗团队的核心成员为肿瘤科和心内科医师,此外还应包含放疗科、血液科、心脏外科、普外科、风湿免疫科等相关临床科室医生,经验丰富的临床药师、超声科、放射科、核医学科、病理科等相关辅助科室医生,此外营养、心理及护理专家对于后续的康复随访也至关重要。

  b 对于综合性医院,可由不同相关科室组建多学科诊疗团队;而对于专科医院,无论是心血管专科还是肿瘤专科医院,可在本院相关科室组建团队的基础上,建立院际合作平台,对肿瘤患者治疗过程中的心血管毒性和合并的心血管疾病开展多学科讨论。

  c MDT 的实施过程中由多学科专家根据患者的临床表现、辅助检查等资料,结合患者的具体病情进行个体化评估,根据目前国内外治疗指南 / 共识或循证医学证据,为患者制定个体化治疗策略。

  d MDT 原则上应贯穿患者抗肿瘤治疗全程,并根据患者病情变化适时调整,最大程度改善患者的预后,延长生存期。

3 肿瘤治疗相关心血管毒性的一级预防

  对于拟应用潜在心血管毒性抗肿瘤治疗且具有心血管毒性中高风险的患者[1],为降低其心血管毒性的发生风险,建议进行一级预防。

肿瘤治疗相关心血管毒性危险分层

治疗相关危险因素	患者相关危险因素
低危	
• 应用低剂量蒽环类药物化疗(如多柔比星 <200mg/m²,表柔比星 <300mg/m²) • 应用心肌毒性较低的脂质体剂型 • 应用曲妥珠单抗前未应用蒽环类药物	• 年龄 >18 岁且 <50 岁
中危	
• 中等剂量蒽环类药物化疗(如多柔比星 200~400mg/m²,表柔比星 300~600mg/m²) • 应用蒽环类药物后应用曲妥珠单抗 • VEGF 酪氨酸激酶抑制剂 • 第二代或第三代 BCR-ABL 酪氨酸激酶抑制剂 • 蛋白酶体抑制剂 • 免疫检查点抑制剂	• 年龄 50~64 岁 • 合并 1~2 个心血管疾病危险因素,如高血压、糖尿病 / 胰岛素抵抗、血脂异常、吸烟、肥胖
高危	
• 同时应用蒽环类药物和曲妥珠单抗 • 大剂量蒽环类药物化疗(多柔比星 ≥ 400mg/m²,表柔比星 ≥ 600mg/m²) • 中等剂量蒽环类药物联合左胸部放疗 • 蒽环类药物化疗后 cTn 升高 • 大剂量放疗(包含心脏的左胸部放疗,放疗剂量 ≥ 30Gy) • 曾接受蒽环类药物化疗的患者,应用 VEGF 酪氨酸激酶抑制剂	• 年龄 ≥ 65 岁 • 合并 2 个以上心血管疾病危险因素,如高血压、糖尿病 / 胰岛素抵抗、血脂异常、吸烟、肥胖 • 合并心血管疾病,如冠心病、外周血管疾病、心肌病、严重的心脏瓣膜病、心力衰竭、心律失常(心房颤动、心房扑动、室性心动过速等) • 接受肿瘤治疗前已出现 LVEF 下降,或 LVEF 接近正常值低限(LVEF 50%~ 54%)

注:治疗相关和患者相关危险因素中满足任意一项即可认定为相应危险分层。

肿瘤治疗相关心血管毒性防治

3.1　化疗和靶向药物心血管毒性的一级预防

治疗类型	预防措施	证据类别	推荐等级
蒽环类药物	限制 / 降低累积剂量（mg/m²）[a]	3	Ⅲ
	多柔比星 <360		
	表柔比星 <720		
	柔红霉素 <800		
	伊达比星 <150		
	米托蒽醌 <160		
	改变给药方式 [b]	2B	Ⅲ
	改变剂型 [c]	2A	Ⅱ
	应用心脏保护药物		
	右雷佐生 [d]	1A	Ⅰ
	ACEIs/ARBs [e]	2A	Ⅱ
	β 受体阻滞剂 [e]	2A	Ⅱ
氟尿嘧啶类药物	非氟尿嘧啶类药物替代治疗 [f]	2A	Ⅱ
	应用心脏保护药物 [g]		
	钙通道阻滞剂	3	Ⅲ
	硝酸酯类药物		
抗 HER-2 靶向药物	避免与蒽环类药物联用 [h]	1A	Ⅰ
	应用心脏保护药物		
	ACEIs/ARBs [h]	2A	Ⅱ
	β 受体阻滞剂 [h]	2A	Ⅱ

【注释】

a　累积剂量与蒽环类药物的心血管毒性相关，由于个体差异，蒽环类药物没有绝对的"安全剂量"，用药全程需严密监测心血管毒性[1]。

b　血浆峰值浓度与蒽环药物心血管毒性有关。改变给药方式如持续静脉输注能够降低成人肿瘤患者的血浆峰值浓度。紫杉醇可减少蒽环类药物的清除，增加其心血管毒性风险，因此建议联用时蒽环类药物先于紫杉醇输注，分开输注，多柔比星的累积剂量不超过 360mg/m²[2,3]。

c　新型改良结构的脂质体制剂（如脂质体多柔比星）可以通过提高药物在肿瘤组织的浓度，减少其在骨髓、心脏正常组织中的分布，从而减少心血管毒性的发生[4,5]，可作为心血管毒性高风险或拟接受高剂量蒽环类药物治疗患者的替代方案，但有待于更多临床研究证实。使用该类药物时仍建议联合使用心脏保护药物（如右雷佐生）以提高心脏安全性。

d　右雷佐生是一种双二氧代哌嗪化合物，在细胞内水解为螯合剂与铁离子结合，降低氧自由基生成，发挥心脏保护作用。多项研究表明，右雷佐生用于蒽环类药物化疗患者心血管毒性的一级预防，可降低蒽环类药物所致心力衰竭的风险，并且不影响抗肿瘤治疗疗效和死亡风险[6-8]。因此对于应用蒽环类药物且心血管毒性中高危患者，建议应用右雷佐生。

e　ACEIs/ARBs、β 受体阻滞剂用于预防蒽环类药物心血管毒性的临床证据仍不十分充足，尤其基线评估低危患者应用心脏保护治疗（ACEIs/ARBs 或 β 受体阻滞剂）是否获益尚有争议[9-11]。

f　氟尿嘧啶类药物心血管毒性的预防措施尚缺乏高级别循证医学证据。雷替曲塞是一种特异性胸苷酸合成酶抑制剂，不经双氢嘧啶脱氢酶代谢，可减少心血管毒性代谢产物积累。2012 年 ESMO 年会上公布的 ARCTIC 研究显示，晚期结直肠癌患者出现氟尿嘧啶类药物相关心血管毒性后，更换雷替曲塞治疗未见心血管毒性再发[12]。ESMO 指南推荐雷替曲塞作为因心血管毒性不适合氟尿嘧啶化疗的标准替代方案[13]。国内多中心Ⅳ期研究同样证实，在不耐受或不适合氟尿嘧啶 / 亚叶酸钙治疗的晚期结直肠癌中应用雷替曲塞替代治疗心脏安全性较好[14]。

g　钙通道拮抗剂、硝酸酯类药物是否可用于预防氟尿嘧啶类药物引起的心血管毒性仍有一定争议，多基于小样本回顾性分析和个案报道，缺乏高级别循证医学证据[15]。

 h 抗 HER-2 靶向药物与蒽环类药物联合应用会导致心血管毒性风险显著增加。研究显示 ACEIs/ARBs 类药物和 β 受体阻滞剂对于降低抗 HER-2 靶向治疗所致心血管毒性发生率有一定作用[16-18]。

3.2 内分泌治疗血脂异常的一级预防

绝经后乳腺癌患者 LDL-C 达标值

临床疾患和 / 或危险因素	LDL-C 达标值（mmol/L）	证据类别	推荐等级
无高血压，0~1 项危险因素 a	<3.4	2A	I
高血压，无危险因素 a			
糖尿病患者 1.8mmol/L ≤ LDL-C<4.9mmol/L 或 3.1mmol/L ≤ TC <7.2mmol/L 且年龄 ≥ 40 岁	<2.6		
慢性肾病（3 或 4 期）			
高血压 +2 项及以上危险因素 a			
LDL-C ≥ 4.9mmol/L 或 TC ≥ 7.2mmol/L			
ASCVD	<1.8		
糖尿病 + 高血压或其他危险因素 a			

 注：LDL-C：低密度脂蛋白胆固醇；TC：血清总胆固醇；ASCVD：动脉粥样硬化性心血管疾病，包括急性冠脉综合征（ACS）、稳定性冠心病、血运重建术后、缺血性心肌病、缺血性脑卒中、短暂性脑缺血发作（transient ischemic attack，TIA）、外周动脉粥样硬化病等。

【注释】

 a 绝经后乳腺癌妇女的雌激素水平受到卵巢功能减退和药物治疗的双重影响而明显下降，常见血脂异常，罹患心血管疾病的风险也增加，心血管疾病相关死亡已跃居该类患者除乳腺癌死亡事件外的首位，因此对于内分泌治疗的绝经后乳腺癌患者，在内分泌治疗期间血脂应进行严格控制。以 LDL-C 或 TC 升高为特点的血脂异常是 ASCVD 重要的危险因素。降低 LDL-C 水平，可显著减少 ASCVD 的发病及死亡危险。正在接受内分泌治疗的绝经后乳腺癌患者，必须密切监测血脂，将 LDL-C 控制至理想水平[1,2]。危险因素包括年龄（女性 ≥ 55 岁）、吸烟、高密度脂蛋白胆固醇 <1.0mmol/L（40mg/dl）、体重指数 ≥ 28kg/m², 早发缺血性心血管家族史。

绝经后血脂异常患者内分泌治疗一级预防策略

常用策略	证据类别	推荐等级
生活方式改变 a	1A	I
血脂监测 b	1A	I
甾体类 AI 或选择性雌激素受体调节剂 c（依西美坦或他莫昔芬）	1B	II

【注释】

 a 血脂异常明显受饮食及生活方式的影响，饮食调控和生活方式改善是治疗血脂异常的基础措施。无论是否进行药物调脂治疗，都必须坚持控制饮食和改善生活方式。良好的生活方式包括坚持健康饮食、规律运动、远离烟草和保持理想体重。生活方式干预是一种最佳成本 / 效益比和风险 / 获益比的治疗措施[3]。

 b 正在接受 AI 的绝经后乳腺癌患者必须密切监测血脂，建议具有危险因素患者内分泌治疗期间 6 个月检测 1 次，普通患者 6~12 个月检测 1 次[1]。

 c 绝经后雌 / 孕激素受体阳性乳腺癌患者，应用 AI 与他莫昔芬相比，冠状动脉疾病（心绞痛、心肌梗死、心脏骤停）、心律失常、心力衰竭等多种心血管疾病的风险更高。这并非 AI 药物本身的心脏毒性，而是他莫昔芬可降低胆固醇，对心血管系统具有保护作用所致，对于有心血管病史的患者 AI 并未增加任何特定的心血管疾病的风险[4]。目前不同 AI 药物对血脂的影响结论不一，我国一项早期绝经后乳腺癌妇女前瞻性队列研究提示，甾体类 AI 较非甾体类 AI 血脂事件发生风险降低 36%，依西美坦对于接受 AI 辅助内分泌治疗的绝经后乳腺癌患者可能具有血脂保护作

肿瘤治疗相关心血管毒性防治

用[5]。MA.27 研究的安全性分析提示高甘油三酯血症（依西美坦组 2%，阿那曲唑组 3%，*P*=0.002）和高胆固醇血症（依西美坦组 15%，阿那曲唑组 18%，*P*=0.01）较少出现在依西美坦组[6]。因此对于血脂异常、高心血管疾病风险的绝经后乳腺癌患者，选择适当的内分泌药物时，可选择对血脂影响较小的内分泌治疗药物，如依西美坦。不能接受AI 类药物者，可考虑他莫昔芬[7]。

3.3 放疗心血管毒性的一级预防

胸部放疗主要应用于乳腺癌、淋巴瘤、肺癌、食管癌、纵隔肿瘤以及胸部转移瘤等疾病，上述患者放疗后可能发生放射性心脏病（radiation-induced heart disease，RIHD）。对于需要进行胸部放疗的肿瘤患者，如何从放疗角度进行一级预防，推荐如下。

放疗心血管毒性的一级预防措施

内容		证据类别	推荐等级
定位技术 [a]	可采用深吸气屏气或呼吸门控技术	2A	II
	部分乳腺癌患者放疗可采用俯卧位	2B	III
靶区勾画 [b]	勾画心脏，建议参考美国肿瘤放射治疗协作组织（RTOG）胸部放疗危及器官勾画	1A	I
	推荐勾画冠状动脉	2B	III
放疗技术 [c]	三维适形或调强放疗技术	1A	I
	推荐有条件的中心可选择图像引导放疗、容积旋转调强放疗、螺旋断层放疗，或质子放疗技术等	2B	III
心脏限量 [d]（常规分割）	胸部肿瘤放疗（除外乳腺癌）V30<40%；V40<30%	2A	II
	乳腺癌放疗 左乳癌：平均剂量（Dmean）<8Gy，V5<40% 右乳癌：Dmean<5Gy，V5<30% 冠脉左前降支（LAD）：Dmean<25Gy 右冠脉主干（RA）：Dmean<25Gy	2A	II

【注释】

　　放疗诱发心脏病的危险因素主要包括前胸或左胸照射、高累积照射剂量（>30Gy）、年轻患者（<50 岁）、高剂量照射（>2Gy/d）、心脏内或心脏附近的肿瘤且缺乏屏蔽措施、伴随化疗、心血管危险因素（糖尿病、吸烟、超重、中高危高血压、高胆固醇血症）、既往有心血管疾病[1]。目前还没有有效的方法治疗放射性心脏损伤，主要的预防措施是减少正常心脏组织在射线中的暴露及受照剂量。

a　常规胸部放疗定位时，患者在自由呼吸状态进行 CT 扫描，随机状态的 CT 扫描不能代表患者动态的呼吸及心脏搏动时胸廓及心脏的形态。有研究证实，左侧乳腺癌行深吸气屏气或呼吸门控技术与自由呼吸下放疗相比，降低了左侧乳腺癌放疗 80%~90% 心脏 V50，放射性心脏损伤病死率的可能性由 4.8% 分别降至 0.1% 和 0.5%[2]，多项试验已证实该技术对降低心脏受量的有效性[3,4]。俯卧位较常规仰卧位照射可降低试验中 85.7% 左侧乳腺癌患者的心脏剂量，但仅适用于乳腺体积 >750cm³ 的患者[5]。

b　胸部放疗中，当心脏受照射的平均剂量每增加 1Gy，发生冠脉疾病事件的概率就相应增长 7.4%（95% CI 2.9~14.5），这种剂量相关性开始于放疗后的 5 年内，并持续于放疗后 30 年[6]。因此，在靶区勾画时，需要准确的勾画出心脏的轮廓，以保证计划设计时准确对心脏进行限量，勾画标准建议参 RTOG1106 这项临床试验中的胸部放疗危及器官勾画图集。放疗后影响最大的是冠状动脉左前降支和右冠状动脉[7-9]，因此，建议将冠状动脉作为危及器官进行勾画[10]。

c　随着放疗技术的进步，二维适形放疗已逐渐被取代。三维适形调强放疗可以改善放疗靶区剂量均匀性，提高靶区剂量的同时可降低心脏等正常组织的损伤。在一项Ⅲ期非小细胞肺癌患者接受根治性放化疗的前瞻性试验（RTOG0617）中，调强放疗与三维适形放疗相比，明显降低了心脏受照射的剂量[11]。可合理地使用先进的放疗技术，如图像引导放疗、容积旋转调强放疗、螺旋断层放疗等。质子治疗成为放疗技术的新突破，Mast 等[12]研究显示，质子调强治疗比乳腺癌切线野调强放疗在降低全心脏和左前降支平均剂量方面更具优势。

d 放疗计划评估时，心脏作为重要的危及器官，需要严格评估，对于心脏的限制剂量，不同的病种不完全相同，不同的中心参照标准也不完全相同。我国除乳腺癌外，其他胸部肿瘤如肺癌及食管癌，心脏限量标准，通常参考《肿瘤放射治疗学》中的 V30<40%，V40<30%。2021 年 NCCN 指南对于肺癌及食管癌心脏限量标准不完全相同（肺癌心脏限量 V50 ≤ 25%，Dmean ≤ 20Gy；食管癌心脏限量 V30 ≤ 20%~30%，Dmean<30Gy）。临床正常组织效应定量分析（QUANTEC）[13]中心脏限量标准：Dmean<26Gy，V30<46%，V25<10%，主要适用于三维适形常规放疗。在精准放疗时代，限量标准建议作为参考，应尽可能降低危及器官受照射剂量。

乳腺癌作为女性常见的恶性肿瘤，预后好，生存期长，因此，对于心脏组织的限量较其他胸部肿瘤应更为严格。乳腺癌全乳放疗参照 RTOG1005 临床试验中的标准：左乳癌，心脏限量 V20 ≤ 5%，V8 ≤ 35%；右乳癌，心脏限量 Dmax<20Gy，V8 ≤ 15%，Dmean ≤ 4Gy。部分乳房加速照射参照 RTOG0413 临床试验：左乳癌，心脏受量 >5% 处方剂量的心脏体积 < 全心体积的 40%；右乳癌，心脏受量 >5% 处方剂量的心脏体积 < 全心体积的 5%。根治性乳腺癌术后放疗心脏限量：V30 ≤ 5%，V20Gy ≤ 10%，Dmean<8Gy。德国放射肿瘤学会（DEGRO）乳腺癌专家小组建议以下限制：全心 Dmean<2.5Gy，LV Dmean<3Gy，$V5_{LV}$<17%，$V23_{LV}$<5%，LAD Dmean<10Gy，$V30_{LAD}$<2%，$V40_{LAD}$<1%[14]。中国医师协会 2020 年乳腺癌放射治疗指南中推荐：常规分割时，左乳癌：心脏 Dmean<8Gy，V5<40%；右乳癌：心脏 Dmean<5Gy，V5<30%；LAD：Dmean<25Gy；RA：Dmean<25Gy[15]。

4　肿瘤治疗相关心血管毒性的监测

肿瘤治疗相关心血管毒性的诊断方法

方法	临床意义	优点	局限性	监测频率	证据类别	推荐等级
心电图	1. 可提供心肌缺血、梗死等信息 2. 可发现肿瘤治疗过程中的各种心律失常 3. 可监测 QT 间期变化	1. 方便、快捷 2. 心电图动态变化可为肿瘤治疗相关心血管损伤的诊断提供线索	易受多种因素影响	1. 每个治疗周期前，常规行心电图检查 2. 如患者出现相关临床症状、体征或相关指标异常，随时行心电图检查	1A	I
超声心动图[a] -LVEF -GLS	1. LVEF 下降 ≥ 10% 且 LVEF<50% 提示 CTRCD 2. GLS 与基线相比下降 >15% 提示亚临床 CTRCD 3. E/e' ≥ 13 提示舒张功能异常	1. 可广泛、重复应用 2. 可评价心内结构、功能及血流动力学 3. 与 LVEF 相比，GLS 更敏感，可更早发现 CTRCD	1. 观察者间测量变异性大 2. LVEF 对监测早期临床前心脏病变不敏感，受到前、后负荷影响	启动肿瘤治疗前基线筛查	1A	I
				高危[b]患者每 2 个治疗周期复查超声心动图；中低危[b]患者每 2~4 个治疗周期复查超声心动图	2A	I
				在治疗的过程中出现心肌损伤的症状、体征或危险因素时，随时进行超声心动图检查，之后的监测频率应该依据患者的情况来决定	1A	I
				在治疗结束后 6~12 个月接受超声心动图检查[c]，此后也应定期复查超声心动图	2A	I

续表

方法	临床意义	优点	局限性	监测频率	证据类别	推荐等级
生物标志物 d -cTnI/cTnT -BNP、NT-Pro BNP	1. cTn 峰值可反映心肌受损的程度 2. BNP/NT-proBNP 升高对心脏毒性具有辅助诊断价值	1. 准确，可重现 2. 实用性广泛 3. 灵敏性高	1. 尚缺乏足够的证据确定轻微升高的意义 2. 检测结果易受多种因素影响；其结果解读需结合其他相关化验检查综合分析	所有患者在开始肿瘤治疗前，均应进行生物标志物筛查	1A	I
				高危患者每 1~2 个治疗周期复查生物标志物；中低危患者每 2~4 个治疗周期复查生物标志物（如为 HER-2 靶向治疗，前 3~6 个月应每个治疗周期前后监测生物标志物）	2A	I
				在治疗过程中出现心肌损伤的症状、体征或危险因素时，随时进行生物标志物检测，之后的监测频率应该依据患者的情况来决定	1A	I
放射性核素显像	LVEF 降低 ≥ 10%，且 LVEF<50% 提示 CTRCD	1. 重复性好 2. 可以评价心肌灌注、心肌代谢及残存心肌情况	1. 放射辐射暴露 2. 对心脏结构评价信息有限	不做常规推荐，根据具体病情及临床需要而定	2B	III
CMR e	可评价心脏结构、功能；鉴别心肌有无纤维化、心肌水肿	对化疗后心肌损伤的定性有一定帮助	检查时间长，患者不耐受；部分患者体内植入心脏起搏器、铁质异物等，不能接受 CMR 检查	不做常规推荐，根据具体病情及临床需要而定	2B	III
心内膜心肌活检（EMB）	诊断心肌损伤的金标准	提供心脏毒性的组织学证据	1. 有创检查，应用受限 2. 对操作者技术要求高	不做常规推荐，根据具体病情及临床需要而定	2B	III

【注释】

a 超声心动图是监测肿瘤患者治疗前后心功能损伤的首选方法，目前被广泛应用的监测指标为 LVEF。但 LVEF 敏感性相对较低，不易发现亚临床心肌损伤，且测量时的变异性可高达 10%。近年来基于二维斑点追踪技术的 GLS 因测量误差小，且可预测 LVEF 降低[1]，成为研究的热点，目前已公认为用于早期监测心脏毒性的最敏感指标[2]。目前认为 GLS 与基线相比降低 >15% 有临床意义，而 GLS 与基线相比降低 <8% 则无意义[3]。肿瘤治疗相关心功能不全（cancer therapy-related cardiac dysfunction，CTRCD）不仅表现为收缩功能的降低，还可表现为舒张功能的障碍，有研究显示在肿瘤治疗中，LVEF 还未出现明显减低，一些评价左室舒张功能的指标已出现改变[4,5]。因此，左室舒张功能也越来越受到临床医生的关注。

b 拟接受肿瘤治疗患者，CTRCD 危险分层详见肿瘤治疗相关心血管毒性的一级预防。

c 对于具有高危因素的患者，应该在治疗结束后 6~12 个月采用影像学检查评估患者的心功能。因为与治疗相关的心脏毒性和心功能不全往往发生在治疗后 1 年之内，如果能及时发现和积极治疗，可有助于改善心功能[6]。

d 在肿瘤患者治疗过程中，监测心血管血清生物标志物是评估和诊断心血管疾病的重要工具。心血管血清生物标志物主要包括 cTnI、cTnT、BNP 和 NT-proBNP。cTnI 和 cTnT 是心肌特有的结构蛋白，也是心肌细胞损伤的特异性标志物，其峰值可反映心肌受损的程度。肿瘤治疗前监测基线 cTn 水平，有助于识别高危患者，且已有多项临床研究证实，接受肿瘤治疗的患者，出现 cTn 升高，对心功能降低具有预测作用[7-9]。BNP 和 NT-proBNP 由心室肌分泌，其水平随心室壁张力而变化，对心室充盈压具有负反馈调节作用。心力衰竭时心室壁张力增加，BNP/NT-proBNP 分泌明显增加，其增高的程度与心力衰竭的严重程度呈正相关。肿瘤治疗前，应对 BNP/NT-proBNP 和 cTnT/I 进行基线测量，以提供基线值。因为当存在其他心血管疾病时，可能会导致基线值升高，为了正确解释监测期间后续血清标志物的变化或出现新的心血管症状时的血清标志物的变化，基线值尤为重要。肿瘤治疗过程中及治疗后，亦应定期监测心脏生物标志物的变化，以早期发现心肌损伤[10]。

e 心脏磁共振成像（CMR）是非侵入性检查中测量左室容积及左室收缩功能的金标准。当超声心动图检查诊断困难时，CMR 是最好的影像学替代方法，其准确性及可重复性均较高，而且可同时观察有无心肌水肿、纤维化、测量心肌质量，对化疗后心肌损伤的定性也有一定帮助[10,11]。有研究发现，在接受蒽环类药物治疗的 LVEF 降低的患者中，CMR 测量的左心室质量是心血管死亡、失代偿性心力衰竭入院的复合终点的独立预测因子[12]。因其特有的优势，CMR 在肿瘤治疗患者中的应用逐渐发展，但由于磁共振检查操作相对复杂、专业性及学科交叉性较强，检查时间较长，有些患者无法耐受等原因导致其在临床中的应用仍然受限。

f 无论是早期预测心功能不全的发生风险还是诊断 CTRCD，联合检测上述检查指标，结果会更加准确。目前对于检查及随访周期尚无统一观点及确切证据，应根据患者个人的危险分层制定个体化随访方案。在随访过程中，相同的检查项目及指标监测结果应尽量来源于同一检查者，便于观察动态变化。

5 无症状心血管毒性的处理原则

无症状心血管毒性的处理原则

	处理原则	证据类别	推荐等级
无症状性 cTnI/T 异常	请心脏科医生会诊（如条件允许，优先推荐肿瘤心脏病科医生会诊）	1A	I
	应用超声心动图检测 LVEF、GLS	2A	I
	评价冠状动脉情况，明确有无缺血性心肌病	2A	I
	可考虑启动心肌保护治疗（ACEIs/ARBs/ARNI 和 / 或 β 受体阻滞剂）[a,b]	2B	III
	如为蒽环类化疗药物，可应用右雷佐生	2B	III
	如仅为 cTn 轻度升高，无明显心肌功能不全表现，可继续抗肿瘤治疗	2B	III
无症状性 LVEF 下降	请心脏科医生会诊（如条件允许，优先推荐肿瘤心脏病科医生会诊）	1A	I
	启动抗心力衰竭治疗（ACEIs/ARBs/ARNI 和 / 或 β 受体阻滞剂）[a,b]	1A	I

续表

	处理原则	证据类别	推荐等级
- 应用蒽环类药物后	是否继续应用蒽环类药物化疗,需权衡利弊	2A	Ⅰ
	如病情需要继续蒽环类药物化疗,可改用脂质体多柔比星减轻心脏毒性	2A	Ⅰ
	如继续应用蒽环类药物,应用右雷佐生保护心肌	2A	Ⅰ
	如继续应用蒽环类药物,应用过程中每 1~2 个治疗周期复查 1 次 LVEF	2A	Ⅱ
	如继续应用蒽环类药物,每个治疗周期注意复查生物标志物(cTnI/T 和 / 或 BNP/NT-proBNP),检查心血管系统体征	2A	Ⅱ
- 应用曲妥珠单抗后	如仅为无症状性 LVEF 轻度降低,可不停用曲妥珠单抗治疗	2A	Ⅱ
	每个治疗周期复查生物标志物(cTnI/T 和 / 或 BNP/NT-proBNP),并定期检查心血管系统体征	2A	Ⅱ
	如因 LVEF 降低停用曲妥珠单抗,4 周后需复查 LVEF,如 LVEF 恢复至 50% 以上,可重新启动曲妥珠单抗治疗,同时继续应用原有心肌保护药物,密切监测生物标志物及 LVEF	2A	Ⅱ
无症状性 GLS 下降	可考虑启动心肌保护治疗(ACEIs/ARBs/ARNI 和 / 或 β 受体阻滞剂)[a,b]	2B	Ⅲ
	如无心力衰竭症状,每 3 个月复查 LVEF、GLS,如随诊过程中出现心力衰竭症状,需及时复查评估 LVEF、GLS、生物标志物(cTnI/T 和 BNP/NT-proBNP)	2B	Ⅲ
	如仅出现 GLS 异常,可暂不调整化疗方案	2B	Ⅲ

【注释】

a 应用蒽环类药物化疗,如出现 cTn 升高,服用 ACEI 类药物可降低肿瘤治疗相关心功能不全(CTRCD)的发生风险[1]。CECCY 研究表明,卡维地洛可预防蒽环类药物相关的 cTnI 升高[2]。如仅为轻微的 cTnI/T 升高,而无心功能不全证据,目前尚无证据支持停止肿瘤治疗,但需密切监测心肌标志物及心功能的变化。

b 一项纳入 120 例患者的研究提示,蒽环类药物相关的 LVEF 降低,如不给予药物治疗,LVEF 恢复的概率低于 10%[3];如接受 ACEIs(或联合卡维地洛),LVEF 部分恢复的可能性在 50% 以上[4];如能早期治疗(6 个月内),心脏事件风险更低、临床获益更大。近期有报道血管紧张素受体脑啡肽酶抑制剂(ARNI)沙库巴曲缬沙坦钠可改善蒽环类药物相关心肌损害患者心功能,未来需大样本研究证实[5]。

6 症状性心血管毒性的处理原则

6.1 心肌损伤与心力衰竭

心肌损伤与心力衰竭处理原则

	处理原则	证据类别	推荐等级
急性心力衰竭	可威胁生命,立即联系心脏科医生,协助救治	1A	Ⅰ
慢性心力衰竭[a]			
- 药物治疗	1. 利尿药(托拉塞米、呋塞米、布美他尼、托伐普坦等)[b]	2A	Ⅰ
	2. ACEIs/ARBs/ARNI[c]	1A	Ⅰ
	3. β 受体阻滞剂(美托洛尔、比索洛尔、卡维地洛)[d]	1A	Ⅰ

续表

处理原则	证据类别	推荐等级
LVEF 40%~50% 的患者，应用 ACEIs/ARBs/ARNI 和 / 或 β 受体阻滞剂；肿瘤心脏病 MDT 团队会诊指导肿瘤治疗	2A	II
如 LVEF<40%，不推荐应用蒽环类药物	2A	I
对于正在接受具有心肌毒性药物治疗的患者，如出现不能解释的症状或体征，如窦性心动过速、体重迅速增加、呼吸困难、外周水肿或腹水，需咨询心血管医生，重新评估 LVEF，完善生物标志物检查	1A	I
对于接受曲妥珠单抗（或其他任何 HER-2 靶向分子治疗），如有心力衰竭的症状和体征，或无症状患者 LVEF<40%，需暂停曲妥珠单抗治疗，直到心脏状态稳定，是否继续治疗应肿瘤心脏病 MDT 团队会诊	2A	I
对于中断曲妥珠单抗治疗的患者，如 LVEF 恢复至 50% 以上、心力衰竭的症状和体征已缓解，恢复曲妥珠单抗治疗后应继续抗心力衰竭治疗，定期复查生物标志物、LVEF[e]	2A	II
对于中断曲妥珠单抗治疗的患者，如心力衰竭症状或体征未缓解或 LVEF 持续 <40%，不建议继续应用曲妥珠单抗	2A	I
对于接受舒尼替尼治疗（或其他 VEGF 拮抗剂为基础的治疗）的患者，如表现出心力衰竭的症状或体征，建议暂停 VEGF 拮抗剂治疗，评估并控制高血压，并 MDT 会诊评估重新启动该药物是否合适	2A	I

【注释】

a 慢性心力衰竭的治疗应遵循目前心力衰竭治疗指南，长期治疗亦应兼顾肿瘤治疗的有效性及可行性[1,2]。

b 利尿药可减轻水钠潴留，有效缓解心力衰竭患者的呼吸困难及水肿，改善运动耐量。恰当使用利尿药是心力衰竭治疗的关键和基础，有液体潴留证据的心力衰竭患者均应使用利尿药。若利尿药用量不足，会降低患者对 ACEIs 的反应，增加使用 β 受体阻滞剂的风险；但不恰当地大剂量使用利尿药则会导致血容量不足，增加发生低血压、肾功能恶化和电解质紊乱的风险。托伐普坦对顽固性水肿或低钠血症者疗效更显著，推荐用于常规利尿药治疗效果不佳、有低钠血症或有肾功能损害倾向患者，其主要不良反应为口渴和高钠血症。

c 所有 LVEF 降低的心力衰竭患者均应使用 ACEIs，除非有禁忌证或不能耐受。ACEIs 应用禁忌证：①使用 ACEIs 曾发生血管神经性水肿（导致喉头水肿）；②妊娠妇女；③双侧肾动脉狭窄。以下情况须慎用：①血清肌酐 >221μmol/L（2.5mg/dl）或估算的肾小球滤过率（eGFR）<30ml/（min·1.73m²）；②血钾 >5.0mmol/L；③症状性低血压（收缩压 <9mmHg）；④左心室流出道梗阻（如主动脉瓣狭窄、梗阻性肥厚型心肌病）。

ARBs 推荐用于不能耐受 ACEIs 的患者，对因其他适应证已服用 ARBs 的患者，如随后发生 LVEF 降低，可继续服用 ARBs。ARBs 的禁忌证除血管神经性水肿外，其余同 ACEIs。

对于 NYHA 心功能 II～III 级、有症状的 LVEF 降低的心力衰竭患者，若能够耐受 ACEIs/ARBs，推荐以 ARNI 替代 ACEIs/ARBs，以进一步减少心力衰竭的发病率及死亡率。应用 ARNI 的禁忌证：①有血管神经性水肿病史；②双侧肾动脉严重狭窄；③妊娠妇女、哺乳期妇女；④重度肝损害（Child-Pugh 分级 C 级），胆汁性肝硬化和胆汁淤积；⑤已知对 ARBs 或 ARNI 过敏。以下情况者须慎用：①血清肌酐 >221μmol/L（2.5mg/dl）或 eGFR<30mL/（min·1.73m²）；②血钾 >5.4mmol/L；③症状性低血压（收缩压 <95mmHg）。

应用 ACEIs/ARBs/ARNI 主要的不良反应为低血压、高血钾、肾功能恶化、血管神经性水肿，其中 ARBs 导致血管神经性水肿的风险相对较低，有些患者应用 ACEIs 后可能会出现干咳。

d LVEF 降低的心力衰竭患者长期应用 β 受体阻滞剂能改善症状和生活质量，降低死亡、住院、猝死风险。应用 β 受体阻滞剂的禁忌证包括：心源性休克、病态窦房结综合征、二度及以上房室传导阻滞（无心脏起搏器）、心率 <50 次 / min、低血压（收缩压 <90mmHg）、支气管哮喘急性发作期。

e 研究表明，曲妥珠单抗导致的 LVEF 下降多为可逆性，经治疗 LVEF 可恢复。LVEF 恢复后，继续抗心力衰竭治疗的同时重启曲妥珠单抗治疗是可行的，大多患者可不再发生 LVEF 下降[3]。

肿瘤治疗相关心血管毒性防治

6.2 免疫相关性心肌炎

免疫相关性心肌炎处理原则

分级	描述 a,b,c	Ⅰ级推荐	Ⅱ级推荐	Ⅲ级推荐
G1	仅心脏生物标志物或心电图异常,无症状	1. 主动监测策略 2. 肿瘤心脏病团队会诊 3. 完善心脏生物标志物(cTnI/cTnT、肌红蛋白、肌酸激酶及其同工酶、BNP/NT-proBNP)、炎性标志物(红细胞沉降率、C反应蛋白、白细胞计数)、D-二聚体、病毒效价、心电图、超声心动图,有条件行 CMR、冠脉 CT/ 造影 c	如免疫性心肌炎诊断成立,暂停 ICIs,必要时给予甲泼尼龙[初始剂量 1~2mg/(kg·d)]或口服等效泼尼松,持续 3~5 天,好转后逐渐减量至少 4~6 周后停药 e,f	异常指标恢复至基线后酌情考虑 ICIs 再挑战 g
G2	轻微症状或中等量活动后有症状,伴心脏生物标志物和(或)心电图异常	1. 停用 ICIs 2. 住院治疗 3. 心电监护 4. 肿瘤心脏病团队会诊 5. 完善心脏生物标志物、炎性标志物、D-二聚体、病毒效价、心电图、超声心动图,有条件行 CMR、冠脉 CT/ 造影、心内膜活检 c 6. 立即给予甲泼尼龙[初始剂 1~4mg/(kg·d)],心功能恢复至基线后缓慢减量至少 4~6 周后停药 e,f	1. 若糖皮质激素治疗不敏感,酌情加用免疫抑制剂 f 2. 慎重再次使用 ICIs	
G3	休息或轻微活动后症状明显,心脏生物标志物 >ULN,超声心动图和 / 或心电图明显异常	1. 永久停用 ICIs 2. 卧床休息 3. 重症监护 4. 肿瘤心脏病团队会诊 5. 完善相关检查(同 G2) 6. 立即给予甲泼尼龙冲击治疗 500~1 000mg/d,持续 3~5d,心功能恢复至基线后缓慢减量至少 4~6 周后停药(必要时 6~8 周)e,f 7. 必要时安装临时或永久起搏器	糖皮质激素治疗 24h 无改善,加用免疫抑制剂 ± 血浆置换 ± 生命支持等措施 f	
G4	症状严重,中重度失代偿,血流动力学不稳定,心脏生物标志物 >3×ULN,危及生命,需紧急治疗			

注:上述证据类别均为 2A 类 d。

【注释】

a 免疫检查点抑制剂(immune checkpoint inhibitors,ICIs)相关心脏毒性属于罕见免疫相关性毒副反应,以心肌炎最为常见,约占 39%[1]。国外回顾性大型调查研究显示心肌炎的发生率为 1.14%[2],单用 PD-1、PD-L1 和 CTLA-4 抑制剂治疗心肌炎的发生率分别为 0.5%、2.4% 和 3.3%,PD-1 和 CTLA-4 及 PD-L1 和 CTLA-4 抑制剂联合治疗发生率为 2.4% 和 1%[2],真实世界中的发生率可能被低估。心肌炎中位发病时间为治疗第 17~34 天,约 80% 发生在治疗前 3 个月,死亡率高达 46%,接受 ICIs 联合治疗者死亡风险更高[1-4]。

b 心肌炎临床上可呈无症状、轻微症状、明显症状或暴发性,初起症状多为非特异性,如乏力、心悸和气短等,严重者可出现端坐呼吸、周围性水肿、心源性休克和心脏骤停。部分患者可合并其他免疫相关不良事件,以合并重症肌无力或肌炎最为常见[3]。可疑免疫性心肌炎者需要与其他心血管疾病进行鉴别诊断。

c cTn 是心肌炎可靠的早期标志物,敏感性高达 90%,cTn ≥ 1.5ng/ml 提示预后欠佳,70% 的心肌炎可出现 BNP/NT-proBNP 升高[2,5,6]。90% 心肌炎伴有心电图异常,以房室传导阻滞较特异性[2]。超声心动图是评估心功能的首选无创检查手段,但仅 50% 的心肌炎合并 LVEF 下降,GLS 下降可能是更敏感的心功能评估指标[2,7]。CMR 敏感性中等,出现心肌晚期钆增强的比例不足 50%,低于其他原因所致心肌炎[8]。心内膜心肌活检是确诊心肌炎的金标准,特异性较高,但由于心肌炎受累心肌多为斑片状散在分布,故敏感性较低,且为侵入性操作可导致心脏穿孔,不推荐作为一线检查[9]。

d ICIs 相关心肌炎的最佳治疗方案尚缺乏高级别循证医学证据,国内外已发布的多部指南均基于小样本回顾性研究和病例报道。ICIs 心脏毒性的管理包括心脏毒性的诊断和分级、免疫抑制治疗以及个体化对症治疗。

e 由于 ICIs 相关心肌炎可能导致危及生命的恶性心律失常或合并心力衰竭的暴发性心肌炎,建议所有级别心脏毒性均暂停 ICIs 治疗,并启动肿瘤心脏病团队多学科会诊制定个体化治疗方案。≥ 2 级心脏毒性停用 ICIs 同时尽早启动高剂量糖皮质激素治疗,加强心脏症状管理,激素难治性患者必要时加用免疫抑制剂,3~4 级需永久停用 ICIs,重症监护,生命支持[10-12]。

f 尽早使用糖皮质激素是 ICIs 相关心肌炎治疗成功的关键,可降低主要心血管不良事件发生率并改善预后[2,12]。严重心肌炎患者如果糖皮质激素治疗 24h 无缓解,应尽早考虑使用免疫抑制剂如英夫利昔单抗、他克莫司、霉酚酸酯,以及抗胸腺细胞球蛋白、免疫球蛋白和血浆置换,可降低重症患者死亡风险,中重度合并心力衰竭者避免使用英夫利昔单抗[2,12,13]。

g 由于潜在暴发性和致死性可能,ICIs 相关心脏毒性恢复后能否重启 ICIs 仍有争议,需结合毒性级别、ICIs 疗效、是否有合适替代方案等因素综合权衡。其中,G3~4 及出现显著传导异常或室性心律失常者不建议重启免疫治疗[6],G1~2 能否 ICIs 再挑战仍有待于更多循证医学证据。

6.3 高血压

诊室血压的定义及分类 a

分类	收缩压（mmHg）		舒张压（mmHg）
理想血压	<120	和	<80
正常血压	120~129	和/或	80~84
正常高值	130~139	和/或	85~89
1 级高血压	140~159	和/或	90~99
2 级高血压	160~179	和/或	100~109
3 级高血压	≥180	和/或	≥110
单纯收缩期高血压 b	≥140	和	<90

高血压危险因素分层

心血管危险因素和疾病史	正常高值	1 级高血压	2 级高血压	3 级高血压
无		低危	中危	高危
1~2 个其他危险因素 c	低危	中危	中/高危	很高危
≥3 个其他危险因素 c,靶器官损害 d,或慢性肾脏病（chronic kidney disease,CKD）3 期,无并发症的糖尿病	中/高危	高危	高危	很高危
临床并发症 e,或 CKD ≥ 4 期,有并发症的糖尿病	高/很高危	很高危	很高危	很高危

【注释】

a 根据《中国高血压防治指南 2018 年修订版》[1] 以及《2018ESC/ESH 欧洲高血压管理指南》,诊室血压 ≥ 140/90mmHg 时诊断高血压,相当于家庭自测血压的 135/85mmHg 以及动态血压监测的全天平均压 130/80mmHg。当收缩压和舒张压分属于不同级别时,以较高的分级为准。诊断高血压时,必须多次测量血压,至少有 2 次诊室血压达到收缩压 ≥ 140mmHg 和/或舒张压 ≥ 90mmHg 才能确诊为高血压。仅 1 次血压升高者尚不能确诊，但需随访观察。患者既往有高血压病史，目前正在服用抗高血压药，血压虽低于 140/90mmHg，也应诊断为高血压。推荐采用标准化的检测技术和经过验证的血压测量设备。推荐使用经验证的电子上臂血压计测量血压（示波法），准确度优于水银乘柱听诊法。

b 单纯收缩期高血压根据指定范围的收缩压值，分为 1 级、2 级或 3 级。

c 心血管危险因素：高血压（1~3 级）；男性 >55 岁；女性 >65 岁；吸烟或被动吸烟；糖耐量受损（2h 血糖 7.8~11.0mmol/L）和 / 或空腹血糖异常（6.1~6.9mmol/L）；血脂异常 TC ≥ 5.2mmol/l（200mg/dl）或 LDL-C ≥ 3.4mmol/L（130mg/dl）或 HDL-C<1.0mmol/L（40mg/dl）；早发心血管病家族史（一级亲属发病年龄 <50 岁）；腹型肥胖（腰围：男性 ≥ 90cm，女性 ≥ 85cm）或肥胖（BMI ≥ 28kg/m²）；高同型半胱氨酸血症（≥ 15μmol/L）。

d 靶器官损害：①左心室肥厚：心电图：Sokolow_Lyon 电压 >3.8mV 或 Cornell 乘积 >244mV·ms；超声心动图左室质量指数：男 ≥ 115g/m²，女 ≥ 95g/m²；②颈动脉超声颈总动脉内 - 中膜厚度（intima-media thickness，IMT）IMT ≥ 0.9mm 或动脉粥样斑块；③颈—股动脉脉搏波速度 ≥ 12m/s（* 选择使用）；④踝 / 臂血压指数 <0.9（* 选择使用）；⑤ eGFR 30~59mL/（min·1.73m²）] 或血清肌酐轻度升高：男性 115~133μmol/L（1.3~1.5mg/dl），女性 107~124μmol/L（1.2~1.4mg/dl）；⑥微量白蛋白尿：30~300mg/24h 或白蛋白 / 肌酐比 ≥ 30mg/g（3.5mg/mmol）。

e 伴发临床疾病：①脑血管病：脑出血、缺血性脑卒中、TIA。②心脏疾病：心肌梗死史、心绞痛、冠状动脉血运重建、慢性心力衰竭、心房颤动。③肾脏疾病：a. 糖尿病肾病；b. 肾功能受损：eGFR<30ml/（min·1.73m²）；c. 血清肌酐升高：男性 ≥ 133μmol/L（1.5mg/dl），女性 ≥ 124μmol/L（1.4mg/dl），蛋白尿（≥ 300mg/24h）。④外周血管疾病。⑤视网膜病变：出血或渗出，视神经盘水肿。⑥糖尿病：a. 诊断：空腹血糖 ≥ 7.0mmol/L（126mg/dl），餐后血糖 ≥ 11.1mmol/L（200mg/dl）；b. 已治疗但未控制：糖化血红蛋白 ≥ 6.5%。

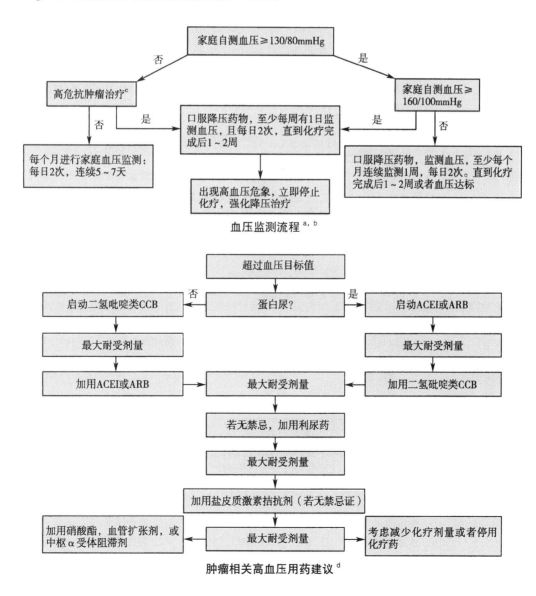

血压监测流程 a, b

肿瘤相关高血压用药建议 d

肿瘤治疗相关心血管毒性防治

【注释】

a　由于既往高血压药物的临床研究往往排除肿瘤患者,肿瘤药物的临床研究也常排除既往心血管疾病史的患者,致使肿瘤治疗相关高血压的管理缺乏大型临床随机对照研究。因此,肿瘤相关高血压的管理需要结合已有的高血压管理指南、有限的临床数据及临床经验。此类高血压管理主要结合 2018 年欧洲心脏病学会（ESC）/欧洲高血压学会（ESH）的高血压指南[2]及中国高血压指南[1]。

b　降压治疗的启动:由于血压 ≥ 130/80mmHg 时,心血管并发症风险已经较血压正常人群倍增,2018 年 ESC/ESH 及中国高血压指南提出:对于血压处于正常高值[（130~140）/（80~90）mmHg]且合并高危心血管疾病风险的患者,应考虑启动降压药物治疗。因此,肿瘤患者的血压 ≥ 130/80mmHg 时,若已合并高危心血管风险,应立即启动降压药物;若未合并高危风险,但服用 VEGF 抑制剂的,因 VEGF 抑制剂应用后,普遍会引起血压升高,且存在广泛的肾损伤及靶器官损害风险,此时也应启动降压药物,且考虑到降压药物的半衰期,应在 VEGF 抑制剂治疗前 3~7 天启动降压药物,必要时联合用药。

c　高危抗肿瘤治疗包括 VEGF 抑制剂、酪氨酸激酶抑制剂、烷基化剂和大剂量皮质激素。

d　降压药物的增加流程需结合肿瘤患者的个体因素,ESC/ESH 及中国高血压防治指南均强调应考虑患者的虚弱指数和能否耐受降压治疗,虚弱患者要先从单药开始,逐渐增加至联合用药方案,这一点在病情复杂且较虚弱的肿瘤患者中尤为重要。对于降压目标,上述两份指南均建议所有高血压患者的初始血压目标应低于 140/90mmHg,若能耐受,降压目标应 ≤ 130/80mmHg,但过低的血压值不增加高血压患者的获益,反而可能增加风险。

肿瘤相关高血压的降压药物选择 [a]

治疗	药物分类	药物名称	适应证	禁忌证及注意事项
首选药物 [b]	ACEIs	卡托普利 依那普利 贝那普利 福辛普利 赖诺普利 培哚普利 雷米普利	1. VEGF 抑制剂相关高血压 2. 青年患者 3. 蛋白尿 4. 糖尿病肾病 5. 左心室功能不全	1. 肾血管疾病 2. 周围血管疾病 3. 严重肾功能不全 4. 影响肾清除率的化疗药 5. 高钾血症 6. 血管神经性水肿 7. 剧烈咳嗽
	ARBs	坎地沙坦 厄贝沙坦 氯沙坦 缬沙坦 替米沙坦 奥美沙坦	1. VEGF 抑制剂相关高血压 2. 不能耐受 ACEI 相关咳嗽者 3. 青年患者 4. 蛋白尿 5. 糖尿病肾病 6. 左心室功能不全 7. 需迅速起效	1. 肾血管疾病 2. 周围血管疾病 3. 严重肾功能不全 4. 影响肾清除率的化疗药 5. 高钾血症
	二氢吡啶类钙通道阻滞剂（CCB）	硝苯地平控释片 氨氯地平 非洛地平 拉西地平 尼卡地平	1. VEGF 抑制剂相关高血压 2. 老年患者 3. 单纯收缩性高血压	1. 踝关节水肿 2. 头疼 3. 潮红
慎用药物 [c]	噻嗪类利尿药	1. 氢氯噻嗪 2. 吲达帕胺	1. 老年患者 2. 单纯收缩性高血压	1. 痛风 2. 低钾血症 3. 低钠血症 4. 与诱发长 QT 的药物合用
	醛固酮受体拮抗剂	1. 螺内酯 2. 依普利酮	1. 顽固性高血压 2. 原发性醛固酮增多症	1. 血钾增高 2. 男性乳房发育

续表

治疗	药物分类	药物名称	适应证	禁忌证及注意事项
慎用 药物 c	β 受体阻断剂	1. 比索洛尔 2. 美托洛尔 3. 卡维地洛 4. 奈必洛尔 5. 拉贝洛尔	1. 缺血性心脏病 2. 慢性心功能不全	1. 心动过缓 2. 传导阻滞 3. 哮喘或支气管痉挛 4. 心功能抑制
避免 使用 药物 c	非二氢吡啶类钙通 道阻滞剂	1. 维拉帕米 2. 地尔硫䓬	合并快速心律失常	1. 阻断细胞色素 CYP3A，影响抗 肿瘤药物的血药浓度 2. 房室传导阻滞 3. 心功能抑制
	袢利尿药	1. 呋塞米 2. 托拉塞米	水肿，容量负荷过重	电解质紊乱

【注释】

a 究竟何种降压药物更适合化疗药物诱导的高血压，目前以临床试验为基础的证据有限。临床上多凭经验性用药或按照原发性高血压的治疗原则用药。多数学者建议 ACEI、ARB、二氢吡啶类 CCB（如氨氯地平、硝苯地平控释片、非洛地平）为此类高血压的一线降压用药[3]。

b ACEI、ARB、二氢吡啶类 CCB 的推荐理由：应用 VEGF 抑制剂常会诱发蛋白尿，早期临床研究表明 ACEI、ARB 类降压药可有效减少蛋白尿发生[4]。另有研究表明 ACEI、ARB 类降压药还可以同时抑制肿瘤生长[5]；氨氯地平单药即可有效治疗贝伐单抗诱导的高血压[6]；硝苯地平控释片对 VEGF 抑制剂诱导的严重高血压降压效果明显[7]。ACEI、ARB 和二氢吡啶类 CCB 均显示了较好的降压效果，且尚无报道显示此类降压药会影响抗肿瘤治疗的预后。

c 非二氢吡啶类钙通道阻滞剂地尔硫䓬和维拉帕米由于显著抑制细胞色素 CYP3A，会影响抗肿瘤药物的血药浓度，应避免使用[8-10]。NO 供体药物，如硝酸酯类，因影响抗肿瘤药物的疗效，不能用于此类高血压的治疗。噻嗪类利尿药由于会减少钠的重吸收，可缓解抗肿瘤药物诱导的高血压，但需要注意监测电解质和 QT 间期[10]。由于袢利尿药会导致显著的电解质紊乱，进而导致 QT 间期延长，因此，不推荐利尿药为抗肿瘤药物所致高血压的一线用药，用时须谨慎。

6.4 心律失常

肿瘤患者治疗过程中可能发生多种类型心律失常，可分为快速型和缓慢型心律失常，有些类型心律失常可能产生严重临床症状甚至威胁生命。

抗肿瘤药物相关心律失常

心律失常类型	药物
窦性心动过速	蒽环类、卡氮芥
心房颤动	烷化剂（顺铂、环磷酰胺、异环磷酰胺、美法仑）、蒽环类、抗代谢药（卡培他滨、5-FU、吉西他滨）、干扰素、单克隆抗体、罗咪酯肽、小分子酪氨酸激酶抑制剂（依鲁替尼、伊马替尼、帕纳替尼、索拉非尼、舒尼替尼、尼罗替尼、维罗非尼）、拓扑异构酶Ⅱ抑制剂（胺苯吖啶、依托泊苷）、紫杉烷、长春碱类、免疫检查点抑制剂（纳武单抗、伊匹单抗、帕博丽珠单抗）、沙利度胺、mTOR 抑制剂（依维莫司）、CAR-T 治疗
室上性心动过速	烷化剂（顺铂、环磷酰胺、异环磷酰胺、美法仑）、胺苯吖啶、蒽环类、抗代谢药（卡培他滨、5-FU、甲氨蝶呤）、蛋白酶体抑制剂（硼替佐米）、干扰素、紫杉醇、帕纳替尼、罗咪酯肽、沙利度胺、单克隆抗体、CAR-T 治疗
室速\室颤	烷化剂（顺铂、环磷酰胺、异环磷酰胺）、胺苯吖啶、抗代谢药（卡培他滨、5-FU、吉西他滨）、三氧化二砷、多柔比星、干扰素、甲氨蝶呤、紫杉醇、蛋白酶体抑制剂（硼替佐米、卡非佐米）、罗咪酯肽、单克隆抗体、多靶点激酶抑制剂（凡德他尼）、免疫检查点抑制剂（伊匹单抗、纳武单抗、帕博利珠单抗）

续表

心律失常类型	药物
心脏骤停	蒽环类（鲜见报道）、三氧化二砷（继发于尖端扭转室速）、5-FU（可能与冠脉痉挛缺血有关）、干扰素、尼罗替尼、凡德他尼、罗咪酯肽、单克隆抗体、免疫检查点抑制剂（伊匹单抗、纳武单抗、帕博利珠单抗）
缓慢性心律失常	三氧化二砷、硼替佐米、卡培他滨、顺铂、环磷酰胺、多柔比星、表柔比星、5-FU、异环磷酰胺、甲氨蝶呤、米托蒽醌、紫杉醇、单克隆抗体、沙利度胺、多靶点激酶抑制剂（帕唑替尼、索拉非尼、舒尼替尼、尼罗替尼、艾乐替尼、克唑替尼、布加替尼、曲美替尼）、免疫检查点抑制剂（伊匹单抗、纳武单抗、帕博利珠单抗）
房室阻滞及传导系统异常	蒽环类、三氧化二砷、硼替佐米、环磷酰胺、顺铂、5-FU、米托蒽醌、利妥昔单抗、紫杉烷、沙利度胺、伊马替尼、免疫检查点抑制剂（伊匹单抗、纳武单抗、帕博利珠单抗）、尼罗替尼

注：5-FU：5-氟尿嘧啶（5-fuorouracil）；CAR-T 治疗：嵌合抗原受体 T 细胞免疫治疗。

常见心律失常及治疗

心律失常类型	治疗
窦性心动过速	去除诱因，必要时应用 β 受体阻滞剂、非二氢吡啶类 CCB 或伊伐布雷定减慢心率 [a]
心房颤动	1. 严密心电监护，去除诱因 2. 心率和心律控制：β 受体阻滞剂，非二氢吡啶类 CCB 或地高辛。地高辛优选合并射血分数降低型心力衰竭患者；进一步可考虑抗心律失常药物转律、电复律或导管消融治疗（建议请肿瘤心脏病专科或心内科医师会诊）[1-3] 3. 抗凝治疗 [b,c]：可选用低分子量肝素（作为短期或桥接抗凝方案）、新型口服抗凝药 [e]（利伐沙班、达比加群、艾多沙班及阿哌沙班等）或维生素 K 拮抗剂（VKA）[d]（华法林）
窦房结功能障碍和房室传导异常 [f]	缓慢性心律失常和房室传导阻滞的患者的处理应遵循个体化原则：先考虑去除诱因，再考虑是否应用药物如异丙肾上腺素提高心率或起搏器治疗（临时起搏或永久起搏治疗）

【注释】

a 肿瘤治疗引起的窦性心动过速需要与贫血、发热、感染、外科手术、患者焦虑、紧张、合并用药（如非抗肿瘤药物二羟丙茶碱等）及合并基础心血管疾病等继发原因鉴别。

b 肿瘤患者合并房颤的治疗原则和目标与一般人群大致相同。抗凝前推荐使用 CHA$_2$DS$_2$-VASc 评分［充血性心力衰竭及左心室功能不全(1分)、高血压(1分)、年龄 ≥ 75 岁(2分)、糖尿病(1分)、卒中(2分)、血管疾病(1分)、年龄 64~75 岁(1分)及女性(1分)］评估缺血风险及 HAS-BLED 评分［高血压(1分)、肝肾功能异常(各1分)、卒中(1分)、出血病史及出血倾向(1分)和药物及酗酒(各1分)］评估出血风险。由于肿瘤患者人群相较正常人群有更高的出血及血栓风险，且目前缺乏肿瘤人群房颤抗凝相关临床试验证据，因此抗凝治疗需结合患者实际情况进行个体化治疗。

c 抗凝前对患者进行充分评估，包括心脏超声、血小板计数（建议 >50 000/mm^3）等，还应考虑其他合并疾病及患者的意愿和依从性。

d 华法林用于肿瘤合并房颤患者抗凝存在局限性：首先，手术、化疗和放疗引起的血小板减少往往需要中断维生素 K 拮抗剂（Vitamin K antagonist，VKA）治疗。另外，对于部分出血风险较高且合并代谢异常的肿瘤患者，由于其营养状态较差、白蛋白水平较低，很难维持稳定的 INR 值，故不推荐使用华法林，较常使用低分子肝素。

e 目前认为新型口服抗凝药物优于 VKA[4]。

f 放疗后出现的窦房结功能障碍和传导异常多为永久性不可逆的。化疗药物紫杉醇和沙利度胺可导致窦房结功能障碍、缓慢性心律失常及心脏传导阻滞。

QT 间期延长，亦称 LQTS，主要表现为心室复极延长，易产生恶性室性心律失常尤其是 TdP，导致晕厥、心脏骤停甚至猝死等不良事件[5]。

肿瘤治疗相关心血管毒性防治

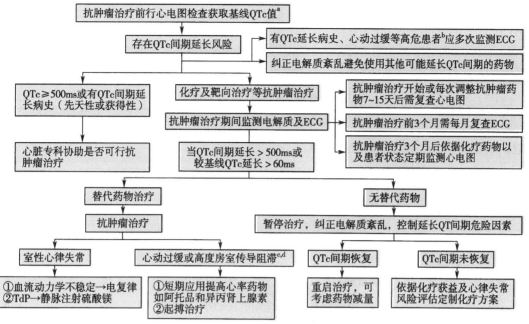

化疗期间评估 QTc 间期及相应处理流程

【注释】

a 所有患者应在肿瘤治疗前记录 12 导联心电图，并获得基线时 QT 间期（用 Bazett's 或 Fridericia's 公式校正心率）。

b 高危患者主要为有 QT 间期延长史、相关心脏病、服用 QT 间期延长药物、心动过缓、甲状腺功能不全或电解质异常的患者。

c 对心动过缓和明显长间歇依赖者可考虑经静脉心房或心室临时起搏，起搏频率维持 90 次 /min 左右，某些患者可能需要更快的频率[3]，若有指征，应该进行永久起搏。

d 若为完全或高度房室传导阻滞，明显窦性心动过缓，在等待临时起搏时，可以短时使用提高心率的药物，如阿托品、异丙肾上腺素。积极补钾，使血钾水平保持至 4.5~5.0mmol/L。

6.5 冠状动脉疾病

4%~10% 的冠心病患者有肿瘤病史[1]，一方面是两者存在共同的危险因素，另一方面，化疗药物或放射治疗可以促进冠状动脉粥样斑块的发生及发展，诱发冠状动脉痉挛或急性血栓形成，从而导致急性冠脉事件发生[2-4]。因此，肿瘤合并冠心病的早期筛查、积极预防及优化诊治策略是肿瘤心脏病学的重要组成部分。

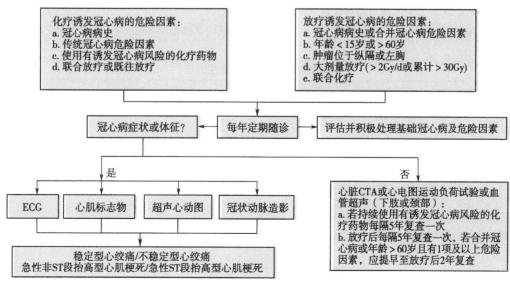

放、化疗患者冠心病筛查流程

【注释】

目前认为,接受过抗肿瘤治疗的患者都是冠心病发病的高危人群,推荐肿瘤合并冠心病高风险的患者每年常规随访。主要心脏风险包括缺血性心脏病、心肌梗死病史;传统冠心病危险因素包括高血压、糖尿病、高脂血症、吸烟、肥胖、冠心病家族史、卒中 /TIA 及下肢动脉闭塞病史等。

肿瘤相关冠心病的二级预防

肿瘤相关冠心病的二级预防		证据类别	推荐等级
稳定型冠心病,建议首选冠心病二级预防药物治疗		1A	I
改善预后的药物	抗血小板聚集药物 a	1A	I
	他汀类药物 b	1A	I
	β 受体阻滞剂 c	1A	I
	AECIs/ARBs d	1A	I
改善缺血、减轻症状的药物	硝酸酯类 e	1B	II
	非二氢吡啶类钙通道阻滞剂（CCB）f	2B	III
	二氢吡啶类 CCB g	2B	III
	伊伐布雷定	2B	III
	尼可地尔	2B	III
	曲美他嗪	2B	III

【注释】

针对肿瘤相关冠心病的预防,应从控制冠心病常规危险因素、降低抗肿瘤治疗方案的心血管毒性和适度的心血管保护方面推进。

a 抗血小板聚集药物,如阿司匹林 100mg,每日一次,氯吡格雷 50mg,每日一次等。

b 他汀类药物,如阿托伐他汀 20mg,每晚一次,瑞舒伐他汀 10mg,每晚一次等。

c β 受体阻滞剂,如琥珀酸美托洛尔缓释片 23.75mg,每日一次,比索洛尔 2.5mg,每日一次等。

d AECIs,如培哚普利 2mg,每日一次,依那普利 5mg,每日一次,福辛普利 10mg,每日一次等,ARBs,如厄贝沙坦 0.15g,每日一次,奥美沙坦 20mg,每日一次,缬沙坦 40mg,每日一次等。

e 硝酸酯类,如硝酸异山梨酯片 10mg,每日 3 次,单硝酸异山梨酯缓释胶囊 50mg,每日一次,单硝酸异山梨酯缓释片 40mg,每日一次等。

f 非二氢吡啶类 CCB,如地尔硫䓬缓释胶囊 90mg,每日一次等。

g 二氢吡啶类 CCB,如硝苯地平控释片 30mg,每日一次,苯磺酸氨氯地平 5mg,每日一次,贝尼地平 4mg,每日一次等。

肿瘤相关冠心病的再灌注治疗

肿瘤相关冠心病的再灌注治疗	证据类别	推荐等级
已治愈或预后尚可的肿瘤患者:急性 ST 段抬高型心肌梗死（STEMI）发病在 12h 内建议积极行急诊冠状动脉介入（PCI）治疗或溶栓治疗;发病在 3h 内急诊 PCI 治疗与溶栓治疗同效;发病在 3~12h 内急诊 PCI 治疗优于溶栓治疗	2A	I
已治愈或预后尚可的肿瘤患者:高危的非 ST 段抬高型急性冠脉综合征（NSTE-ACS）,建议积极 PCI 治疗	2A	I
已治愈或预后尚可的肿瘤患者:复杂冠状动脉病变（左主干及多支病变）,可考虑冠状动脉搭桥（CABG）治疗	2A	II
预期寿命 <1 年的肿瘤患者:急性 STEMI 及高危的 NSTE-ACS,可考虑 PCI 治疗	3	III

肿瘤相关冠心病的再灌注治疗	证据类别	推荐等级
中低危的 NSTE-ACS 及药物治疗欠佳的稳定型心绞痛（CCS Ⅲ/Ⅳ级），需权衡肿瘤相关因素、临床情况选择个体化的侵入性治疗策略	2A	Ⅱ
介入路径：建议首选桡动脉，可考虑尺动脉 & 肱动脉	2A	Ⅰ
介入术中建议首选比伐卢定抗凝，普通肝素建议在活化凝血时间（ACT）的指导下应用	2A	Ⅱ
介入术中建议应用血流储备分数（FFR）、血管内超声（IVUS）及光学相干断层显像（OCT）指导下 PCI 治疗	2A	Ⅱ
介入治疗建议首选冠状动脉药物涂层球囊（DCB）或经皮冠状动脉成形术（PTCA），必要时考虑冠状动脉支架（DES）植入术	3	Ⅲ

【注释】

对于肿瘤相关冠心病的治疗与普通冠心病的治疗上总体原则相似，但存在一些特殊性和挑战性，需要建立由肿瘤科、心血管内科和心脏外科专家组成的多学科团队，根据肿瘤的预后、分期和冠状动脉病变的严重程度以及有无合并症等制定个体化的治疗方案[5-8]。

6.6 静脉血栓栓塞性疾病

Caprini 评分风险评估量表 [a]

1分	2分	3分	5分
a. 年龄 41~60 岁	a. 年龄 61~74 岁	a. 年龄 ≥ 75 岁	a. 脑卒中（<1 个月）
b. 小手术	b. 关节镜手术	b.VTE 史	b. 择期关节置换术
c. 体重指数 >25kg/m²	c. 大型开放手术（>45min）	c.VTE 家族史	c. 髋、骨盆或下肢骨折
d. 下肢肿胀	d. 腹腔镜手术（>45min）	d. 凝血因子 VLeiden 突变	d. 急性脊髓损伤（<1 个月）
e. 静脉曲张	e. 恶性肿瘤	e. 凝血酶原 G20210A 突变	
f. 妊娠或产后	f. 卧床 >72h	f. 狼疮抗凝物阳性	
g. 有不明原因的或习惯性流产史	g. 石膏固定	g. 抗心磷脂抗体阳性	
h. 口服避孕药或激素替代疗法	h. 中央静脉通路	h. 血清同型半胱氨酸升高	
i. 感染中毒症（<1 个月）		i. 肝素诱导的血小板减少症	
j. 严重肺病、包括肺炎（<1 个月）		j. 其他先天性或获得性血栓形成倾向	
k. 肺功能异常			
l. 急性心肌梗死			
m. 充血性心力衰竭（<1 个月）			
n. 炎性肠病史			
o. 卧床患者			

Khorana 评分风险评估量表 [b]

危险因素	评分
胃癌或胰腺癌	2
肺、淋巴、妇科、膀胱或睾丸肿瘤	1
血小板计数 ≥ 350 × 10⁶/L	1
血红蛋白 ≤ 100g/L	1
白细胞计数 >11 × 10⁹/L	1
体重指数 ≥ 35kg/m²	1

肿瘤治疗相关心血管毒性防治

VTE 风险评估量表

Caprini 评分	Caprini 风险等级	Khorana 评分	Khorana 风险等级
0	极低危组	0	低危组
1~2	低危组	1	中危组
3~4	中危组	2	高危组
≥ 5	高危组	≥ 3	极高危组

【注释】

a 肿瘤患者的 VTE 风险预测模型中以 Caprini 评分和 Khorana 评分最为常用。Caprini 评分的目标人群是内科和外科住院患者，更侧重外科手术患者，不同评分术后 30 天内 VTE 发生率分别为：0~1 分，0；2 分，0.70%；3~4 分，0.97%；5~6 分，1.33%；7~8 分，2.58%；9 分及以上，6.51%[1]。

b Khorana 评分系统，低危组（0 分）2.5 个月内 VTE 发生率为 0.3%，中危组（1~2 分）为 2%，高危组（≥ 3 分）为 6.7%[2]。

急性 PTE 的危险分层[3,4]

危险分层 a	休克或低血压	右室功能障碍的影像学证据 b	cTn、BNP/NT-proBNP 升高
高危	有	有	有或无
中高危	无	有	有
中低危	无	有或无 c	有或无 c
低危	无	无	无

【注释】

a 对确诊 VTE 的肿瘤患者，建议完善动脉血气分析、cTn、BNP/NT-proBNP 检测及超声心动图进行评估，并根据血流动力学状态区分危险程度。

b 右室功能障碍的影像学证据：超声心动图示：①右室扩张（右室舒张末期内径 / 左室舒张末期内径 >1.0）；②右室游离壁运动幅度减低；③三尖瓣反流速度增快；④三尖瓣环收缩期位移减低（<17mm）。CT 肺动脉造影：四腔心切面右室舒张末期内径 / 左心室舒张末期内径 >1.0。

c 无低血压或休克，但有右室功能障碍的影像学或实验室指标两者之一异常者为中低危组。

肿瘤患者预防及治疗性抗凝方案

药物	预防	治疗	注意事项	证据类别	推荐等级
普通肝素	5 000IU 皮下注射，每 8h 一次	负荷量 3 000~5 000IU 或 80IU/kg 静脉注射，继之以 18IU/（kg·h）持续输注	监测 APTT、血常规。治疗目标为 APTT 达到正常值的 2.0~2.5 倍	1A	I
低分子肝素（LMWH）	2 000~5 000IU 皮下注射，每日一次或 2 000~2 500IU，每日二次	伊诺肝素（Enoxaparin）：1mg/kg 皮下注射，每 12h 一次，单次剂量不超过 180mg 那曲肝素（Nadroparin）：86IU/kg 皮下注射，每 12h 一次，单次剂量不超过 17 000IU 达肝素（Dalteparin）：100IU/kg 皮下注射，每 12h 一次，单次计量不超过 18 000IU	监测血常规	1A	I

续表

药物	预防	治疗	注意事项	证据类别	推荐等级
磺达肝癸钠	2.5mg 皮下注射，每日一次	体重 <50kg：5mg 皮下注射，每日一次 体重 50~100kg：7.5mg 皮下注射，每日一次 体重 >100 kg：10mg 皮下注射，每日1 次		2A	Ⅱ
华法林		2.5~10mg 口服，每日一次	监测 INR 调整 INR2.0~3.0	2A	Ⅰ
直接口服抗凝药（DOAC）	利伐沙班 10mg 口服，每日一次	利伐沙班：15mg 口服，每日二次；21日后减量至 20mg 口服，每日一次；阿哌沙班：10mg 口服，每日二次；7日后减量至 5mg 口服，每日二次		1B	Ⅰ

【注释】

a 抗凝药物是对血栓栓塞性疾病进行治疗和预防的基础用药。近年来，随着 EINSTEIN 研究[5,6]、Select-D 研究[7,8]、TOPIC 研究[9]、Hokusai 研究[10]、AMPLIFY 研究[11]等临床试验结果的发布，以利伐沙班为代表的直接口服抗凝药（direct oral anticoagulant，DOAC）的有效性和安全性已被广泛认可。

b 在以上述药物进行抗凝治疗时，应注意结合患者的临床情况个体化调整抗凝药物剂量。

c 抗凝治疗的持续时间也应因人而异，一般口服抗凝药的疗程应不少于 3 个月。若有足够证据显示 VTE 与肿瘤治疗直接相关，那么抗凝疗程于肿瘤治疗停止后维持 3~6 个月即可；对复发性 VTE 或长期带瘤生存者，抗凝疗程应达 12 个月以上，甚至终生。

d 有关肿瘤患者 VTE 疾病详细处理流程建议参考《中国临床肿瘤学会（CSCO）肿瘤患者静脉血栓防治指南》[12]。

6.7 血脂异常

多种抗肿瘤药物可引起血脂升高，尤其是接受内分泌治疗的绝经后乳腺癌患者更需要严格的血脂管理。血脂异常治疗的主要目的是防治动脉粥样硬化性心血管疾病（ASCVD）。依据 ASCVD 发病危险采取不同强度干预措施是血脂异常防治的核心策略。饮食治疗和生活方式改善是治疗血脂异常的基础措施，无论是否进行药物调脂治疗，都必须坚持控制饮食和改善生活方式[a]。他汀类药物是调脂的首选药物。

化疗药物致血脂异常的处理原则

常用策略	证据类别	推荐等级
临床上调脂药物大致可分为降低胆固醇和降低甘油三酯药物两大类[b] 1. 降低胆固醇类药物 　(1) 抑制肝细胞内胆固醇的合成：他汀类药物	1A	Ⅰ
(2) 胆固醇吸收抑制剂：依折麦布 (3) 加速胆固醇分解：普罗布考 (4) 胆酸螯合剂	2B	Ⅲ
2. 降低甘油三酯类药物 　(1) 贝特类药物 　(2) 烟酸类药物 　(3) 高纯度鱼油制剂	2B	Ⅲ

常用策略	证据类别	推荐等级
对于严重的高脂血症,常需多种调脂药联合应用 1. 目前临床调脂达标,首选他汀类调脂药物 2. 建议临床上依据患者血脂基线水平起始应用中等强度他汀,根据个体调脂疗效和耐受情况,适当调整剂量,若胆固醇水平不达标,可考虑中 / 低强度他汀与依折麦布联合治疗 3. 他汀与贝特联合应用两者联用能更有效降低 LDL-C 和 TG 水平及升高 HDL-C 水平 4. 非诺贝特适用于严重高 TG 血症伴或不伴低 HDL-C 水平的混合型高脂血症患者,尤其是糖尿病和代谢综合征时伴有的血脂异常	2B	III
除积极干预胆固醇外,其他血脂异常是否也需要进行处理,尚缺乏相关临床试验获益的证据 c 1. 服用调脂药物者,需要进行更严密的血脂监测 2. 首次服用调脂药物者,应在用药 6 周内复查血脂、转氨酶和肌酸激酶 3. 如血脂能达到目标值,且无药物不良反应,逐步改为每 6~12 个月复查 1 次 4. 如血脂未达标且无药物不良反应者,每 3 个月监测 1 次 5. 如治疗 3~6 个月后,血脂仍未达到目标值,则需调整调脂药剂量或种类,或联合应用不同作用机制的调脂药进行治疗 6. 每当调整调脂药种类或剂量时,都应在治疗 6 周内复查	2B	III

【注释】

a 良好的生活方式包括坚持健康饮食、规律运动、远离烟草、限制饮酒和保持理想体重[1,2]。

b ①主要降低胆固醇的药物,这类药物的主要作用机制是抑制肝细胞内胆固醇的合成,加速 LDL 分解代谢或减少肠道内胆固醇的吸收,主要包括他汀类、胆固醇吸收抑制剂、普罗布考、胆酸螯合剂及其他调脂药(脂必泰、多廿烷醇)等;②主要降低 TG 的药物,主要包括贝特类、烟酸类和高纯度鱼油制剂。部分调脂药物既能降低胆固醇,又能降低 TG。

　　他汀类是最常用的具有大量随机对照研究证据的降脂药物[3-20],适用于高胆固醇血症、混合性高脂血症和 ASCVD 患者。他汀类能够抑制胆固醇合成限速酶 HMG-CoA 还原酶,减少胆固醇合成,即能显著降低血清 TC、LDL-C 和 Apo B 水平,也能降低血清 TG 水平和轻度升高 HDL-C 水平。常用剂量为 1 片,每日一次,睡前服用,目前国内临床应用的不同种类与剂量的他汀降低 LDL-C 的幅度见下表。绝大多数人对他汀的耐受性良好,其不良反应多见于接受大剂量他汀治疗者,常见表现为肝功能异常。转氨酶升高,血清丙氨酸氨基转移酶(ALT)和 / 或天冬氨酸氨基转移酶(AST)升高达正常值上限 3 倍以上及合并总胆红素升高患者,应减量或停药。对于转氨酶升高在正常值上限 3 倍以内者,可在原剂量或减量的基础上进行观察,部分患者经此处理后转氨酶可恢复正常。失代偿性肝硬化及急性肝功能衰竭是他汀类药物应用的禁忌证。其他他汀类相关肌肉不良反应包括肌痛、肌炎和横纹肌溶解。当患者有肌肉不适和 / 或无力,且连续检测肌酸激酶呈进行性升高时,应减少他汀类剂量或停药。

　　依折麦布能有效抑制肠道内胆固醇的吸收。推荐剂量为 10mg/d,不良反应轻微且多为一过性,主要表现为头痛和消化道症状。

c 当血清 TG ≥ 1.7mmol/L 时,首先应用非药物干预措施,包括治疗性饮食、减轻体重、减少饮酒、戒烈性酒等。若 TG 水平升高(2.3~5.6mmol/L),为了防控 ASCVD 危险,虽然以降低 LDL-C 水平为主要目标,但同时应强调 non-HDL-C 需达到基本目标值。经他汀治疗后,如 non-HDL-C 仍不能达到目标值,可在他汀类基础上加用贝特类、高纯度鱼油制剂。对于严重高 TG 血症患者,即空腹 TG ≥ 5.7mmol/L,应首先考虑使用主要降低 TG 和 VLDL-C 的药物(如贝特类、高纯度鱼油制剂或烟酸)。对于 HDL-C<1.0mmol/L 者,主张控制饮食和改善生活方式,目前无药物干预的足够证据。前蛋白转化酶枯草溶菌素 9 型抑制剂(PSCK9 抑制剂)是一种极具前景的新型降脂药,但 PCSK9 对肿瘤患者的安全性尚不明确。

他汀类药物降低 LDL-C 强度

高强度	中等强度
（每日剂量可降低 LDL-C ≥ 50%）	（每日剂量可降低 LDL-C 25%~50%）
阿托伐他汀 40~80mg	阿托伐他汀 10~20mg
瑞舒伐他汀 20mg	瑞舒伐他汀 5~10mg
	氟伐他汀 80mg
	洛伐他汀 40mg
	匹伐他汀 2~4mg
	普伐他汀 40mg
	辛伐他汀 20~40mg
	血脂康 1.2g

注：˙阿托伐他汀 80mg 国人经验不足，须谨慎使用。

7 特殊人群的心血管毒性处理原则

7.1 儿童

（1）在发达国家，儿童癌症的 5 年生存率已经接近 85%[1]，但在儿童肿瘤幸存者的长期随访中，心脏疾病是最常见的非癌症死亡原因[2]。

（2）儿童常发生的肿瘤有急性淋巴细胞性白血病、急性髓样白血病、霍奇金淋巴瘤、非霍奇金淋巴瘤、中枢神经系统肿瘤等，而蒽环类药物及放疗是这些疾病常用的治疗手段，同时也是引发儿童肿瘤心脏毒性的常见因素[3]。

（3）在儿童癌症幸存者研究（CCSS）表明，接受抗肿瘤治疗的儿童幸存者因心血管疾病而死亡的风险是普通人群的 8 倍[4]。在一项纳入 32 308 例儿童肿瘤长期生存患者的回顾性研究发现，心血管并发症的发生率达到约 8.1%，相对于对照组，青年幸存者的心血管疾病的发病率增加了 20 倍，而大于 60 岁的老年幸存者的发病率仅仅增加了 1.3 倍[3]。

（4）近年来，欧美国家发表多个指南均推荐对于儿童肿瘤长期生存的患者应终生随访，对不同风险人群进行心脏毒性的筛查，密切监测心血管并发症[5]。

（5）在成人肿瘤患者中，可以采用持续输注蒽环类药物的方式（持续 48~96 小时）以降低血浆峰值浓度减轻蒽环类药物所致心脏毒性[6]，但在儿童肿瘤患者中，基于现有的证据不足以得出同样的结论。尽管缺乏证据，根据成人肿瘤患者的研究结论，持续输注蒽环类药物的方式已被部分儿童肿瘤治疗方案所采纳[7]。

（6）使用心脏毒性较低的结构类似物或脂质体制剂替代传统的蒽环类药物在儿童肿瘤中的疗效尚未得到充分证实[8]。

（7）基于目前的前瞻性随机对照研究，右雷佐生可以减轻蒽环类药物造成的心脏毒性和左心功能降低[9]，而且没有降低抗肿瘤药物有效率、影响肿瘤患者生存或促生第二肿瘤等[10]，特殊的是右雷佐生对女孩的长期心脏保护作用大于男孩[11]。尽管如此，右雷佐生在儿童肿瘤中的心脏保护作用的数据仍有限，需要进一步的研究来证实。

7.2 孕产妇

（1）目前怀孕期间心血管疾病的发生率越来越高，同时癌症治疗也可导致育龄女性癌症生存者发生心脏疾病。关于孕产妇的心脏毒性，目前只有少量的数据。

（2）既往接受过潜在心脏毒性的抗肿瘤治疗的人群，妊娠是心脏毒性发生的独立危险因素[12]。一项针对曾在儿童时期接受蒽环和 / 或胸部放疗的怀孕肿瘤患者的回顾性研究显示，癌症诊断年龄越低（P=0.011）、从癌症治疗到首次怀孕的间隔时间越长（P=0.004 5）及蒽环类药物总剂量越高（P =0.014），心脏毒性事件的发生风险越高。研究发现既往抗肿瘤治疗过程中未发生心脏毒性的女性癌症生存者，她们怀孕时充血性心力衰竭的发生率很低。但出现过心脏毒性的女性癌症患者，大约有 1/3 的概率在怀孕期间发生慢性心力衰竭[13]。

（3）理论上，怀孕对于心脏毒性的药代动力学和药效动力学都有影响。在最近的一项综述中提到蒽环类药物的血浆浓度在孕妇体内会降低[14]。另外，怀孕期间的心血管超负荷可能会抵消蒽环类药物血浆浓度低的益处，所以结果很难预料。小样本病例对照研究（包含10名孕妇）提示孕妇的心脏毒性和其他同龄人的心脏毒性相似[15]。不管怎样，鉴于孕妇心脏毒性的不确定性和数量较少，必须在首次化疗开始前进行心脏毒性监测（包括临床评估和超声心动图检查），且在每个化疗疗程开始前均需再次评估。

（4）一项基于体外实验的研究表明，胎盘可能是一个保护屏障，仅有低水平的抗肿瘤药物（包括蒽环类药物等）经胎盘转运而影响到胎儿[16]；微量的蒽环类药物会不会对胎儿的心脏发育产生影响尚不可知，但怀孕期间接触蒽环类药物的胎儿可能在成年后成为具有早发心血管疾病危险性的患者[17]，因此仍不能忽视心脏毒性的发生。

8 肿瘤患者的康复护理和随访

肿瘤患者的康复护理和随访

常用策略		证据类别	推荐等级
饮食指导 a	1. 针对患者的癌症种类、治疗过程等给予针对性的饮食指导	3	Ⅲ
	2. 针对并发心血管疾病高风险患者，适当限制食盐摄入量与饮水量；针对合并糖尿病、高血压等其他慢性病者，给予相应饮食指导	2B	Ⅲ
运动康复指导 b	1. 运动负荷及心功能评估：①评估工具，心肺运动试验、6min 步行试验等；②评估指标，最大运动耐量、最大无氧阈等；③禁忌证评估，严重心律失常、骨关节相关疾病等	2A	Ⅱ
	2. 协助心脏康复师制订个性化运动处方：运动时间、运动强度、运动种类等	2A	Ⅱ
	3. 安全性评估：①专业心脏康复机构，严密观察患者运动过程中的各项生命体征及运动参数变化；②居家运动者，指导患者掌握自行监测生命体征的方法，出现不耐受时立即停止运动，及时就医	2B	Ⅲ
鼓励患者参与疾病自我管理 c	1. 生活方式改变：戒烟、戒酒、体重管理、控制血压及血脂、积极参与运动	2B	Ⅲ
	2. 提高患者疾病认识，定期随诊	3	Ⅲ
	3. 提升饮食与服药依从性	2B	Ⅲ
	4. 心理自我调节：指导患者简便易行的心理调节方法，如呼吸放松训练、音乐疗法等	3	Ⅲ
随访指导 d	1. 针对心功能正常的无症状患者，建议抗肿瘤治疗后 6~12 个月进行心功能评估筛查，此后按建议定期随访	2A	Ⅱ
	2. 针对发现了左心室功能障碍或心力衰竭的患者，建议在可耐受的情况下，无限期地接受心力衰竭治疗，按照心力衰竭指南进行随访	3	Ⅲ
	3. 接受胸部放疗的患者，治疗后 2~4 年心血管事件发生率开始增加，针对出现心肌毒性症状及未出现症状的患者提供不同级别的随访建议	2A	Ⅱ

【注释】

a 肿瘤患者存在心脏症状时，除药物管理外，亦应注意相应的饮食注意事项。如研究指出，当肿瘤患者合并心力衰竭症状时，每日食盐摄入量应 ≤ 2.5g/d[1]。

b 美国癌症幸存者的运动指南指出，运动训练是安全的[2]。因此，有必要为患者提供针对性的运动指导。目前，国内外推荐的标准运动模式为中等强度有氧运动训练和抗阻力训练，但仍有部分研究提倡进行高强度训练。由于患者在抗癌治疗期间常会出现诸如乏力、身体不适和抑郁等影响运动康复的问题，因此开始运动康复的时机由治疗和症状决定，建议进行运动康复前应再次进行心肺功能评估，制定个性化的运动处方[3,4]。

c 应注重提高患者的自我护理能力，协助患者采取健康的生活方式，根据患者情况给予个性化的饮食指导。针对并发心血管疾病高风险的患者，严格限制食盐摄入量与饮水量。提高患者对抗肿瘤治疗心血管毒性的认识，并给予按时随访的建议[5]。向患者介绍简单的心理放松方法，鼓励患者参与疾病自我管理的策略，提高患者饮食、运动及服药的依从性[6]。

d 心脏功能障碍的早期识别和最佳治疗策略，可使相当一部分患者心室功能正常化或恢复至治疗前的数值[7]。因此，必须提高癌症幸存者对可能发生的心脏病的认识，并在临床实践中为患者提供随访。针对抗肿瘤治疗后心功能正常的无症状患者，每次随访，应结合心脏症状或提示心力衰竭的体格检查，进行超声心动图和心脏生物标志物的评估[8]。针对左心室功能障碍或心力衰竭患者按照心力衰竭指南给予治疗及随访的建议[9]。针对接受胸部放疗的患者，建议对有症状的患者每年进行有针对性的病史和超声心动图的检查与随访。对于无症状患者，建议在放疗后 10 年进行经胸超声心动图筛查，然后每 5 年进行全面检查[10]。

全书参考文献